KB157675

고대 인도 전통의학

아유르베다의 과학

The Practical Approach To The Science of Ayurveda
by Acharya Balkrishna, 2015
Copyright©Lotus Press

Korean Language Edition©Global Contents Publishing Co., Ltd., 2020
The Science of Ayurveda is published through The Yellow Coin Communication Pvt. Ltd.
by arragement with Lotus Brands Inc..
All rights reserved.

이 책의 한국어판 저작권은 The yellow Coin Communication Pvt. Ltd.의 중계로
Lotus Press와 독점계약한 글로벌콘텐츠출판그룹에 있습니다.
저작권법에 의해 한국 내에서 보호받는 저작물이므로 어떠한 형태로든 사전 허락없이 무단 전재와 복제를 금합니다.

A Practical Approach To The Science of Ayurveda

A Comprehensive Guide For Healthy Living

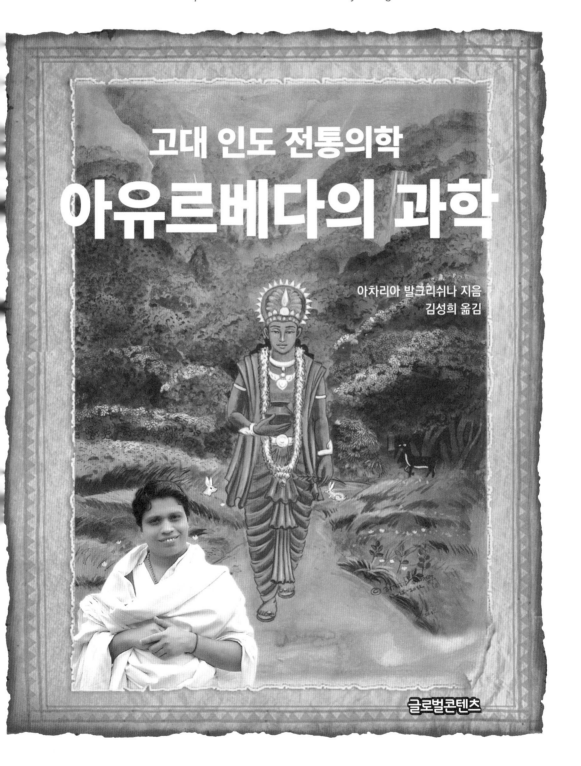

고대 인도 전통의학

아유르베다의 과학

아차리아 발크리쉬나 지음

김성희 옮김

글로벌콘텐츠

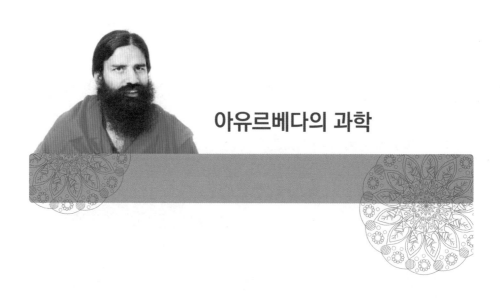

아유르베다의 과학

모든 사람들은 자신의 신체 유형과 신체의 근본적 특징 또는 '트리도샤(세 가지 기질)', '삽타다투(일곱 가지 주요 조직)', '오자스(몸의 정수)'로 구분되는 내 몸의 상태, 즉 체질을 궁금해 한다. 균형 잡힌 트리도샤를 유지하고 삽타다투와 오자스를 향상시키는 방법은 무엇일까? 훌륭한 건강과 장수를 위해 회춘 요법과 회춘제의 본질은 어떻게 사용해야 하며 체력 증가를 위해 어떠한 검증을 해야 하는가? 이러한 질문은 수없이 넘쳐나고 사람들은 이 모든 의문에 진정성 있고 과학적인 대답을 추구한다.

또한 인간은 질병의 근본 원인과 퇴치 방법을 알고 싶어 한다. 그러나 세상 사람 모두가 수년간 의학을 공부하거나 '챠라카', '수스르타', '단반타리', '니간투' 또는 아유르베다 서적이나 베다 경전을 읽는 것은 사실 불가능하다.

'아차리아 발크리쉬나'는 오늘날 아유르베다 전통의학을 다시 부활시키고 보급시킨 인물로 가장 많이 알려진 석학이다. 그는 '마하르시 차라카', '수스루타', '단반타리'를 포함한 수많은 석학들의 지식을 완벽하고 깊이 있게 통찰하고 있다. 석학들의 전통을 대표하는 인물로서 '아차리아'는 수백만 사람들에게 그 유익함을 전하고 있다. 그는 아유르베다의 본질만을 담아 『아유르베다의 과학』을 엮어냈다. 이 한 권의 책 속에 아유르베다의 진리가 숨쉬고 있다. 이 책을 읽다 보면 자연스레 기본 체질과 체내 질병을 이해하고 질병을 근절하는 효과적인 방법을 깨닫는다. 또한 책 속에는 아유르베다의 기본 원리가 심미적으로, 생생한 그림으로 재현되어 예술적으로 묘사됐다. 이 책을 자세히 읽고 난 뒤에는 분명히 최대 100세까지 장수를 누릴 수 있으리라 확신한다. 체질과 음식, 생활 습관 및 건강을 위한 기본 지식을 누리기 위해 모든 사람에게 이 책을 권다.

이 책은 모든 가정과 가족의 구성원을 대상으로, 가능한 한 많은 사람이 책이 전하는 혜택을 누릴 수 있도록 많은 공을 들였다. 오늘날, 많은 사람들이 수많은 질병으로 갑작스레 삶을 마감한다. 여기에는 원치 않는 값비싼 약물과 불필요하고 감당하기 힘든 고가의 수술, 그리고 만만치 않은 진단 검사 비용과 병원비가 더해져 일반인들이 받아야 할 치료를 어렵게 만든다. 게다가 환자는 끝없는 치료의 악순환을 반복하다 결국 죽음을 맞는다. 이 책에서 제공하는 지식과 정보를 이해한다면, 치료라는 미명하에 가해지는 잔혹 행위로부터 스스로를 지킬 수 있다. 또한 이 책과 함께라면 의학적으로 자립할 수 있다. 우리는 이를 두고 "건강(아로기아)은 우리의 타고난 권리"라 선포한다. 이 책을 읽고 주변 사람들에게도 이 책을 권하면 반드시 이상적인 건강이라는 축복을 얻을 수 있을 것이다.

"사르베 바반투 수키나, 사르베 사우투 우이라마야."

"모든 사람의 행복과 건강과 웰빙을 염원하며

모두가 건강하고 질병 없는 삶을 살도록 하라."

스와미 람데브(Swami Ramdev)

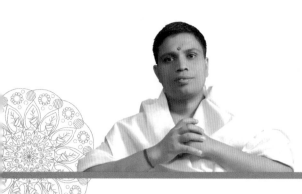

저자의 말

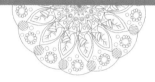

　　인도 문명은 오랜 역사를 자랑할 뿐만 아니라 특징 또한 두드러진다. 인도 문화와 문명의 뿌리는 베다 경전이다. 베다는 문화유산을 보존하는 모든 도서관을 통틀어, 아마도 가장 오래된 경전임에 틀림없다. 베다의 종류는 '리그베다', '야쥬르베다', '사마베다', '아타르바베다'가 있으며, 4베다로 불린다. '아유르베다'는 가장 오래된 문헌이자 치료법으로서 일반적으로 '아타르바베다'의 일부로 간주된다. 이 책은 매우 유용하고 신뢰성 있는 증거에 따라 가장 오래되고 훌륭한 논문인 '아유르베다'의 숨겨진 비밀을 전달한다. 고대의 지식인들은 아유르베다를 '불멸'이라 표현했다. 그들은 이를 뒷받침하기 위해 결코 간과할 수 없는 다음의 세 가지 근거를 제시했다.

마우르베다 사스바토 니르디시아테 아나디트바,
스바바바산시다라크사나트바, 바바스바바바니티아카.

아유르베다는 그 자체로 완전하고 영원하고 불멸하다.
아유르베다는 생각과 감정의 움직임을 조절한다.
챠라카 삼히타-철학 30/26

불멸의 문헌 아유르베다는 '브라마'에서 '프라자파티'에게 그리고 '아스위니 쿠마스'에게 전수됐고, 또다시 '인드라'에게 그리고 '바라드와즈'에게 전수됐다. 이후 아유르베다의 지식은 계속해서 '부나바수', '아트에야', '아그니베사', '자투우카르파', '파라사라', '라로타', '크사라 파피', '수스루타', '단반트리', '바그바카' 등 여러 유명한 석학들에게 전파됐다.

인도 문화에서는 인생의 가장 중요한 네 가지 소명을 '다르마', '아르사', '카라', '모트샤'로 여긴다. 이는 각각 '임무', '부', '욕망', '해방'으로 출생과 죽음의 사이클 속에서 자아를 실현하고 자유를 얻고 신에게 더욱 가까이 다가가는 데 도움을 주는 요소들이다. 이 네 가지 소명을 달성하기 위한 실질적인 밑거름은 건강한 신체이다. 이는 '자신의 임무를 달성할 수 있는 수단은 오직 건강한 신체에 깃들어 있다'는 전통적인 믿음에서 비롯된다. 그리하여 인간은 건강한 신체를 통해 호사를 누리며 기쁨과 즐거움을 만끽할 수 있고, 회사나 사업을 통해 돈을 벌 수 있으며, 좀더 나은 방법으로 가족을 부양하고 사회와 국가의 일원으로서 그 역할을 다 할 수 있는 것이다. 또한 건강한 신체가 있어야만 스스로의 안녕을 위해 신을 숭배할 수 있다. 이는 건강한 신체야말로 위에 언급된 즐거움 중 가장 우선되는 사항이라는 것을 설명해준다. 그리고 아유르베다 전통의학도 같은 이론을 펼친다.

다르마르타 카마모크사나마로기암 물라무타맘.
건강은 임무, 부, 욕망, 해방의 기본이다.
챠라카 삼히타-철학 1/15

아유르베다의 중요성과 활용은 산스크리트어인 "키라므타마유르베다"라는 문구로 의문화된다. 이는 '아유르베다의 목적은 무엇인가?'라는 의미를 담고 있다.
그에 대한 대답은 다음과 같다.

프라요자남 카시야스타샤스바스티아라크사나마투라샤 비카라프라사마남 카.

아유르베다의 목적은 건강한 사람의 건강을 꾸준히 유지해주고

병든 사람의 모든 질병을 고치는 것이다.

챠라카 삼히타-철학 30/26

그 중에서도 아유르베다 전통의학의 가장 중요한 목적은 바로 궁극적인 이윤이나 금전이 아닌, 호의와 인정에서 비롯한 인간을 위한 혜택이라는 점이다.

다르마르탐 나르타카마타마유르베도 마하리시비 프라카시토

다르마파라이리챠드비 스타나마크사람.

종교적 활동에 몸담고 있는 석학들과 구원받길 염원하던 사람들은

특정한 개인적 목적달성이 아닌 종교적 소명으로써 아유르베다의 지식을 전파시켰다.

챠라카 삼히타 시키트샤 1-4/57

아유르베다 전통의학에서는 의사를 아래와 같이 정의한다.

나타르다 나피 카마타르타마타 부타 다이야마프라티 바르타테

야스시키트샤얌 사 사르바마티바르타테.

최고의 의사는 이윤이나 특정한 보상 추구가 아닌 오직 환자에 대한 자비심과

너그러움으로 자신의 임무를 수행하는 바이댜(진정한 의사)다.

챠라카 삼히타 시키트샤 1-4/58

아유르베다는 고귀한 이상의 '원칙적인 실천'이다. 더불어 무엇을 먹고 무엇을 금해야 하는지에 대한 식습관에 상당한 중요성을 시사하고, 질병의 원인을 근절시키는 것이야말로 해당 질병을 치료하는 첫 번째 과정임을 설명하는 뛰어난 의학 시스

템이다. 이러한 목적을 증명하기 위해 아유르베다 전통의학은 질병이 몸속에서 발병하는 원인과 그에 대비해 건강을 지킬 수 있는 방법을 설명한다. 건강을 예방하는 방법을 설명하는 과정에서, 아유르베다 전통의학은 다음과 같은 언급을 한다.

트라야 우파스탐바 이티 - 아하라 스바프노 브라마카리야미티.
음식, 수면, 금욕(성적인 규제)은 신체의 안정성, 견고함, 완벽함을 지지해주는 세 가지 버팀목이다.
챠라카 삼히타-철학 11/35

자신의 체질에 맞는 건강법을 고수하는 동시에 위의 세 가지 버팀목을 잘 지켜낸다면 건강을 지킬 수 있다. 이와 함께 질병의 원인 또한 논의되었는데, 이는 다음과 같다.

디드르티스므르티비브라스타 카르마 야트 부루테, 수밤.
프라즈아파라담 탐 비이야트 아르바도샤 프라코파남.
인간이 디(지식), 드리티(인내), 스프레티(기억력)를 파괴하는 불길한 행동을 하면,
모든 신체적, 정신적 결함이 유발된다.
챠라카 삼히타 사리라 1/102

이 말은 사람이 지식, 인내, 기억력을 파괴하는 부주의한 행동을 할 때, 육체적 정신적 결함들이 나타나게 된다고 강조한다. 이런 부주위한 행위들은 지능범죄라고 한다. 지능범죄를 저지른 사람은 건강을 잃고 질병에 걸린다. 아유르베다는 그 고유의 가르침을 설명하며 다음을 덧붙였다.

타다유르베다야티티야유르베다. 아유르베다는 수명에 대한 지식을 제공한다.
챠라카 삼히타-철학 30/23

또한 다음과 같은 언급도 있다.

히타히탐 수캄 두카마유스타샤 히타히탐 마남 카 타카

야트로크타마유르베다 사 우키아테.

섭취해야 하는 것과 자제해야 하는 것, 건강한 삶의 기간과 병을 앓는 기간,

행복한 삶의 시간과 불행한 삶의 시간을 설명하는 과학을 아유르베다라고 일컫는다.

챠라카 삼히타-철학 1/41

실제로 아유르베다는 '최상의 건강한 생활방식'을 지칭하는 데 사용되는 단어이다. 아유르베다는 동서고금을 막론하고 인간의 삶을 건강하고 행복하게 만들어주는 삶과 과학의 지식이다.

아유르베다는 단지 약초학을 통해 치료법을 전달하는 과학적 지식에 그치지 않고, 더 나아가 인간의 삶을 건강하게 이끌어주는 안내서이자 개요이자 철학이라는 결론을 내릴 수 있다. 아유르베다는 비단 환자의 안녕을 위한 의술을 전해줄 뿐만 아니라 건강한 사람도 그 건강을 꾸준히 유지할 수 있도록 해준다. 이를 위해 계절의 변화에 맞춰 따라야 하는 일상의 습관과 세 가지 체질, '바타, 피타, 카파'에 따른 계절별 적절하고 유용한 식습관을 제공한다. 또한 아유르베다는 상호 간에 조화를 이루지 않고 섭취하기에 부적합한 음식에 대해서도 설명한다. 이와 같이, 음식은 체내에서 미세하고 미묘한 에너지로 작용한다. 결국, 아유르베다와 관련한 실질적인 사실은 바로 아유르베다가 매우 방대한 주제를 포괄하며, 따라서 그 경계가 제한되어서는 안 된다는 것이다. 아유르베다 전통의학에서는 다음과 같이 식물, 잎, 씨앗, 과일을 모두 약으로 간주한다.

아네노파데세나 나나누사디브 우탐 자가티 킨시드

드라비아무팔라비아테 탐 탐 유크티마르틈 카 탐 타마비프레티아.

이 세상에서 약으로 쓰이지 못할 물질은 없다.

챠라카 삼히타-철학 26/12

　모든 물질은 서로 다른 사용 방법과 필요성에 따라 약으로써의 기능을 수행한다. 모든 광물은 정화가 가능하여 생명을 지키는 약으로 사용 가능하다. 이와 함께 아유르베다는 식습관과 생활방식 및 기타 물질들에 대한 지식을 체계적인 방법으로 제공해 수명연장에 도움을 주고, 삶과 죽음의 한계를 넘어 인간을 자연과 영혼 그리고 신에게 인도하여 해방을 달성케 한다. 뛰어난 인도 석학들의 손에서 만들어진 이 신비로운 아유르베다의 지식이 모든 인간에게 도움이 된다는 사실은 의심의 여지가 없다.

　한편, 아유르베다 치료법이 효과적으로 전파되기 위해서는 해당 분야에 있어 새로운 실험과 연구가 필요한 건 사실이다. 오늘날에도 여전히 전통적인 방식으로 아유르베다 의술을 따르는 아유르베다 의학자들이 있으며, 이들은 경험이 풍부할 뿐만 아니라 만성적인 질병도 치료한다. 그러나 그들 내의 상호작용과 소통 및 협조가 부재한 까닭에 아유르베다는 많은 사람의 관심 밖에 있으며, 그로 인해 사람들은 세계에서 가장 안전하고 효과적인 건강과학을 경험할 수 있는 기회를 박탈당하고 있다.

　우리는 아유르베다의 가르침을 활용하여 수백만 명의 환자 치료를 목적으로 '브라마칼파 병원'을 설립했고 지금까지 다양한 중증질환을 앓고 있는 환자들을 성공적으로 치료해왔다. 우리는 현재의 발전된 기술을 활용한 아유르베다 연구가 반드시 수행되어야 하는 필수사항이라고 믿고 있다. 이 필요성은 '스와미 람데브'에 의해 깊은 공감대를 형성했고, 이러한 노력 하에 인류를 위한 아유르베다의 가르침이 '디뱌 요그 만디르 트러스트'와 '마탄잘리 요그피스'에 의해 널리 알려지고 전파됐다.

오늘날 인간은 자연으로부터 멀어졌고 자신만의 분별력에서도 멀어져 자연 상태 그대로의 건강을 상실하고 있다. 아유르베다 안내서는 건강한 신체와 순수한 마음 및 분별력을 회복하는 데 꼭 필요하다. 아유르베다의 지혜를 빌리면 인간과 자연 그리고 인간이 가진 분별력을 다시 회복할 수 있기 때문이다. 이 책은 모두에게 놀랍고도 뿌리 깊은, 그리고 범접할 수 없는 아유르베다의 신비로움을 일깨워준다.

이 책을 집필하는 데는 아유르베다 의학자인 '바그완 다쉬(Vaidya Bhagwan Dash)'의 제자 '칸챤(Kanchan)'의 도움이 컸다. 그녀는 자료조사를 위해 다양한 아유르베다 경전을 깊이 연구했고, 최종적으로 아유르베다 과학의 핵심만을 선별했다. 그녀의 노고에 진정으로 고마운 마음을 전한다. 또한 이 책을 집필하는 데 많은 도움을 주신 '아슈라마(âsrama)' 의학자분들께도 감사의 말을 전하고 싶다. 특히 이 책을 검토하고 영어로 번역하는 데 도움을 주신 '폴 삭세나(Parul Saxena)' 의학박사님께도 깊은 감사를 드린다. '파완 샤르마(Pawan Sharma)'씨와 그의 팀도 책을 위해 훌륭한 그림을 그려주셨고 이에 감사의 말씀을 전한다. 신의 축복 덕에 이 모든 분들이 독자를 위해 진실된 열망과 열정으로 최선을 다할 수 있었다.

마지막으로 아슈라마 종교를 섬기는 데 많은 영감을 전해준 존경하는 나의 큰형, '스와미지 람데브지 마하라지(Swamiji Ramdevji Maharaj)'에게 감사의 인사를 전한다. 그는 내게 많은 도움과 지원을 아끼지 않았다. 내가 나의 소임을 다 할 수 있었던 것은 큰형이 나를 위해 축복을 빌어준 덕분이라 믿어 의심치 않는다. 나의 성공과 성취는 그 동안 큰형의 노고가 빛을 낸 결과이다. 스마미지 형은 앞으로도 계속해서 아유르베다의 지식을 전파하며, 아유르베다 석학들을 대표할 것이다. 아유르베다의 가르침을 지켜오고 연구하고 더 크게 발전시킨 모든 학자분들에게 경의를 표하며 깊이 고개 숙여 감사한다. 그들에 대한 존경심을 품고 우리는 앞으로 나아가며 계속해서 영적 사고와 아유르베다, 그리고 요가 및 베다 전통을 따르고 보존하고 전파해야 한다. 이와 같은 신성한 노력은 반드시 우리 모두를 축복하고 지원해줄 것이라 굳게 믿는다.

아차리아 발크리쉬나(Acharya Balkrishna)

목차

제4장 물질의 본질

제5장 건강의 이해 건강한 삶으로의 아유르베다 접근법

제6장 식이요법 정보와 규칙

제7장 중요한 액상식품의 특징과 그 보조성분 아누파나

제8장 질병의 분류 및 검사

부록

산스크리트어와 알파벳 문자
음운 체계

VOWELS

अ	आ	इ	ई	उ	ऊ	ऋ	ॠ	ऌ	ॡ	ए	ऐ	ओ
a	ā	i	ī	u	ū	ṛ	r̄	ḷ	lṛ	e	ai	o

औ	अं	अः
au	ṁ, aṁ	ḥ, aḥ

CONSONANTS

क्	क	क़	ख्	ख	ख़	ग्	ग	ग़	घ्	घ	ङ्	ङ
K	Ka	q	kh	kha	kh	g	ga	g	gh	gha	ṅ	ṅa
च्	च	छ़	छ	ज्	ज	ज़	झ़	झ	ञ्	ञ		
c	ca	ch	cha	j	ja	z	jh	jha	ñ	ña		
ट्	ट	ठ़	ठ	ड्	ड	ड़	ढ़	ढ	ण्	ण		
ṭ	ṭa	ṭh	ṭha	ḍ	ḍa	ṟ	ḍh	ḍha	ṟh	ṇ	ṇa	
त्	त	थ्	थ	द्	द	ध्	ध	न्	न			
t	ta	th	tha	d	da	dh	dha	n	na			
प्	प	फ़्	फ	फ़	ब्	ब	भ्	भ	म्	म		
p	pa	ph	pha	f	b	ba	bh	bha	m	ma		
य्	य	र्	र	ल्	ल	ळ	व्	व	श्	श	ष्	ष
y	ya	r	ra	l	la	ḻ	v	va	ś	śa	ṣ	ṣa
स्	स	ह्	ह	क्ष्	क्ष	त्र्	त्र	ज्ञ्	ज्ञ			
s	sa	h	ha	kṣ	kṣa	tr	tra	jñ	jña			

: (Visarga)＝ḥ   . (Anusvāra)＝ṁ

˙ (Anunāsika)＝m̐   X (Jihvāmūlīya＝ ẖ

⤬ (Upadhmānīya)＝ ẖ   S (Avagraha)＝ ,

(Udātta)＝ —   (Anudātta)＝ ,̱

(Svarita)＝ Δ

책 속에 등장하는 모든 알파벳 용어는 산스크리트어를 대신해 아유르베다 원칙에 기반한 전문 용어를 설명하기 위한 목적으로 표기됐습니다. 낯선 산스크리트어 용어를 독자가 좀 더 편리하게 접할 수 있도록 산스크리트어에 가장 근접한 영문 알파벳을 사용했으며, 따라서 본문 속에는 산스크리트 용어의 정확한 해설이 생략됐습니다. 본 책의 부록으로 실린 아유르베다 용어해설을 참조하여 아유르베다 기본 원리에 대한 올바른 이해를 도모하시기 바랍니다.

아유르베다 소개

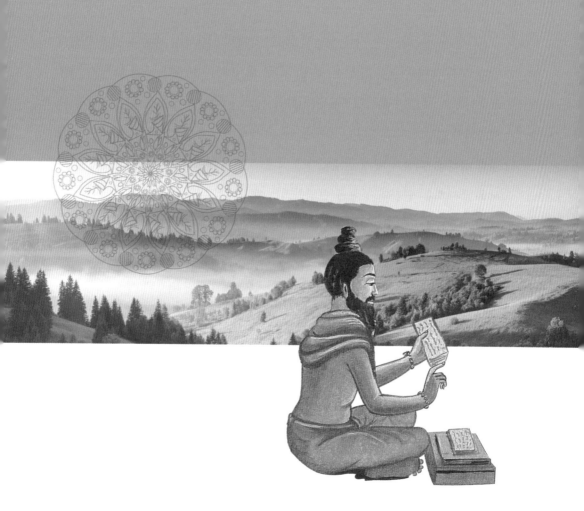

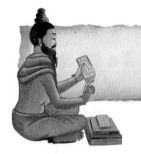

제1장

아유르베다 소개

1. 아유르베다의 의미

인간뿐만 아니라 가장 작은 생명체까지도 각자의 시대에서 생존을 위해 투쟁해 왔다. 모든 생명체는 질병, 상실, 부상, 치욕, 무지에서 비롯되는 고통을 막기 위해 고군분투했으며, 언제나 행복을 유지하기 위한 노력을 아끼지 않았다. 인류가 문명화되기 전부터 이미 인간은 먹거리, 물, 수면에 대한 본능적 욕구를 충족하고 질병과 통증을 피하기 위해 끊임없이 노력해왔다. 아유르베다의 기원은 건강과 행복을 추구하는 인간의 성향을 반영하려는 맥락에서 비롯된다. 오늘날 우리는 현대 의학, 동종요법, 자연요법 외에도 전반적으로 건강을 향상시켜주는 다양한 체계를 따르고 있다. 반면, 아유르베다 전통의학은 고대 인도의 영적인 믿음을 기반 삼아 전체적인 치유를 목적으로 하는 깊이 있는 체계로써 인간의 마음 가장 가까이에 존재한다.

우리는 일상을 통해 복통이나 소화 장애와 같은 단순한 질환을 겪는 사람들에게 카롬씨(아요완, 인도 향신료)나 아위(힝가)를 권하거나, 단순한 감기, 인후염 또는 기침 증상에 찬물을 멀리하고 생강(알드라카)과 홀리바질(툴라시, 약효가 뛰어난 기

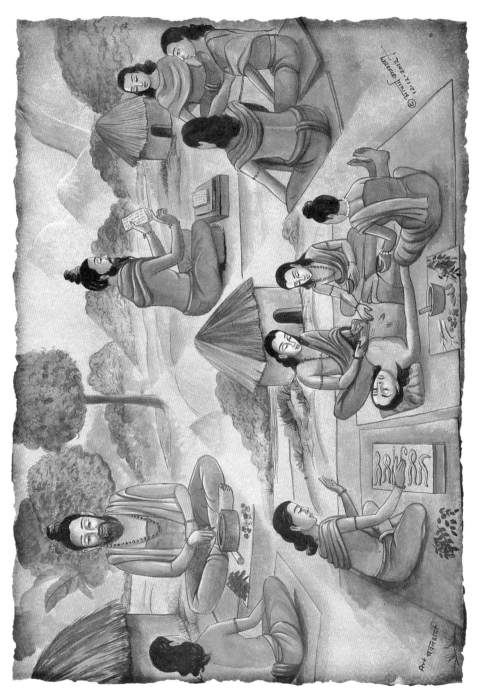

〈그림 1〉 고대 아유르베다 전통의학의 실용 교육 및 학습 방법

적의 허브) 차, 후추, 생강즙을 섞은 꿀이나 울금 분말을 따뜻한 우유에 넣어 마시게 하는 것을 본다. 아유르베다 전통의학에 따르면 각각의 성분들은 그 고유의 성질이 차갑거나 따뜻하며, 사용되는 용도도 각기 다르다. 이러한 아유르베다 요법은 수많은 세대를 내려오며 선조들에게 전수받은 전통의학이다. 아유르베다 전통의학에 사용되는 재료는 대부분 집에서 손쉽게 구할 수 있다. 그렇기 때문에 아유르베다는 질병 치료책이라기 보다는 우리 일상에 이미 내재된 삶의 방법이다. 그러므로, 아유르베다 전통의학이 무엇인지 그리고 어떤 방법으로 우리에게 도움을 주는지 실질적으로 이해하는 게 중요하다. 따라서 '아유르베다'의 어원을 짚고 넘어가야 한다. 어원적으로 아유르베다는 두 개의 산스크리트 단어, '삶'이라는 뜻을 지닌 '아유샤'와 '과학'이라는 의미를 나타내는 '베다'의 합성어이다. 즉, 아유르베다는 '삶의 과학'을 의미한다. 그러나 여기서 의미하는 과학이나 베다는 질병과 그에 따른 치료에 관한 이론 또는 표면적인 지식이 아니라 사물의 본질과 본성에 대한 깊이 있는 이해이다. 간단히 말해, 아유르베다 전통의학은 삶의 과학과 함께 조화를 이루는 생활의 미학이며 따라서 질병의 본질이나 그 치료법에만 국한되어 있지 않다. 아유르베다는 우리에게 포괄적인 삶의 지혜를 제공하여 질병 없이 생산적으로 살아갈 수 있는 방법을 제시한다.

요약하자면, 아유르베다는 건강과 질병 모두와 관련된 상세하고 체계적인 정보를 제공하는 의학 시스템이다. 아유르베다 전통의학은 모든 생명체의 생리학적 측면뿐만 아니라 심리학적(마음) 측면을 포함하는 과학 체계이다. 아유르베다 정신을 담은 대표 고전 의학서 『챠라카 삼히타』의 저자 마할시 챠라카는 아유르베다를 두고, '우리에게 혜택과 손상(유익함과 유해함), 기쁨과 슬픔, 물질의 화합과 불화합성, 또 그 물질의 속성과 작용의 근거, 삶의 지속기간과 그 특성을 설명해주는 과학'이라고 정의했다. 즉, 아유르베다 전통의학은 일부 특정한 개인만을 위한 것이 아니

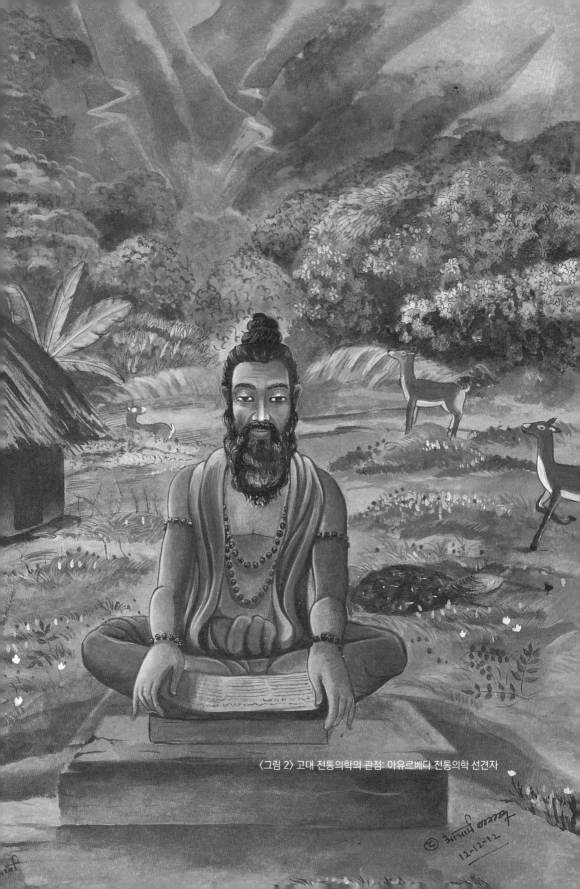

〈그림 2〉 고대 전통의학의 관점: 아유르베다 전통의학 선견자

며, 계급이나 신념 또는 특정 국가에 한정되지 않고 보편적 의미를 담고 있음을 명시한다. 삶이 곧 장대한 진리이자 천부적인 정보를 담고 있는 것과 마찬가지로, 아유르베다 전통의학의 원칙과 철학 또한 보편적일 뿐만 아니라 삶의 지혜를 반영한다. 아유르베다의 원칙은 생명이 존재하는 곳이라면 그 어느 곳에서도 유효하다. 이러한 원칙은 우리가 건강한 삶과 영원한 기쁨(살브 브하반투 수키나, 살브 산투 니람마야)을 이룰 수 있도록 안내하는 데 주된 목적이 있다. 결론적으로, 아유르베다 전통의학은 비단 의학적 의미를 넘어, 더 나아가 완벽한 생활방식이자 영적 수행이다.

2. 아유르베다 치료의 고유 기능

아유르베다 의학 시스템 적용 시에는 특정 기본 사항들을 반드시 유념해야 한다. 치료 체계는 특정한 특색을 띤다. 치료 체계의 고유한 논리, 방법론 및 배경은 다음과 같다.

1) 포괄적인 치료

아유르베다 전통의학 의사는 환자 진찰 시, 단지 질병을 나타내는 신체 부위나 특정한 증상에만 국한하여 판단하지 않는다. 환자의 전반적인 체질과 감정 상태, 정신적인 성향을 포함하며 환자의 육체적, 심적 기질에 영향을 끼칠 수 있는 기타 요건들까지 관찰한다. 아유르베다 의사는 도샤(인체의 세 가지 기둥), 다투(신체 조직) 및 말라(신체 분비물 및 배설물)의 상태 또한 참작한다. 바로 이 점이 아유르베다 전통의학에서 같은 증상을 가진 환자들에게 왜 저마다 다른 치료법을 도입하는지 설명해준다.

2) 질병의 정신신체의학적 본성

아유르베다 전통의학에 따르면 그 어떤 질병도 천성적으로 온전히 신체적으로만 또는 정신적으로만 국한되지 않는다. 신체 질환은 정신에 영향을 주고 정신적 폐해는 신체 건강에 영향을 미친다. 따라서 치료에 있어 몸과 마음을 분리하거나 그 둘을 별도로 판단할 수 없다. 이것이 바로 모든 질병을 정신신체학적 장애로써 치료하는 아유르베다의 이론적 근거이다. 고대의 고승, 챠라카는 모든 질병에는 그것이 바타쟈(바타와 관련된 것), 피타쟈(피타와 관련된 것), 카파쟈(카파와 관련된 것)이든 혹은 정식적이든, 하나의 근본적인 원인이 있다고 보았다. 그러나 이는 무지에서 비롯된 실수이며 잘못되거나 왜곡된 지식(프라즈나파라다)에서 기인한 것이다. 모든 질병의 근본 원인은 생명 기능의 무지에서 비롯되며 이는 삶의 전체적인 조화를 되돌렸을 때 비로소 치유될 수 있다. 아유르베다 치료법 이면에는 인도 선현들의 통찰력과 수천 년에 걸친 그들의 경험이 담겨 있다. 자연이야말로 모든 아유르베다 의학의 주요 원천이다. 아유르베다의 모든 약제는 식물계(허브, 추출물 또는 진액)와 동물계(우유, 녹여서 유지방을 분리한 버터, 소의 소변 등) 외에도 자연적으로 생성되는 금속이나 미네랄에서 추출된다. 이러한 약제 제조과정에는 일체의 화학성분도 사용되지 않으며, 그렇기 때문에 유독한 부작용이 최소화된다.

현대(대증요법) 의사들이 아유르베다 전통의학 약품을 꺼리고 우려하는 이유는 바로 일부 약물에 존재하는 구리나 철분 같은 중금속 성분 때문이다. 그러나 이는 불필요한 걱정으로, 아유르베다 약물에 사용되는 금속 성분과 그와 비슷한 독성 식물 성분들(사문재, 마킹 너트, 애기똥풀 등)은 절대로 그 본래의 유독한 형태로 사용되지 않는다. 독성 성분은 다수의 정제 과정을 거쳐, 사용되기 전부터 신체에 안전하도록 만들어진다. 그럼에도 이와 같은 금속 기반의 약제는 그 제조 과정과 사용에 있어 필요한 모든 주의 사항을 철저히 따르는 게 매우 중요하다. 이렇게 정제된 약물을 올바른 용량에 따라 사용하는 것은 인체에 절대적으로 무해할 뿐만 아니라 환자에게 엄청난 혜택을 제공한다. 그리고 이는 분명 이미 오래전부터 증명되어온 사실이다.

3) 모든 약제는 강장제 아니면 원기회복(회춘)제

아유르베다 전통의학의 모든 약제는 강장제 또는 원기회복(회춘)제 역할을 한다. 인체에 개선된 영양소를 공급해 뇌 속에 특별한 회복 과정을 유발시키고, 이로써 정신의 치유와 더불어 심적, 심리적, 감정적인 불균형을 바로잡는다. 이와 같이 아유르베다 전통의학만이 지닌 고유한 회복적 특성은 병마와 싸우고 있는 환자들에게 유익하게 작용할 뿐만 아니라, 건강한 사람도 전반적인 원기를 강화하도록 도움을 준다. 따라서, 아유르베다 약제는 특정 질병을 치유하는 데만 국한되지 않고, 체내의 면역 체계를 강화하고 영양을 공급해 질병을 예방한다. '샤바나프라샤', '칸드라프라바바티'와 같은 특정 조제 약품이나 기타 원기회복제는 일반적인 아유르베다 강장제로써 질병 예방과 장수 촉진에 널리 응용되고 있다. 아유르베다 전통의학은 기본적으로 강도, 순도, 균형적 측면에서 건강을 도모하는 다각적인 과학이다.

4) 면역 체계와 식이조절 발달의 중요성

아유르베다 전통의학의 의학적 체계는 질병에 덜 민감해지도록 면역 체계 강화를 중요시하기 때문에 결과적으로 전반적인 신체의 원기를 개선한다. 같은 이유에서, 아유르베다 전통의학서적에는 건강한 식생활과 영양 지침(아하라 샴히타) 및 올바른 품행과 생활방식(아카라 샴히타)이 상세히 기재되어 있으며 이 외에도 음식의 본질, 계절의 변화에 따른 식품 및 개인의 체질에 따라 아침 점심 저녁으로 구분되는 식습관과 음식 종류가 상세히 적혀 있다. 이러한 요소들은 원기, 면역력, 장수를 유지하는 데 도움을 주어 질병을 유발하는 환경 속에서도 질병의 피해를 막아준다.

5) 식이요법의 역할과 식품 적합성의 중요성

아유르베다 전통의학은 환자의 체질과 병력에 따라 음식물 처방에 세심한 주의를 기울이며, 이러한 식사 처방은 치유 시간을 앞당겨준다. 이때, 환자의 체질에 부합하지 않거나 병을 악화시킬 수 있는 음식은 추천하지 않는다. 아유르베다 식이요법은 건강한 사람의 면역 체계를 강화하는 한편, 병을 앓고 있는 사람의 빠른 회복을 돕는다. 아유르베다 식이요법은 각자 다른 개인의 체질과 환경에 따라 음식을 처방하는 명확한 체계를 보유하여 모든 의학 시스템 속에서도 그 고유함을 자랑하는 세계에서 가장 포괄적인 식이요법 중 하나이다.

6) 간편하고 저렴한 치료

일반적으로 현대 의학에서는 여러 가지 복잡한 의료적 검사를 거친 후에야 치료가 시작된다. 이는 환자에게 육체적, 정신적, 금전적 스트레스를 유발한다. 반대로, 아유르베다 전통의학 의사는 환자의 맥박과 기타 신체적 상태 및 증상을 살피는 방법으로 질병을 진단하고 치료한다. 이로써 불필요한 스트레스와 시간적 지연 및 지출을 피할 수 있다. 더불어, 아유르베다는 여러 가지 만성 질환과 치료가 어려운 질병까지도 가장 정밀한 최신 진단 요법을 거쳐 치료한다. 최신 기술은 췌장, 폐, 신장, 신경계, 뼈의 약 70~80%가 손상된 상태에서도 당뇨병, 기관지 천식, 심장병, 고혈압, 통풍 등의 질환을 진단해낸다. 한편, 『마드하바 니다나』에 기록된 맥박 검사와 진단 과정을 통해서도 질병의 진단과 완화가 가능한데, 이와 같은 방법은 오늘날 질병의 초기 단계에서 주로 사용되는 방법이다.

7) 아유르베다의 전신요법

아유르베다 전통의학의 가장 차별화되는 특징은 바로 질병의 뿌리를 치료 대상으로 삼는 것이다. 치료 요법은 증상의 억제가 아니라 실질적인 질병의 원인을 제거하는 데 목적을 둔다. 실질적인 원인을 제거하면 해당 질병의 완치가 가능한데, 이는 아유르베다 요법이 대증요법이면서 전신요법이기 때문이다. 효과적으로 합병증을 치료할 수 있다는 것이 현대 의학의 장점이지만, 질병의 근본을 치료하지는 못한다. 그 질병이 전기생리학적인지, 생화학적인지, 호르몬학적인지, 면역학적인지 또는 세포 단계 불균형인지와 상관없이 질병에 대한 진단을 내리고 그에 적합한 처방을 내린다. 이것이 바로 현대 치료 요법에서 고혈압이나 당뇨병 같은 증상이나 통증 치료에 있어 혈압 조절 또는 통증 및 혈압 관리라는 용어가 빈번하게 사용되는 이유이다.

아유르베다 전통의학은 질병을 관리할 뿐만 아니라 질병을 유발하는 원인을 치료하기 때문에 완벽한 질병 관리가 가능하다. 그리고 여기서 한 번 더, 부작용을 최대한 방지하기 위한 관리가 들어간다. 이것이 바로 아유르베다 전통의학의 유일함이자 아유르베다와 현대 의학의 기본적인 차이이다.

아유르베다는 배아줄기세포부터 모든 기타 세포, 조직, 체계 및 전신을 아울러 몸의 독소를 제거하고, 체력을 북돋아주며 신체의 완벽한 균형을 유지해준다.

아유르베다와 현대 의학 사이에는 이견이 없다. 사실, 특정 질병의 후기 단계를 관리하는데 있어 아유르베다 요법에 현대 의학의 도입이 필요하다는 의견도 있긴 하지만, 고혈압이나 심장질환, 통풍, 관절염과 같은 질환의 완벽한 치료에는 요가와 아유르베다, 자연 의학이 좀 더 나은 선택이다. 아유르베다 전통의학자들은 이와 같은 자연적인 치유 방법으로 고혈압, 통풍, 관절염, 기관지 천식, 심장질환, 갑상선 이상 등의 질환을 관리해 왔다. 아유르베다 전통의학 학자들은 이와 관련한 과학적 증거를 보유하고 있으며 해당 분야에서 인증 받은 과학적 연구를 계속해서 진행하고 있다.

8) 고대의 의학 시스템에도 불구, 오늘날 과학적으로 완벽히 상응하는 아유르베다 전통의학

아유르베다, 요가, 자연요법이 세계에서 가장 오래된 의학 시스템이라는 사실은 두말할 나위가 없다. 이 모두는 고대 인도 선현들이 베다 경전 『사 프라타마 삼스크로비스바 바라(야주르베다 경전)』의 형태로 전 세계에 전하는 선물이다. 인도 선현들은 세계와 다양한 영역에 기여하였는데 그 중 가장 대표적인 분야가 바로 교육, 건강, 사법제도 그리고 지배체계 분야다. 인도의 고대 선현들은 인간과 인류의 발달에서부터 이상적인 가족과 사회 및 국가와 시대 형성 전반에 걸쳐 이상주의에 대한 매우 고귀한 철학을 품었다. 인도 선현들이 이를 바탕으로 공헌한 것이 바로 이상적이고 완벽한 과학적 치료 시스템이다. 반면 현대 의학은 베다 시대부터 기원한 아유르베다만큼 역사가 깊지 못하다. 아유르베다 의학의 창시자는 '브라흐마'와 '라쟈르시 단반타리'다. 우리는 인도 선현들의 지식과 논법을 평가하는 과정에서 그들의 지식과 삶과 윤리적 분별력의 어마어마한 깊이에 완전히 사로잡혀 감탄할 수밖에 없었다. 그들은 이미 옛날부터 현대 의학 전문의들이 진단하는 실질적인 질병의 유발 원인을 인지하고 있었다. 오늘날 현대 의학은 주로 8가지 요인을 질병의 발생요소로 보고 있다. 이 요소는 다음과 같다.

1. 유전적 요인
2. 감염
3. 환경적 요인

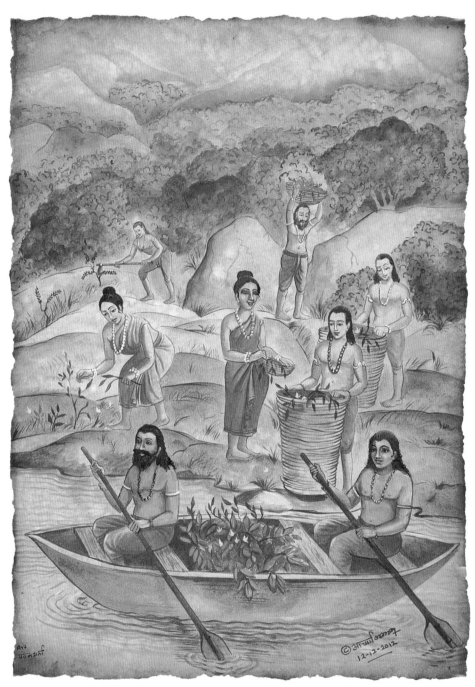

〈그림 3〉 고대 시대의 약초 채집 및 보존

4. 생활방식 및 스트레스 관련 요인

5. 중독

6. 질병의 합병증

7. 약물 부작용으로 발생된 질병

8. 의사의 부주의로 인한 의원성 질환

인도의 선현들은 그 옛날 베다 시대 때 이와 관련한 모든 질병의 예방법과 치유법을 이미 알고 있었다. 오늘날 현대 의학은 주로 다음과 같은 부분에서 효과를 나타낸다.

1. 1차 예방

2. 2차 예방

3. 질병 관리

4. 질병 치료

5. 급성 치료

6. 재활

7. 일시적 완화 요법

위에 나열된 요인들을 가지고 현대 의학과 아유르베다 전통의학을 상세히 비교해보면 다음과 같이 고대 의학 체계(아유르베다와 자연 의학)가 여러 가지 이점을 자랑한다는 결론이 나온다.

1. 1차 예방: 1차 예방의 주된 목적은 질병 예방이다. 현대 의학은 이를 위해 면역

요법을 시행한다. 어린아이 때부터 특정 연령에 이를 때까지 백신 및 백신과 유사한 예방조치를 적용하지만 이는 한정된 범위 내에서만 효능이 있다. 여기에는 소아마비, 홍역, 간염 등과 같은 특정 질환을 위한 백신도 있지만 그럼에도 일부의 경우 소아마비와 홍역은 백신을 접종한 뒤에도 발생한다.

규칙적으로 요가를 하고 인도의 구스베리(암발라, 인도 전역에서 재배되는 열매), 구두치(티노스포라, 면역강화 인도 허브), 홀리바질(툴라시), 알로에베라 및 다양한 활력 촉진 허브, 아스타바르가를 섭취하며 자연적인 생활습관을 영위하는 사람은 생애 거의 대부분을 질병 없이 보낼 수 있다. 이는 대단한 성취가 아닐 수 없으며 그렇기 때문에 궁극적으로 전 세계는 다시 이러한 생활양식으로 돌아서야 한다.

요가와 자연 의학, 아유르베다의 생활방식을 따르면 인체의 모든 세포뿐만 아니라 전신의 균형이 잡히게 되고 관리가 용이해 장수가 촉진된다. 명상과 자아관리를 수행하면 훌륭한 인도 선현들이 언급한 구원의 길로 스스로를 이끌게 된다. 요가와 아유르베다 요법 및 자연 의학을 지향하면 세포와 조직, 내부 장기 및 모든 신체 체계의 퇴보를 막을 수 있으며 체력을 기르고 몸을 해독하며 자연적인 방법으로 삶 속에 모든 유전자와 염색체 세포 수용체의 균형을 더할 수 있다. 이를 통해, 우리는 퇴행적인 생활방식에서 비롯되는 질병으로부터 몸을 보호하고, 이와 함께 젊고 활기차고 건강하고 생산적인 신체로 거듭난다. 이것이야말로 질병과 노화와 죽음을 멀리하는 과학이 아닐 수 없다.

아유르베다 의학의 주요 목적은 계절에 따라 변화하는 생활방식과 음식을 적용하고 정해진 식습관을 따르는 등, 건강한 생활 습관을 지향해 개인의 건강을 지키는 것이다. 아유르베다 전통의학은 유전적 질환에 있어 선천적인 고혈압이나 기관지 천식을 성공적으로 치료해왔으며 유전적 기형 유발인자 보균자의 발병을 예방해왔다. 의학적인 관점에서, 이는 훌륭한 경험과 성취일 뿐만 아니라 세상에 큰 보탬이 될 수 있다. 만약 질병의 1차 예방을 100% 가까이 달성할 수 있는 시스템이 있다면 그건 단연코 아유르베다 전통의학이다. 요가와 자연 요법도 결국 아유르베다 치유 체계의 한 부분이다.

2. 2차 예방: 주요 목적은 만약 심근경색이나 출혈성 뇌졸증 또는 천식발작과 같은 병력이나 증상 등이 있는 경우, 해당 질병이 재발하지 않도록 처방전을 내리는 데 있다. 또한 이와 같은 목적을 달성하는 데 있어서는 무엇보다 아유르베다 전통의학이 효과적이다. 심근경색의 7가지 주요 발병요인은 고혈압, 당뇨, 고콜레스테롤, 비만, 흡연 및 마약류 사용, 운동 부족, 유전이다. 해당 발병요인은 현대 의학을 통해 어느 정도까지는 관리할 수 있다. 반면 아유르베다 치료 요법은 효과가 장기간 지속되어 영구적으로 효과가 지속된다.

3. 관리: 세균이나 바이러스 또는 다른 간염과 같은 증상 관리의 경우 현대 의학이 아유르베다보다 좀 더 효과적이다. 그러나 높은 콜레스테롤 수치, 고혈압, 당뇨 또는 다른 특정 질환 등은 현대의학과 아유르베다 모두 효과가 있다.

4. 치료: 현대 의학으로 완치될 수 있는 질병의 수는 결핵과 같은 만성 간염, 부상 또는 외과적 수술이 필요한 질환과 같이 아주 미미하다. 아유르베다는 뎅기열부터 간염, 대장염, 췌장염, 만성 기관지염, 관절염, 건선, 편두통, 암 및 기타 여러 질환 등을 완치시킬 수 있다. 질병 완치에 있어서는 아유르베다의 중요성을 간과할 수 없다.

5. 급성 치료: 심근 경색, 출혈성 뇌졸증이나 사고, 정신적 외상 또는 외과적 수술

이 필요한 상태에서는 현대적인 치료방법이 좀 더 효과가 있다.

아유르베다 전통의학은 해당 분야 연구에 좀 더 초점을 맞춰야 할 필요가 있다.

6~7. 재활 및 일시적 완화 요법: 재활 및 일시적 완화 요법에는 현대 의학과 아유르베다 모두 뛰어난 효과를 자랑한다. 아유르베다 치료법은 수천 년의 역사를 지녔을 뿐만 아니라 쉽고 간편하면서도 그 효과가 입증되어 안전하기까지 하다. 아유르베다는 인도 선현들이 남긴 과학적인 유물이다. 인도의 전통문화는 아유르베다 전통의학의 넓은 활용으로 보존 가능하다. 아유르베다 전통의학을 삶에 접목하면 쉽고 건강하게 자연적인 삶을 영위할 수 있는 동시에 고대의 풍부했던 철학과 이념의 혜택을 누릴 수 있다.

9) 아유르베다 전통의학 치료법: 자연적이고 쉬운 활용법

주방이나 마당에 다양한 허브가 구비되어 있듯이 아유르베다 약제는 구하기가 용이하다. 아유르베다 약제 사용의 또 다른 장점은 바로 치료 성분이 자연적이라는 것이다. 이는 자연과 대지, 나무, 숲, 허브에 대한 관심과 애정을 길러주며, 그로써 우리는 현대 기술과 인위적인 삶에 완전히 흡수되는 걸 예방할 수 있다. 아유르베다는 자연을 보존하는 방법을 알려준다.

10) 외환 보유고 유지

개발도상국가인 인도의 상황에서 보면, 자국 땅에서 생산되어 손쉽게 구할 수 있는 아유르베다 약제를 이용하는 것이 이익이다. 인도 외환자금의 대부분은 다른 나라로부터 값비싼 약품을 구입해오는 데 소비된다. 이는 불필요한 지출로써 자국민의 신토불이 허브 사용으로 절감이 가능하다. 한편, 아유르베다의 인기가 전 세계적으로 성장하는 가운데 자국민은 비단 인도의 경제뿐만 아니라 그 어느 곳에서 든지 경제적 지위를 강화할 수 있다. 의료분야에 있어 아유르베다 전통의학은 인도 의 자립경제 지탱에 도움이 된다. 그뿐만 아니라 약초 재배를 통해 농가의 소득이 올라가게 되고 자연과 환경을 보존하는 데 도움이 된다.

11) 요가 및 영성에 상호보완적인 아유르베다

앞서 언급했듯이, 아유르베다는 과학적 지식을 제공해 삶을 행복하고 건강하게 이끌어주며, 몸과 마음, 그리고 정신의 완벽한 웰빙을 완성할 수 있도록 정신적 발 전 도모에 도움을 준다. 아유르베다 전통의학은 달마(의무)뿐만 아니라 영혼과도 복잡하게 엉켜있다. 더불어 아유르베다 전통의학은 다음과 같은 인간 삶의 모든 주 요 목적을 인지하고 있다. 달마(의무 또는 종교적이고 윤리적인 덕목), 아르타(부 또는 물질적인 혜택 및 목표), 카마(욕망 또는 갈망), 모크사(해탈 또는 해방)의 달성. 아유르 베다의 원칙과 절차는 올바른 요가 수행에 커다란 도움을 준다. 아유르베다 치유 체계의 이 같은 특성은 아유르베다만의 고유함을 증명해줄 뿐만 아니라 아유르베 다가 자연스런 삶의 리듬과 완벽한 조화를 이루고 있다는 것을 보여준다. 그 누구 도 여기서 벗어날 수는 없다. 이것이 인간의 기본적인 본성이자 기질이다.

3. 아유르베다 전통의학 및 아유르베다의 다양한 영역

아유르베다 전통의학은 식물, 동물, 인간에 이르기까지 모든 생명체의 안녕과 연 관되어 있다. 인간을 괴롭히는 질병을 다룬 아유르베다 논문 외에도, 식물과 동물 의 질병과 관리 방법을 연구해 온 아유르베다 서적이 존재한다. 모두 각기 다른 선

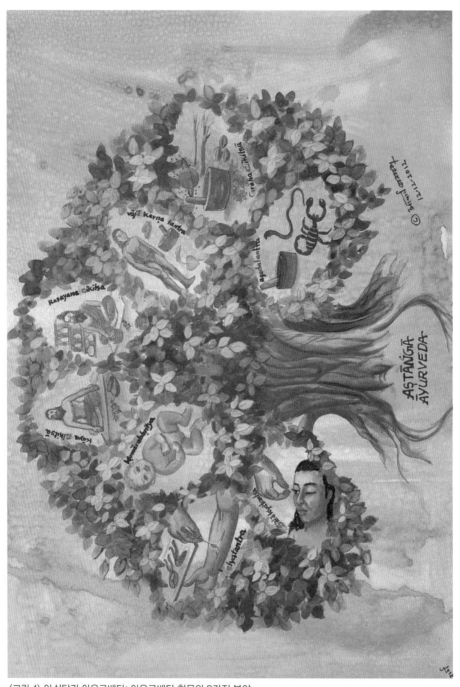

〈그림 4〉 아쉬탕가 아유르베다: 아유르베다 학문의 8가지 분야

현들이 만든 업적이다. 그 중에서도 많이 알려진 것은 『아스바 아유르베다(말과 관련)』, 『가자 아유르베다(코끼리 관련)』, 『가바 아유르베다(소 관련)』 및 『브르크사 아유르베다(식물 관련)』이다.

아유르베다 전통의학은 그 전문적 지식과 다루는 주제 및 범위가 매우 방대하다. 한편으로는 불치병으로 간주되는 질병을 포함한 난치병과 복합적 질병에 대한 상세한 정보를 제공하는 한편, 다른 한편으로는 건강한 개인이 평생 동안 질병 없이 건강하게 사는 방법을 가르쳐준다. 이와 관련해서는 '스바스다브르타(건강의 범위 - 건강한 삶으로의 아유르베다식 접근법)' 속에 건강하고 스트레스 없는 삶을 위해 계절의 변화에 따라 무엇을 언제 섭취하고 금해야 하는지 명확하게 안내되어 있다. 또한 아유르베다는 허기나 갈증과 같은 생물학적 욕구를 건강하고 유익하게 충족시키는 방법을 매우 상세하고 세심하게 다뤘다. 이 외에도, 특히 노화로 발생 가능한 신체의 병약으로부터 스스로를 보호하는 방법을 알려준다. 아유르베다 전통의학은 모든 사람, 장소, 시간, 문화의 요구에 적용할 수 있는 치료법이며, 인생의 위대한 치유력으로 우리를 다시 연결해주는 시스템이다.

4. 아쉬탕가 아유르베다: 아유르베다 학문의 8가지 분야

인도의 선현들은 아유르베다의 방대한 주제를 8가지 항목으로 분류했으며, 그것은 아유르베다 학문의 8가지 분야인 '아쉬탕가 아유르베다'다. 이는 다음과 같다.

1. **카야 시킷샤(내과):** '카야'는 '아그니'를 뜻한다. '카야 시킷샤'는 '아그니의 치료'를 의미한다. 우리는 아유르베다 속 '아그니'라는 단어의 해석과 완벽한 철학을 이

해할 필요가 있다.

인체의 전신에 분포한 모든 세포는 지속적으로 생명유지 활동을 한다. 아유르베다는 아그니를 '트리도샤'라고 명칭하며 '트리도샤'는 현대 의학에서 '신진대사'라 명명된다. 신체의 근본적인 에너지, 예를 들어 아그니가 신체의 모든 생리기능과 공조되기만 하면, 3가지의 도샤와 7가지 조직이 모두 조화를 이루어 배설 활동과 기타 생리 활동이 원활해진다. 인간의 마음과 영혼이 밝아지면, 웰빙을 위한 완벽한 에너지가 생산되어 신체의 질서가 유지된다.

그리고 이것이야말로 훌륭한 건강과 온전한 정신상태를 완벽하게 대변한다. 아유르베다는 이와 같은 몸의 근본적인 에너지, '자타라그니'를 주된 목표로 삼는다. 근본적인 에너지가 원활히 조정되면 질병을 면할 수 있다. 또한 비단 체중뿐만 아니라, 모든 화학 물질과 전해액 및 호르몬의 균형 또한 신체에 조화로운 상태로 유지된다.

사프타다트바그니, 판챠부타아그니, 자타라그니로 구분되는 아그니는 총 13가지로 구성된다. 7개의 조직과 5가지 기본 요소로 나누어진 아그니는 생명체의 기본 원동력(에너지)으로써 신체를 가동시키는 역할을 한다. 체내의 신진대사 활동은 전적으로 '아그니'가 좌우한다. 아유르베다 치유 요법의 기준선은 '카야 시킷샤' 또는 '아그니 시킷샤'다. 아유르베다 치유 요법, 요가 활동, 자연 요법의 모든 과정은 모두 이 에너지의 지속적이고 동조적인 흐름을 발생시키고, 조절하고, 유지하기 위한 것이다.

13가지 아그니 중에서 가장 기본이 되는 아그니는 '자타라그니'다. 자타라그니는 '파카카 아그니' 또는 '소화의 불'로 알려져 있다. 소화의 불은 모든 질병의 기본이 된다. 질병은 소화의 불이 느리고 부진해질 때 소화가 불규칙하게 이뤄져 생기는 결과이다. 이러한 질병의 치료는 '카야 시킷샤(내과적 치료)'로 분류된다. 내과 분야에서는 전신에 영향을 주는 모든 질병과 이에 대한 치료법을 처방한다. 내분비, 호흡기, 소화기 계통, 정신건강 질환, 피부 및 성적으로 전염되는 질환은 모두 내과 분야에서 다룬다.

2. 카움마랴브르탸 탄트라 또는 바라 로갸(소아과): 소아과는 신생아, 유아, 어린이를 담당할 뿐만 아니라 임산부의 모든 출산 준비과정과 치료를 담당한다. 유아를 위한 유모의 선택과 모유 및 모유 문제와 관련한 치료 그리고 산욕기 감염 등과 같은 다양한 세균성 질환증상의 치료 등도 모두 소아과 치료분야에 해당한다.

3. 부타 비드햐(정신과학 및 엑소시즘): 신성한 제물, 희생, 제창 및 기타 성스러운 의식 등은 특정 질환의 주요 발병 요소라 여겨지는 '부타 비드햐' 집단에 속한 악령, 반신반인, 악귀 및 악(아유르베다에서는 이 모든 명칭들이 다양한 간염 원을 의미)의 유해한 영향을 물리치기 위해 사용된다. 해당 학분 분야는 또한 정신실환, 감정장애, 심리적 문제를 담당한다. 여기에는 숙련된 의사들만이 다룰 수 있는 혈관 결찰, 처벌, 코담배 또는 나샤 혹은 점안액이나 약제 연기의 흡입 및 섭취도 포함된다.

4. 살랴 시킷샤(수술): 이 분야는 절개, 적출, 외과적 수술 및 장비를 동원하는 치료를 담당한다. 여기에는 화살, 창, 작살, 총기류, 도검 등과 같은 무기류에 부상을 입은 뒤 찾아오는 외상 관리도 포함된다. 또한 외과 장비와 도구, 열, 화학성분, 무기류, 기계, 건강에 유익한 공급원을 이용하는 치료를 담당한다. '수스루타' 경전에 따르면, 외부입자나 나무조각, 총알 및 노폐물 축적으로 발병된 질환은 수술 치료 분야에 해당된다.

5. 살락캬 탄트라(이비인후과(E.N.T) 및 안과학): 이비인후과 및 안과학 분야에는 목의 윗부분 중에서도 특히 귀, 코, 목구멍, 눈과 관련된 질환을 담당한다. 해당 분야는 프로브 또는 '살라카'를 이용하여 치료가 이뤄지기 때문에 '살라카 탄트라'로 알려져 있기도 하다. 현대 과학에서는 이를 이비인후과(귀, 코, 목) 및 안과학으로 정의한다.

6. 아가다 탄트라(독성학): 독성학은 여러 다른 종류의 독성물질의 판별과 치료를 담당한다. 독성학적 치료에는 '스타바라 비샤(나무, 식물, 채소, 기타 식용 물질 및 미네랄에서 얻은 독성물질)', '장가마 비샤(곤충, 파충류 및 기타 동물의 독)' 그리고 '산요가 비샤(의약품의 잘못된 조합 또는 여러 의약품 및 기타 성분의 혼합으로 파생된 독성물질)'가 포함된다.

7. 라샤야나 탄트라(원기회복, 회춘 치료): '라사야나'는 '라샤'와 '아야나' 2개의 산스크리트 단어의 합성어다. '라샤'는 '생명을 회복하는 데 꼭 필요하며 이를 지원해주는 인체의 림프 및 기타 조직(다투)'을 의미하고 '아야나'는 '그러한 것들을 유지해주는 특별한 방법'을 의미한다. 따라서 '라사야나'는 생명의 복원에 있어 림프와 혈액 및 신체 조직(다투)에 영양을 주는 근본 요인과 방법론을 뜻한다. 이를 토대로, 신체, 감각 및 유기 기관, 치아를 강화시켜주고, 고령화가 초래하는 변화(주름, 흰머리 및 대머리)를 최소화해주며, 노화 단계를 방지하고 신체의 건강을 유지하는 데 도움을 주는 완전한 치료법으로 알려진 것이 바로 아유르베다 전통의학의 '회춘 과학'이다.

8. 바지카라냐 탄트라(불임 및 정력 치료): '바지카라냐'는 산스크리트어 '바지'와 '

카라냐'의 합성어이다. 아유르베다 전통의학에서는 음식물 섭취로 영양분을 보충하는 가장 마지막 조직을 '수크라(정액)'로 간주한다. 여기서 '바지'는 '정액 또는 '수크라'를 의미하며 '카라냐'는 '영양을 강화하다'라는 의미를 뜻한다. 정액의 질과 양을 향상하는 치료는 '남성화'라 명칭 된다. 그리고 정액의 수를 늘려주고, 정화해주고 모아주며, 재생산 및 정상적인 생성을 위해 영양을 보충해주는 약물 또는 원료를 '바지카라' 또는 '정력제'라 부른다. 해당 치료 분야는 신체의 쇠약과 생식계통 질환의 정밀한 치료를 담당한다.

다수의 인도 선현들과 아유르베다 전통의학 전문가들은 지난 수백 년간 위의 모든 학분 분야와 관련해 각각 많은 포괄적 논문을 작성했다. 또한 그 속에 담긴 치유법은 고대 시대에 이미 널리 보급되어 보편적으로 사용되었고 광범위한 지지와 공감을 받으며 다양하게 응용되었다. 고대 서적에는 제왕절개와 성형 수술에 대한 상세한 설명도 담겨있다. '수스루타'는 고대 성형 수술의 아버지이기도 하다. 이미 그 당시에도 난이도 높은 수술 절차가 실행됐다. 그러나 중세 시대의 혹독한 환경 때문에 성형 수술이 중단되고 점차 감소하며 학문적으로 큰 타격을 입었다. 당시 수많은 아유르베다 서적이 파손되거나 분실되었고, 시간이 지남에 따라 더욱 다양한 아유르베다 학문분야가 타격을 받았다.

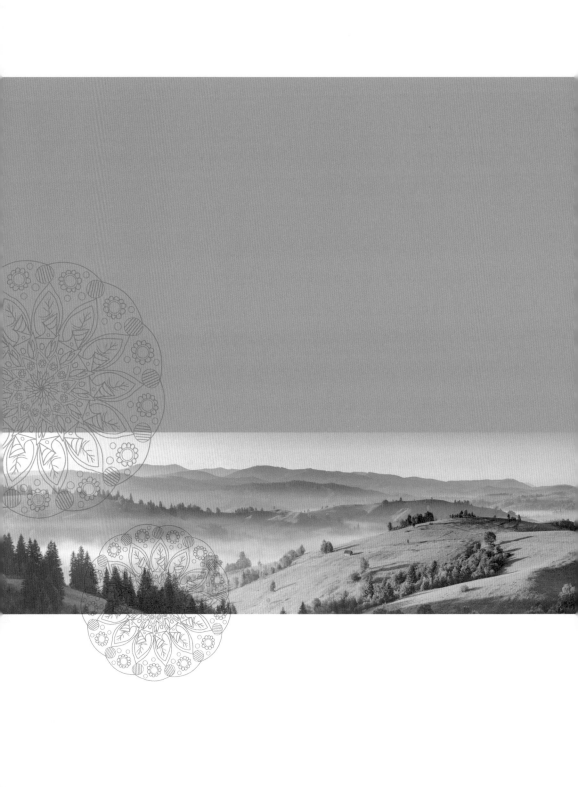

아유르베다
전통의학의
기초이론

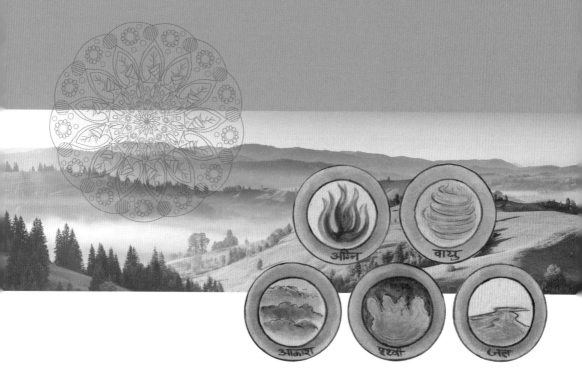

제2장

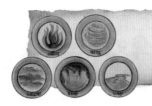

아유르베다 전통의학의 기초이론

1. 5가지 기본 원소(판짜마하부타) 및 아유르베다

『리그베다』, 『삼마베다』, 『아쥬르베다』, 『아타르바베다』로 구성된 '4베다'는 개인과 사회 속의 모든 문제를 다루는 서적 중 세계에서 가장 오래된 경전이다. 아유르베다는 베다 경전에 그 기원을 두고 있으며 베다 경전과 관련한 부가적 지식 혹은 베다 과학의 부수적 형태로 만들어진 경전이다. 아유르베다는 4베다 경전 중 『아타르바베다』 경전의 일부분으로 간주된다. 그러나 4베다 경전에서는 모두 각각 다른 관점의 치료법과 더불어 아유르베다 전통의학의 처방을 함께 담고 있긴 하다. 4베다 경전 속에는 약초나 식물에 대한 설명 외에도 인체의 3가지 지지대인 '도샤(바타, 피타, 카파)', '7가지 주요 조직(다투스)', '프라나(인체 활력의 기)', '소화', '신진대사' 및 '원기회복(회춘)'과 같은 아유르베다 전통의학의 기본 요소가 언급되어 있다. 이 외에도 아유르베다 전통의학의 다양한 주요 원리를 4개의 베다 경전에서 모두 찾아볼 수 있다. 아유르베다 전통의학의 기본 원리는 고대 인도의 위대한 철학사상과 부합한다. 그 중에서도 특히 '상캬' 학파와 '요가' 학파 및 '바이셰시카' 학파와 일맥상통하는데 이 3가지 학파는 베다 지혜를 가르치는 인도의 6개의 학교 중

3곳의 학문 시스템이기도 하다. '상캬'와 '요가' 서적에서는 5가지 원소인 공기, 물, 불, 공간, 지구가 합쳐져 유생물과 무생물이 공존하는 세상을 만든다고 주장한다. 이와 유사하게 아유르베다 전통의학 또한 신체의 구성 요소와 그 에너지 구성 요소인 도샤(3가지 구성요소), 다투(7가지 조직), 말라(노폐물)가 위의 5가지 원소로 구성되었다는 믿음에 근거한다. 5가지 원소는 특정 물질 속에 나란히 함께 내재되어 있지만, 그 속에서도 각 물질마다 지배적인 역할을 하는 주요 원소가 다르게 존재한다. 특정 물질의 지배적인 작용원리에 근거해, 모든 물질은 다음과 같이 분류된다. 물질 속 공간 원소가 지배적인 작용을 하면 '아카시야'라고 구분한다. 바람 원소가 두드러질 때는 '바야뱌', 불 원소가 주요 역할을 할 때는 '테자스', 물의 특징이 가장 강할 때는 '아피아', 지구의 역할이 가장 우세할 때는 '파르디바'라고 구분한다. 이처럼 물질이 어느 범주에 속하는지 구분하기 위해서는 해당 물질 본연의 특성과 효능을 살펴봐야 한다.

- **공간 원소(아카시야 드라비아):** 공간 원소는 그 속성이 부드럽고 가볍고 그 양이 극히 작고 균일하다. 이러한 물질을 섭취하면 부드러움, 가벼움, 운동 에너지(운동성) 및 체내 투과성이 증가한다.
- **바람 원소(바야비아 드라비아):** 바람 원소는 가볍고 시원하고 만졌을 때 고르지 않고 건조하고 그 양이 극미하다. 이러한 물질을 섭취하면 대범함, 반감작용, 움직임 및 에너지가 증가한다.
- **불 원소(테자스 드라비아):** 불 원소는 뜨겁고 성질이 독하고 가볍고 건조하고 그 양이 극미하고 끈적임이 없으며 매력적인 형태를 띤다. 이러한 재료를 이용하면 연소와 소화력, 신진대사가 증가하고 명도(밝기)가 올라가 얼굴의 윤기가 더해지고 살결에 건강한 광채가 난다. 여기에 해당하는 물질은 열감을 전하기도 한다.

·물 원소(아파 또는 자리야 드라비아): 물 원소는 액체이며 차갑고 무게감이 있고 부드럽고 촉촉하다. 이러한 물질은 인체에 수분과 부드러움을 전달하고 정신적 감정적 결단력을 증가시키고 마음을 차분하고 행복하게 만든다.

·지구 원소(파르디바 드라비아): 해당 원소는 무겁고 딱딱하고 거칠고 윤이 나고 단단하고 끈적이지 않으며 냄새가 난다. 이러한 물질은 비만을 초래해 체중과 지방을 증가시키고 체력을 길러주는 근육을 형성한다.

이처럼 원소의 성질과 본질을 확인하고 인체의 구성요소를 살펴보면, '지구 원소'와 '물 원소'가 인체와 조직에 지배적인 작용을 한다는 사실을 알 수 있다. 인체의 단단한 부분(근육 등)은 지구 물질로 형성됐고 액체인 부분(혈소 등)은 물 물질로 구성됐다. 신체의 비어있는 공간과 구멍은 주로 '공간 원소'와 일정부분의 '바람 원소'로 이뤄졌다. 이 외에도 다양한 신체적, 심리적 작용은 '바람 원소'의 도움을 받아 작용한다. 우리가 섭취하는 음식은 '불 원소'의 작용으로 소화되어 혈액(라사, 라크타)이나 뼈(아스티) 등의 기타 조직(다투)으로 전환된다.

체내에 존재하는 3개의 도샤(바타, 피타, 카파), 인체의 구성요소인 7가지 다투스(혈액 및 기타 조직), 신체에서 배설되는 잉여 물질인 말라스(노폐물)는 모두 이 5가지 원소의 합성으로 형성된다. 이와 같은 원리로, 서로 다른 종류의 식재료나 우리 몸에 영양을 공급하고 치료해주는 약물 또한 이 5가지 원소로 구성된 물질이다.

식재료를 구분하기 위한 기준은 식품의 맛(라사), 속성(구나), 효능(비리아), 소화 후 작용(비파카)이다. 몸의 상태가 불균형하거나 불안정할 때는 그에 상응하는 원소를 포함하는 식품 섭취를 늘이거나 줄이는 방법으로 체내 균형과 조화를 충분히 회복할 수 있다.

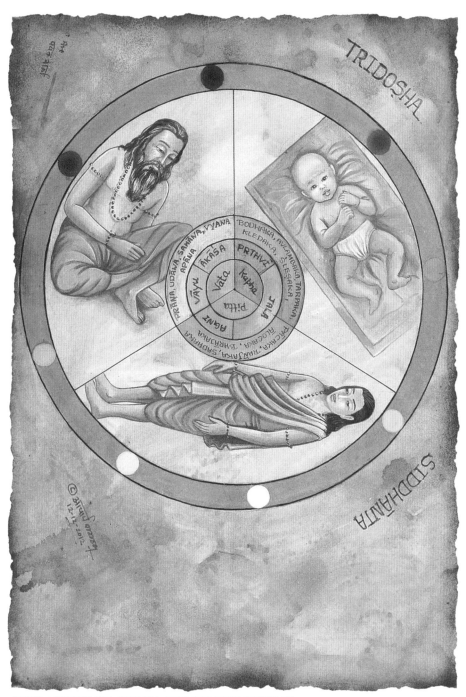

〈그림 5〉 트리도샤의 원리: 5가지 원소, 트리도샤의 종류와 연령대별 기능

2. 트리도샤의 근본원리: 생물학적 기질 3가지

아유르베다 전통의학 의사는 질병의 원인을 주로 몸을 구성하는 3가지 지지대인 도샤(바타, 피타, 카파) 중 하나 또는 그 이상의 항진증과 연결 짓는다. 여기서 만약 우리가 각 도샤가 무엇을 의미하는지 모르고 넘어간다면 혼란스러울 수밖에 없다. 개개인의 체질과 성향을 좀 더 상세히 알기 위해서는 이와 같은 주요 아유르베다 전통의학 용어의 뜻을 이해하는 것이 매우 중요하다.

· **트리도샤의 근본원리:** 트리도샤는 2개의 산스크리트 단어 '트리(tri) + 도샤(dosa)'로 구성된 합성어다. 여기서 '트리'는 신체의 3가지 기본 요소(생물학적 에너지 힘)인 바타, 피타, 카파를 의미하며, '도샤'는 '손상 가능한 대상'을 의미한다. 즉, 바타도샤, 피타도샤, 카파도샤가 손상되면 질병이 발생한다. 반대로 조화로운 상태이거나 손상 없이 본연의 상태 그대로라면 신체와 7가지 기본 조직(삽타다투)이 균형과 조화를 이룬다. 이렇듯 '트리도샤'라는 단어 속 '도샤'는 문자적 의미 없이 '손상 가능한 상태'임을 의미한다. 그러나 '트리도샤' 자체가 바타, 피타, 카파의 손상된 상태나 오염된 상태를 의미하지는 않는다. 오히려 이 3가지 구성요소를 필두로 신체와 정신이 잘 유지되는 상태를 뜻한다. 이것이 바로 트리도샤의 근본원리다. 비슷한 원리로 3가지 정신적 속성(사트바: 본질과 진리, 라자스: 운동과 역동성, 타마스: 비활동성과 무기력)이 조화를 이룬 상태를 일컬어 아유르베다 전통의학에서는 '물라 프라크르티(기본 자연상태, 천성)'라 부른다. 다만 여기서 '프라크르티'가 자연을 뜻하지는 않는다. 이와 유사하게, 신체의 기본 자연상태(물라 프라크르티)는 신체를 유지하는 3가지 생물학적 에너지 지지대인 트리도샤(바타, 피타, 카파)의 형태에서 찾을 수 있다.

신체 구성요소-도샤, 다투, 말라: 인간의 몸은 도샤(비타, 카파, 피타), 다투(조직), 말라(노폐물)와 연결된 요소로 구성됐다. 우리 몸의 모든 구성 요소는 이 3가지 요소의 일부분이며 이 중 도샤는 인체의 건강과 질병을 구분 짓는 가장 강력한 작용을 하는 만큼 가장 중요한 요소일 수밖에 없다. 즉, 도샤는 인체 에너지의 근원이다.

3가지 도샤: 도샤는 바타, 피타, 카파, 3가지로 구성되어 '트리도샤'라고 한다. 이 3가지 도샤는 신체의 기둥 또는 지지대로 간주되며 신체의 형성과 보존 및 파멸작용에 관련한다. 태아의 수정은 정자와 난자의 만남으로 탄생하지만, 트리도샤가 뒷받침되지 않는다면 태아의 성장은 불가능하다. 또한 출생 후에도 영양공급, 건강한 성장, 다양한 질병 예방 및 치료는 이 3가지 도샤에 좌우된다. 이는 바로 모든 신체적 작용이 물리적이든 화학적이든 상관없이 트리도샤에 관장되기 때문이다. 정상적인 생리학적 조건 속에서, 트리도샤는 몸의 기본 구성요소이자 보호 장벽 역할을 한다. 질병은 신체의 불균형한 상태에서 비롯된다. 그러나 3개의 도샤가 평형 또는 균형잡힌 상태로 유지되기만 하면 질병 걱정은 할 필요가 없다. 도샤가 균형 잡힌 상태가 '다투'다. 도샤가 제대로 형성되지 않거나 균형이 무너지면(증가하거나 감소할 때) 결과적으로 건강을 잃고 질병에 무력해진다. 즉, 도샤가 균형을 잃으면 신체의 다른 부분에도 불균형이 발생하고 건강이 악화되어 질병이 발생한다. 트리도샤의 상태는 각각 증가하거나, 감소하거나, 지배적인 작용을 하는지 안하는지에 따라 변화를 겪는다. 도샤의 불균형은 다투(조직)와 말라스(노폐물)의 불균형을 초래해 질병을 유발한다. 이와 같은 이유로 바타, 피타, 카파에 '도샤(손상 가능한 대상)'라는 표현을 함께 묶어 부르며, 도샤는 문자 그대로 결점 또는 손상 가능성을 의미한다.

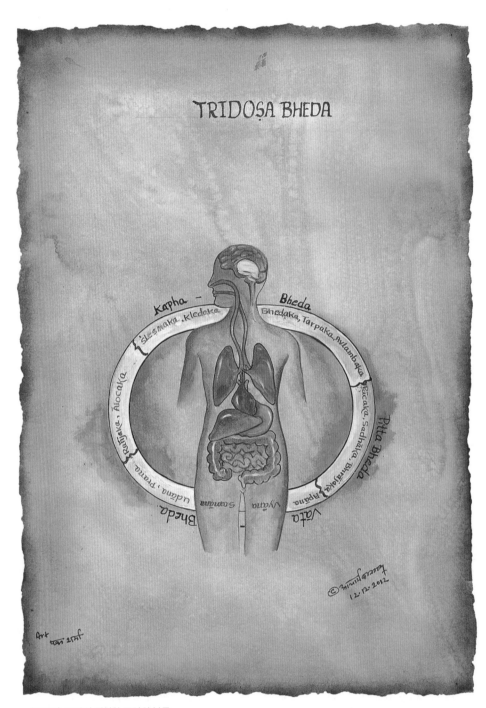

〈그림 6〉 도샤의 정의와 도샤의 분류

도샤의 손상을 초래하는 원인은 크게 두 가지가 있다. 첫 번째로는 몸에서 필요로 하는 정상 수준 이상의 과도한 도샤의 증가(브르드히)와 두 번째로는 정상 수준 이하로 떨어지는 도샤의 저하(크사야)다. 대부분의 질병은 도샤의 손상으로 발생하는데, 세 가지 도샤 중 하나라도 기능이 떨어지면 질병 예방 능력이 자동으로 감소되는 데 그 원인이 있다. 그럴 수밖에 없는 게 특정한 도샤가 저하되면 해당 도샤가 관장하던 신체기능도 함께 저하된다. 반면 특정 도샤의 저하는 그와 대조를 이루는 성질의 증가를 초래해 체내 불균형을 유발한다. 따라서, 하나의 도샤가 약해지면 다른 나머지 두 도샤의 기능이 항진되어 악화되기 때문에 약해진 도샤가 아닌 항진된 나머지 도샤와 연관된 질병이 발병한다.

따라서 지속적인 생리 활동과 건강한 신체를 위해, 무엇보다 트리도샤의 균형을 잘 유지해야 한다는 것은 두말할 여지가 없다. 감정과 정신이 몸을 지배하듯 트리도샤의 영향력도 이와 다를 바 없다. 트리도샤는 감정이나 정신이 미치지 못하는 모발이나 손톱과 같은 신체의 외부 부위에도 존재한다. 이처럼 중요한 트리도샤에 대한 간략한 설명은 다음에 이어진다.

1) 바유 또는 바타도샤: 운동 에너지

'바유' 또는 '바타도샤'는 트리도샤 중에서도 그 중요성이 가장 크다. '바유' 또는 '바타'는 산스크리트어로 '호흡과 떨림' 및 '신체적 활동과 자극 그리고 활기를 유발하는 움직임'을 뜻한다. 바야 또는 바타도샤는 체내 운동에너지를 생산한다. 일반적으로 바유는 위대한 요소를 지칭하고, 바타는 구체적인 생물학적 힘을 뜻하는데 두 단어 모두 아유르베다 학문에서 자주 등장하는 용어이다. 즉, 바타는 생명력(프라나)과 연관이 있으며 인체의 생명력을 나타내는 주요 식별수단이다. 『아타르바베다』 경전에 따르면 '모든 우주는 프라나(생명력)에 지배 받는다'고 한다. 인도의 유명한 의학 경전, 『챠라카』에서는 바유를 소화의 불을 비롯해 모든 감각적 기능을 활성화시키는 기질이자 행복과 열정을 불러일으키는 요소라고 규정했다. 몸의 모든 기관을 장악하고 조직을 정상적으로 유지시키는 기질이 바로 바유이다. 여기서 프라나(생명력)는 5가지 원소(판짜마하부타)에 속해 있으며 몸속에서는 트리도샤 속 바유와 바타의 형태로 존재한다. 프라나를 포함하는 바유는 호흡과 에너지의 형태로 신체를 유지하는데, 이러한 기질을 아유르베다 전통의학에선 생명력을 나타내는 '프라나-바유' 또는 '바타'라고 한다. 신체의 움직임과 활력을 생성하는 요소는 바타도샤다. 바타는 몸의 모든 움직임을 만들어내며, 모든 신경 기능을 지배하고, 감정과 감각 및 운동 장기를 조정한다. 바타는 또한 음식을 분해하고 소화시키는 소화액과 효소를 자극시킨다. 인체의 모든 빈 공간인 미소유로(스로타스, 인체연결통로)도 바타로 구성되어 있다. 모든 다투(조직)의 미묘한 전체적 형태와 인체 내 다양한 장기 간의 상호기능도 바타가 담당한다. 태아가 자궁 내에서 영양을 흡수하고 성장하는 것도 바타의 역할 덕분이며 바타는 태아의 모든 신경 체계를 조절한다. 바타가 없다면 나머지 두 개의 도샤인 피타와 카파는 그 기능을 멈추는데, 바타 없이는 피타와 카파 모두 제 기능을 못하기 때문이다. 바타는 또한 특정한 위치 내에서 나머지 두 도샤와 말라스의 기능을 안정화시키며, 필요할 경우 소변이나 땀, 또는 다른 노폐물의 형태로 이들을 몸 밖으로 배출시킨다. 바타도샤가 균형 상태에 있으면 모든 도샤와 다투(조직), 말라(노폐물)가 균형을 이룬다. 그러나 바타도샤의 균형이 무너지면, 다른 도샤와 다투(조직), 말라(노폐물), 스로타(인체연결통로)에 악영향을 준다. 활기 있고 생동적인 삶을 영위하면, 바타도샤가 도샤의 기능을 필요로 하는 인체의 각기 다른 조직으로 나머지 도샤의 기능을 전달하고 덕분에 각각의 인체기관 내에 필요한 도샤가 충족되어 질병을 예방할 수 있다.

이와 같이 모든 질병이 바타도샤의 불균형이나 손상으로 초래된다는 것은 부정할 수 없는 사실이다. 바타도샤가 조화로운 상태를 유지해야만 나머지 두 개의 도샤와 다투, 말라스가 균형을 이룰 수 있다. 반면 바타도샤의 조화가 무너지면, 나머지 두 개의 도샤와 다투, 말라스의 균형이 무너지며 질병이 유발되어 건강이 악화된다.

바타도샤의 가장 중요한 특징은 바로 '요가바히타(공동작용)'이다. 바타도샤의 '공동작용'은 다른 도샤와 함께 작용하며 해당 도샤에 영향을 주기 때문에, 다양한 질병을 초래하는 원인이 된다. 즉, 바타도샤가 피타도샤와 작용하면, 바타도샤는 피타도샤가 가진 특징 중 발열과 연소 및 기타 성질을 앗아가며, 바타도샤가 카파도샤와 작용하면 카파도샤의 기질을 차갑고 축축하고 끈적이게 변화시킨다. 바타도샤는 체내 위치와 기능에 따라 5가지로 구분되거나 혹은 아류형으로 분류된다. 5가지는 다음과 같다.

1. 프라나 – 생명력 또는 호흡 형태로 내제된 생명력
2. 우다나 – 상승력 또는 상향 이동력(호흡 증가)
3. 사마나 – 균형 잡힌 공기(복부의 순환)
4. 아파나 – 하강력 또는 하향 이동력(호흡 감소)
5. 비아나 – 공기의 팽창, 몸 전체로의 공기 확산, 모든 중요한 신체 과정의 무결점성 지배

위의 5가지 '바이어스(바람)'를 조화롭게 유지하는 건 바타 조절에 있어 꼭 지켜야 할 부분이다. 위에서 언급했듯, 바타는 모든 종류의 질병 발병에 영향을 주기도 하지만, 바타도샤 단독의 손상만으로도 다른 도샤들의 손상보다 많은 약 80가지 질병이 초래된다.

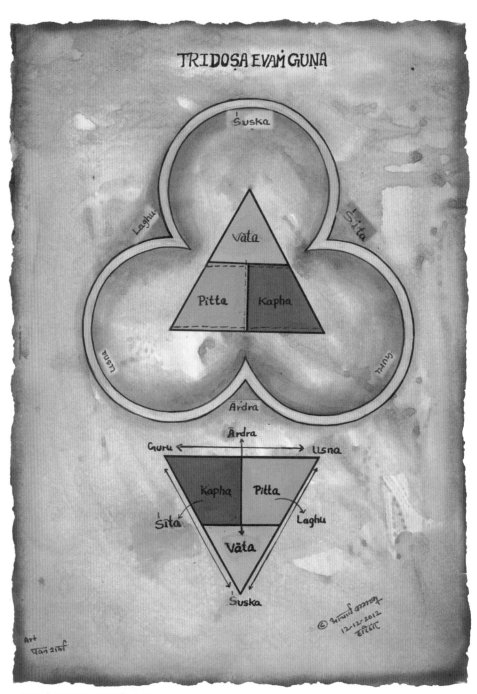

〈그림 7〉 트리도샤의 다양한 속성

(1) 바타의 자연적 특성

바타는 건조하고 차갑고 가벼우며 유동적이고 깨끗하고 그 특성이 거칠다. 이것이 바로 바타의 자연적 특성이다.* 단, 바타는 균형이 무너져도 그 속성을 느낄 수가 없다. 그러한 속성은 오직 불규칙한 호흡이 나타나거나 흥분 상태일 때만 느껴진다. 바타의 특징 중 건조함은 바타의 균형이 악화되는 경우에만 나타난다.

〈표 1〉 바타의 특성과 생리학적 영향력

특성	생리학적 징후
1. 루크사타(건조함)	건조함, 여윔, 성장 부진, 신체 조직의 빈약한 성장, 힘없는 발성, 저음의 막히고 건조하고 거칠고 쉰 목소리, 수면 부족.
2. 시탈라타(차가움)	차가운 물질에 대한 참을성 부족, 추운 날씨를 싫어함, 감기와 관련된 질병에 시달림, 수족의 뻣뻣함과 오한, 수족냉증.
3. 라구타(가벼움)	몸의 가분함, 일관성 없는 보행, 행동, 식습관 및 움직임(속도).
4. 칸칼라타(유동성)	관절, 눈, 눈썹, 턱, 입술, 혀, 머리, 어깨, 손, 다리의 움직임, 불규칙한 심박동, 근육경련, 불규칙한 감정과 기분.
5. 비사다타(끈적임 없는 성질의 깨끗함)	건조하고 갈라진 피부, 팔다리나 관절의 삐끗거리는 소리, 신체 부위의 허약해짐.
6. 카라브타(거칠음)	거칠고 부스스한 모발, 피부, 손톱, 치아, 얼굴, 손, 다리.
7. 바훌라타 (다량 또는 풍부함)	수다스러움, 심줄과 혈관이 눈에 띄게 잘 보이는 가시성.
8. 시그라미타 (민첩함/신속함)	빠른 행동, 추진력, 쉬지 않는 활동력, 쉽게 놀람, 질병 또는 감염을 빨리 감지, 감정기복, 산발적인 생각, 호불호가 쉽게 갈림, 새로운 정보를 빨리 습득하고 또 빠르게 잊어버림, 장기 기억력의 부진, 빠른 말투.

---

* 챠라카 의학 경전에 따르면 3개의 모든 도샤(바타, 피타, 카파)의 주요 특징은 크게 7가지로 나뉘는데, 다른 아유르베다 학자들은 이 7가지 특징 외에도 다른 여러 특징을 추가적으로 설명한다. 따라서 본문에서는 3가지 도샤의 모든 주요 특징을 설명한다.

(2) 바타 악화의 원인

체질적으로 바타 기질을 타고나면 바타가 악화될 가능성이 큰 유발인자를 갖게 된다. 다른 요인으로는 바타의 특징이 증가하는 시기인 '고령'이 있다. 노화는 바타가 악화함에 따라 나타나는 최악의 증상을 초래할 수 있다. 비통함, 피로, 두려움, 체력고갈 또한 바타의 불균형을 일으키는 유발인자다. 그 중에서도 가장 전형적인 악화 원인은 다음과 같다.

1. **충동 억제**: 배변, 배뇨, 재채기 등과 같은 인체의 자연적인 충동 억제.
2. **영양학**: 기존 음식물이 소화되기 전에 음식물 섭취, 심하게 건조하거나 자극적이고 쓰고 떫은맛을 지닌 식품 섭취, 말린 과일 과식, 과식, 차가운 식품 섭취, 식사를 서두르는 습관, 식사를 거르는 습관, 배가 고프다는 몸의 신호를 무시하는 습관.
3. **스트레스**: 신체적 정신적 스트레스, 너무 많은 근심걱정, 불안 및 동요, 과로, 능력 이상의 업무수행, 비통함에 젖은 감정적 소모, 두렵거나 놀란 경험, 예상치 못한 쇼크, 긴 여행 및 불편한 이동 수단 이용, 부담감 및 체력소모.
4. **습관**: 질 낮은 수면, 늦게 잠을 청하는 습관, 큰 소리로 말하는 습관 및 성적인 활동을 과하게 탐닉하는 습관.
5. **계절**: 장마철에는 바람이 많이 불기 때문에 다른 조건 없이도 바타가 손상된다.

바타 기질을 타고난 사람은 아주 경미한 유발요인만으로도 바타의 손상을 크게 입을 수 있다.

(3) 비타 악화 증상

바타의 불균형을 진단하기 위해 의사는 다음과 같은 증상을 살펴봐야 한다.

1. **신체적 징후**: 바타가 악화되면, 몸과 장기가 건조하고 거칠고 뻣뻣해진다. 이와 더불어 따끔한 통증이 동반되며 관절이 풀리고 뼈가 탈구되고 약해진다. 또한 장기가 약해지고 쉽게 손상되며, 오한을 느끼고 팔다리에 마비 증상이 생기고, 몸이 허약해지며 변비가 생긴다. 또한 피부가 칙칙해지고 치아와 손톱에 윤기가 사라진다. 미각이 무뎌지며 입안이 떫게 느껴진다.
2. **정신적 징후**: 걱정, 불안, 집중력 저하, 산만한 감정, 인내심 부족, 짧아진 집중력 및 우울증.
3. **행동적 징후**: 불면증, 피로, 휴식을 취하지 못함, 쉬지 않고 움직임, 식욕 저하 및 충동적 행동.

비단 바타도샤뿐만 아니라 3개의 도샤 모두가 예측할 수 없는 증상을 유발한다는 사실을 기억할 필요가 있다. 위의 내용은 바타도샤가 불균형할 때 흔하게 나타나는 징후이다. 바타의 근원부위는 장이다. 바타가 악화되면 장에 영향을 주고, 그 중에서도 특히 결장에 큰 영향을 가한다. 노폐물(말라)이 장에 도달하면 소화되지 않은 음식물과 부글거림 발생으로 바타가 악화된다.

(4) 바타의 균형을 회복하는 방법

바타의 균형을 회복하기 위해서는 바타를 악화시킨 요인을 알아내는 것이 중요하며, 적절한 음식섭취와 약물을 이용해 바타를 회복시킨다. 치료는 반드시 바타가 불균형이 된 원인을 염두하여 그 원인에 반대되는 치료법, 예를 들어 바타의 속성과 반대 작용을 하는 구토 요법 등을 처방한다. 바타는 '세 가지 도샤의 왕'이며 피타와 카파에 움직임을 제공한다. 따라서 바타를 조화롭게 유지하는 건 누구에게나 매우 중요한 일이다. '규칙적인 생활'은 바타의 균형 유지에 도움을 준다. 바타는 민감하고 빨리 변하기 때문에 강한 자극에도 쉽게 영향을 받는다. 다음은 바타의 균형을 유지하는 데 도움이 되는 방법이다.

1. 기름기가 있는 성분 섭취(버터, 오일, 지방), 따뜻한 목욕 및 관장제(바스티) 섭취.

2. 몸을 따뜻하게 관리 - 바타를 감소시키는 탕약을 복용하고 찜질로 땀 배출, 달인 약을 복용 후 뜨거운 물로 목욕을 하고 땀을 유도할 수 있도록 열 발산 식품 섭취.

3. 배설물을 몸 밖으로 배출하는 속성을 지닌 기름지고 뜨겁고 달고 시고 짠 성분으로 만든 약제를 이용하여 순하게 몸을 정화.

4. 천이나 찜질도구(약용 천으로 치료)로 통증 부위를 감싸기, 손이나 발로 아픈 부위 지압, 바타를 감소시키는 성분을 욕조에 넣어 몸을 담그고 마사지하거나 비타 감소 물질 코로 흡입(나샤 요법).

5. 바타 약제 요법 - 따뜻하게 달인 약을 머리 위에 조금씩 떨어트리기(시로다라 요법).

6. 바타의 항진을 완화하는 허브나 재료로 만든 약용 성분의 아사바(발효된 약용 허브를 달인 물) 복용.

7. 바타를 완화하고 정화하는 한방약과 함께 가공된 오일, 정제버터 또는 기타 기름진 식품을 섭취해, 소화력을 상승시키고 식욕을 돋궈 항진된 바타를 가라앉히고 몸속 노폐물을 배출. 이와 같은 오일과 약제는 식재료로 사용 가능하며 음용 가능하고 마사지에도 활용 가능.

8. 밀, 참깨, 생강, 마늘, 인도산 흑설탕이 포함된 비타를 달래주는 식품 섭취.

9. 뜨거운 오일 성분으로 만든 다양한 종류의 한방 바티스(관장제) 활용.

10. 환자의 질병과 그 상태에 따른 정신적 치료를 통해 마음의 안정을 도모하고 두려움과 불안감 완화.

11. 충분한 휴식을 취하고 정신적 부담이나 스트레스 피하기.

12. 알코올 또는 커피, 차, 니코틴과 같은 형태의 자극제 섭취를 자제. 모두 끊기.

바타를 진정시키는 기름기 있는 성분 중에는 내복용이든 도포용이든 오일이 가장 효과가 좋다. 그 중에서도 참기름과 유관장제는 바타가 손상된 환자에게 특히 좋다. 체내에서 바타의 영향력을 가장 많이 받는 장기가 결장(대장)인 만큼 바타를 진정시키는 데는 관장이 가장 효과적이다. 약용 성분의 항문 주입을 통해 노폐물을 빠르게 배출시킴으로써 바타의 균형을 회복하고 문제의 원인을 치료한다.

(5) 바타의 수치가 감소할 때 나타나는 증상과 그 치료법

바타 수치가 떨어지면 그에 상응하는 생리적 기능이 떨어져 장기의 기능이 느슨해지고 감각 기관의 직관력이 떨어진다. 이에 따른 행동적 증상은 권태감, 나태함, 기분침체(불행감), 말하고 싶지 않은 기분(음성 불안), 일반적인 바타 기능의 저하 등이 있으며 소화기능의 저하 또는 메스꺼움과 같은 체질적(카파자) 질병과 관련한 증상이 나타난다.

바타를 증진시키기 위해서는 바타를 회복하는 식습관과 생활방식을 따라야 한다. 가볍고 거칠고 차갑고 쓰고 자극적이고 떫고 매운 음식은 바타를 증가시킨다. 더불어 바타의 특징을 항진시키는 음식도 반드시 섭취해야 한다. 요가에서 바유는 프라나(프라나바유)를 나타낸다. 따라서 프라나야마(규칙적인 호흡운동)가 권장된다. 요가의 호흡운동 요법은 다양한 종류의 질환을 완화할 뿐 아니라 질병 자체를 예방하는 효과가 있다. 요가를 전 세계에 널리 퍼트린 요가학자, '스와미 람데브'와 '파탄잘리 요그피쓰'의 노력 덕분에 오늘날 전세계 수백만 명의 사람들이 요가 요법을 수행해 스스로의 삶을 변화시키고 질병 없는 삶을 살고 있다.

(6) 사마 및 니라마 바타

바타와 '아마 라사(불완전한 소화로 체내에 소화되지 않은 음식물 찌꺼기가 쌓인 상태)'가 겹친 상태를 '사마'라 부른다. 다음의 징후는 '사마 바타(바타에 독소가 침투된 상태)'가 형성됐다는 증거를 나타낸다.

- 변비 또는 대변, 소변, 아파나바야의 배출이 막힌 상태
- 약해진 소화력
- 게으름, 피로감, 둔감함
- 소화 장애(꼬르륵 소리)
- 따끔따끔한 통증
- 허리통증
- 통풍이나 관절염으로 이어지는 염증 또는 관절의 붓기

'사마 바타'를 초기 단계에 치료하지 못하면 점점 악화되어 온 몸으로 퍼지기 시작한다. 바타에 '아마(독소)'가 존재하지 않는 상태를 '니라마 바타'라고 부르는데 이 상태에선 변비 증상이 없는 대신 피부와 장기가 건조하고, 입과 혀가 마르고 약간의 불편한 느낌이 동반된다. 이와 같은 증상은 반대의 특성을 가진 기름기가 포함된 식사를 통해 치료돼야 한다.

(7) 바타 및 바타의 분류

바타는 기존에 5가지로 구분됐다. 5가지 바타는 각각 다른 위치에 머물고 그에 따라 수행하는 작용도 다르기 때문에, 저마다 다른 질병의 원인으로 작용한다. 다음 표는 각각의 바타가 담당하는 위치와 기능 및 질병을 나타낸다.

〈표 2〉 바타의 종류 – 위치와 기능

	종류	위치	기능	손상으로 발병되는 질병
1	프라나	머리, 가슴, 뇌	모든 종류의 지각력과 움직임, 호흡 활동, 음식물 넘김, 호흡을 생명력으로 전환, 침 뱉기 및 재채기.	딸꾹질, 기침, 기관지 천식, 감기, 인후염 및 기타 호흡기관의 불편한 증상, 어지러움, 실실 및 기타 신경장애.
2	우다나	목, 폐(횡격막, 흉부)	언어 전달 과정과 목소리를 조절, 호흡의 상승 작용, 체력과 노력 및 일하고자 하는 의지를 담당.	이비인후과 및 안과질환, 언어장애.
3	사마나	복부와 장관	소화액을 자극하여 음식을 분해하고 분해된 음식을 다투(라시, 리크타, 맘사 등)와 말라로 분류, 소화, 흡수, 스베다바하와 잘라바하 및 도샤바하 스로타(신체연결통로) 조절.	소화불량 또는 급감한 소화능력, 소화불능, 설사 및 너무 느리거나 빠른 소화로 인한 영양 흡수 저하.
4	아파나	결장(대장), 하복부, 골반부 주변 장기 (신장, 방광, 배꼽, 직장)	노폐물 제거, 태아를 잘 자리잡게 하고 출산을 도움, 성기능(정액 사정) 및 월경기능 담당.	신장결석(돌), 방광, 항문, 고환, 자궁 관련 질환 및 재발되는 비뇨기 질환, 당뇨병, 임질, 배뇨장애.
5	비아나	전신에 내재하며 그 중에서도 특히 심장에 내재	땀을 내고 몸을 구부리고, 심장이 뛰고 눈을 깜빡이고, 하품하는 기능을 담당, 혈관의 말초순환과 팽창 및 수축을 담당, 전신에 영양분과 혈액을 전달, 노폐물을 배출하고 정액을 사정시킴.	스로타(신체와 마음의 연결통로)의 순환기능 부진, 열, 설사, 출혈, 결핵 및 기타 질병.

2) 피타도샤: 생체 내 변화 및 발열 에너지

'피타'는 몸속 모든 열, 빛, 색을 담당한다. '피타'라는 단어는 열과 에너지를 뜻하는 산스크리트어, '타프타티 이티 핏탐' 속 '타파'라는 단어에서 파생됐다. 체내에서 열을 발생시키는 것이 바로 피타다. 피타는 몸속 열 에너지의 근원이다. 이따금 피타가 '분노'로 번역되기도 하는데 이 또한 열의 기능이 지닌 중요한 특징 중 하나다.

'피타도샤'는 체내 효소와 호르몬을 관장하며, 소화와 신진대사를 담당한다. 섭취하는 음식과 마신 공기는 피타의 작용 덕에 몸의 구성성분(도샤, 다투, 말라)으로 전환된다. 피타와 아그니(소화효소)는 서로 간에 약간의 차이점이 있긴 하지만, 피타는 몸속 아그니(효소)를 대표한다. 쉽게 말해, 피타는 아그니(효소)와 같이 체온을 유지하고 음식물을 소화시킨다. 피타는 또한 혈액과 피부에 혈기를 더하고, 몸의 형상을 만들고, 외적 아름다움과 피부에 윤기를 선사하며, 심장을 건강하게 유지하고, 마사지 시 오일 성분을 흡수해 피부에 광택을 준다. 더불어 지적능력, 지혜, 직관력, 판단력, 단호함, 용기, 자신감, 기쁨과 같은 정신적 기능을 관장한다.

피타의 균형이 무너지면 소화기능에 악영향이 발생한다. 소화능력이 떨어짐에 따라 '카파 기질' 및 카파와 연관된 속성들이 항진되고 결과적으로 심장과 폐에 작용하는 카파 기능의 악화가 발생한다. 다음은 피타가 작용하는 기본 위치와 그 기능이다.

1. 파카카 피타 - 소화를 촉진함.

2. 란자카 피타 - 라크타 다투(혈액, 몸의 색상 결정)의 형성을 증가시킴.

3. 사다카 피타 - 지적 능력과 기억력 담당, 무언가를 효과적으로 달성하도록 만들고, 이 외에도 만족감과 열정을 향상시킴.

4. 알로카카 피타 - 시력기능을 향상시킴.

5. 브라자카 피타 - 체온 유지 및 피부의 광채를 생성함.

병에 걸리면 위의 5가지 형태의 피타가 손상될 수 있다. 웰빙을 위해서는 항상 피타의 균형을 유지해야 한다. 피타도샤의 불균형은 약 40가지 질병의 발병원인으로 작용한다. 비록 발생가능한 질병의 개수는 바타에 비해 적지만, 카파보다는 많다. 3개의 도샤 중 피타의 중요도는 바타 다음이다. 다음으로 피타의 다양한 측면을 살펴보자.

(1) 피타의 자연적 특성

피타는 특성을 표현하자면, 매우 적은 기름기가 있고, 뜨겁고, 선명하며, 유연하고, 시고, 떨림이 있고 자극적이라고 설명할 수 있다.

〈표 3〉 피타의 특성과 생리학적 영향력

	특성	생리학적 징후
1	우스나타 (열)	열과 뜨거운 물체를 참지 못함, 홍조와 열기가 있는 얼굴, 열감, 발그레한 얼굴, 부드럽고 깨끗한 신체, 주근깨, 반점, 사마귀, 혹, 여드름, 이른 주름, 이른 흰머리 및 대머리, 부드러운 갈색빛 피부 털, 지나치게 빠른 신진대사, 과한 배고픔과 갈증.
2	티크스나타 (선명함 또는 보족함)	체력을 지나치게 과시하려는 성향, 분명한 결단력 및 똑 부러지는 성격, 뛰어난 소화능력, 위산의 과도한 분비로 다량의 음식물 섭취, 유연성, 어려운 상황 속에서 무능력해짐.
3	드라바타(유연함, 촉촉한 또는 기름진 상태)	관절, 뼈, 근육의 이완과 유연함 조성, 과도한 땀, 소변, 대변 배출.
4	암라타 및 카투타 (시큼하고 자극적)	정액의 양 감소, 성욕 및 모성애적 능력 부진.
5	비스라간드니타(시큼한 냄새 또는 자극적인 냄새)	겨드랑이 안쪽, 입, 두피 및 기타 신체 부위에서 강하고 자극적인 냄새 발생.

피타는 체내에서 소화되는 특징이 있으며, 연소를 일으키고, 육질 냄새가 난다. 피타가 '니라마(독소가 없는 상태)' 상태가 되면, 쓸쓸한 맛이 나고 노란색을 띤다. 반면 '사마(독소에 오염된 상태)' 상태에선, 신맛이 나고 파란색을 띤다. 바타와 마찬가지로, 피타 또한 신체의 구성요소를 구성하는 데 도움을 주고 그 본성을 결정한다.

피타의 다양한 특성은 서로 다른 방법으로 생리학적 영향력을 행사한다.

체내에 피타도샤의 기질이 가장 지배적이면, 피타도샤 체질이라고 정의된다. 피타체질은 적당한 체력, 적당한 수명, 적정 수준의 물질적 지식과 영적 지식, 적당한 부 등 보통 수준의 능력과 자질을 갖춘다.

(2) 피타 악화의 원인

선천적으로 피타는 중도의 경향이 있기 때문에 과도한 스트레스나 과로 또는 인색함 등, 지나침이나 부족함이 불균형을 초래하는 원인이다. 이 외에도 어린 나이에는 자연적으로 피타의 균형이 무너질 수 있다. 다음은 피타의 균형이 깨지는 주요 원인이다.

1. **영양학**: 자극적이고, 쓰고, 맵고, 시고, 뜨겁고, 기름기가 많은 성분의 다량 섭취, 튀긴 음식과 다량의 신 음식 또는 치즈나 식초, 사워크림, 알코올 음료, 발효음료와 같은 발효식품 섭취. 건조된 채소나 짠 음식(알칼리성 성분) 섭취, 불규칙적인 식습관(정해진 식사시간 무시, 배고픔 무시, 배고프지 않을 때 음식 섭취) 및 소화불량, 참기름, 겨자, 유장, 특정 푸른 채소, 감귤류 및 산이 많은 과일, 요거트, 버터밀크, 크림, 식초, 술, 날것의 양고기 또는 염소고기와 같은 특정 식품도 피타를 악화시킴.
2. **정서적 불안 및 스트레스**: 화, 공포, 우울증, 스트레스, 지속적인 압박감, 열기,

피로 또한 피타도샤에 부정적인 영향 행사.

3. 습관: 과도한 성행위, 고온 및 자외선에 과도한 노출.

4. 계절: 피타는 계절이 변하는 시기인 가을에 자연적으로 손상을 받음.

(3) 피타 악화 증상

피타의 불균형을 진단하기 위해서는 다음과 같은 증상을 살펴봐야 한다.

1. **신체적 징후**: 체내에서 피타의 기능이 항진되면 체력이 저하되고 과도한 땀이 나며 심한 배고픔과 갈증을 느끼고 체온이 상승하고 화끈거린다. 그 밖에도 피부 염증, 종기, 발진, 여드름, 화끈거림, 궤양 및 속쓰림, 어두운 안색, 불결한 체취, 구취, 기름지고 끈적이는 피부, 인후염, 어지럼증 및 실신, 일사병, 화상, 황달, 누런 빛의 대변과 소변 및 손톱과 눈동자 등이 피타가 악화될 때 나타나는 증상이다.

2. **정신적 징후**: 화, 적개심, 초조함, 분개, 짜증과 자기비판은 피타의 불균형이 초래하는 증상이다.

3. **행동적 징후**: 지연되는 상황 속 참을성 결여, 분노 폭발, 타인 비판, 언쟁을 유도하는 기질, 피로, 수면 부족, 찬 음식 및 음료 탐닉, 입안이 씁쓸하고 시큼함, 열기를 참지 못하는 증상 등이 피타의 항진으로 나타난다.

위의 증상들은 피타 불균형의 가장 흔한 징후이다.

(4) 피타의 균형을 회복하는 방법

피타의 균형을 회복하는 열쇠는 바로 '적당함'이다. 따라서 가장 우선적으로 취해야 할 조치는 피타를 악화시키는 요인으로부터 멀어지는 것이다. 다음은 피타의 균형 회복에 도움을 주는 방법이다.

1. 하제 테라피(비레카나)는 항진된 피타를 감소시키는 데 가장 효과적인 방법이다. 피타는 초기에 복부와 십이지장에 축적되는데, 이곳에서 설사약의 작용으로 축적된 피타가 제거된다.
2. 명상은 심적 평화와 균형 회복에 매우 유용하며 이러한 심적 침착함은 피타의 불균형을 바로잡는 데 도움이 된다.
3. 규칙적으로 피타에 상반되는 단맛과 차가운 속성을 지닌 정제버터(기 버터)를 섭취한다. 이 외에도 중도의 기능을 지닌 성분을 활용하면 피타의 균형 회복에 유용한다. 더불어 기름지거나 부드러운 성분도 도움이 된다. 사실상 만성적인 피타 질병은 다양한 종류의 약용 정제 버터를 활용한 각종 치료법으로 회복 가능하다.
4. 알로에베라 주스, 발아 곡물, 죽 등으로 구성된 식사를 섭취하면 피타의 항진이 완화된다.
5. 피타 기질을 타고난 사람은 열에 민감하기 때문에 격렬한 신체활동이나 야외의 햇볕을 피한다. 저녁 노을이 선사하는 자연경관을 즐기고, 보름달을 감상하고, 호숫가를 거닐고 물가에서 조깅하고 시원한 바람을 맞으며 걷는 것이 좋다.

(5) 피타의 수치가 감소할 때 나타나는 증상과 그 치료법

체내 파타의 수치가 감소하면, 그에 상응하는 소화력이 감소하고 체온이 떨어지고 피부 안색과 윤기가 저하되며 추위에 더욱 민감하게 반응하게 된다. 즉, 피타가 관장하는 신체 기능의 저하가 같이 발생한다.

이러한 상태에서는 피타를 강화시켜주는 음식물과 약을 규칙적으로 섭취하는 게 중요하다. 특히 불의 요소가 두드러지는 성분의 섭취가 도움이 된다. 비슷한 원리로써, 소화의 불을 상승시켜주는 한방약제의 처방이 이뤄져야 한다. 주로 자극적이고 맵고 시고 짠 맛을 지닌 성분이 이러한 한방 약재에 속한다. 더불어 피타도샤를 강화하는 데 도움을 주는 생활양식이 권장된다.

(6) 사마 및 니라마 피타

피타가 '아마(또는 사마, 독소)'와 결합하면 발효되어 시큼한 냄새를 띠고, 둔해지며, 거뭇하거나 푸르스름한 액체로 변해 물이나 다른 액체에 쉽게 섞이지 못한다. 이러한 상태에서는 몸에서 신물(산도)이나 속 쓰림이 발생하고 목과 가슴이 타는 듯한 느낌을 받는다. 이와 같은 '사마피타' 증상에는 독소 제거를 위해 쓴맛이 나는 식품을 섭취해야 한다. 피타에서 아마가 제거된 '니라마' 상태에선 피타의 성질이 매우 자극적으로 변하고 뜨겁고 쓴맛을 내며, 붉은빛이나 노란빛이 나타나고 물과 쉽게 혼합된다. 이때에는 음식에 대한 갈망이 커지고 식욕이 증가하며 소화가 빨라진다. 이러한 '니라마 피타' 상태에서는 달고 떫은 성분을 섭취해 해당 증상을 진정시켜야 한다.

(7) 피타 및 피타의 분류

피타의 위치와 기능에 따라 피타는 다섯 종류로 구분된다.

〈표 4〉 피타의 종류 – 위치와 기능

	종류	위치	기능	손상으로 발병되는 질병
1	파카카	하복부 및 소장의 중심부	소화, 소화 작용 뒤 영양분과 노폐물의 분리, 정해진 위치에서 다른 피타에 영양 공급 및 소화의 불 관리, 배고픔과 목마름 발생.	소화불량 및 불규칙적인 소화.
2	란자카	적혈구, 간, 비장, 복부	소화된 음식물 에너지로부터 혈액 생성. 라사(원형질)을 라크타(혈액)으로 변경하고 색소 생성.	빈혈, 황달, 혈액 장애, 피부 염증.
3	사다카	심장	부정적인 생각과 욕망을 제거, 지능, 기억력, 지혜, 자존감 향상.	심리장애, 공포, 분노, 탐욕, 심장질환.
4	알로카카	눈	시각능력 제공. 알로카카는 망막에서 작용하며 물체의 형상과 색을 식별하게 만듦.	시력손상 및 기타 안과질환.
5	브라자카	피부	빛나는 안색유지, 피부에 색소와 투명 감과 윤기 제공, 기름기 성분을 흡수해 다양한 신체 부위에 영양 공급, 체온 유지.	백반증 및 기타 피부질환.

3) 카파도샤 또는 슬레스마: 안정성 및 윤활성

'카파'는 산스크리트어에서 파생된 단어다. '케나 잘레나 팔라티 니스파디아테 이타 카파'는 '물에서 비롯된 것'이라는 뜻으로 '카파(슬레스마)'는 '함께 엮어주고 결합시켜주는 것'이라는 의미를 나타낸다. 종종 카파는 '점액'이나 '가래'로 번역되기도 하는데 점액이나 가래 모두 카파의 중요한 부분 중 하나다. 특히 질병과 관련하여 카파는 점액이나 가래 그 이상의 아주 큰 역할을 한다. 카파는 신체의 잠재적인 에너지를 상징한다.

카파도샤는 신체의 모든 부위에 영양을 공급하고, 나머지 도샤인 피타와 바타를 조절한다. 카파는 장기에 수분, 유분, 매끄러움을 제공한다. 카파는 관절과 뼈마디를 이어주며 윤활유 역할을 하고, 성욕과 체력과 열정을 증가시키며, 상처를 치유하고 면역력을 개선하고 정신적 육체적 활동에 소모되는 에너지를 제공하며, 행동적 정신적 변화를 담당한다. 그 밖에도 카파는 수면과 혼수상태, 무기력을 유발하는 주요인자이다. 피타로 인해 열이 증가하거나 바타로 인해 건조함이 증가하면, 카파는 유분과 미끌미끌한 유액의 분비를 증가시켜 조직의 손상을 예방한다.

카파가 감소하면 그에 상응하는 나머지 도샤, 피타와 바타가 증가한다. 이로 인해 피타의 열에 다투(조직)가 손상을 입게 되고 바타의 축적으로 다투와 관절, 심장 및 신체의 다른 부위가 건조해지고 가벼워진다. 그러나 일반적인 환경에서 카파가 균형 상태에 있으면, 카파는 세포와 조직과 장기에 영양분과 에너지를 공급해 바타의 악영향이 발생할 여지를 주지 않는다. 다음은 카파의 위치와 기능에 따라 분류된 카파의 5가지 종류이다.

1. 클레다카 – 위 속의 음식물이 분해되도록 수분을 공급.
2. 아발람바카 – 신체 유액과 체력을 유지, 심장을 보호하고 강화.
3. 보다카 – 미각을 조절하고 미각 능력을 향상.
4. 타르파카 – 감각 장기의 안정성 확보.
5. 슬레사카 – 관절을 이어주고 윤활유 역할을 하며 유동성을 향상.

카파도샤의 관리를 위해서는 위의 5가지를 건강하게 유지하는 게 중요하다. 카파로 발생하는 질병의 수는 약 20가지이다. 이는 나머지 2개의 도샤와 비교해 가장 작은 개수이다. 다음은 카파의 다양한 특성에 대한 설명이다.

(1) 카파의 자연적 특성

카파 본연의 성질은 무겁고 차갑고 부드럽고 기름지고 달고 단단하고 점성이 있다. 그 외에도 카파는 둔하고, 안정감이 있고 촉촉하며 하얀색을 띤다. 카파도샤의 기질을 타고난 사람은 카파의 특성이 신체에 드러난다. 카파 기질의 사람들은 보통 체력이 강하고, 부를 많이 축적하며, 지식이 풍부하고 힘이 있고 평화롭다. 또한 수명도 길다. 그러나 이러한 체질에는 체중이 상당한 역할을 한다. 비만은 카파도샤의 훌륭한 기질을 수용하지 못하게 만들고 인체를 다양한 질병에 노출시킨다. 다음 〈표 5〉는 카파의 특성에 대한 설명이다.

〈표 5〉 카파의 특징과 생리학적 영향력

	특징	생리학적 영향력
1	구루타(육중함)	빈틈없이 침착한 보행, 엄청난 소화능력.
2	시탈라타(차가움)	식욕 저하 및 갈증 저하, 저하된 발한능력과 열에 대한 무감각.
3	므루두타(부드러움)	훌륭한 외모, 부드러운 피부와 모발, 다정한 매너, 부드러운 눈매, 활기, 아름다움, 부드럽고 투명한 안색.
4	스니가타(미끌미끌함)	신체 장기와 조직의 매끄러움.
5	마두라타(달달함)	정액의 양 증가.
6	스티라타(안정성 또는 꾸준함)	느린 행동 개시, 심각한 질병의 징후가 느리게 발생.
7	피칠라타(점착성 또는 찐득찐득함)	조직과 관절의 견고함, 안정성 및 윤활성, 잘 발달되고 아름다움.
8	드르다타(견고함)	작고 다부진 몸, 체력과 단단한 신체.
9	가나타(빽빽함)	풍만함 및 비만의 경향, 잘 발달된 신체와 튼튼한 근육.
10	만다타(더딤 또는 느림)	느린 행동, 활동성 결여, 정밀한 생각.
11	슬라크스나타(유분기)	신체의 장기와 조직의 유분기.

(2) 카파 악화의 원인

카파는 모든 도샤 중에서 성질이 가장 느리고 꾸준한 도샤다. 카파의 균형이 무너지면 다음과 같은 이유로 카파가 악화된다.

1. **영양학**: 달고, 시고(산성분), 무겁고, 기름기와 지방이 많은 음식의 과도한 섭취. 양고기, 생선, 소금, 참깨, 우유 및 탄산음료와 같은 음료, 차가운 물의 과도한 섭취. 이전 식사가 소화되기 전에 음식물을 섭취하거나 과식을 해도 카파가 악화된다.
2. **행동**: 낮잠, 무기력, 게으름, 운동부족 및 활동부족은 체내 카파를 항진시킨다.
3. **계절**: 낮잠, 무기력한 태도와 신체적 활동부족은 체내 카파 도샤를 항진시킨다.
4. **자연적인 경향**: 카파는 아침과 초저녁, 식후에 자연적으로 기능이 악화되고 유년 시절에도 카파의 기능이 제대로 발휘되지 않는다.
5. **유전**: 당뇨병, 비만, 알레르기 가족력이 있다면 카파가 악화될 위험이 더 크다.

(3) 카파 악화 증상

카파도샤가 항진되면 다음과 같은 증상이 나타난다.

1. **신체적 징후**: 장기의 이완, 입안의 단맛, 창백한 피부, 차가움, 부드러움, 가려움, 육중함, 끈끈한 노폐물(몸의 노폐물-대변별, 소변, 땀), 젖은 천에 감긴듯한 느낌, 카파의 영향을 받는 부위가 어떤 성분에 취한 느낌, 붓기, 충혈, 코, 감기, 눈과 코의 분비물 증가, 감각반응 저하, 기관지 천식, 인후염, 기침, 당뇨,

조직 내 점액 증가.

2. **정신적 징후**: 둔함, 활기 없는 기분, 의욕 상실, 우울증 및 과도한 애착.

3. **행동적 징후**: 무기력, 과수면, 졸림, 소유욕, 느린 행동, 욕심, 변화를 수용하지 못하는 태도.

(4) 카파의 균형을 회복하는 방법

카파의 균형은 '자극'을 통해 회복된다. 위에서 언급한 증상의 원인에 대한 예방책과 지식이 있다면, 카파의 항진을 달래고 균형을 유지할 수 있다. 다음은 카파를 정상적인 상태로 회복하는 데 사용 가능한 방법이다.

1. 자극성이 강하고 떫고 뜨거운 한방 약재를 사용해 구토를 유발하고 변을 묽게 함.

2. 카파의 항진을 가라앉혀주는 식품을 섭취. 이러한 식품은 카파도샤의 균형을 잡아줄 수 있으며 속성이 쓰고 자극적이며 떫고 건조하고 뜨겁다.

3. 카파 효능과 소화능력과 활동을 저하시키는 식품 섭취.

4. 오래 저장된 꿀이나 아사바(증류된 약제) 또는 아리스타(약초로 만든 약제)와 같이 오랜 시간 발효된 아유르베다 허브를 섭취.

5. 카파를 억제하는 약용성분의 허브 연기를 흡입하고 단식을 통해 체중 감소.

6. 몸을 따뜻하게 관리(건조하고 뜨거운 바람이 가장 효과적)하고, 다양한 찜질 요법과 발한 요법으로 땀을 배출하고, 일광욕, 건조 마사지, 우바타나(몸에 약초반죽 도포)요법 실행.

7. 격렬한 운동, 빠른 보행, 조깅, 윗몸 일으키기, 제자리 높이뛰기, 레슬링, 수영 등의 운동.

8. 따뜻한 옷을 착용하고 밤 늦게까지 깨어있기.

9. 나샤(비강을 통한 약제 흡입) 요법.

10. 활동적으로 생활하고 낮잠과 게으름을 멀리하기.

11. 불안, 걱정, 욕심은 카파를 감소시키지만, 반대로 다른 질병과 생리학적 장애를 유발한다.

구토 요법(바마나)은 항진된 카파의 치료에 있어 가장 효과적인 방법으로, 카파가 주로 작용하는 위와 가슴 부위의 손상된 카파를 구토를 통해 제거할 수 있다. 그러나 구토 요법(바마나)에 사용되는 약용 성분은 반드시 자극적이고 뜨거운 성분으로 구성돼야 한다.

(5) 카파의 수치가 낮을 때 나타나는 증상과 그 치료법

카파의 수치가 감소하면, 몸속 카파가 활동하는 부위(폐, 심장, 관절, 특히 머리)에서 카파 기질과 상반되는 건조함, 지속적인 열감, 비어있는 느낌과 같은 증상이 나타난다. 또한 관절이 느슨해지고 과도한 갈증을 느끼고 기력이 쇠하고 수면을 이루지 못한다. 저하된 카파는 카파도샤의 정상적인 기능에 영향을 주어 그 기능과 특성을 감소시킨다.

(6) 사마 및 니라마 카파

카파가 '아마(사마카파, 독소)'에 손상되면, 카파는 혼탁해지고, 빽빽해지고, 끈적 끈적하고 불쾌한 냄새를 풍기게 된다. 이로 인해 트림이 발생되고 배고픔을 잘 느끼지 못한다. 반대로 '니라마 카파(독소가 없는 상태)' 상태에서는 카파의 거품이 많아지고, 농축되고, 가벼워지고, 냄새가 없고 상태가 안정된다. 가래 등이 목에 축적되지 않아 입안이 깨끗하고 상쾌해진다.

(7) 카파 및 카파의 분류

〈표 6〉은 카파의 위치와 기능에 따라 분류된 5가지 카파이다.

〈표 6〉 카파의 종류- 위치와 기능

	종류	위치	기능	손상으로 발병되는 질병
1	클레다카	복부	음식물에 수분을 공급하고 소화를 도움.	약해지고 손상된 소화능력, 묵직한 기분, 일반 감기, 메스꺼운 기분.
2	아발람바카	흉부	팔다리와 폐, 심장에 활력 공급.	무기력함
3	보다카	혀와 목	미각 능력.	미각과 침샘 손상.
4	타르파카	머리	감각 장기를 보호하고 영양 공급.	기억력 감퇴 및 감각활동 둔화, 일반적인 감각의 둔함.
5	슬레사카	뼈와 관절	뼈와 관절을 이어주고 윤활유 역할을 통해 관절 보호, 관절과 뼈에 영양을 공급하고 움직임을 부드럽게 만듦.	관절통 및 관절의 기능 저하.

(8) 도샤의 위치와 각 도샤의 실증적인 심리학적 특성

일반적으로 트리도샤는 전신 곳곳에 모두 깃들어 있다. 그러나 그 위치는 계절, 식습관, 체내 소화의 불, 소화관의 기운에 따라 계속 변화한다. 그럼에도 각각의 도샤는 특정 장기와 신체 부위에서 지배적인 활동을 한다. 이러한 지배적인 위치가 바로 도샤의 특정한 위치(주거지)다.

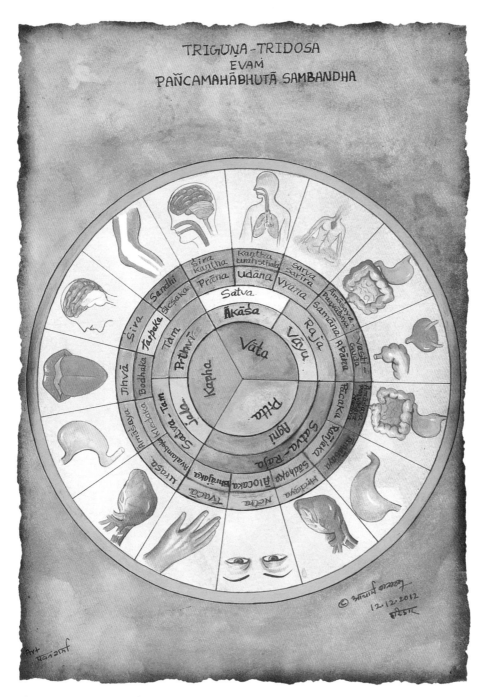

〈그림 8〉 트리도샤, 트리구나(사트바, 라자스, 타마스), 판짜마하부타의 상관관계 및 체내 위치

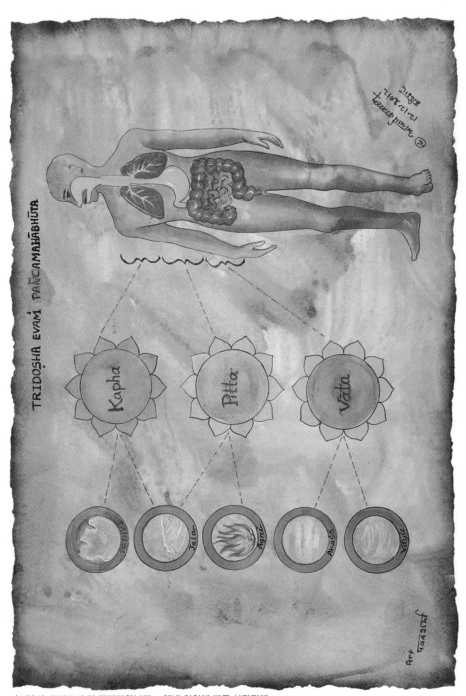

〈그림 9〉 트리도샤 및 판짜마하부타 – 체내 위치에 따른 상관관계

도샤	위치	실증적인 심리학적 특성
바타	배꼽 아랫부분, 방광 내부, 소장 및 대장, 골반부위, 넓적다리, 다리와 뼈.	상상력, 예민함, 즉흥적, 회복력, 명랑함.
피타	배꼽과 흉부의 중간부위, 복부, 소화기관 및 배설기관, 땀, 림프, 혈액 내부.	지성적, 자신감, 진취성, 즐거움.
카파	목, 목 윗부분, 머리와 목, 가슴, 관절내부, 복부 윗부분과 체내 지방 내부.	침착함, 동정심, 용기, 자비심, 사랑.

(9) 트리도샤와 5가지 원소의 관계

아유르베다 전통의학은 앞서 언급한 내용과 같이, 인체가 5가지 원소에서 비롯됐다고 보고 있다. 각 도샤 속 지배적인 원소는 다음과 같다.

도샤	지배적 원소
바타	공간 및 바람
피타	불과 물
카파	물과 지구

3. 프라크르티: 체질 확인

'프라크르티'는 산스크리트어로 '본연의 성질'이라는 뜻으로, '체질의 구성'을 말한다. 사람은 태어날 때부터 3개의 도샤 중 하나 또는 그 이상의 지배적인 특성을 타고난다. 바로 이것을 '프라크르티'라고 하는데, '프라크르티'는 쉽게 말해 '개개인의 체질'을 뜻한다. 아유르베다 전통의학에 따르면 '프라크르티'는 개개인의 건강과 웰빙뿐만 아니라 개인별 질병을 진단하는 데 있어 아주 중요한 역할을 한다. 타고난 체질, 프라크르티를 구분하면 각 체질별로 권장되는 가장 이상적인 식습관과 생활방식을 판단할 수 있다. 질병의 진단과 그에 맞는 치료법을 진단하는 데도 프라크르티를 따른다. 개인별 체질은 기본적인 신체구조, 본질적 성향, 기질, 특성 및 아주 광범위한 다양한 요소를 바탕으로 판단된다.

개인의 체질은 정자와 난자가 수정되는 순간 결정된다. 정자와 난자의 수정 이후 태아가 엄마의 자궁 속에 자리를 잡고 성장하는 건 모두가 알고 있는 보편적 진리이다. 이렇듯, 수정이 이루어지는 순간 가장 상태가 우성인 도샤에 의해 태아의 체질, 성격, 본질적 성향 및 정신적 성향이 결정된다. 이때 3개의 도샤 모두 조화를 이루는 상태라면, 태어난 아기는 모든 면에서 건강하지만 반대로, 세 개의 도샤가 불균형 상태였다면 수정 자체가 이뤄지지 않거나 만약 수정이 성공했더라도 태아가 발달하지 못하거나 기형이 된다. 3개의 도샤 중 1개의 도샤가 우성이라면, 아이의 생리학적 심리학적 기질은 우성인 도샤의 기질을 반영한다. 만약 2개의 도샤가 우성인 경우, 그 2가지 도샤가 결합된 기질이 태아의 체질(프라크르티)에 반영된다.

이 외에도 태아의 잉태부터 시작해, 아들 여부의 구분, 출산, 작명의식, 첫 모유 수유 의식 순으로 이어지는 16가지 관례의식 또한 사회문화적인 면에서 태아에 많은 영향력을 행사한다. 다음은 7가지로 분류되는 체질(프라크르티)이다.

1. 바타 프라크르티

2. 피타 프라크르티

3. 카파 프라크르티

4. 바타 - 피타 프라크르티

5. 피타 - 카파 프라크르티

6. 바타 – 카파 프라크르티

7. 사마프라크르티(3개의 도샤가 모두 고른 영향력)

　여기서 한가지 염두해야 할 사항은 바로 개인별로 살아가는 동안 외부적, 내부적 요인으로 인해 계속해서 도샤의 균형이 변화하는 걸 겪지만, 그럼에도 타고난 프라크르티(체질)는 거의 바뀌지 않는다는 사실이다. 이는 곧 체질별로 가장 지배적인 도샤의 기질이 가장 손상되기도 쉽다는 걸 의미한다. 예를 들어, 바타 프라크르티(체질)인 사람은 약간의 방해와 불규칙적인 규칙적용만으로도 즉각적으로 바타 기운이 항진될 수 있다. 같은 맥락에서 다른 모든 체질도 이와 다르지 않다. 반면, 도샤 외에도 개인별 프라크르티를 형성하는 데 도움을 주는 다른 요인들이 다음과 같이 존재한다.

　1. 수정 시 정자와 난자의 상태.

　2. 자궁에서 영향을 주는 세절적 환경적 조건

　3. 임신기간 동안의 산모의 식습관 및 생활습관.

　4. 정자와 난자의 융합을 불러일으키는 속성 및 작용 요소.

　사람의 체질은 또한 유전자, 조상, 민족, 인종, 가족적 특성(청렴한, 신앙심, 지혜, 유머, 용기 등과 같은 특징), 지리적 위치(고산지대, 평야, 시원한 기후 등), 시간, 계절 및 계절이 부모에 미치는 영향(특히 산모), 자녀의 기본 자질(먼저 출생한 자식을 기준으로 판단)에 의해서 결정된다. 그러나 이처럼 많은 요인에 의해 영향을 받는데도 불구하고, 프라크르티는 도샤에 의해 가장 우선적으로 결정된다. 따라서 프라크르티(체질)의 명명법은 도샤의 종류에 기초한다.

도샤 각각의 체질적 특성(바타 프라크르티, 피타 프라크르티, 카파 프라크르티)은 다음 〈표 7〉에 언급했다.

한 개 이상의 체질이 혼합된 사람은(바타-피타, 바타-카파 등등) 해당하는 두 도샤의 특징이 모두 나타난다. 바타 프라크르티(체질인) 사람은 바타기질과 연관된 질병에 취약해 바타 관련 질환이 쉽고 빠르게 발병한다. 다른 체질도 마찬가지다. 각자 타고난 체질에 해당하는 도샤와 관련된 질병이 보다 더 쉽게 발병된다. 따라서 지배적인 도샤를 손상시키는 식습관과 생활방식을 미연에 방지해 해당 도샤의 악화를 예방하고 균형을 유지해야 한다.

일반적으로 살펴보면 수명, 체력, 자녀, 지식, 부, 평안, 부귀는 대부분 '카파 프라크르티'를 타고난 사람들이 주로 누린다. '피타 프라크르티'를 타고난 사람들은 어느 정도 적당한 선에서 이를 누리고, '바타 프라크르티'를 타고난 사람들은 이를 누리는 데 한계적인 측면이 있다. 그러나 이와 같은 측면에는 물론 수많은 예외가 존재한다.

〈표 7〉 각 프라크르티(체질)별 특징*

	특징	바타	피타	카파
1	신체 골격	작은 키, 마르고 호리호리한 골격, 단단함 또는 몸에 느껴지는 오한, 체력적으로 약함.	보통 골격, 보통 체격에 보통 체력 및 지구력, 유연한 근육과 뼈.	큰 체격, 대칭되고 아름답고 튼튼한 몸, 다부지고 강한 골격 그러나 쉽게 살이 찜.
2	피부 및 외모	신체의 건조함, 무석한 얼굴, 손톱, 치아, 발바닥, 팔꿈치, 갈색 빛 또는 어두운 피부.	부드러운 신체, 얼굴 홍조, 흰 피부 또는 붉은 빛 피부, 주로 주근깨, 사마귀, 주름이 생김.	시원하고 부드럽고 두껍고 유분이 있고 창백한 흰 피부에 윤기가 흐르는 피부.

* 이와 같이 분류된 특징은 반드시 인종과 문화적 특성에 맞춰 한번 더 조율되어야 한다. 인종 별로 각기 다른 고유의 신체적 특징과 생활방식, 속성이 존재한다. 예를들어 아프리카 인종의 피부는 검다.

3	모발	건조하고 끝이 갈라지고 쉽게 끊어지는 모발, 체모와 수염은 덜 건조하고 덜 푸석함.	밝은 갈색 빛 또는 붉은 모발, 보통 또는 보통 이하의 모발, 이른 흰머리 또는 탈모 발생.	굵고 곱슬거리고 길고 검은 아름다운 모발.
4	기타 신체 부위	선명한 혈관, 걷거나 스트레칭 할 때 관절이나 팔다리에서 소리, 갈라진 발바닥과 손바닥.	일부 신체 부위 및 손톱, 눈, 혀, 발바닥, 손바닥의 검은 색소.	눈에 띄는(볼록한) 이마, 가슴, 팔. 비만으로 인한 비대칭 및 복부비만, 살찐 허벅지 또는 엉덩이.
5	눈	건조하고 총기 없이 졸려 보이는 눈.	적거나 붉은 빛의 눈, 눈썹이 적음.	크고 매력적인 눈, 바깥부분의 붉은 기, 굵은 눈썹.
6	수면 및 꿈	얕은 잠, 부족한 수면, 수면 중 자주 깸, 무섭고 불안정함, 무서운 꿈.	적당한 수면, 수면시간은 적지만 수면의 질이 좋음, 분노와 화가 나는 폭력적인 꿈.	깊고 오랜 시간 양질의 수면, 고요한 수면적 특성, 행복하고 자연적인 꿈.
7	음식 및 소화력	편식 및 일관성 없는 식욕, 불규칙적인 허기와 소화, 쉽게 식사를 거름, 추운 날씨와 찬 음식을 꺼림.	왕성한 식욕, 식탐, 많은 양의 음식 섭취, 튼튼한 소화의 불(소화능력), 허기와 갈증에 민감함, 식사를 거르지 못함, 몹시 허기져 함, 뜨거운 날씨와 뜨거운 음식을 꺼림.	느리지만 꾸준한 식욕, 하루에 조금씩 자주 섭취, 느린 소화, 보통의 허기, 갈증을 잘 안 느낌, 기름기가 많고 지방이 많은 음식, 든든한 식사, 패스트푸드 선호.
8	보행자세, 기질 및 기억력	빠른 보행, 걷는 자세가 일정치 않고 매우 활동적인 걸음, 감정과 다른 것에 대한 선호도가 계속 바뀜, 쉽게 흥분, 변덕스러움, 쉽게 화냄, 활발함, 빠른 이해력 또한 빨리 잊어버림, 심사숙고 없는 빠른 결단, 어려운 상황 회피, 수다스러움.	강렬하고 참지 못함, 쉽게 화를 내는 경향, 보통의 활동성, 단호하게 성큼성큼 걷는 보행, 공격적, 인내력 부족, 변덕, 모험심이 강하고 진취적, 도전을 즐김, 훌륭하고 선명한 기억력과 지능.	무기력, 느린 이해력 그러나 장기 기억력 우수, 고심하여 결단함, 부주의함, 느리지만 행동이나 일에 있어 정직하고 성실하며 꾸준한 열정을 품음, 인내심이 강함, 참을성, 느리고 꾸준한 보행, 느긋한 성격, 화가 나는 게 느림, 침착, 진정, 차분, 애정이 많음, 자비로움, 탐욕이 강함.

9	마음과 사고	마음과 신체의 결함, 병이 빠르게 발병, 불안한 정신 상태, 정신적 육체적 에너지가 돌발적으로 솟구침. 갑작스런 감정표현 이후 감정이 다시 사그라지고 잊어버림, 지식이 부족함, 차분하지 못하고 참을성 부족.	과도하게 부정적인 사고, 일반적인 신체적 정신적 상태, 질병은 일반적인 속도로 발병하나 증상은 빠르게 나타남.	차분한 마음, 과하게 생각하지 않음, 긍정적으로 사고함, 심각한 질병에도 그 증상이 늦게 나타남.
10	성욕	일정하지 않은 성욕(가끔은 과하고 가끔은 부족).	저하된 성욕 또는 저하된 생식 기능.	왕성한 성욕.
11	질병에 대한 일반적인 자각력	기관지 천식, 감기, 인후염, 쇄골상 질병(이비인후과 질병), 식욕저하, 소화능력 저하, 만성변비, 탈장, 직장 및 방광질환, 정신질환, 기억력 상실, 인대 질환(근골격계 질환), 신체 부종 및 관절통, 근육경련.	신 트림(신물), 입안의 쓴맛, 소화불량, 식욕저하, 소화궤양, 빈혈, 황달, 피부질환(습진, 백반증, 발진, 여드름), 안과질환 및 낮은 시력, 열사병 관련 질병, 정신적 불균형(두려움, 분노, 현혹, 적개심 등).	식욕저하, 저하된 소화의 불, 메스꺼움, 미각상실, 묵직함, 기침, 감기, 코막힘, 기관지 천식, 알레르기, 기억력 감퇴, 무기력, 불균형한 몸과 비만, 당뇨병, 고혈압, 우울증, 만성적 나태함.

<표 8> 일반적인 특징으로 프라크르티(체질)를 구분하는 방법

	특징	바타		피타		카파	
1	체구	작은체구 마르거나 약한 몸	☐	보통체구	☐	큰 체형, 튼튼 (쉽게 체중이 증가)	☐
2	모발타입	건조함	☐	보통 또는 적은 머리숱 (붉은기 또는 갈모발)		두껍고, 곱슬거리는 지성 모발	☐
3	눈	건조하고 졸린 눈	☐	작고 붉은기가 있는 눈		크고 매력적인 눈	☐
4	피부	건조, 거칢	☐	부드럽고 홍조	☐	지성, 부드러움	
5	두뇌활동	참을성 결여, 가만있지 못함	☐	예리한 지능, 완벽주의자, 공격적		꾸준함, 안정적, 참을성 많음	
6	기억력	빠르게 이해하고 빠르게 잊어버림	☐	예리한 기억력	☐	우수한 장기 기억력	
7	걸음걸이	빠른 보행	☐	보통 속도, 정확한 보행	☐	느리고 꾸준한 보행	
8	스트레스 반응	불안, 거정 및 신경증	☐	화, 쉽게 찌증	☐	쉽게 화를 내지 않음, 고집이 셈	
9	수면	얕고 자주 깨는 수면	☐	보통의 수면, 어느정도 숙면	☐	깊고, 오랜시간, 숙면	☐
10	계절적 영향	추운 계절 기피	☐	더운 계절 기피	☐	시원하고 눅눅한 계절 기피	☐
11	성질	빨리 변함 말이 빠름	☐	느리게 변함	☐	꾸준함, 안정적, 변화없음	
12	허기	불규칙	☐	예민	☐	조금, 식사를 잘 거름	☐
13	신체 부위	선명한 핏줄, 걷는 동안 삐그덕거리는 소리	☐	사마귀, 검은 점, 기미, 주름이 많음	☐	뚱뚱하게 불룩 나온 복부, 균형이 잡히지 않은 몸매.	☐
	총합계		☐		☐		☐

바타+피타+카파 특성에 따라 자신의 체질을 가장 잘 설명한 박스 안에 체크표시✓를 한다. 그 후 각각의 체질별로 표시해둔 체크의 개수를 더한다. 각각 더해 숫자의 합계를 비교하면 자신의 체질을 구별할 수 있다. 가장 많은 숫자가 나온 특성이 자신의 주요 프라크르티(체질)이며 가장 적게 나온 숫자의 특성이 보조적인 기능을 하는 프라크르티(체질)이다. 아유르베다 의학서에는 이러한 차트가 자신의 신체적 정신적 행동적 특징에 맞춰 프라크르티를 구분하는 데 도움이 된다고 명시됐다.

바타, 피타, 카파로 구분되는 체질의 확인이 중요한 이유는 이러한 체질이 질병 예방에 필요한 식습관, 운동, 일상생활 및 기타 방법 등에 정확하게 초점을 맞추고 있기 때문이다. 체질에 맞는 음식을 섭취하고 체질에 맞춰 생활하면, 어디서든 균형잡인 삶을 살 수 있다. 그런 의미에서 〈표 8〉은 스스로 자신의 체질을 구분할 수 있도록 도움을 준다. 명심해야 할 사항은 바로 사람들은 누구나 트리도샤를 모두 가지고 있으며 그렇기 때문에 이 3개의 도샤가 모두 균형 잡힌 상태로 유지돼야 한다는 사실이다. 해당 표를 통해 확인한 자신의 체질이 3개의 도샤를 균형 있게 유지하도록 도와주는 열쇠이다. 체질 확인은 스스로 자신이 타고난 체질에 맞춰 바로잡아야 할 중요한 측면이 무엇인지 깨닫게 해준다.

프라크르티(체질) 확인은 자기 자신에게만 도움이 되는 것이 아니라 의사에게도 도움을 준다. 명상요법, 식습관, 생활방식 변경은 환자의 체질을 염두한 상태에서 처방되는데, 같은 질병으로 같은 증상을 앓고 있는 환자라도 피타 체질의 환자에게는 시원한 성질의 정력(비리아)을 증진시키는 약과 식품을 처방하는 반면 카파 체질의 환자에게는 뜨거운 성분의 강장제(비리아)와 소화 후 작용(비파카)을 주는 처방전이 적용된다. 이렇듯 개인의 체질에 따라 약을 처방하고 음식을 권장해야만 치료 효과를 볼 수 있다. 그렇지 않으면 병을 더욱 악화시키고 합병증을 초래할 수 있다. 예를 들어, 카파 체질의 환자에게는 검은후추가 이롭지만 바타 체질의 환자에게는 적절하지 않고, 피타 체질의 환자에게는 합병증을 불러 일으킬 수 있다. 이러한 이론은 아유르베다 전통의학을 이해하는 데 있어 체질학에 대한 이해가 반드시 선행되어야 한다는 것을 의미한다. 현대 의학과는 대조적으로, 아유르베다의 체질학은 체질적 차이로 다양한 성분이 개인별로 다른 반응과 알레르기를 불러일으킬 수 있다는 것을 보여준다. 따라서 영양사들 또한 아유르베다 전통의학에 근거해 개인별로 적합한 또는 부적합한 식습관과 생활방식에 대한 지식을 반드시 갖출 필요가 있다.

사람의 기본 프라크르티(체질)은 2가지 종류가 있다. 1. 본래의 프라크르티 또는 기본 프라크르티와 2. 외부 요인이 관장하는 프라크르티로 구분된다.

1. **본래의 또는 기본 프라크르티**: 대체로 수정이 이뤄지는 상태에서 트리도샤(바타, 피타, 카파)에 의해 구분되는 체질을 본래의 또는 기본 프라크르티라 부른다. 이는 변하지 않는 본인의 체질이다. 일반적으로 개인의 호기심과 업무능력은 이 3가지 도샤의 조건에 따라 좌우된다.

2. **외부 요인이 관장하는 프라크르티**: 또 다른 프라크르티는 우리의 식습관, 생활방식, 자연, 처신, 환경, 일과, 계절적 변화에 좌우된다. 따라서 이 프라크르티는 조건에 따라 변하며(항진 또는 저하) 안정적인 상태가 아니다. 그러나 도샤에 따른 자신의 체질을 알고 있고 자신의 체질적 도샤를 완화하기 위해 노력한다면, 타고난 도샤 체질도 변화시킬 수 있다. 도샤가 균형 상태에 이르도록 만들면, 도샤는 사트비카(때묻지 않은 본질의 우수한 특성이 적용됨)의 특성을 얻어 질병과 기형으로부터 자유로워진다.

4. 트라이요파스탐바: 인체의 3가지 지지대

아유르베다 전통의학에서는 인체가 3개의 생리학적 에너지로 구성되어 있고, 각각의 에너지는 5가지 요소의 결합으로 이뤄졌다고 규정한다. 또한 아유르베다 전통의학은 건강하고 튼튼한 몸을 유지하려면, 식사와 수면과 금욕의 형태로 대변되는 몸의 3가지 지지대를 관리하라고 권한다. 건물의 바닥에는 지지대가 필요하듯, 비슷한 원리로 몸의 3가지 지지대, '식사, 수면, 금욕'은 건강 유지에 반드시 필요하다. 이 3가지 지지대를 토대로 3개의 도샤(비타, 피타, 카파)가 평행을 유지하는데, 이로써 균형 잡히고 건강한 몸을 가꾸는 기본 조건이 갖춰지는 것이다.

1) 아하라(식사)

식사는 훌륭한 건강의 최우선 요소다. 적절한 식사 없이 건강을 지키는 건 불가능하다. 인도의 『우파니사드』와 고전에서는 '식사를 삶의 필수 요소'라고 묘사했다. 사실상 식사 자체가 약이나 다름 없다. 음식은 도샤, 다투(7가지 신체조직), 말라스(노폐물)을 채워주고 지지해주며 삶을 안정시킨다. 이러한 과학적 지식(음식과학)을 섭렵하면 다양한 질병을 치료할 수 있다.

음식은 신체에만 영향력을 행사하는 것이 아니라, 마음도 섭취하는 음식에 따라 영향을 받는다. 이와 관련해서는 "네가 섭취하는 음식이 네 마음 상태를 반영한다."라는 인도의 명언도 있다. 순수한 음식은 순수한 마음을 약속한다. 마음이 순수하게 정화되면 계속해서 좋은 기억력을 자랑할 수 있다. 기억력이 좋아지면 모든 방해물로부터 자유로워질 수 있다. 음식 자체만으로도 신체의 기능과 신체활동 과정을 조절할 수 있으며 그 덕분에 다양한 질병으로부터 몸을 지킬 수 있다. 음식은 몸에 연료와 에너지를 공급한다. 필연적으로, 음식은 감각기관과 운동기관을 강화하고 프라나(생명력)에 힘과 활력을 전달하며 정서적 성향에 영양분을 제공한다. 더불어 성장에 필요한 물리적인 공급을 하며 신체를 부양한다. 성장이 멈춘 뒤에도 몸은 살아있는 동안 계속 변화하며 지속적으로 기능이 다한 조직은 변화되고 복구된다.

사실 음식물 섭취는 맛이 아닌 건강을 위해 섭취할 경우에 한해 유익한 작용을 한다. 항시 우리의 삶은 먹기 위해 존재하는 것이 아니라는 사실을 명시하고, 음식을 단지 삶의 필수 요소로 여겨야 한다.

고대의 선현 '챠라카'는 제자 '바르바타'에게 건강에 관한 질문을 던졌고 '바르바타'는 다음과 같이 대답했다. "자신의 체질에 맞춰 정당한 수단으로 얻은 음식을 적당량 섭취하면 음식은 건강에 유익합니다. 하지만 그렇지 않은 경우에는 다양한 병이 발병할 수 있습니다."

스스로의 입맛을 조절할 수 있는 사람은 좋은 식습관을 유지할 수 있다. '챠라카'는 음식섭취와 관련하여 8가지 중요한 사실을 다룬 식품영양 안내서(아하라 삼히타)를 저술했다.* 8가지 중요한 요인은 바로 '음식의 성질, 처리과정, 궁합, 질량, 섭취장소, 섭취시기, 섭취방법, 자신의 체질'이다. 이에 따라 음식은 안내서에 적힌 8가지 요인을 명심하고 그에 맞춰 권장되는 섭취방법에 따라 먹어야 한다.

고대의 선현 챠라카는 '음식은 살아있는 생명체에는 필수요소로써, 바로 이런 이유로 사람은 음식에 집착한다'라는 말을 남겼다. 얼굴의 안색, 생기, 수명, 목소리, 외모, 지능, 만족감, 욕망, 영양분, 비만, 체력, 힘, 지성은 모두 음식에 좌우된다.

---

* 식습관과 관련한 자세한 설명은 제6장 '식이요법 정보와 규칙' 참조

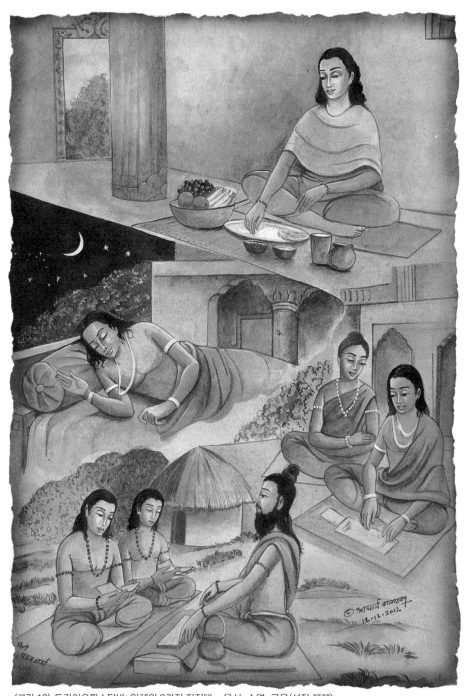

〈그림 10〉 트라이요파스탐바: 인체의 3가지 지지대 – 음식, 수면, 금욕(성적 제제)

2) 니드라(수면)

두 번째로 중요한 신체의 지지대는 바로 수면이다. 하루 일과가 끝난 뒤엔, 몸과 마음이 완전히 지치고 그에 따라 감각 기간과 운동 기간이 이완되어 잠이 든다. 수면을 통해 몸과 마음은 휴식을 취하고 활동을 통해 소모했던 에너지를 보상받는다. 수면은 매우 가치 있는 행위다. 잠이 들면, 이완되고 비활성 상태에 놓인 감각 기관과 운동 기관 및 마음이 충전되고 활력을 얻는다.

아이의 신체적, 정신적 발달을 촉진하기 위해 조물주는 영유아의 수면시간을 하루 24시간 중 18~20시간에 이르도록 만들었으며, 건강한 성인은 24시간 중 6~8시간이면 충분한 수면을 취할 수 있도록 조절했다. 적정한 시간대에 양질의 수면을 누리면 상쾌함과 체력, 활력을 얻고 장수하며 지혜가 풍부해진다. 반대로 질 낮은 수면은 신체의 쇠약, 저능, 불임, 지능 저하, 슬픔과 짜증을 양산한다.

건강을 위해서는 일찍 자고 일어나는 습관이 효율적이다. 이러한 수면습관은 인도 문화의 일부분으로 자리잡았다. 이런 문화 덕에 '일찍 자고 일찍 일어나면 사람이 건강하고 부귀하고 현명해진다'라는 명언도 생겨났다.

오늘날 물질만능적이고 쾌락을 탐닉하는 삶의 방식 속에서 수면 습관은 크게 변질됐다. 늦게 자고 늦게 일어나는 게 일반화되어 버렸다. 그러나 이러한 습관은 매우 위험할 뿐만 아니라 몸과 마음을 황폐화시킬 수 있다.

이러한 맥락에서, 불면증에 시달리거나 수면이 부족하면 건강이 악화되지만 반대로 너무 과한 수면을 취해도 몸이 무기력해지고 나태해지고 카파 기질이 악화되며 비만이 발생하고 식욕을 읽고 소화가 안되고 다양한 질환에 시달리게 됨을 명심해야 한다.

3) 브라마차리아(금욕)

세 번째 신체의 기둥은 금욕(성욕 억제)이다. 금욕은 모든 감각을 조절해 '정액을 보호'한다는 뜻이다. 섭취한 음식물이 소화된 후 마지막으로 형성되는 다투(신체 조직)는 수크라(정액)다. 아유르베다 전통의학에 따르면 체력은 정액의 상태에 따라 좌우된다. 이러한 이론은 다음 문구를 통해 입증된다.

"체력은 소화의 불에 좌우되고 활력은 정액에 좌우된다."

아유르베다 전통의학에서는 또한 '과도한 사정은 죽음으로 이어질 수 있으며 금욕은 수명을 늘여준다'라고 명시되어 있다.

'수크라'는 산스크리트어로 '정액'을 뜻한다. 금욕과 대조되는 성적 탐닉과 쾌락은 정액의 손실이자 체력의 손실을 가져온다. 성욕을 자제하면 오자스(몸의 본질적 힘)가 충만해지며, 기운과 지능, 체력이 좋아지고 위풍당당해진다. 금욕은 질병을 예방할 뿐만 아니라 건강을 지키고 체력을 증진시킨다. 이것이 바로 금욕이 3개의 기둥 중 하나로 간주되는 이유다.

일부에서는 '금욕'을 '금욕에 반대'되는 뜻으로 사용하기도 한다. 이는 곧 기혼 커플이라도 무분별한 성생활 보다는 계획되고 자제된 성생활을 해야 한다는 전제를 나타낸다. '비리아'는 남성의 몸에서는 '정액'을 뜻하고 여성의 몸에서는 '자궁'을 의미한다. 금욕은 남성과 여성 모두가 따라야 하는 생활 방식이다.

금욕을 지키려면 반드시 성적 흥분을 일으키는 약물, 그림, 사진, 음식, 음료, 생활방식을 피해야 한다. 경건한 행동과 가공이 덜 된 식품은 금욕에 도움을 준다. 금욕의 중요성을 확실히 인지하고 있는 사람만이 스스로 금욕할 수 있다. 금욕의 중요성은 이미 아주 오래전부터 베다 경전에 언급됐으며, 이는 "금욕이라는 고행을 통해, 신적 존재로서 죽음을 넘어선다."라고 묘사됐다(아사르바베다 경전 11.5.19).

5. 삽다다투: 7가지 기본 신체 조직

몸을 구성하는 가장 중요한 요소는 다투(조직)다. 다투는 신체의 기본 조직으로써 신체 발달, 영양공급, 신체유지에 중요한 역할을 담당하며 근본적인 신체 구조의 형성을 보조한다. 산스크리트어로 '다투'는 '구성요소'라는 의미이다. 다투는 7가지로 구분된다.

1. 라사 또는 라시카(혈장 또는 영양 유액)

2. 라크타(혈액 또는 혈액 속 헤모글로빈)

3. 맘사(근육조직)

4. 메다 또는 바사(지방질 또는 지방 조직)

5. 아스티(뼈 조직: 힘줄 및 인대)

6. 마짜(골수)

7. 수크라(생식기 또는 번식 조직)

도샤와 마찬가지로, 7개의 다투도 다섯 가지 원소로 구성됐으며 그 중에서도 1개의 원소 또는 그 이상의 원소가 지배적인 성향을 나타낸다.

다투	우성요소
라사	물
라크타	불
맘사	지구
메다	지구
아스티	바람과 공간
마짜	불
수크라	물

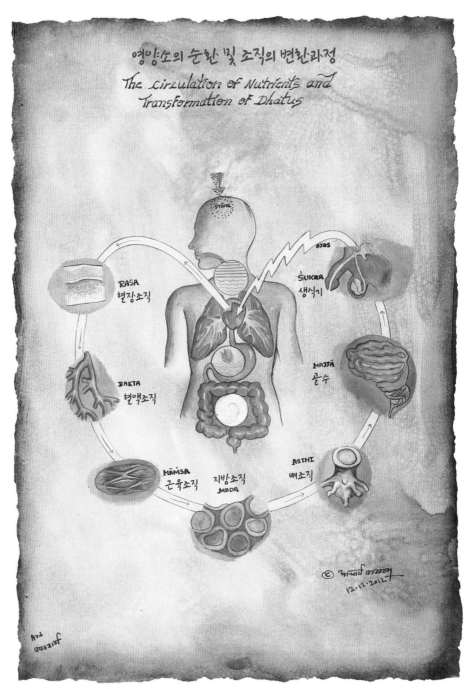

〈그림 11〉 삽타다투 이론: 체내의 7가지 필수 조직

다투의 형성은 위와 위장관에서 음식물을 분해하는 '자타라그니', 즉 소화의 불(효소)의 작용을 통해 이뤄진다. 소화효소는 음식물을 2가지로 분해하는데, 그 중 하나가 '사라(영양분)'이며 나머지가 몸 밖으로 배출되어야 하는 '키타(말라, 노폐물)'다. '사라'는 '비아나바유(확산기류)'에 의해 인체의 각 부위로 전달되어 라사, 라크타를 포함한 다투조직에 영양을 공급한다.

섭취한 음식물이 몸의 빌딩블록 또는 구성물질인 다투로 전환되는 과정은 일정한 순서를 따른다. 음식물(영양분-사라)은 우선 라사(혈장) 다투로 전환된다. 라사 다투는 라크타(혈액) 다투를 생성해 내는데, 라크타는 이후 맘사(근육) 다투, 맘사는 다시 메다(지방) 다투로, 메다는 다시 아스티(뼈) 다투로 전환되고, 아스티는 다시 마짜(골수) 다투로 전환되어, 최후에는 마짜가 수크라(생식 조직) 다투를 생성하고 영양분을 공급한다.

인간의 몸과 두뇌 속에는 결코 변화하거나 변형되지 않는 특별한 세포가 존재하긴 하지만, 인체의 대부분의 세포는 혈액세포부터 정자와 난자에 이르기까지 모두 형성 후 퇴화를 겪고 다시 생성되는 '발달과 소멸'이라는 재생과정을 거친다. 혈액, 근육, 지방 조직, 뼈를 비롯한 모든 조직은 자타라그니(소화의 불)에 전적으로 의존하며 지속적으로 재생된다. 따라서 완전한 건강을 위해서는 영양분이 풍부한 음식의 적절한 소화와 동화가 반드시 수반돼야 한다. 또한 원활한 소화기능과 함께 자타라그니(소화의 불)를 포함한 모든 13가지 아그니(불)가 모두 균형 잡힌 상태에서 제 역할을 수행하는 것이 가장 중요하다. 다투는 또한 생물학적 방어기전의 일부분으로도 간주되는데, 아그니(불)의 도움을 받아 인체의 면역기전을 책임지기 때문이다. 소화된 음식, 즉 '영양-혈장(아하라 라사)'에는 모든 다투(7가지 신체조직)를 위한 영양소가 포함되어 있다. 이 영양 혈장(아하라 라사)은 다트바그니(대사)라 불리는 불의 도움으로 각각의 다투에 영양을 공급한다. 그리고 이 과정에서 라사

(혈장) 다투가 가장 먼저 영양분을 공급받는 것이다. 따라서 라사 다투(섭취한 음식이 소화되면 바로 형성)는 기능활동, 정신활동, 감각활동 및 라크타(혈액), 맘사(근육), 메다(지방조직), 아스키(뼈), 수크라(정자) 및 라자(난자)로의 전환과정을 포함한 모든 진행과정에 매우 유용한 기본 요소이다.

3개의 도샤와 7가지 조직, 5원소, 신체와 감각기관 및 정신의 모든 기능을 바로 이 라사 다투가 관장한다. 신체발달, 신체조정, 신체보존, 면역(예방), 성장, 복구, 영양공급 과정을 라사가 직접적으로 관여하는 것이다. 라사다투는 음식물의 소화가 끝나면 소화관에서 생성되어 전신으로 전달된다. 라사다투의 일부는 다른 다투(조직)의 형성과정에 관여하며 조직 형성에 필요한 철분, 지방, 탄수화물, 단백질, 칼슘, 마그네슘, 비타민, 미네랄, 영양분, 미량원소는 장을 통해 흡수되고 지방은 유미관을 통해 흡수된다. 라사다투가 장에서 간으로 이동하면 라크타(혈액)와 섞여 전신으로 순환한다.

도샤와 마찬가지로, 몸속 다투의 질량은 변함이 없다. 그러나 다투 속에 도샤의 기능이 항진된 채 머무르면 다투는 항진된 도샤의 영향으로 쉽게 손상될 가능성이 있다. 도샤의 불균형은 다투의 불균형을 초래하여 다양한 질병을 발병시킨다.

도샤의 영향을 받고 도샤로 손상될 수도 있기 때문에, 다투는 다른 말로 '두샤(오염되거나 손상되는 존재)'라고도 불린다. 따라서 다투의 손상으로 발생한 질병은 다투의 이름을 함께 붙여 명명한다. 즉, '로사자 로가'는 로사 다투의 상태가 손상되어 발생한 질환을 일컫는다. 비슷한 원리로 각각의 다투에 발생한 오염으로 발생한 질병을 '라크타자 로가', '맘사자 로가', '메다자 로가', '아스티자 로가', '마짜가 로가', '수크라자 로가'라고 부른다.

다음은 7가지 다투의 자연적 특성과 관련한 증상의 간략한 설명이다.

1) 라사 다투(혈장 및 영양 유액)

· **일반적인 기능**: 라사 다투에는 모든 조직과 장기와 신체 체계에 영양을 공급해 주는 소화된 음식물에서 공급받은 영양소가 포함되어 있다. 라사 다투는 행복 감과 만족감을 생성하고 라크타 다투(혈액)의 생성을 돕는다.

· **기능 항진 증상**: 카파 손상 시에 나타나는 증상과 비슷한 증상이 관찰된다. 특 정한 증상으로는 소화력이 떨어지고 타액이 과도하게 분비되고 메스껍고 구토 증상이 나타나고 무기력해지고 몸이 무거워지며 차가워진다. 또한 팔다리에 힘 이 빠지고, 기관지 천식 증상과 기침이 발생하며 과수면을 취한다.

· **기능 저하 증상**: 라사 다투의 기능이 저하되면 입안과 다른 장기가 건조해지고 피부가 푸석하고 피로를 느끼며 갈증이 증가하고 목소리가 갈라지고 심박동수 가 증가한다. 더불어 심장 통증과 함께 위장과 심장이 허한 느낌과 권태감이 들 고 호흡이 빨라지며 결국, 나머지 다투의 기능저하가 발생한다.

· **라사자 로가 또는 라사 다투의 손상으로 발생되는 질환**: 식욕 저하, 일반적인 식욕 부진증(거식증), 입안에서 느껴지는 불쾌한 맛, 미각 상실(맛을 정의하거나 맛을 음미하지 못함), 통증, 발열, 실신, 체내경로(스로타, 인체 연결통로)의 차단, 발기 부전, 황달, 기력부진, 수척함, 체중감소, 소화능력 감소, 조기 주름 및 새치 증 상이 나타난다.

· **치료법**: 라사 다투의 손상으로 발병된 증상에는 원기회복(회춘)이나 체력을 증 진시키는 약을 사용하면 효과적이다.

2) 라크타 다투(혈액)

· **일반적인 기능**: 라크타 다투는 모든 조직과 필수 장기에 산소공급을 담당하며 생명을 증진하고 프라나(생명력)을 지탱해준다. 또한 피부의 윤기와 안색을 개

선해주고 감각기관이 자극을 인식할 수 있게 만든다. 라크타 다투는 맘사 다투에 영양을 공급하고 에너지를 보충한다. 모든 다투에 영양을 공급하는 요소는 라크타(혈액) 다투에 밀집돼 있다.

· **기능 항진 증상:** 안구 충혈 및 홍조와 고혈압이 가장 대두되는 증상이다.

· **기능 저하 증상:** 혈과 및 정맥, 소화의 불 약화와 더불어 바타 기능의 항진증상인 거칠고 건조하고 푸석한 피부 및 시고 찬 음식의 탐닉 증상이 나타난다.

· **라크타자 로가 또는 혈액 손상으로 발생되는 질환:** 문둥병 및 기타 피부질환, 백반증, 가려움증, 피부염, 두드러기, 습진, 잡티, 백선, 반점, 붉은 반점, 여드름, 흑색종, 티눈, 화농성 농포, 단독, 종기, 부스럼, 혈액암, 내장 출혈(출혈), 자궁출혈, 남성 및 여성의 생식기 분비물, 비장 비대증, 구내염(입안염), 치은염(구강질환), 황달, 통풍 및 붉은 소변이 발생한다.

· **치료법:** 라크타자 로가의 가장 효과적인 치료법은 사혈, 영양공급, 대변제거를 통한 혈액 정화법이다.

3) 맘사 다투(근육 조직)

· **일반적인 기능:** 근육조직인 맘사 다투는 신체의 대표적인 접합요소로써 몸과 함께 팔다리와 장기를 지탱한다. 근육조직은 몸속의 매우 섬세한 필수 장기를 감싸준다. 또한 관절의 움직임을 관장하고 신체의 건장함과 체력을 유지한다. 맘사 다투는 메다 다투의 형성과정에 관여할 뿐만 아니라 골격체계 전체를 보호한다.

· **기능 항진 증상:** 목과 엉덩이, 볼, 입술, 넓적다리, 종아리, 팔, 복부 흉부에 근육조직이 증가해 체중이 증가(비만)하고 육중해진다. 이러한 상태에서는 몸의 근육을 감소시켜주는 정화 테라피, 단식, 식이요법, 운동, 요가사나스(요가)와 같

이 몸을 가볍게 해주는 치료법을 도입한다. 또한 정제버터, 오일, 동물성기름, 당분 또는 설탕으로 만든 음식은 삼가야 한다.

·**기능 저하 증상:** 근육 조직의 기능 저하로 나타나는 증상은 기능 항진으로 나타 나는 증상과 정반대이다. 살집이 가늘어지고 근육이 쇠퇴한다. 해당 환자는 체 중이 줄고 피로감, 건조함, 찌르는 듯한 통증을 호소하고 혈관이 약해진다. 근 육량을 늘리기 위해선 우유나 유제품, 발아녹두, 발아곡물, 벵갈녹두처럼 지 방과 단백질이 풍부한 식품을 다량 섭취한다. 채식주의자만 아니라면 양고기 와 고기 육수의 섭취를 늘리면 효과가 좋다.

·**맘사자 로가 또는 근육성 질환:** 넓적 다리의 지방 축적, 갑상선종, 연주창(림프샘 의 결핵성 부종인 갑상선종이 헐어서 터지는 병), 혀와 입천장과 목의 낭종, 종양, 사 마귀, 복부 비대증 및 선상의 붓기 등과 같은 질환이 발생한다.

·**치료법:** 맘사자 질환은 수술, 알칼리화, 뜸질, 열 치료로 가장 큰 효과를 누린 다. 일반적으로 이러한 치료법은 근육을 크게 발달시키거나 반대로 근육의 염 증반응을 일으킨다.

4) 메다 다투(지방질 또는 지방 조직)

·**일반적인 기능:** 메다 다투, 지방조직(지방질)은 신체에 온기와 더불어 윤활능력 및 유분을 제공한다. 지방은 신체를 보호하며 장기에 힘을 더해, 체내 속 장기 를 단단히 안착시킨다. 또한 마스티 다투에 영양이 공급되도록 보조한다.

·**기능 항진 증상:** 지방조직의 기능이 항진되면 과도한 신체유분, 맘사 다투의 항 진증의 유사 증상(갑상선종, 복부비대증), 기침, 기관지염, 피로, 호흡곤란, 무기 력, 지방 축적으로 인한 엉덩이 및 가슴과 뱃살의 처짐, 체취 증가 등의 증상 이 발생한다. 해당 증상에는, 맘사 다투(근육조직) 증진에 사용되는 치료법이라

면 모든 권장된다.

·**기능 저하 증상**: 통증 및 관절의 빈 느낌, 졸린 눈, 피부와 모발의 건조함, 청력 저하, 피로, 몸과 복부의 야윔 증상, 수척함 등의 촉감 저하, 비장 비대증이 발생한다. 또한 이러한 환자는 지방성분이 많이 함유된 유분기 있는 음식을 계속 찾는다. 체중을 증가시키고 몸이 여위지 않도록 처방되는 치료법이라면 뭐든지 도움이 된다.

·**메다자 로가 또는 지방조직으로 발생되는 질환**: 입안의 단맛, 팔다리의 타는 듯한 느낌, 모발의 엉킴, 무기력증, 계속되는 갈증, 구강 및 목과 입천장의 건조증, 땀과 같은 노폐물의 증가, 모공을 통한 노폐물 배출 증가 및 신체의 무감각과 같은 증상이 있다.

·**치료법**: 메다 다투의 증가는 비만을 치료하는 방법과 똑같이 치료 가능하다. 몸을 가뿐하게 만드는 비만 치료 요법에는 단식, 식이요법, 체중감소를 위한 숙변 제거, 쓴맛의 속성을 지닌 허브 약제, 운동, 요가사나스(요가) 등이 있다. 메다 다투의 기능이 저하될 때는 체중 증가 치료법(체력 강화 테라피)으로 메다 다투를 보강할 수 있다. 이를 위해서는 지방, 정제버터, 우유, 유분이 많은 음식의 다량 섭취와 함께 강장제 및 원기회복 약제를 사용한다.

5) 아스티 다투(뼈 조직)

·**일반적인 기능**: 뼈는 신체를 구성하고 지탱하는 우리 몸의 기본 골자이자 골격으로써 몸의 전체적인 형상을 만들어낸다.

·**기능 항진 증상**: 뼈 조직의 기능이 항진되면 비정상적으로 크고 두꺼운 뼈, 뼈 증대, 손톱의 급성장과 너무 많은 머리숱, 덧니, 너무 큰 치아, 뼈와 치아 통증, 손톱의 일그러짐, 모발질환, 체모와 수염 등이 발생한다. 이와 함께 관절염과 관련

한 모든 주요 증상이 동반된다.

·**기능 저하 증상**: 골감소증, 골다공증, 뼈의 약화, 뼈와 관절 통증, 감각 저하(감각 마비), 거친 관절 및 뼈, 수염과 체모 손실, 관절의 느슨함(이완), 치아와 손톱이 건조증 및 부서짐 등의 증상이 나타난다.

·**치료법**: 뼈 조직의 항진증은 쓴맛의 약초로 만든 관장약으로 치료될 수 있다. 뼈 조직의 기능 저하로 발병된 질환은 칼슘이 풍부한 식단과 우유, 버터밀크, 코티지 치즈, 희석 요커트(라씨), 건과일, 벵갈녹두, 녹두, 콩류, 신선한 과일, 잎 채소, 정제버터 쓴 약초를 넣은 우유를 섭취하면 큰 효험을 얻는다.

6) 마짜 다투(골수)

·**일반적인 기능**: 뼈의 빈 공간을 채우는 물질이 바로 골수다. 골수의 역할은 뼈의 빈 공간을 영양분이 풍부한 지방으로 채우고 신체에 윤활기능과 유분 및 힘을 제공하는 것이다. 골수는 또한 운동 및 감각의 자극을 운반하는 기능을 한다.

·**기능 항진 증상**: 몸의 무거운 느낌, 특히 눈가 부위, 만성 관절염, 골수암 및 혈액암, 손 관절의 통증 및 염증, 현기증, 실신, 졸도와 같은 증상이 발현된다.

·**기능 저하 증상**: 다공성 뼈, 골감소증, 골다공증, 류마티스 관절염, 뼈와 관절의 파열 위험, 작은 골격, 약하고 마른 체형, 현기증, 졸도, 수트라 다투(정자 및 난자)의 결핍 등이 있다.

·**치료법**: 단백질 성분과 골수의 근원이 되는 모든 종류의 식품 섭취는 마짜(골수) 저하 증상을 치료한다.

7) 수크라 다투(생식기 또는 번식 조직)

·**일반적인 기능**: 수크라(생식조직)는 서열상 가장 마지막에 위치한 다투이며, 수크

라 이전의 나머지 6개 다투의 본질적인 수액으로 간주된다. 수크라는 힘을 증진시키는 조직으로, 모든 다투 중에서 가장 강력하다. 수크라의 주요 기능은 출산을 돕는 것이다. 반대의 성별을 가진 사람에게 발휘되는 인내심, 용기, 대담함, 끌림과 같은 감정은 모두 수크라 다투가 관장하는 부분이며, 성관계 시 분비물과 정액의 용이한 배출여부도 수크라 다투가 조절한다.

·**기능 항진 증상:** 과도한 사정, 성욕 증가, 요도결석 등이 발생한다.

·**기능 저하 증상:** 몸의 쇠약, 에너지 부족, 구강 건조, 빈혈, 피로, 발기부전, 무정자증 및 관계 중 사정, 고환의 심각한 통증 및 생식기관에 타는 듯한 통증이 나타난다.

·**수크라자 로가 또는 생식기 질환:** 발기부전, 성욕저하, 아프거나 정신적·육체적으로 결함이 있는 자녀 출생, 후손을 볼 수 없는 자식이나 수명이 짧은 자식을 낳는다.

·**치료법:** 수크라 다투의 항진증은 단식이나 균형 잡힌 식이요법, 또는 정력를 저하시키는 쓰고 자극적인 성분을 섭취해 치료한다. 반면 수크라 다투의 기능이 저하됐을 때는 정액에 영양을 공급하는 단맛이 나는 최음제 성분이나 약물을 복용하면 효과가 좋다.

·다투의 증가(항진)와 감소(저하)

몸속 모든 7가지 다투의 수치는 아그니로 알려진 특별한 소화능력과 효소에 좌우된다. 사람의 몸에는 총 13개의 아그니가 있으며 그 중 7개는 다트바그니다. 만약 이 다트바그니가 모두 조화를 이루면 다투 또한 조화를 유지할 수 있다. 다트바그니의 활동이 너무 왕성해지면 음식물의 대사가 과도하게 이뤄져 다투의 기능이 감소되는데, 그 이유는 모든 7개 다투의 재생에 필요한 가장 근본적인 요소가 바로 음식물 소화로 얻어지기 때문이다. 반면, 다트바그니의 기능이 약해지면 다투의 수치가 증가하고 소화능력이 나빠진다. 각각의 다투는 순서에 따라 이전 다투로부터 영양을 섭취하기 때문에 한 개의 다투가 손상되면 뒤따르는 다음 다투가 영향을 받을 수밖에 없다. 따라서 모든 다투의 조화를 유지하기 위해서는 반드시 7가지 다트바그니의 균형을 유지해야만 한다.

6. 오자스: 필수 에센스

오자스는 음식물이 라사에서부터 수크라까지 전달되는 각 과정마다 분비된다. 오자스는 7가지 다투의 에센스로 자가면역체계를 지원하는 모든 종류의 호르몬 분비 물질이다. 이는 곧 '원기를 북돋는다'라는 의미로 해석되며 의학용어로는 '발라', 즉 질병에 대응하는 내적인 힘(면역력)을 뜻한다. 꽃에서 꿀을 채취하는 꿀벌처럼, 소화의 불은 각 다투의 에센스에서 오자스를 추출한다. 다투와 마찬가지로 오자스 또한 아하라 라사(영양 혈장-음식의 대사를 통해 얻는 영양이 풍부한 성분)로부터 영양을 공급받는다. 오자스는 '프라나(생명력)'의 수용소다. 전신에 모두 존재하는 오자스가 그 중에서도 주로 심장과 밀접한 관계를 가진 만큼 심장은 오자스의 주요 활동위치이며 오자스 또한 심장의 동맥을 통해 전신으로 전달된다. 오자스가 심장에 머문다는 또 다른 증거는 바로 오자스가 사트비카(순수한 본질)적 생각과 표현, 신앙심, 훌륭하고 믿음직한 인성, 긍정정인 태도, 헌신, 신앙심, 믿음, 신뢰감, 열정을 불러일으키는 데 있다. 우리가 프라나야마(규칙적인 호흡), 명상, 기도를 많이 하면 할수록 좀 더 많은 오자스와 테자스(불)를 얻어 좀 더 해박해지고 개화될 수 있다. 오자스와 테자스가 없으면 신체 부위가 부패되고 결과적으로 프라나(생명)를 잃는다. 오자스는 부드럽고 시원하고 유분기가 있으며 붉고 노랗고 흰 빛을 띤다. 오자스는 두 종류로 구분된다.

1. **파라**: 심장에 위치하며 8가지 급소를 보유한다. 파라가 완전히 감소하면 죽음에 이른다.
2. **아파라**: 전신에 걸쳐 퍼져있으며 일반적인 양은 한 줌 정도이다. 아파라 오자스가 감소하면 생기와 열정과 체력을 잃고 면역력이 감소되어 다양한 질병에 걸린다.

·**오자스의 기능과 그 중요성**: 오자스는 신체에 힘과 광채를 더해준다. 모든 다투의 에센스인 오자스가 몸속에서 감소되면, 아무리 조화로운 상태의 다투였더라도 오자스의 감소에 상응해 각각의 기능이 저하된다. 이와 같이 오자스는 모든 다투가 안정된 상태에 머물도록 유지해주며 영양을 공급해준다. 모든 신체적, 심리적, 감각적, 운동적 기능은 오자스의 기능 덕에 가능해진다. 또한 오자스는 기쁨, 외로움, 의지력, 지성, 결단력, 오만감, 인내력, 열정의 원천이다. 이외에도 언변과 외모를 더욱 빛나게 해주고 면역력을 끌어올려준다. 쉽게 말해, 오자스는 생명과 건강과 행복감을 만들어주는 연료이다. 일부 학자들은 오자스를 우파다투(부가적인 다투)로 간주하기도 한다. 이는 오자스가 모든 다투의 에센스이며 다투와 마찬가지로 인체를 지탱해주기 때문이다. 그러나 모든 다투 중 단 한 개의 다투만에라도 영양을 공급하고 그 다투를 지탱해주기에는 오자스의 양이 매우 미미하다.

·**오자스 감소 원인**: 억눌린 화, 걱정, 두려움, 외로움 및 해소되지 못한 다양한 감정, 다투, 도샤, 말라의 감소, 과도한 단식 또는 불충분한 식사, 건조식품 섭취,

과로, 불면증, 카파, 혈액, 정액 및 노폐물의 과도한 분비, 병이나 사고로 인한 쇠약은 오자스의 감소를 양산한다.

·**오자스 감소 증상**: 소심하고 겁 많은 성격, 건조하고 윤기 없는 피부, 수척함, 불안, 일반적인 심신 약화, 불안과 긴장감 증가, 장기 통증과 피로 및 삶에 대한 열정 상실 등의 증상이 발생한다. 또한 면역력이 약해지고 의지력, 결단력, 동기가 감소된다.

·**치료법**: 달고, 차갑고, 부드럽고, 유분이 있고, 가볍고, 건강에 유익한 음식과 우유, 장수를 촉진하는 한방약, 꽈리(마스바간다) 및 기타 원기회복 약품, 최음제는 몸속의 오자스를 증가시키는 데 도움이 된다. 이와 함께 행복함을 느끼며 건강한 생활방식을 따르는 것도 오자스를 증가시키는 데 좋다. 말라와 다투의 스오타(통로)를 깨끗하게 유지하는 것도 중요하다. 오자스가 증가하면 만족감과 행복을 느끼고 심신이 강해진다. 오자스는 과하게 넘쳐도 몸에 유익하며 오자스의 증가는 어떠한 장애나 질병도 불러일으키지 않는다. 그 누구보다 아이들에게는 오자스를 증진시켜주는 식습관과 생활방식을 따를 수 있도록 권장되어야 한다. 그래야만 신체가 건강하고 활기차고 경건해지며 삶의 모든 순간을 성취할 수 있기 때문이다.

7. 우파다투: 피하 조직

비록 몸속에 비례하는 양이 적고 다른 다투의 생성과정에는 관여하지 않지만, 몸을 지탱해주고 형태를 유지해주는 인체의 구성요소를 우파다투 또는 피하조직이라 부른다. 다투와 우파다투의 가장 큰 차이점은, 다투는 몸을 유지하고 지탱하는 동시에 순차적인 질서에 따라 영양을 공급받는데 비해 우파다투는 몸을 유지하고 지탱하는 기능만을 수행한다는 점이다. 우파다투라고 명명된 이유는 우파다투가 다투로부터 생성됐기 때문이다.

• 우파다투(피하 조직)의 영양분

라사다투의 영양분(사라)이 순차적으로 다음 다투, 라크타(혈액)에 영양을 공급하는 과정처럼, 라사다투는 또한 우파다투에 속하는 모유와 월경혈을 생산한다.

혈액이 규칙적으로 생성되는 데 반해 월경혈은 한 달에 단 한 번만 생성되며 우타다투인 만큼 그 양이 적을 수밖에 없다. 다시 한번 언급하자면, 라사다투의 영양분(사라)은 맘사다투를 생산하며 정맥과 동맥에 영양분을 공급한다. 비슷한 원리로, 맘사다투는 메다다투로 전환되고 메다와 아스티를 생산하며 각각 신경과 인대, 관절에 영양을 공급한다. 이렇게 영양분을 공급받아 만들어지는 모유, 월경혈, 동맥, 정맥, 지방, 피부, 신경이 바로 7가지 우파다투이다. 이 모든 우파다투는 다투에서 직접적으로 파생됐다. 그 중 가장 중요한 3개의 우파다투에 대한 설명은 다음과 같다.

·피부

피부는 몸을 감싸고 있다. 열, 차가움, 가벼움, 무거움, 딱딱함, 부드러움 등과 같은 자극을 감지하는 데 도움을 준다. 또한 온 몸을 보호하는 역할도 한다. 피부에는 모든 다섯 가지 원소가 포함되어 있긴 하지만 그 중에서도 바람 원소가 가장 지배적이다. 그 덕분에 피부는 바람 원소에 내재된 촉각의 특성을 갖추고 이를 통해(접촉) 감각을 감지한다. 촉각 인지 외에도, 피부는 체온을 정산적으로 유지시켜주고 태양의 열 에너지를 흡수하며 영양분을 흡수하고 윤기를 뿜어낸다. 땀샘 또한 피부에 속하며, 햇빛을 통해 받은 에너지를 흡수한다.

·모유

우파다투 중 모유는 오직 여성에게만 존재한다. 모유는 영아에게 최상의 영양분과 항체를 제공해주는 가장 좋은 최선의 영양소다. 따라서 모유는 '생명수'라 불리기도 한다. 모유는 아하라 라사(영양 혈장) 속 단 성분의 잔여물이며, 수크라처럼 전신에 존재하지만 필요할 때에는 가슴으로 모인다.

건강하고 영양성분이 풍부한 모유는 물과 쉽게 혼합되며 달콤하고 노란빛을 띠며 냄새가 없다. 그리고 이러한 모유를 최고의 모유라 여기는데, 아기의 몸속 도샤의 균형을 유지시켜주고 질병으로부터 아기를 지켜주기 때문이다.

우파다투의 감소는 카파자 음식의 섭취량을 늘리면 개선된다. 모유가 과하게 나오는 경우에는 정화요법(빨아내거나 유축기 사용)을 통해 치료할 수 있으며 몸을 가뿐하게 해주는 성질의 음식을 섭취해야 한다.

·월경혈

월경혈 또한 여성에게만 나타나는 우파다투이다. 월경혈은 사춘기(12세 이상)를 지낸 여성의 자궁에서 한 달에 한번 배출된다. 일반적으로 월경기간은 3~5일 정도 지속된다. 40~50세의 여성은 갱년기와 함께 월경이 중단된다. 월경혈의 기본 역할은 수정이 잘 이뤄지도록 난포를 성장시키는 것이며 월경혈의 특성은 일반 혈액과 크게 다를 게 없다.

월경혈은 한 달에 한번 통증 없이 배출되고, 그 양이 너무 적거나 많지 않으며, 붉은 연꽃과 같은 색을 띠고, 옷에 묻더라도 쉽게 지워지며, 점도가 높지 않고, 5일 이상 지속되지 않을 때 가장 건강한 상태라고 볼 수 있다.

우파다투가 과도하게 증가하면 월경혈의 양도 과도하게 많아지고, 월경통이 수반되며 악취가 난다. 이로 인해 몸이 쇠약해지거나 심각한 경우 자궁에 종양이 발생한다. 반면, 우파다투가 감소하면 월경이 늦어지거나 월경혈의 양이 적어지고 골반에 통증이 발생할 수 있다.

8. 말라: 노폐물 또는 배설물

음식물은 대사가 된 뒤 두 가지 물질로 구분된다. 첫 번째는 다투에 영양을 공급하고 재생을 돕는 사라(프라사다)이고, 두 번째는 대변이나 소변, 땀 등의 형태로 몸 밖으로 배출되는 잉여성분 성분인 아사라(키타)다. 이렇게 배출되는 모든 성분은 말라스(더럽히다의 뜻을 가진 말리나에서 파생)라 부르는데 이런 잉여물질이 몸에 독소를 배출하기 때문에 말라스(노폐물)라는 이름이 붙여진 것이다. 만약 말라스가 바타 또는 다른 도샤에 의해 오염되면, 두샤스(오염물)이라고 불린다. 이러한 말라스를 규칙적으로 몸 밖으로 배출하는 것은 건강을 위해 매우 중요하다.

자얀테비비다 로가 프라야소 말라간카야트.

사르베사메바 로가남 니다남 쿠피타 "말라."

독성 노폐물이 몸 안에 다량 축적되면, 다양한 종류의 질병을 초래하게 된다.

소화되지 않은 음식물 외에도, 말라스는 조직의 대사활동 과정에서 발생되는 독성성분을 포함한다. 그 밖에도 소화 과정에서 성장하지 못했거나, 죽었거나, 기능을 못하는 조직 또한 말라스에 포함되며, 손상된 바타, 피타, 카파도샤와 그 밖의 독성성분도 말라스로 구분되고 몸에서 배출하는 불필요한 성분도 말라스에 포함된다.

말라스는 축적된 뒤엔 배설을 위해 직장, 방광, 땀샘 및 기타 배설 통로로 이동하는 본질적 특성을 가지고 있다. 대변, 소변, 땀 외에도 손톱이나 머리카락, 체모, 수염, 코(콧물), 귀(귀지), 눈, 입(가래)에서 발생되는 모든 게 노폐물이다.

다른 모든 신체기관과 마찬가지로 말라스에도 각각 연관된 5가지 원소가 있다. 말라스 중에서도 대표적인 3개의 말라스, 대변과 소변, 땀과 관련한 원소는 다음과 같다.

말라(노폐물)	지배적인 원소
1. 대변(무리사)	지구 원소
2. 소변(무트라)	물 원소 + 불 원소
3. 땀(스베다)	물 원소 + 불 원소

1) 대변

대변에는 소화되지 않은 음식물(아사라)과 조직 세포에서 생성된 노폐물이 포함되어 있다. 이 때문에 며칠 동안 식사를 하지 않더라도, 조직 세포는 계속해서 노폐물을 생산하기 때문에 대변이 나온다. 뱃속의 태아도 자궁 속에서 배설을 한다. 조직세포의 건강을 위해서는 반드시 규칙적으로 대변을 몸 밖으로 배출해야 한다. 만약 규칙적인 배변 활동이 이뤄지지 않거나 대변을 시원하게 배출하지 못한다면, 요통(허리통증)이나 류마티즘, 좌골 신경통, 출혈성 뇌졸증, 마비, 기관지염, 기관지 천식과 같은 병마의 위협이 쉬워진다. 그렇기 때문에 아유르베다 전통의학에서는 모든 질병에 있어 가장 우선적으로 처방하는 약이 바로 완화제다. 장 속에 말라(노폐물)가 축적되면 회충과 기타 유해한 미생물이 번식하기 적합한 환경이 조성될 뿐만 아니라 장에 유익한 미생물이 서식할 공간이 사라져 체내 자연 미생물의 유익한 작용이 방해받는다. 따라서 건강을 위해서는 대변을 포함한 모든 노폐물의 규칙적이고 적절한 배출이 필수적으로 이뤄져야 한다.

·대변의 기능

대변은 단순히 몸 밖으로 배설되는 노폐물 그 이상으로써, 대장을 지탱하고 대장이 제 기능을 발휘하도록 힘을 실어주며 '바타'와 '아그니(불)'를 체내에 지속시킨다. 대변활동이 없으면 장은 붕괴된다. 대변은 인간이 살아가는 데 필요한 기본 요소다. 비록 '말라스(노폐물)'가 체내에 불필요한 폐기물질로 간주되긴 하지만 엄밀히 따지면, 소변과 대변은 노폐물이 아니다. 이 두 가지 노폐물은 사실 각 기관의 생리적인 기능을 위해 어느 정도는 몸에서 필요로 하는 요소들이다. 예를 들어, 대변은 장 조직을 통과하며 영양을 공급한다. 음식물이 소화된 후에는 다양한 영양소가 대변 속에 머문다. 이후, 대변 속 영양분은 장에 흡수되고 나머지는 몸 밖으로 배설된다. 이런 이유에서 다투의 기능 저하로 결핵에 걸린 환자는 대변의 영양소를 통해 에너지를 제공받아 체력을 회복하고 영양을 공급받는다. 그렇기 때문에 결핵 환자는 절대 과도한 배변을 하지 않도록 관리되어야 한다. 결핵을 앓는 환자들은 배변의 양이 조금만 증가해도 심각한 쇠약증상이 나타나기 때문이다.

장 속 대변의 양이 너무 많으면 콕콕 쑤시는 듯한 통증, 헛배부름, 복부 팽만감, 과민성 대장, 복부 팽창, 불편함, 묵직함과 같은 느낌을 받는다. 대변의 과도한 증가는 다름아닌 '과식'과 '소화불량'이다. 반대로 변의 양이 부족하면 바타가 장 속에 경련을 일으켜 대변을 위로 올려 보낸다. 대변이 부족한 원인으로는 설사, 과도한 배변 활동, 단식, 식사량 부족 또는 섬유질 섭취 부족 등이 있다. 대변의 양을 늘리려면 섬유질이 풍부한 검은 녹두나 녹두, 보리, 잎 채소, 통밀 가루 또는 기타 섬유질이 가득 함유된 음식을 다량 섭취해야 한다.

2) 소변

소변 또한 몸속 노폐물 배출에 도움을 준다. 소변은 대장에서 만들어지는데, 그 중에서도 특히 '아사라(소화되지 않은 음식물의 일부)'에서 생성된다. 비뇨기계는 몸속의 과도한 수분과 소금, 질소를 제거해 방광 속에 수분을 가득히 채운다. 소변은 물의 농도와 체액 내 전해질의 농도가 일정하게 유지되도록 도움을 주는 역할을 한다. 이러한 '말라(소변)'의 기능은 개인의 수분 섭취량, 식사, 환경적 온도, 정신상태, 신체적 조건에 좌우된다. 건강을 위해서는 여름뿐만 아니라 겨울에도 충분한 양의 물(최소 3~4ℓ)을 섭취해야 한다. 그리하면 하루 최소 6번 이상 소변을 볼 수 있으며, 소변을 통해 몸속 독소를 함께 배출할 수 있다. 아유르베다 전통의학에는 인간의 소변이 장의 독소를 제거하는 천연 완화제이자 대장의 영양흡수와 배변을 도와주는 요소라고 설명한다.

그러나 소변의 너무 많은 배출은 정상이 아니다. 너무 잦은 배뇨는 방광에 통증을 유발하고 몸이 묵직한 느낌을 주며 심적인 불안함과 신체적인 불편함을 초래한다. 이러한 증상은 또한 소변을 참거나 배뇨가 간절한 상황에서 물을 섭취할 때도 발생한다. 만약 이렇게 몸속에 수분이 빠지지 않고 계속 유지되면, 소변량이 오히려 부족해지고 수분은 신체조직에 쌓인다. 이러한 상태에서는 결과적으로 혈액이 영향을 받아 혈압이 상승한다. 반대로 소변량이 너무 적어도 방광에 찌르는 듯한 통증과 배뇨 횟수 감소, 배뇨장애, 배뇨시 통증(배뇨곤란), 소변색의 변화(일반적으로 노란색으로 변하지만 혈액과 섞이는 경우 붉은기가 나타남)가 발생하며, 과도한 갈증을 느끼고 입안이 마른다. 사탕수수음료, 액체식품, 달고 짜고 신 음식은 소변의 양을 증가시킨다.

3) 땀

땀 또한 대표적인 '말라(노폐물)'다. 땀은 피부를 건강하게 유지하고 신체의 노폐물을 제거하는데 필수적인 요소이다. 땀을 잘 배출하면 피부가 매끄러워지고, 모공 내 유익한 균주가 유지되고, 피부톤과 탄력이 좋아진다. 이외에도 땀은 피부가 체온을 조절할 수 있도록 부수적인 역할을 담당해, 여름과 겨울에도 체온을 일정하게 유지시켜준다.

과도한 열기나 운동, 신체활동은 다량의 땀 배출로 이어진다. 땀은 공기와의 접촉으로 증발되며, 그 과정을 통해 체온을 내려준다. 반대로 날이 추운 겨울에는 몸에서 스스로 땀 배출을 자제해 체온을 유지시킨다. 땀은 4계절 내내 배출되지만, 이러한 땀의 배출을 실질적으로 체감할 수 있는 경우는 눈에 보일 정도로 땀을 과하게 흘렸거나 습도가 높은 환경에 있을 때뿐이다. 땀을 너무 많이 배출하면 냄새가 나고 피부가 가려워진다. 그렇게 되면 진균 감염의 위험에 노출되며 피부의 천연 장벽이 약해진다. 반면 땀을 너무 적게 흘려도 모공 막힘, 피부건조, 피부 갈라짐, 촉감상실, 체모 감소 등의 증상이 발생한다. 이때에는 마사지, 운동, 바람 차단, 발한요법(스베다나) 또는 열찜질, 발한식품(꿀물, 뜨거운 물) 섭취, 발한 약제 활용 등이 땀을 늘리는 데 도움을 준다.

3가지 대표적인 말라스, '대변', '소변', '땀'이 신체의 노폐물임은 분명하지만 건강을 유지하는 데 꼭 필요한 요소임은 두말할 나위가 없다.

4) 기타 노폐물

앞서 언급된 노폐물에 관한 내용은 눈, 귀, 입, 코를 포함한 다른 모든 신체 부위에서 분비되는 노폐물에도 그대로 적용된다. 모든 노폐물의 분비는 반드시 각 장기의 수분이 유지될 수 있을 정도로만 적당히 배출되어야 한다. 만약 너무 많은 노폐물이 발생하면, 해당 장기는 묵직함을 느껴 노폐물의 체외 배출에 더욱 힘쓴다. 반대로 노폐물의 양이 줄어들면 건조함, 통증, 허한 느낌(빈틈)이 발생한다. 노폐물 분비량이 증가하면 그 원인을 노폐물의 과도한 축적에서 찾을 수 있고, 분비량의 감소는 과도한 배출에서 찾을 수 있다.

노폐물의 비정상적인 '증가'와 '감소'는 모두 건강에 위험하다. 그러나 둘 중에서 건강에 더 해로운 것은 '노폐물 분비의 감소'이다. 그 이유는 바로 노폐물이 감소하면 해당 장기의 정상적인 기능을 보조하던 노폐물의 기능도 그만큼 감소하기 때문이다. 모든 노폐물은 원래 약간의 악취를 발산하지만, 갑자기 악취가 심해졌다면 무언가의 균형이 무너졌을 수도 있으므로 관심을 가지고 해당 부위를 자세히 관찰해야 한다.

5) 도샤, 다투, 말라의 상관관계

'도샤', '다투', '말라스', 이 3가지 요소는 특정 측면에서 몸의 기반을 형성하고, 신체의 빌딩블록(지지대)이자 몸을 지탱해주는 힘의 근원이라 볼 수 있다. 따라서 이들의 상호 협동성과 상호 의존성은 중요하지 않을 수 없다.

바타는 '아스티다투(뼈)'에 위치하고 피타는 '라트타다투(혈액)'과 '땀', 카파는 주로 '나머지 다투'에 위치한다. 그렇기 때문에 도샤의 균형을 바로잡기 위한 처방전은 각각 해당 도샤가 머무르는 다투에 직접적인 영향을 줄 수밖에 없다. 여기서 예외는, '바타도샤'와 바타도샤가 머무는 '뼈 조직'이다.

일반적으로, 도샤와 다투의 증가는 몸을 가볍게 만드는 요법(아산타르파나)과 단식으로 다스리며, 도샤와 다투의 감소는 영양보충과 체력강화(산타르파나)로 다스린다. 바타의 불균형에 권장되는 치료 요법은 앞서 언급한 치료 요법과는 반대된다. 예를 들어 바타의 증가를 위해서는 영양보충과 체력강화 요법을 적용하고, 반대로 감소에는 단식과 몸을 가볍게 하는 치료법을 적용하기 때문이다.

9. 소화와 신진대사

우리가 단백질, 탄수화물, 지방, 미네랄, 비타민의 형태로 섭취하는 음식은 다투에 영양을 제공하고 체력과 강건함 및 신체의 색소, 지각능력, 이해력, 이해심, 지능, 장수를 제공한다. 그러나 이것은 섭취한 모든 음식이 신체 조직에 성공적으로 흡수됐을 때 가능한 이야기다. 이러한 전 과정을 통틀어 '소화와 신진대사'라 일컬으며 이 과정을 담당하는 요소를 '아그니' 또는 '생물학적 불'이라 부른다. 아그니는 소화와 신진대사의 '촉매제'다. '아그니'는 위와 간, 다투의 연결 세포 내에서 소화 효소를 생산해 소화의 다양한 과정과 모든 소화적 측면을 관장한다. 이러한 효소는 '고체' 또는 '고체와 액체의 중간상태' 또는 '액체'로 된 음식을 다투와 말라로 전환시킨다.

소화 과정 중에서 소화된 음식물을 전신에 실어나르는 '비아나 바유'와 영양분을 운반하고 분배하는 '스로타(인체 연결통로)'가 매우 중요한 부분을 차지하긴 하지만, 가장 핵심적인 역할을 담당하는 건 '소화의 불(자타라그니)'이다. 소화의 불이 없다면 음식물이 소화되지도 못할 뿐만 아니라 다투 또한 제 기능을 제대로 수행하지 못하기 때문이다.

아유르베다 전통의학에서는 '아그니(소화의 불)'의 소멸은 인간의 삶에 치명적이라고 묘사했다. 아그니가 손상되면 다양한 병마가 우리를 공격한다. 그러나 아그니가 정상적으로 조화를 이루면, 우리는 장수와 더불어 질병 없는 삶을 영위할 수 있다.

1) 아그니의 종류

'아그니'는 다양한 '아그니스'의 한 종류이다. 아그니스는 일반적으로 총 13가지로 구분된다.

1. 자타라그니
2~8. 다트바그니 - 7가지 종류
9~13. 판짜부타그니 - 5가지 종류

(1) 자타라그니: 소화의 불

'자타라그니'는 '파카챠그니(소화의 불)' 또는 '카야그니(몸의 불)'로도 알려져 있다. 다양한 아그니 중 자타라그니(소화의불)의 중요성은 이미 앞서 언급된 바 있다. '자타라그니'의 주 위치는 배꼽 주위의 '복부'와 '장(소장 및 대장)'이다. 태양이 빛을 조사해 연못이나 호수, 강가의 수분을 흡수하는 원리와 마찬가지로 배꼽 주위로 위치한 자타라그니는 음식물이 섭취되는 순간부터 본연의 에너지를 이용해 음식물을 소화시킨다. 우리가 섭취하는 음식물은 모두 좀 더 작은 단위로 쪼개지고, 이후 자타라그니에 의해 우리 몸을 구성하는 성분과 유사한 성분으로 변환된다. 이처럼 자타라그니의 가장 대표적인 기능은 대사과정의 '첫 개시'이다. 해당 기능은 장수를 촉진할 뿐만 아니라, 안색, 음성, 체력, 에너지, 신체 발달, 열정, 오자스, 체온과 같은 신체 기능 및 다른 모든 아그니가 제 기능을 할 수 있도록 만들어준다. '자타라그니'의 이러한 '조절능력'이 제대로 발휘가 되면 반드시 '아그니'가 균형 잡힌 상태로 유지되어야 한다. 자타라그니는 그 수치와 강도에 따라 다음과 같이 4가지 상태로 구분된다.

(a) 비삼마그니: 아그니의 불안정한 상태(비정상적 소화의 불)

'비정상적 소화의불(비삼마그니)' 이라는 명칭에서 알 수 있듯이 이와 같은 상태의 아그니는 절대로 안정된 상태가 아니다. 비삼마그니는 강도의 높낮이가 계속해서 변경되고 균형이 거의 항상 무너져 있는 상태다. 그렇기 때문에 비삼마그니의 변화무쌍한 상태에 따라 음식물의 소화도 너무 빨리 이뤄지거나, 너무 늦거나 또 때로는 정상적으로 이뤄진다. 이러한 상태는 주로 바타도샤의 증가로 발생한다. 더불어 복통, 변비, 부글거림, 복부의 묵직함, 과민성 대장, 바타의 상향이동, 복수, 이질, 설사와 같은 증상이 나타난다.

(b) 티크스나그니: 아그니의 기능이 과한 상태(소화의 불 기능 항진)

'티크스나그니'는 자타라그니의 기능이 과해진 상태를 의미하며 음식물의 소화가 너무 빠르고 신속하게 발생해 과식을 유발한다. 티크스나그니는 '아티아그니' 또는 '바스마타'라고도 불리는데, 이는 굉장히 많은 음식을 섭취하는 사람이 많은 양의 음식을 매우 빠르게 모두 소화시킬 수 있는 상태를 뜻한다. 이러한 상태는 피타도샤의 악화로 발생한다. 티크스나그니 상태의 환자는 목과 입술, 입천장의 건조함을 호소한다. 또한 소화의 마지막 과정에서 해당부위에 발열과 함께 타는 듯한 느낌과 건조함이 나타난다.

(c) 만다그니: 아그니의 기능이 약해진 상태(소화의 불 기능 저하)

'만다그니'는 자타라그니의 강도가 낮은 상태로 소량의 음식도 소화에 어려움을 겪는다. 이렇게 소화력이 저하되고 또 소화가 더딘 상태는 카파 도샤의 악화에서 비롯된다. 만다그니 상태의 환자는 복부와 머리가 불편하고 묵직한 느낌을 받고, 기침과 기관지천식이 발생하고, 타액의 분비와 구토 및 트림이 증가하며 전반적으로 몸이 쇠약해진다.

(d) 삼마그니: 균형 잡힌 상태의 아그니(조화를 이룬 소화의 불)

바타, 피타, 카파 도샤가 모두 균형을 이루면 자타라그니 또한 균형 잡힌 상태가 되어 적당량의 음식을 섭취하고 적시에 적절한 소화가 이뤄진다. 이러한 상태를 '삼마그니(균형 잡힌 아그니)'라 부른다. 삼마그니 상태에서는 모든 소화과정이 정상적으로 이뤄진다. 이는 건강하고 정상적인 소화를 위한 가장 이상적인 아그니 상태이다.

(2) 도샤와 자타라그니

'아그니(소화의 불)'는 음식물의 소화와 흡수를 돕는다. 이러한 아그니의 기능은 도샤로 인해 그 강도에 영향을 받는다.

도샤	아그니의 강도
바타	불규칙(가끔씩 기능이 과하고 때때로 기능 저하)
피타	기능이 과한 상대(극심함)
카파	느린 상태(더딤)
바타, 피타, 카파의 균형	안정된 아그니(조화로운 상태)

2) 부타그니스: 아그니의 5가지 원소

아그니의 원소는 총 5개로 모두 간에 위치한다. 5가지 아그니는 원소의 역할에 따라 다음과 같이 분류된다.

1. 바움아그니(지구원소), 2. 아피아그니(물원소), 3. 아그니야그니(불원소), 4. 바야비아그니(바람원소), 5. 아카사그니(공간원소)

'부타그니스(다섯 종류의 아그니)'는 자타라그니가 분해해 둔 음식물 속에 내재된 5가지 원소 중에서 자신과 상응하는 원소를 골라 체내에 이미 내재된 다른 5가지 원소에 부합할 수 있는 상태로 전환시킨다. 즉, 간에 위치한 부타그니스는 음식을 5가지 원소로 분열해, 각각의 신체 기관에 위치한 5가지 원소에 영양을 공급한다.

3) 다트바그니스: 다투(조직) 아그니

'다트바그니스'는 서열상 체내 세 번째 아그니로써, 조직의 일반적인 신진대사 전환 과정을 보조한다. '자타라그니'와 '부타그니스'는 '안나 라사(영양-혈장)'를 다섯 원소로 전환한다. 이렇게 전환된 안나 라사(영양-혈장)는 다투의 연결통로로 이동하고 이곳에서 다시 '다트바그니스'에 의해 더 많은 대사과정을 거친다. 이렇게 대사된 영양 혈장(안나라사)은 '라사', '라크타' 외 '다른 다투'로 전환된다. 다투의 종류가 모두 7가지인 것처럼, 다트바그니스의 종류도 총 7가지다. 각각의 다트바그니스는 주로 활동하는 조직(다투)의 명칭을 따서 이름붙여졌다.

1. 라사그니, 2. 라크타그니, 3. 맘사그니, 4. 메다그니, 5. 아스티아그니, 6. 마짜그니, 7. 수크라그니(남성) 및 라고그니(여성)

다양한 아그니는 다투의 재생과 말라스(노폐물)의 생산에 관여한다. '다트바그니'가 손상되면 각각 그에 상응하는 다투의 기능저하 또는 항진이 발생한다. 만약 다트바그니가 너무 과하게 연소되면, 몸에서 정상적으로 필요로 하는 만큼의 다투

(조직)를 형성할 수 없다. 반대로 다트바그니의 기능이 약해지면, 좀 더 많은 조직이 생겨나지만 그 질적인 면은 매우 열등하다. 3가지 아그니의 작용으로 이뤄지는 모든 소화과정은 다음과 같다.

'음식물'은 입안에서 '침'과 함께 섞이고 이로써 혀는 그 맛을 '인지'한다. 이후 음식물은 '위'로 이동해 위산과 소화액의 작용으로 '고체'에서 거품이 있는 부드러운 '액체' 형태로 전환된다. 소화의 첫 번째 과정에서는, 거품기가 있는 '카파'와 '마두라 라사(단맛)'이 형성된다. 이를 통해 소화과정이 정상적으로 진행됨을 판단할 수 있다. 첫 번째 소화과정을 마친 반 정도 소화된 '액체 상태의 음식물(아하라 라사)'은 십이지장을 거쳐 '소장'에 도달한다. 이곳에서 '자타라그니'는 '사마나-바유' 및 '파카카 피타'와 함께 작용한다. 파카카 피타는 액체 상태의 음식물 속 수분을 흡수하여 '핀다'라 불리는 고체 덩어리로 전환시키는데 바로 이 과정에서 '카투 라사(자극적인 톡소는 맛과 향)'와 '바타'가 생성된다. 이후 음식물은 다음과 같이 2가지로 분리된다.

1. '사라' 또는 '프라사드', 2. '아사라' 또는 '키타'

정상적으로 소화된 음식물이 액상으로 전환된 상태를 '사라'라고 분류한다. 이 형태는 일곱 가지 다투 중 서열상 첫 번째인 '라사다투(혈장)'로, 소화과정 속 자타라그니의 영향으로 달고 부드러운 속성을 지닌다. 혈장은 이후 다른 조직에 영양을 공급하며 다른 조직의 형성을 돕는다. 그러나 이때 자타라그니의 기능이 떨어지면, 혈장의 맛이나 냄새가 자극적이고 시큼하게 변한다. 이런 상태를 '아마' 또는 '아마 라사(제대로 소화되지 못한 음식물 덩어리)'로 구분한다. 여기서의 '아마'는 '독소'를 의미하며 다양한 질병발병의 원인인자이다. 소화되지 않은 음식물이나 또는 정상적으로 흡수되지 않은 음식물은 '아사라' 또는 '키타'로 분류된다. 아사라의 고체 부분은 대변으로 변하고 액체 부분은 소변이 되며 모두 노폐물의 형태로 대장 하부에 모인다. 이 단계에서는 5가지 부타그니스가 대사 과정에 합류한다. 5가지 부타그니스는 소화된 음식물의 액상 상태에서 각각 자신의 원소에 부합하는 성분을 체내에 부합하는 원소의 형태로 전환시킨다. 이를 통해 특히 체내 곳곳에 위치한 지구 원소가 많은 영양을 공급받는다.

소화된 액상 상태의 음식 또는 '영양-혈장(아하라 라사)'은 이후 '라사 다투(혈장)'의 형태로 영양-혈장을 운반하는 신체 연결통로(스로타)를 통해 몸속을 순환한다. 이렇게 혈장(모든 다투의 본질적인 구성요소)은 영양분을 가득 싣고 팔다리를 포함한 신체의 모든 장기로 이동하고, 다트바그니의 소화작용을 이용해 각 조직에 영양을 공급해 오자스(모든 다투의 에센스)를 만들어낸다. 이때, '피타'는 모든 소화 과정 속에서 빠질 수 없는 중요한 역할을 한다. 따라서 수많은 아유르베다 전통의학자들이 아그니와 피타를 동급으로 간주하기도 하지만, 아그니와 피타는 작은 차이점을 가진다. 일곱 가지 다트바그니는 모두 제 기능을 발휘하도록 보조하는 '파카카 피타'를 함유하고 있다. 아그니 또한 피타를 함유하지만 그 외에도 다른 요소를 포함하고 있으며 바로 이 아그니 속에 포함된 여러 요소들의 결합으로 소화 과정이 완전하게 이뤄진다. 7개의 다트바그니는 7가지 다투의 생성을 위해 혈장(라사)을 순환시킨다. 앞서 다투는 3가지 부분으로 구분된다고 언급된 바 있다.

1. 스툴라(비대한 요소), 2. 수크스마 또는 아누(섬세한 요소), 3. 말라(노폐물)

다투의 비대한 요소는 각각 해당하는 다투(조직)에 영양을 공급하고, 다투의 섬세한 요소는 서열에 따라 다음 다투를 생성하며, 노폐물은 각 조직의 부산물 또는 노폐 물질을 생성한다. 이러한 방식으로 모든 다트바그니의 활동은 일부 부산물과 노폐물을 생성시킨다. 예를 들어 '사라(음식의 영양성분)'가 다트바그니의 '비대한 요소'에 의해 작용하면 '라사 다투'가 생성된다. '라크타 다투'와 '말라 다투'를 생성하는 다트바그니의 '섬세한 요소'는 '카파(가래, 침, 이와 비슷한 분비물)'로 전환된다. 나머지 다트바그니 또한 비슷한 원리로 작용하는데 다음 〈표 9〉를 통해 자세히 비교해볼 수 있다.

〈표 9〉 다투, 우파다투, 다트바그니의 기능

	다트바그니/다투	우파다투	포사나(영양공급)	니르마나(생성)	말라(노폐물 생성)
1	라사	모유, 월경혈	라사 다투	라크타 다투	카파
2	라크타	힘줄, 정맥	라크타 다투	맘사 다투	피타
3	맘사	지방, 피부	맘사 다투	메다 다투	코와 귀의 분비물
4	메다	인대	메다 다투	아스티 다투	땀
5	아스티	–	아스티 다투	마자 다투	모발, 체모, 손톱
6	마짜	–	마짜 다투	수크라 다투	피부의 유분, 눈의 분비물
7	수크라	–	수크라 다투	–	–

4) 아마 라사

자타라그니 또는 다트바그니의 감소하면 음식물이 위와 장에서 적절하게 소화되지 못해 '아마 라사(영양 혈장, 소화되지 않은 음식의 영양 성분)'가 발생한다. 이처럼 소화되지 않은 음식을 '아마' 또는 '아마 라사'라 부른다.

아마 라사는 독소로써 몸속에 발생하면 다양한 질병을 양산한다. 그 이유는, 소화되지 않은 아마 또는 아마 라사에 존재하는 성분이 몸에서 흡수 가능한 형태로 전환되지 않기 때문이다. 따라서 다투 및 다른 신체 부위에서 일반적으로 진행되는 '대사된 음식물의 흡수 과정'이 일어나지 않는다.

아마는 신체 연결통로(스로타) 속에서 쉽게 이동하지 못하는 성질을 띠기 때문에, 결국 폐나 심장 또는 다른 장기에 축적된다. 보통 신체 중 가장 대표적으로 빈 공간이 가장 많은 4가지 부위(뇌, 흉부, 복부, 골반)에는 아마 라사가 쉽게 축적된다.

그리고 그 중에서도 독소가 가장 빈번히 축적되는 부위는 바로 복부이다. 복부에 독소가 축적되면 소화불량을 포함한 여러 가지 질환이 발생한다. 또한 '아마 라사' 가 '도샤'와 결합하면 다른 장기를 공격해 알레르기, 기관지 천식 등 여러 질병을 유발한다. 만약 아마 라사의 발생 원인이 '다트바그니의 약화'라면, 서열상 순차적 으로 이어지는 다음 다투, 예를 들어 '라크타 다투'가 영양을 공급받지 못해 다양 한 질환이 양산된다.

　모든 질병은 '어느 정도' 또는 '상당히 긴밀히' 독소의 형성에 영향을 받는다. 아 유르베다 전통의학에서는 '아마 라사'를 '아마야'라고 부르기도 한다. 병을 유발하 는 아마 라사는 '판카카 아그니(소화의 불)'에도 유해한 영향력을 행사해 대사 과정 을 약화시키고, 소화불량을 일으키며, 스로타(신체 연결통로)를 차단한다. 아마 도 샤는 신체의 다양한 부위에 발생 가능하다. '가장 약한' 장기와 아마 도샤와 '원소 의 구성이 비슷'한 장기는 아마 도샤 축적의 가장 취약한 부위다.

5) 사마 질환 증상

　'사마 도샤(사마질병)'의 증상으로는 땀과 소변의 배출이 막히고, 스로타스(신체 연결통로)가 차단되며 기력이 쇠하고, 몸이 묵직하고, 비타의 순환이 잘 이뤄지지 않고, 무기력함과 타액 및 가래 증가가 있다. 이 외에도 배변량이 적어지고 노폐물 배출이 원활하지 않고, 거식증이 발생하거나 피로감을 호소하게 된다.

　앞서 언급된 바와 같이 소화기능의 약화는 아마 도샤의 형성을 유발한다. 아마 도샤 또는 말라의 축적으로 인해 스로타(신체연결 통로)가 막히면 소화액의 분비량 을 늘리거나 스로타 내의 불의 기운을 늘리는 요법을 이용해 아마 라사를 다투로 전환시키거나 말라를 제거해야 한다. 대부분의 아유르베다 의약품에는 소화 능력 을 일정 부분 상승시켜주는 성분이 포함돼 있다. '바마나(치료 목적의 구토)'와 '비레카나(하제 요법)' 같은 정화요법은 축적된 아마 라사와 말라스를 스로타스(신체 연결통로)로 밀어내어 몸을 정화하고 아그니의 기능을 좀 더 효율적으로 개선한다.

유년기에는 아그니의 강도가 강하긴 하지만 이때는 섭취하는 음식량이 많지가 않다. 아그니의 힘은 성장과 함께 증가해 튼튼하고 건강한 소화 및 대장 활동으로 나타난다. 이렇게 몸은 영양을 공급받아 체력을 증진하고 성장한다.

'소화의 불' 강도는 최대 40세까지 계속 증가하다가 40~65세에는 그 강도가 완만히 유지된다. 65세 이후부터는 서서히 줄어들기 시작해 몸에서 필요로 하는 영양소의 섭취를 막는다. 이로 인해 조직(다투)의 형성이 원만히 이뤄지지 않고 조직의 생김새가 변할 뿐만 아니라 질량과 에너지가 부족한 상태에 이른다. 따라서 몸이 쇠약해지고 노폐물의 양이 증가한다. 이와 더불어 지능과 감각 활동도 줄어든다. 이것이 바로 고령기의 건강상태다.

'원기회복(회춘) 요법'은 이와 같은 노화과정을 더디게 만들고 다양한 '아그니(완전한 소화 시스템)'의 활동력을 강화해 관련된 질병을 예방한다.

10. 체력

'체력(에너지)'은 건강한 삶과 삶의 다양하고 중요한 활동에 매우 중요한 요소다. 그저 평범한 일상생활의 수행에도 힘과 에너지가 필요하다. 필요한 에너지가 없다면 삶에서 마주하는 어려운 상황이나 복잡한 일을 해결하지도 못할 뿐만 아니라 일상생활마저도 버거워진다. 단순히 신체 구조만 보고선 체력을 판단할 수 없다. 의사는 환자에게 적절한 처방을 내리기 전에 반드시 병의 심각성을 진찰하고 환자의 체력을 확인해야 한다. 체력은 피로하지 않은 상태에서 기본 활동이나 신체적 운동

활동의 역량이 얼마나 되는지를 통해 판단할 수 있다.

1) 체력 또는 에너지란 무엇인가?

모든 체내 조직 원소의 최종 '산출물' 또는 '에센스'가 바로 신체의 '힘' 또는 '에너지'이다. 아유르베다 전통의학에서는 에너지 혹은 힘을 '오자스'라 부른다. 오자스는 모든 근육에 양분을 공급하고 근육을 강하게 안정화시켜 힘과 열정을 가지고 모든 활동을 할 수 있게 만든다. 목소리의 상태와 피부의 광채 또한 오자스가 관장한다. 몸에서 생성되는 힘·에너지 덕분에 신체 안팎의 모든 기관은 각자의 기능을 충분히 발휘할 수 있다. 사실상 체력은 몸속 '오자스' 및 '테자스'와 긴밀한 연관관계에 있다.

2) 테자스 힘

아유르베다 전통의학에서는 '테자스'가 '아그니 마하부타(불의 원소)'에서 파생됐다고 보고있다. 대사 과정 중에서 '액상화 된 지방(바사)'은 복부에 이미 축적되어 있던 지방에서 파생되어 생성되는데, 이것이 바로 '테자스'이다. 테자스는 여성의 몸에 많이 존재한다. 그런 까닭에 여성의 신체가 남성의 신체에 비해 좀 더 물렁거리고, 부드럽고, 체모가 부드럽고, 생기있고, 시력이 좋고, 소화력과 대사활동이 뛰어나고, 체형이 안정화되고, 눈에 띄고, 아름다운 것이다.

3) 오자스의 힘

'오자스(정수)'는 앞서 '물 원소'의 성분이 가장 지배적인 매우 중요한 신체 구성요소라고 설명된 바 있다. 카파의 체내 수치가 정상적인 상태, 즉 균형을 이룬 상태에선 오자스가 생성될 뿐만 아니라 그 기능도 좀 더 강해진다. 반면, 카파의 기능이 약해지면 오자스는 '말라(노폐물, 독성 성분)'로 변해 다양한 질환을 유발한다. 본래 오자스는 몸속 일곱 가지 조직(다투)의 '필수 에센스(정수)'이다.

"오자스는 신체에 면역력을 제공하는 보호 성분이다. 따라서 오자스를 언제나 건강하게 유지해야 한다. 오자스는 면역체계를 강화한다. 오자스가 없다면 약은 아무런 소용이 없다. 오자스를 잃는 순간, 모든 치료가 무의미해진다."

테자스와 오자스가 생산하는 에너지는 '우타마(최고 또는 가장 높은 힘)', '마디아마(보통 또는 중간 힘)', '아다마(평균 이하 또는 낮은 힘)' 3가지로 분류된다. 이 외에도 다른 분류법에 따르면 테자스와 오자스의 에너지는 다음과 같다.

1. 사하자 발라(자연 에너지): '사하자 발라'는 몸에서 자연적으로 생성되는 에너지이다. 라사 다투에 의해 생성되며 가장 뛰어난 에너지이다.
2. 칼라크르타 발라(주기적 에너지): '칼라크르타 발라'는 연령에 따라 특화된 에너지로 각각의 성장단계를 통해 얻는 에너지이다.
3. 유크티크르타 발라(후천적 에너지): 유크티크르타 발라'는 적절한 식사, 올바른 행동습관, 운동, 요가사나스(요가요법), 약과 같은 외부적 영양공급을 통해 얻는 에너지이다.

4) 사트바 파리크샤: 프시케(정신) 검사

체력만큼 중요한 요소가 바로 '프시케(정신 또는 심리 활동)'이다. 프시케는 두 종류로 구분된다. 1. '비루트바(두려워하는 천성)' 및 2. '사히스누트바(인내하는 천성)', '두려워하는 천성'을 지닌 환자는 강하게 침투하는 치료법을 참지 못하기 때문에 의사는 이러한 환자에게는 순한 치료 요법을 처방해야 한다. 또한 이런 종류의 환자들에게는 치료 전 충분한 설명을 하고 마음을 안심시켜야 한다. 의사는 이와 같은 환자의 치료에는 좀 더 많은 수고를 들여야 한다. 반면, '인내하는 천성'을 보유한 환자들은 쉽게 극심한 공포를 느끼지 않기 때문에 의사는 주저 없이 강하게 침투하는 치료 요법을 처방할 수 있다. 이런 류의 환자들은 강한 치료법을 쉽게 잘 참는다. 따라서 비교적으로 치료하기가 쉽다.

5) 사트마야 파리크샤: 적합성 검사

아유르베다 의학에서는 건강 유지와 질병 퇴치를 위해 '적합성(궁합)'을 아는 게 중요하다고 판단한다. 누군가에게는 잘 드는 약이 누군가에게는 부작용을 일으킬 수 있기 때문이다. 간략하게 설명하자면 음식물, 약물, 활동(신체적 정신적 활동), 국가, 시간 및 다른 측면적 요소 및 성분 등이 내게 맞는지 고려해 볼때, 타고난 체질적 특성 또는 경험을 통해 입증된 내 몸에 유익하고 잘 맞는 것이 내게 적합한 것이며 건강을 유지하고 질병을 예방하는 데 도움을 주는 것이다. '적합성'은 매우 중요한 요소가 아닐 수 없다. 적합성은 다음과 같이 4가지 종류로 구분된다.

1. 데하 사트마야(신체의 적합성): 몸에 잘 받으면서 신체에 유익하고 도움이 된다고 확인된 식단과 생활방식은 몸에 적합하거나 좋다. 예를 들어 우유, 요거트, 알코올 성분은 누군가에게는 잘 맞는 반면 누군가에게는 이런 음식보다 묽은 귀리죽, 야채죽, 쌀, 밀 등 곡물 등이 좀 더 몸에 이롭다.
2. 데사 사트마야(특정 지역 또는 국가에 따른 적합성): 특정 지역에서 궁합이 좋은 성분은 다른 지역의 사람들에게는 그 반대일 수 있다. 예를 들어 요거트, 우유, 당분은 특정 지역의 사람들에게 적합하다. 인도를 예로 들자면, 우유는 동인도에 거주하는 사람들에게 이롭다. 생선은 '신두 지방' 사람들과 궁합이 잘 맞고 쌀은 '뱅골', '마드라스', '카슈미르' 등 기타 지역 사람들에 적합하다.

3. 르투 사트마야(계적에 따른 적합성): 일부 성분은 특정한 계절과 궁합이 잘 맞는 다. 기름기가 있고 뜨거운 성분은 초겨울에 적합하다. 자극적이고 쓰고 건조 한 성분은 늦겨울에 잘 맞는다. 차갑고 단 성분은 여름에 유용하다.

4. 로가 사트마야(질병에 따른 적합성): 특정 음식은 특정 질환에 적합하거나 도움 이 된다. 예를 들어 귀리죽은 열병에 도움이 되고, 찜질 요법은 구토에 효험이 있고, 비즙증가제나 훈약은 만성 감기에 좋다.

앞서 언급된 요인 외에도 약물의 사용량, 약물의 특성, 약물의 효과, 시간, 체질, 지역, 병환의 단계 등과 같은 요소는 의사가 적절한 처방이나 치료법을 판단할 때 고려되는 중요한 요소들이다.

6) 활기차고 튼튼한 사람의 특징

질병이나 질환이 없고, 노화의 증상이 없거나 미미하며, 모든 일을 효율적으로 처리하고 일을 즐기며, 물질적 정서적 지식이 풍부하고, 신체가 잘 발달하고 튼튼 하며 에너지가 넘치고 건강한 사람이 '활기차고 튼튼한 사람'이다.

그렇다면 '잘 발달된 튼튼한 신체'란 과연 무엇을 뜻할까? 비대한 몸 또는 건강 하고 튼튼하게 보여지는 몸? 그렇지 않으면 건강해 보이지만 힘은 세지 않은 날씬 한 몸? 이와 관련해서는 여러 가지 궁금증이 발생하지 않을 수 없다. 아유르베다 전 통의학에서는 이에 대해, 체형이 잘 잡혀있고 뼈의 생김새가 좋으며 체내에 배치가 잘 이뤄지고, 관절의 모양이 이상적이며 안정적으로 자리잡고, 근육조직이 고르게 분포하고, 체질량지수(BMI)가 정상적으로 균형 상태에 있고, 신체적으로 강하고 효율적으로 활동할 수 있는 몸을 '건강하고 튼튼한 몸'이라고 정의한다. 이는 가장 이상적인 신체조건으로 이런 류의 사람들은 힘이 남들보다 뛰어나고 강하다. 이와 같은 조건을 갖추지 못한 비대한 신체는 보통의 신체에 속하며 힘 또한 중간 또는 보통 수준이고, 잘 발달되지 못한 신체는 다양한 신체요소의 균형이 부족한 열등한 몸으로 힘이 있긴 하지만 그 수준이 낮은 편에 속한다. 반면 정신력에 결함(피를 보면 기절, 사망, 사고 후유증, 사건 후유증, 정신병)이 있고 질병에 쉽게 걸리며 심하게 앓는 사람은 힘있는 사람으로 간주되지 못한다. 이런 부류는 건강하고 튼튼해 보이는 외모를 지녔다고 해도 신체적으로나 정신적으로 나약하다.

7) 체력 관련 질환

몸의 묵직함 또는 나른함, 신체 에너지의 고갈, 무감각, 졸음, 피로, 무기력증, 효율성 저하, 붓기, 근육조직 부족, 실신, 자기연민, 콤플렉스, 우울증, 고집과 같은 증상이나 상태는 체력과 에너지가 저하됐음을 반증하는 증상이다.

의사는 체력저하로 발생한 질환에 처방을 내리거나 환자의 체력을 회복시키기 전 반드시 손상된 도샤의 특성을 살펴야 한다. 그리고 환자의 체력 상태를 염두한 처방을 내려야 한다. 즉각적인 결과를 원한다면 환자는 욕심, 두려움, 분노, 질투, 우울증, 자기연민 등의 정신적 질환을 해소하고 피로를 유발하는 신체적 운동, 과로, 성생활 등을 피해야 한다. 환자는 또한 체력이 소모되는 활동에 너무 치중해서도 안 된다. 이런 류의 환자들에겐 결핵이나 만성 열병에 효과가 좋은 치료 요법이나, 약물, 음식, 생활습관 등이 권장된다. 바타를 감소시키는 오일 활용과 함께 회춘요법 및 활력(정자 증가) 개선을 위한 정력제의 사용 또한 반드시 병행해야 한다. 규칙적인 생활습관과 식습관 외에도 요가사나스(요가) 및 신체 운동은 체력을 증진하는 데 가장 많은 도움이 된다.

11. 스로타스: 인체 연결 통로

'스로타'는 앞서 인체의 연결통로 시스템와 관련하여 빈번하게 등장했다. 스토타의 다양한 시스템은 대사 체계, 호흡기 체계, 신경 체계와 마찬가지로 몸의 생리학적 체계와 동일하다. 적절한 에너지의 흐름과 함께 깨끗하고 건강한 스로타는 신체 건강의 필수 항목이다. 스로타 시스템은 말 그대로 도샤, 말라, 다투만큼 중요하다. 여러 가지 스로타와 그 각각의 기능은 〈표 10〉에 간략히 설명되어 있다.

수분이나 음식물, 노폐물, 다투, 소리 및 신경자극 등을 보관하는 '빈 공간'을 보유한 신체조직(공간 원소의 지배)이 '스로타'다. 스로타는 다투와 같은 필수 성분을 몸의 한 부위에서 다른 부위로 운반한다. 이와 같이 스로타는 체내에 다양한 성분을 순환시키는 기능 덕에 '인체연결통로(스로타)'라는 이름이 붙여졌다. 비어있는 신체 부위는 그 형태와 크기가 제각각이다. 일부는 관처럼 생겼고, 일부는 길게 뻗어있고, 일부는 얇고 보양이 넓으며, 일부는 덩굴 식물과 같이 가지를 뻗어나가는 복작한 체계를 자랑한다. 육안으로 확인할 수 있는 스로타도 있긴 하지만 대부분의 스로타는 육안으로 식별이 불가능하다. 스로타는 보통 각각 운반하는 성분과 같은 색을 나타낸다.

1) 스로타스의 기능

'스로타스(스로타의 복수형)'는 각각의 외혁적 구조에 따라 음식, 혈장, 혈액 및 각각 다른 다투, 도샤, 말라, 생명력 등을 운반한다. 이들의 주요 기능은 다음과 같다.

1. 위장관에서 음식물 영양소를 각각 상응하는 다투로 운반한다. 이로써 다투에 영양이 공급되고 다투가 재생된다.

2. 대변, 소변, 땀 등의 노폐물을 각각의 배출통로로 이동시켜 몸을 정화시킨다.
   이를 통해 체내의 균형을 잡고 신체를 건강하게 유지시킨다.
3. 호흡을 지탱해 생명을 유지시켜준다.
4. '스로타스'의 도움 없이는 몸속에서 그 어떤 화학 성분도 생성되거나 영양을
   공급받거나 증가하거나 감소하지 못한다.
5. 스로타스는 신체 모든 기능의 중심이다. 말라의 운반이나, 감각 또는 촉감, 감
   정, 욕망 등등 신체의 모든 움직임을 관장한다.

이처럼 스로타스는 모든 신체활동이 가능하도록 지원하는 역할을 한다. 스로타
는 가장 작은 몸속 세포부터 부수 장기와 주요 장기에 이르기까지 몸의 모든 부위
에 존재한다.

2) 스로타스와 질병의 발생

신체의 원활한 기능과 관련한 스로타스의 중요성은 결코 간과할 수 없다. 따라
서 스로타스가 도샤와 다투처럼 몸속에서 그 본연의 성질을 유지하는 것은 무엇
보다 중요하다.

건강한 '스로타(신체연결통로)'는 전신의 도샤, 다투, 우파타두의 순환을 부드럽게 향상시켜주
고 말라를 각각의 배설기관으로 빠르게 이동시켜준다. 기능이 저하된 스로타는 그 불균형한 상태
를 그대로 도샤, 다투, 말라에 전달하고 결과적으로 도샤, 다투, 말라가 손상된 상태로 순환하게
되어 다시 스로타가 더욱 악화되는 악순환이 발생한다. 만약 스로타에 다투 또는 말라가 축적되
면 해당 다투의 대사 과정이 방해받는다. 더 나아가 그로인해 다투의 순환이 막혀버려 그 주위의
인접한 다투 또한 악영향을 받는다. 결국에는 '아마(독소)도샤'가 발생하는데 아마 도샤는 다른
여러 신체 기관으로 이동해 각각의 스로타(인체 연결통로)를 막아 질병을 유발한다. 이와 관련해

서는 일반 감기나 그와 관련된 질환을 좋은 예로 들 수 있다. 균형이 깨진 도샤가 질환을 앓고 있는 코 속의 스로타(인체 연결통로)에서 흉부에 위치한 스로타로 이동하면 감기가 발생한다. 이와 같은 방식으로 도샤가 귀로 이동하면 이통을 유발하고, 귀 막힘과 농이 발생한다. 도샤가 머리로 흐르면 축농증이 발생한다. 폐로 이동하면 천식, 장에 도달하면 이질이 발생한다. 따라서 모든 스로타를 깨끗하고 건강하게 유지하는 것은 무엇보다도 중요하다.

3) 스로타스의 종류

우리 몸은 셀 수 없이 많은 크고 작은 통로(스로타)로 이뤄진 그물망이다. 위장관, 동맥, 정맥, 림프관, 생식관과 요로 등과 같은 일부 스로타스는 육안으로 식별할 수 있다. 이 외에 스로타스는 미소염색체처럼 크기가 너무 작아 오직 고배율의 현미경으로만 확인 가능하다. 인간의 몸에는 수백만 개의 스로타스가 존재한다.

〈표 10〉 스로타스 – 스로타스 악화의 원인과 증상 및 치료법

	명칭 및 기능	관장하는 장기	악화의 원인	증상	치료법
1	프라나바하 스로타(호흡 및 생명력 운반)	심장과 식도	쇠약, 본능적인 욕구 억제, 지나친 건조식품 섭취, 배고픈 상태에서의 운동.	호흡 방해, 얕은 호흡, 빠른 호흡. 기관기 천식도 관련이 있다.	기관지 천식 같은 호흡기 질환 치료 요법.
2	우다카바하 스로타(수분과 담즙 및 췌액 등과 같은 액체를 운반)	입천장, 췌장	열 노출, 일사병, 소화불량, 과도한 중독, 수분기가 거의 없는 건조식품 섭취, 몸의 갈증을 무시하는 습관.	마른입술, 혀, 입천장, 목.	과도한 갈증 치료 요법.
3	안나바하 스로타(구강으로부터 소화되지 않은 음식물을 운반)	복부, 왼쪽부위	불규칙적인 식습관, 과식, 불량식품 섭취, 약한 소화력.	식욕저하, 거식증, 구토, 소화불량.	아마 도샤 및 소화불량을 위한 치료법이 효과적이다.

4	라사바하 스로타(유미, 림프, 혈장 운반)	심장 및 심장과 연결된 혈관	걱정, 과도하게 거하고, 차갑고, 기름진 음식으로 구성된 식사.	거식증, 메스꺼움, 육중함, 졸음, 실신, 빈혈, 발기부전	단식
5	라크타바하 스로타(혈액, 특히 헤모글로빈 운반)	간, 비장	자극적이고 뜨겁고 기름기가 많은 음식, 과도한 햇빛노출 및 열 노출.	만성 피부질환, 내출혈(출혈), 농양, 항문과 생식기의 염증.	질병이 발생환 부위의 사혈 요법.
6	맘사바하 스로타 (근육조직의 성분 운반)	힘줄, 인대, 피부	식사후 바로 자는 습관, 과한 식사를 빈번히 섭취, 많은 양의 음식을 자주 섭취.	심각한 피부병, 입안의 염증, 육아종, 치핵, 선종, 암, 비악성 종양 성장.	수술, 열 치료법 및 카사라 치료법(알칼리 성분 도포). 프라나야마로 생명력을 강화시켜 암과 비악성종양의 성장을 치료.
7	메도바하 스로타(지방조직의 성분 운반)	신장, 복부의 지방조직	낮잠, 운동부족, 과한 알코올 및 지방이 많은 음식 섭취.	심각한 배뇨장애, 당뇨병	체중감소 요법 또는 비만 치료법, 단식, 요가, 운동.
8	아스티바하 스로타 (뼈에 영양을 공급하는 영양소 운반)	좌골, 요추 뼈 및 조직	뼈의 마찰을 일으키는 무리한 운동, 바타를 유발하는 식품 섭취.	손톱 갈라짐 및 치아의 부식, 뼈에 통증, 골수암, 모발 상태 변화(모발은 뼈의 노폐물이기 때문)	우유 및 정제 버터로 가공된 쓴 성분의 한 반약을 이용한 판카카르마 바스티(관장제)
9	마짜바하 스로타 (뼈, 관절, 골수의 영양소 운반)	뼈와 관절	궁합이 맞지 않은 음식(생선, 우유, 꿀, 뜨거운 식품), 부딪히거나 압박으로 인한 골수 부상)	관절통, 간질, 실신, 기억력 퇴되, 졸도, 심한 농양.	달고 쓴 성분 사용, 성행위, 운동, 적시에 적당한 양의 도샤 제거.

10	수크라바하 스로타 (정자, 난자 및 정자와 난자의 영양소 운반)	고환과 난소	부적절한 시간대의 성행위, 부자연스러운 성행위, 성행위 억제 또는 과도한 성행위.	발기부전, 불임, 낙태, 유산.	정력 및 다투 회복 요법. 정력제 사용.
11	무트라바하 스로타 (소변 운반)	신장, 방광	배뇨감이 있을 때 음식, 음료섭취 및 성행위, 배뇨감을 참는 행위, 특히 결핵환자.	배뇨가 없거나 과한 배뇨량. 빈전한 배뇨, 점성이 있는 소변.	배뇨곤란에 적용되는 치료 요법과 동일한 치료 요법.
12	푸리사바하 스로나 (대변 운반)	결장, 직장	과하게 힘주는 배변, 이전 식사가 소화되지 않은 채 음식 섭취, 약화된 소화능력.	너무 적거나 너무 많은 배변량, 딱딱한 변.	변비약과 설사약 등 설사에 처방되는 치료 요법, 균형잡힌 식사 및 요가사나스.
13	스베다바하 스로타 (땀 운반)	지방조직, 모낭	무리한 운동, 분노, 슬픔, 구려운, 열 노출.	땀이 나지 않거나 과하게 남, 피부건조. 소름 (모발기립증). 피부가 타는 듯한 느낌.	열병 치료 요법, 균형잡힌 운동, 균형잡힌 식사와 음료, 과도하게 땀을 흘린 경우 구두치(보토왈리, 생강과 약용식물) 주스, 모과 잎차, 인도 로즈우즈 차를 마신다.

신체와
몸의 정기

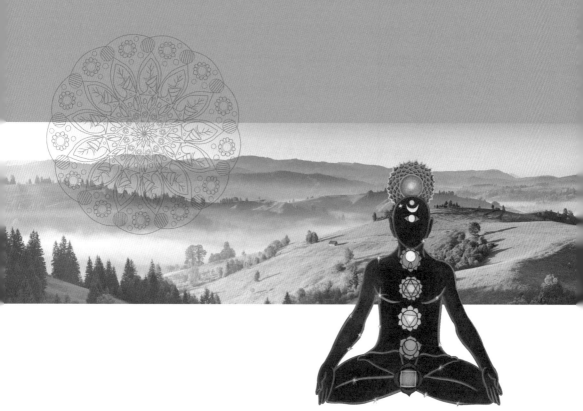

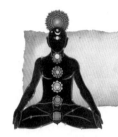

제3장

신체와 몸의 정기

아유르베다, 요가 및 여러 가지 경전에서는 '인간의 신체'를 '내적 자아'와 연결 지어 설명한다.

내적 자아의 내재된 에너지를 활성화하면 각종 질병으로부터 스스로를 지킬 수 있을 뿐 아니라, 현재 앓고 있는 질병도 치료할 수 있다. 또한 이러한 방법은 신을 영접하는 다양한 해법과 완전한 행복을 누리는 방법을 제시해 준다. 다음은 고대 경전 아유르베다 전통의학 문헌에 기록된 '정기(필수 에너지)'에 대한 설명이다.

1. 트리단다(삶의 세 가지 측면-신체, 마음(정신), 영혼)

2. 판챠판카카(5가 원소)

3. 판챠코샤(5가지 영적 단계)

4. 인체 생리학과 아쉬타챠크라(8가지 챠크라)

5. 다양한 요가 수행 및 쿤달리니 요가와 아쉬타챠크라의 연계성

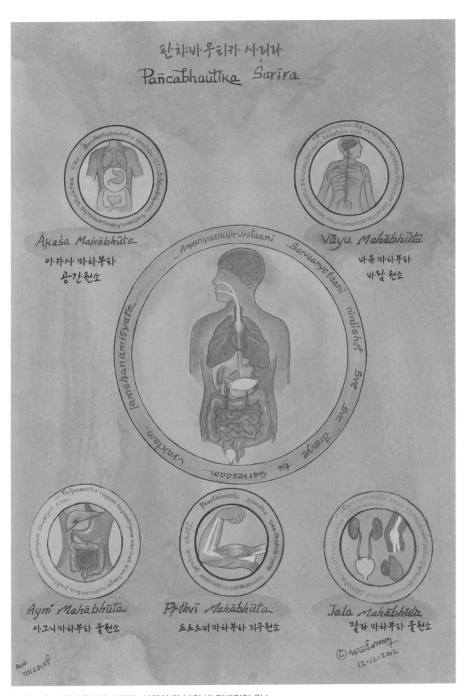

〈그림 12〉 판챠바우티카 사리라: 신체의 각 부위 별 지배적인 원소

1. 트리단다: 삶의 3가지 측면-신체, 마음(정신), 영혼

아유르베다 전통의학에서 '몸', '마음(정신)', '영혼(진정한 자신 또는 자의식)'은 모두 '트리난다'의 구성요소다. 몸과 마음과 영혼은 서로 상호적으로 연결되어 있으며 이로써 삶은 존재한다. 이들의 조합은 하나의 단결된 독립체로써, 몸을 구성하고 몸속에 존재한다. 숙련된 의사는 신체, 마음, 영혼으로 구성된 트리난다를 통해 질병의 특징과 원인 및 위치를 진단할 수 있으며 이에 따라 약물과 음식과 생활습관을 모두 포괄하는 정확한 치료법을 제시할 수 있다.

1) 사리라: 신체

아유르베다 전통의학에 따르면 전 세계와 모든 소우주 그리고 대우주는 '판짜마하부타(5가지 원소)'의 구성과 결합으로 존재하며 인간을 포함한 모든 생명 또한 '판짜마하부타'에서 기원됐다고 한다. 이렇게 모든 성분이 판짜마하부타에서 비롯됐다는 사실을 아유르베다 전통의학에서는 "판챠바우티카(5가지 원소의 구성)"라고 부른다. 판짜마하부타는 5가지 기본 원소로써 1. 공간, 2. 바람, 3. 물, 4. 불, 5. 지구로 분류된다.

이 5가지 원소의 개념은 아유르베다 과학에서 가장 중요한 부분이 아닐 수 없다. 특히, 인체와 관련해 이 5가지 원소를 인식하고 어떤 원소가 몸을 지탱해주고 어떤 원소가 모체를 제공하는지를 이해하는 것은 매우 중요하다. 인간의 몸을 지탱해주는 주요 기관은 5가지 '감각 기관'과 '운동 기관'이다. 몸에 영양을 공급하는 것은 단맛, 짠맛, 신맛, 쓴맛, 알싸한 맛, 떫은맛으로 구성된 6가지 '맛(라사)'과 이러한 맛을 지닌 '음식물'이다. 인간의 몸은 라사(혈장), 라크타(혈액), 맘사(근육조직), 메다(지방조직), 아스티(뼈), 마짜(골수), 수크라(정자)의 '7가지 다투(조직)'와 '3개의 도샤

(바타, 피타, 카파)' 및 '말라(노폐물-대변, 소변, 땀)'로 구성됐다. 이러한 신체의 모든 '지지요소', '영양성분' 및 '구성요소'는 모두 이 5가지 원소에서 발생된다.

몸은 5가지 감각 기능-눈(시각), 귀(청각), 코(후각), 혀(미각), 피부(감각 또는 촉감)을 가진다. 이와 같은 감각 기관들 역시 '5가지 원소'의 '결합'으로 구성됐으며 위에 언급된 순서에 따라 감각 기능은 불, 공간, 지구, 물, 바람 원소가 지배적인 역할을 한다. '5가지 원소'는 '5가지 감각 기관'의 기능 측면에서 그 역할이 명백하게 구분된다. 감각 기관은 주변 환경의 정보를 인지하여 몸을 지키고 각각 빛, 소리, 냄새, 맛, 감각과 관련된 주체의 도움으로 몸에 영양을 공급한다. 이 외에도 아유르베다 전통의학에서는 신체 구조의 보다 상세한 이해를 도모하기 위해 다른 장기와 하부 조직에 대해서도 자세한 설명을 더한다.

(1) 신체 구조: 각각의 신체 부위

아유르베다 경전에 따르면, '완전한 몸'은 다음과 같이 8가지 부위, '머리, 목, 손, 다리, 측면(양쪽 흉부의 옆면), 등, 복부, 흉부'로 분리된다. 각 부위별 지배적인 원소는 모두 '지구 원소'이다. 코, 턱, 입술, 귀, 손가락, 발, 팔목과 발목 관절은 '하부조직(부수적 기관)'으로 간주된다.

일부 경전에서는 인체의 '주요 부위'를 '6가지'로 분리하며 이를 '사당가'라고 부른다. 이 때 머리는 목과 함께 묶어서, '머리와 목', '몸통(흉부와 복부)', '양 손 2개' 및 '양 다리 2개'로 구분한다. 양 손과 양 다리는 사지, '사크하'라고 부른다. 몸통의 중심부인 복부는 '흉-복부'라 부른다. 이렇게 구분한 6가지 부위는 다시 하부조직으로 한번 더 상세히 구분되며, 이런 방식으로 '눈'은 '머리의 하부조직'으로, '심장'은 '흉부의 하부조직'으로 구분된다.

(2) 배설 통로

앞서 남성의 9가지(양쪽 눈과 귀와 콧구멍, 입, 항문, 요도) 배설통로와 여성의 12가지(위의 9가지와 질, 양 쪽 젖꼭지) 배설통로가 언급된 바 있다.

아유르베다 전통의학에서는 인체를 구성하는 해부학적 구조에 대한 연구가 광범위하게 진행됐다. 여기에는 정맥, 동맥, 림프, 인체 연결 통로, 신경, 근육, 인대, 힘줄, 모낭(체모), 피막, 몸의 급소, 두개골이 모두 포함됐으며 이 외에도 정신, 두뇌, 지능, 자존심과 이들의 몸속의 위치, 총 개수와 기능 및 모든 신체 부위와 관련된 측면이 상세히 연구됐다.

2) 만나(사트바): 마음(정신)

신체의 모든 기관은 '마음'과 함께 작동한다. 마음이 없다면 그 어떤 감각 기관도 무언가를 인지할 수 없다. 따라서 마음은 인체의 가장 중요한 요소 중 하나이다. 마음은 체내에서 '감각 및 운동 기관'으로 간주되며 '인지능력'과 '행동의 조화'를 관장한다. 따라서 '마음'은 신체 내 장기의 인지작용과 행동작용을 조합하는 '우바옌드리야'라고 알려져 있다. 한편, '아유르베다'와 '요가사스트라스' 및 그 외 관련된 경전이나 문헌에서는 마음을 '만나스'라 부른다. 만나스는 모든 행동과 생각을 관장하는 주요 요소이다. 이 외에도 '만나스'와 명칭은 다르지만 '시타', '흐르다야(심장)', '사트바(정신적 자질)', '스반타' 등는 모두 만나스의 동의어로 사용된다.

마음은 그 자체로써 매우 중요하다. 그 이유는 마음이, '아트마(영혼)'와 '획득한 정보'를 기반으로 반응하는 '감각기관'의 주요 연결고리이기 때문이다. 그러나 마음은 '의식이 없는(무생명) 독립체'이며, 만질 수도 느낄 수도 없고 감지할 수도 없으며 그 어떤 형태나 색을 띠지도 않는다. 마음은 오직 영혼의 빛을 반영하는 스스로의 능력이나 좀 더 고차원적인 의식을 통해서만 발휘된다. 마음과 영혼의 상호교환이 이뤄지면, 몸은 마음을 인식한다. '영혼(아트마)'과 '마음(만나)'은 누구에게나 있으며, 이들은 인간의 내적인 조력자이자 동반자로 간주된다. 따라서 아유르베다 전통의학에서는 '마음'이 '사트바(정신적 자질)'로 사용되기도 한다. 넓은 의미에서 '감각기관의 작용'이 '정보의 수집'인 것처럼, 마음은 '내면으로 정보'를 '수집'한다. 또한, 마음은 네 가지 주요한 양심 기관 중 하나이다.

고대 성현들의 가르침에 따르면, 인간의 몸은 마차이고 지능은 마부이며 마음은 고삐로써, '영혼(아트마)'을 '마차를 타고 이동하는 여행자'에 비유했다. '감각 기관'은 '마차의 말'이고, '세속적인 일과 주관적 일'은 '서로 다른 경로'이며 '마음'은 '영혼(아트마)'과 함께 마차를 '조절(지각과 행동 또는 생각을 함께 조합)'한다. 의식이 없고 무절제하고 통제력이 없는 '무지한 사람'은 감각 기관의 통제력을 잃어, 마치 마부가 없는 마차를 끌고 '통제할 수 없이 달리는 말'의 모습을 보인다.

(1) 위치

'마음(만나)'은 '심장'과 '뇌'에 위치한다. 심장과 뇌는 서로 연계된 상호 의존적인 기관이다. 아유르베다 전통의학에서는 심장을 마음의 주요 위치로 간주하는 반면, 요가 경전에서는 심장과 두뇌 모두를 마음의 주요 위치라고 설명한다. 일반적으로 심장은 마음의 깊숙한 측면이 머무는 곳이고, 뇌는 마음이 감각기관 및 운동 기관을 통해 외부적으로 기능하는 장소이다. 이 때 뇌 속 마음의 작용은 단순히 신체적 장기에 한정되지 않는다. 인지능력과 인식기능 또한 뇌 속 마음의 작용에 따라 움직인다. '아쮸르베다 경전'의 '시바산칼파 만트라스'에서는 마음(만나)이 어디에나 존재한다고 기록돼 있다.

(2) 추정되는 크기와 개수

아유르베다 전통의학에 따르면 마음의 크기는 원자와 같고, 단일 독립체로써 사실상 그 성질이 물질적이라고 한다. 이 같은 논리에 따르면, 몸과 마찬가지로 마음도 그 실체를 인지할 수 있다.

(3) 기능

마음의 주요 기능은 감각 기관에서 수집한 정보를 해석해 운동 기관과 두뇌 및 감정적 활동과 지능적 활동을 담당하는 부위에 전달하는 것이다. 이 과정을 통해 감각 기관과 운동 기관은 외부 정보를 정확하게 인식하고 이에 적절한 반응을 보인다.

(4) 특징 및 내구력

마음은 '3가지 시간관념(과거, 현재, 미래)'과 '3가지 목적' 또는 '3가지 인생 목표(덕, 부, 색정)'의 모든 '중심부'이며, 자유와 한계를 조절한다. 마음은 끝없는 지식과 내구력, 무한한 가능성을 품고 있다. 인간의 '정신적 구성요소'는 트리도샤와 마찬가지로 3가지로 구분되며 이들은 모두 3개의 주요 '구나스(마음의 자질)'와 연관된다.

1) 사트바(순수함, 겸손, 균형, 조화를 대표하는 정신적 자질)
2) 라자스(움직임 및 불안정성과 연관된 정신적 자질)
3) 타마스(무력, 활동 부족, 무관심과 연결된 정신적 자질)

'사트바', '라자스', '타마스'는 모두 '마음의 세 가지 속성', '트리구나'이다.

'마음의 상태'는 사람의 개별적인 자질적 측면을 가늠하는 데 매우 중요하다. 일반적으로 마음은 그 속성이 미묘해 감지하는 데 어려움이 따르기 때문에, 마음을 이해하는 데는 '트리구나'를 적용한다. 이 세 가지 속성은 반드시 그 상태로 영원히 지속되는 것은 아니다. 또한 그 속성이 매우 미묘하고 서로 의존적인 특징이 있으며 개인의 어떻게 행동하냐에 따라 계속해서 변화를 겪는다. 모든 인간에게는 이 세 가지 속성이 내재되어 있지만, 트리도샤와 마찬가지로 그 중에서도 특히 지배적인 역할을 하는 속성이 존재한다. 사트바 자질은 지식과 빛을 나타낸다. 사트바의 특성은 균형과 조화로, 행복감과 웰빙을 불러일으킨다. 사트바는 조화, 균등, 마음의 안정 외에도 편파심이나 이기심 없이 효율적으로 일을 처리하는 상태를 말하며 감정적 안정성과 객관적인 속성을 지닌다. 사트바는 평화롭고, 차분한 정신상태이다. 라자스는 타고난 특성 자체가 활동적이기 때문에 정신적 동요와 움직임을 유발한다. 라자스는 일 처리에 있어 반드시 필요한 자질이다. 만약 라자스가 과하면, 과잉행동, 공격성, 열정, 강한 애착, 동요 및 후회할 만한 행동이 나타난다. 라자스의 균형이 무너지면 마음에 방해가 발생한다. 타마스는 무기력과 활동 부족을 나타낸다. 타마스의 자질이 없다면 휴식이나 수면이 불가능하다. 타마스는 휴식과 안정성을 제공한다. 만약 타마스가 증가하면 게으름, 무관심, 무지, 우울증이 발생한다. 쉽게 말해 과도한 타마스는 빛이 없는 어둠과 같다.

앞서 설명한 자질을 바탕으로 '심적 내구성(정신)'은 '사트비카', '라자시카', '타마시카'로 분류된다. 이들은 '마음(만나)'의 '프라크르티(성격, 심리적 특징)'로 간주된다. '사트비카 만나'는 영적이고, 순수하고, 겸손하고, 도덕적이고, 자각적이다. '라자시카 만나'는 쉬지 않고, 불안정하고, 갈구하며, 쉽게 방해 받고 쉽게 분노한다. '타마시카 만나'는 주로 무지하고 자의식이 없다. 다음은 이 세 가지 마음(만나) 상태를 보유한 사람들의 특성이다.

(a) 사트비카 성격의 사람

'사트비카' 성격을 지닌 사람은 '라자시카' 또는 '타마시카'의 성격이 전혀 없이 사트바의 자질이 가장 지배적으로 나타난다. 사트비카 성격은 타고나기를 본능적으로 깨끗하고 청결하게 타고나서 질병이 없다. 또한 이들의 품행에는 타고난 지혜와 현명함이 고스란히 드러난다. 이런 성격의 사람들은 걱정을 하지 않고 불안해하거나 동요하지 않는다. 혼란, 탐욕, 분노, 질투로부터 자유롭다. 체계적으로 행동하며 지적이고 평화로운 성격을 띤다. 매우 높은 수준의 자의식, 인내력, 만족감, 자비심, 친절함, 상냥함, 부끄러움, 소박함, 너그러움, 금욕, 평온함, 솔직함을 보유한다. 사트비카 성격의 사람들은 다른 사람들을 기분 좋게 만들고 순순한 마음을 지녔다.

(b) 라자시카 성격의 사람

'라자시카' 성격을 타고난 사람들에게선 다른 성격적 자질은 보이지 않는다. 라자시카 성격의 사람들은 급한 허기를 느끼고, 본능적으로 만족하지 못하고, 자신의 위치나 소유한 것에 불만을 품는다. 이들은 계속해서 좀 더 많은 것을 소유하려 들며, 이따금 주변의 희생을 치르더라도 이를 감행한다. 이런 류의 사람들은 용감하지만 욕심이 많다. 이들은 불안정하고 만족하지 못하는 기질을 지녔다. 쾌활하고, 무자비하고, 변덕스럽고, 질투하고, 건방지고, 험담하고, 탐욕스럽고(욕심), 갈망하며(갈증, 욕망), 걱정하고, 근심하고, 두려워하고, 슬퍼하고, 악의가 있고, 감각적이며, 불행하고, 비참하여 스스로 정욕과 불안을 증가시킨다. 이들은 종종 이러한 자질에 이끌려 일을 벌이고, 그러한 행동이 빚어낸 결과에 스스로 시달린다.

(c) 타마시카 성격의 사람

'타마시카' 자질은 다른 나머지 두 성격적 자질이 결핍되었을 때 지배적으로 나타난다. 타마시카 성격의 사람들은 일을 피하는 경향이 있고 만족감을 통제하지 못하고 시간을 낭비하는 경향이 있다. 이들은 청결의 중요성을 회피하고 건강에 대한 의식이 없다. 또한 성격적으로 모든 일에 무관심하고 활동력이 결여되어 무기력하고 게으르다. 이 외에도 색을 탐하고 강박적이다. 온순하긴 하지만 쉽게 착각하고 미적 감각이 없고 둔하다.

이같은 성격적 자질은 어떤 자질이 증가하고 감소하냐에 따라 또는 각각의 성격적 자질이 서로 다른 비율로 어떻게 결합되느냐에 따라 셀 수 없이 무한한 마음(정신) 상태가 나타난다.

(5) 만나와 아유르베다

마음의 자질과 마음상태, 그리고 신체가 서로 영향을 주고 받는 건 명백한 사실이다. 그렇기 때문에 아유르베다 전통의학에서는 치료를 완수하기 전에 먼저 환자의 신체적 상태와 정신적 컨디션을 고려한다. 아유르베다 전통의학에서는 환자의 질환을 두 개의 범주인 1. 신체적 질환과 2. 심적 또는 정신적 질환으로 구분한다.

신체적 질환은 얼마든지 정신적 동요를 일으킬 수 있다. 반대로 정신적 질환도 얼마든지 신체적 질환으로 이어질 수 있다. 아유르베다 전통의학에서는 이미 오래전부터 육체와 정신의 질병이 모두 마음에서 비롯될 수 있다는 걸 알고 있었다. 반대로 신체적 기능이나 생리적 기능도 마음에 영향을 주기 때문에 마음의 상태는 생리학적 조건에 영향을 받는다. 따라서 신체적 질환과 정신적 질환에는 깊은 연계성이 존재한다. 이것이 바로 아유르베다 전통의학에서 신체적 질환 치료에 정신 건강요법와 웰빙 치료를 권하는 논리적 이유이며 더 나아가 아유르베다가 마음과 몸과 영혼의 전체적인 웰빙을 강조하는 이유이다.

3) 아트마: 영혼(진정한 자신 또는 의식)

아유르베다 전통의학의 중심 이론은 '몸(푸루샤)'의 '건강'과 '조화'다. 아유르베다 전통의학에서 몸은 단순히 5가지 원소와 특정 화학 성분으로 구성된 신체적 구조물이 아니다. 인간의 '몸'과 '몸을 통한 인간의 삶(푸루샤)'은 5가지 원소, 마음, 지능(두뇌), 아트마(영혼 또는 자신)가 서로 조화를 이룬 결과물이다. '푸루샤'는 의식과 무의식의 기적적인 결합을 의미한다. '몸'은 '무생물'이고 '마음'은 인간의 '순수한 의식'이다. 그리고 이 둘의 조합이 인간을 만들어낸다(푸루샤-능동적인 인간).

5가지 원소, 장기(눈을 포함한 다른 모든 감각 기관), 마음은 '신체의 주축'을 이룬다. 이 주축의 '의식'을 담당하는 부분이 바로 '영혼(아트마)'이다. 영혼은 모든 행동의 근원이며 또한 그로 인해 발생한 결과를 감내하는 주체이다. 영혼이 육체를 떠나면 모든 장기가 온전한 상태라 하더라도 신체 기능이 멈추거나 사망한다. 따라서 영혼이 없으면 장기가 제 기능을 못하고 그 무엇도 느낄 수 없으며 더 이상 몸이나 마음을 통해 무언가를 경험할 수 없다. 이런 이유로 영혼은 모든 '의식'의 '기본 토대'라고 볼 수 있다.

'영혼'은 파괴되지 않는다. 육신이 죽어 없어져도 영혼은 계속해서 존재한다. 영혼은 '불멸의 존재'이기 때문에 언젠가는 죽는 육신과는 근본적으로 다르다. 죽음으로 육신이 사라지면, 영혼은 육체의 '카르마(업보)'에 따라 다른 육신으로 옮겨간다. 영혼이 비록 '독립적인 의식'이긴 하지만, 실질적인 지식을 얻고 무언가를 느끼고 접촉하고 소통하고 아름답게 꾸미고 외부 세계에 모습을 드러내기 위해서는 반드시 육신 속 지능(두뇌), 마음, 감각 기관과 연계돼야 한다. '지식의 습득'은 영혼이 마음 및 지능과 '동조'할 때 가능하며, '지능'은 영혼이 감각 기관과 '상호 작용'을 해야만 인지되고 느껴진다. 즉, 영혼은 마음, 몸, 감각기관을 초월하는 불멸의 존재지만 이들 요소와 마찬가지로 의식의 주요 '근원'이기도 하다. 영혼은 영생하며 육신의 모든 활동을 목격한다. 그러나 몸이나 마음과 달리 병이나 변화를 겪지 않는다.

(1) 아트마의 특징

행복, 슬픔, 욕망, 미움, 노력, 호흡, 눈의 깜빡임, 생각 처리 과정, 결단, 기억력, 지식, 내부적 감각 소통(왼쪽 눈에서 오른쪽 눈으로의 소통), 소리 및 기타 인지력, 의욕, 믿음, 꿈, 인내심, 자존심은 모두 '영혼이 지닌 특징'이다. 왜냐하면 이러한 특징들은 영혼이 살아있는 몸속에 존재해야만 발현되기 때문이다. 사실상 감각기관, 마음, 프라나는 영혼이 몸속에 존재할 때 제 기능을 할 수 있다. 영혼은 몸속에서 '목격자(드라스타)'의 형태로 존재한다. 병든 몸의 회복 또한 영혼이 몸속에 머물 때만 가능하다. 영혼이 떠난 육신은 어떠한 처방도 소용이 없으며 죽은 거나 다름없다.

현대 의학에서는 영혼의 존재를 논하지 않는다. 다만 인도 전통의학의 창시자인 '단반타리', '챠라카', '수스루타', '파탄잘리' 및 기타 성현들만이 경험을 통해 영혼의 존재를 증명했으며 여기에는 관련 지식, 증거, 근거, 과학적 입증이 뒷받침되고 있다. 아유르베다 전통의학자들은 현대 과학에서도 곧 영혼의 존재를 확인할 거라 믿고 있다.

2. 판챠판카카: 5가 원소(5가지 감각 기관과 각 기관의 5가지 그룹)

몸속에서 지각 및 움직임에 관련한 정보를 수집하는 '감각 기관'과 '운동 기관'을 '판챠판카카(5가 원소)'라고 한다. 말 그대로 '판챠판카카'는 다섯 가지 '감각 기관 및 운동 기관'의 다섯 가지 정보이다. '판챠판카카(5가 원소)'는 총 25가지 요소로 구성됐다.

1. **5가지 감각기능**: 여기에 해당하는 감각기능은 다양한 종류의 정보를 인체에 제공한다. 1. 시각 기능, 2. 청각 기능, 3. 미각 기능, 4. 촉각 기능, 5. 후각 기능, 총 5가지 기능으로 구성됐다.

2. **5가지 감각 주체**: 5가지 감각 기능에서 정보를 얻는 대상이 바로 '감각 주체'이다. 각각의 '감각 기능'은 각각 상응하는 '감각주체'가 있다. 따라서 감각 주체는 총 5가지다.

    (1) 청각 기능은 청력을 담당한다

    (2) 촉각 기능은 접촉을 통한 인지를 나타낸다

    (3) 시각 기능은 색, 형태, 일반적으로 보여지는 것을 인지한다

    (4) 미각 기능은 맛의 정보를 담당한다

    (5) 후각 기능은 냄새를 인지한다.

3. **5가지 감각 기관**: 5가지 '감각 기관'은 '지각'을 '담당'하는 기관이다. 감각 기능은 그 고유의 정체성이나 형태가 없다. 각 기능이 작용하는 부위가 해당 감각 기능의 '위치' 또는 감각 '기관'이다. 우리는 감각 기관을 가지고 있음에도 감각 기관이 감각을 인지하지 못하는 경우를 흔히 본다. 이러한 경우는 특정한 이유로 감각 기능이 약해졌기 때문이다. 감각 기능이 총 5가지인 것과 마찬가지로 그에 상응하는 감각기관 또한 총 5가지다.

    (1) 눈 - 시각 기능.

    (2) 피부- 촉감 기능, 온 몸을 쌓고 있다.

    (3) 귀- 청각 기능.

    (4) 혀- 미각 기능.

    (5) 코- 후각 기능.

4. **5가지 감각 물질**: 5가지 '감각 물질'은 5가지 '기본 원소'이다. 공간, 바람, 불, 물,

지구 원소가 5가지 감각을 담당한다.

(1) 청각 기능 - 공간 원소가 담당.

(2) 촉각 기능 - 바람 원소가 담당.

(3) 시각 기능 - 불 원소 또는 테자스가 담당.

(4) 미각 기능 - 물 원소가 담당.

(5) 후각 기능 - 지구 원소가 담당.

5. 5가지 감각 지각: 감각 기능은 단독으로 정보를 수집하지 못한다. 감각 기관이 관련 대상을 인식하려면 필수적으로 마음과 함께 작용해야 한다. 이처럼 감각 기능이 마음과 함께 작용했을 때 감각 기능은 각자의 기능을 수행할 수 있으며 이로써 귀로 듣고, 눈으로 보고, 피부로 만지고, 혀로 맛보고, 코로 냄새를 맡을 수 있다. 이 단계에서 뇌는 행동과 생각을 지각하고, 상황에 따라 해야 할 말이 무엇인지 판단하며, 촉감(뜨거움, 차가움, 부드러움, 거침 등), 형태와 색, 맛의 종류(단맛, 신맛, 짠맛, 쓴맛, 알싸한 맛 또는 떫은맛), 냄새의 종류(좋은 향기 또는 악취)를 지각한다. 이를 토대로 마음과 다섯 가지 기능을 수반한 감각 기관의 상호 작용을 통해 뇌에서 얻는 경험 또는 정보는 다음과 같은 5가지 두뇌의 지각 작용으로 구분된다. 1. 청각 두뇌, 2. 촉각 두뇌, 3. 시각 두뇌, 4. 미각 두뇌, 5. 후각 두뇌.

〈표 11〉 5가 원소 통합 구성 표

5가지 감각기능	5가지 감각주체	5가지 감각기관	5가지 감각물질	5가지 감각지각
시각기능	보는 것(형태)	눈	불(테자스)	시각두뇌
청각기능	듣는 것(소리)	귀	공간	청각두뇌
후각기능	냄새	코	지구	후각두뇌
미각기능	맛	혀	물	미각두뇌
촉각기능	만지기	피부	바람	촉각두뇌

이러한 두뇌는 물체의 이미지를 지각한 뒤 판단을 통해 형태와 모양을 결론짓는다. 바로 이와 같은 두뇌의 지각 작용을 통해 일말의 순간에 정확한 시각 정보를 얻는 것이다. 두뇌의 지각능력은 사물 본연의 특성을 포괄적으로 이해한다. 이처럼 감각 요소와 마음, 두뇌, 영혼은 신체의 모든 행동을 관장할 뿐만 아니라 선또는 악으로의 이끌림이나 거부감의 원인이 되는 영적 특성을 나타낸다. 감각적인 주체가 지나치게 과하거나 약한 상태에서 이루어지는 마음과의 상호작용은 지능을 파괴하고 장애를 초래한다. 반면 감각기관이 조화로운 상태에서 인지한 정보와의 상호작용은, 정확한 정보 수집으로 이어질 뿐만 아니라 몸이 '질서(건강)'를 유지하는 데 도움이 된다.

이처럼 25개의 중요한 감각요소는 각각 5가지 감각 그룹으로 분류되고 각각의 그룹은 아유르베다 전통의학에서 정의한 '5가 원소(5가지 감각 기관과 각 기관 별 5가지 그룹)'를 포함한다. 이 '5가 원소'는 인체를 이해하는 데 도움을 줄 뿐만 아니라 그 속에 존재하는 극미한 원소를 이해하는 데도 도움을 준다. 병을 진단하고 그에 따른 처방에도 '5가 원소'의 원리가 많은 도움을 준다.

3. 판챠코샤: 5가지 영적 단계

요가와 아유르베다에서는 인체를 신의 고유한 창조물로 판단한다. 인도의 영적 학문을 다룬 '우타니사드'나 다른 경전에서는 인간의 몸을 매우 정확하고 자세하게 묘사한다. 이러한 고대 경전들은 인체의 다양한 활동과 '판챠코샤(5가지 영적 단계)' 형태로 존재하는 영혼의 실체를 넘어 복잡한 인체 체계의 완전한 수수께끼를 연구했다. 영혼은 '판챠코샤(5가지 영적 단계)'를 초월하는 굉장히 미묘한 불멸의 존재다. 고통, 애착, 무지와 같은 속박에서 벗어나기 위해서는 자아실현, 계몽(깨달음), 영원한 자기행복이라는 전제가 함께한다. 자아실현과 깨달음을 얻으려면 5가지 영적 단계를 초월해야 한다. 고대 성현들은 스스로를 조절하고 건강을 유지하는 방법은, 신체와 신체의 활동을 인지하고 마음과 지능, 영혼의 원리를 이해하고 자아를 존중하는 것이라 믿었다. 이러한 원리를 이해하면 질병으로부터 자유롭고 모든 일을 효율적으로 진행하고 품행이 우수해져 결국엔 영원한 자기행복을 실현하고 최고의 영혼에 다다르는 존재가 될 수 있다. 아유르베다와 요가 학자들은 신체와 영혼, 최고의 영혼, 그리고 그와 관련한 모든 미묘한 수수께끼 같은 이론을 매우 상세히 설명한다. '판챠코샤'와 '아유르베다'는 직접적인 연계성이 없으나, 요가 경전에서는 이 두 가지 이론이 매우 중요한 입장을 취한다. 그렇기 때문에 본문에서는 판챠코샤를 간략하게 짚고 넘어가려 한다. 다음은 '판챠코샤'의 구분이다.

첫 번째 단계 - 안나마야코샤(육체 층, 말 그대로 '음식의 집')
두 번째 단계 - 프라나마야 코샤(필수 생기(바람) 층)
세 번째 단계 - 마노마야 코샤(마음 층, 본능적 성향)
네 번째 단계 - 비즈나나마야 코샤(지능 층)
다섯 번째 단계 - 아난다마야 코샤(축복 층 또는 감정)

각각의 단계별 '판챠코샤(5가지 영적 단계)'는 각자 나름의 중요성을 가진다. 영적 노력과 명상, 올바른 음식과 생활습관, 요가 및 기타 활동을 통해 인간 또는 신도는 미천한 존재에서 고상한 존재로 발전한다.

'육신의 단계에서, '프라나마야 코샤'가 '아나마야 코샤'보다, '아난다마유 코샤'가 '비즈나나마유 코샤'보다 '고상(우월한)'한 영적 단계다.' '안나마야'부터 '아난다

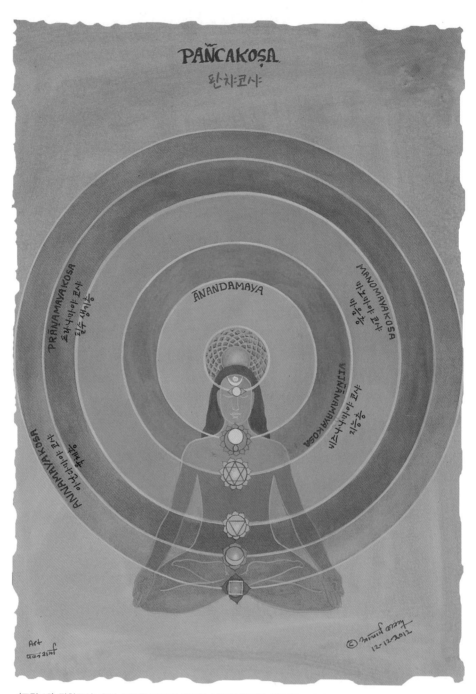

〈그림 13〉 판챠코샤: 요가 수행을 통해 더 우월한 신체의 단계를 획득하는 방법

마유' 단계까지의 전통적 '영적단계(코샤스)'는 '구하'라고 불리는 몸속에 위치한다. 여기서 영혼이 바로 이 '구하(축복 층)' 속에 존재한다고 여겨진다.

요가, 명상 및 기타 영적 수행을 통해 '안나마유코샤(육체층)'에서 '고상한 단계'에 이르면, 질병으로부터 심신이 자유로워진다. 또한 각각의 단계(코샤)를 통과할 때마다 완전한 축복과 행복이 있는 '아난다마유 코사(축복 층)'에 가까워진다. 이 '축복 층(구하)'에 이르기 위해서는 육체와 육체의 업보(카르마)와 관련한 깨달음을 얻어야 하며 이로써 비로소 심신의 질병을 초월하고 삶의 목적을 이루는 데 도움을 얻는다.

'우파니사다' 경전에 따르면 이 장대한 '우주/세계'는 '신성한 힘'과 '에너지'로 조절된다. 이를 이해하고 받아들이는 사람은 더 이상 깨달을 것이 없다. 이것이 바로 '진리(진실)'이자 '삶의 진실'이며 '변하지 않는 사실(아난타)'이다. 이 궁극적 진리의 영적인 힘 또는 창조의 신 "브라흐마"는 공간에서 바람으로, 바람에서 불로, 불에서 물로, 물에서 지구로, 지구에서 약으로, 약에서 음식으로, 음식에서 비리아(정액)로, 비리아에서 푸루사(예, 몸)로의 진화적 단계를 창조해냈다. 이는 즉, '육신'이 '안나마야 코샤(음식 층)'임을 뜻한다. 이러한 육신의 원리를 '판챠코샤'의 형태로 깨우치고 질병을 예방하면, 완전한 행복과 영원한 축복을 얻을 수 있다.

1) 안나마야코사(육신 또는 음식 층)

육신은 '안나(음식)'로 형성됐다 하여 '안나마야 코샤(음식 층)'라는 명칭이 붙었다. 안나마야 코사는 지구와 밀접한 연관이 있다. '안나(음식)'는 '지구'에서 생성되는 물질로써, 인간의 몸은 음식물 섭취로 형성되기 때문이다. 따라서 신체적 건강과 질병은 주로 '안나마야 코샤(음식 층)'와 연관돼 있다. 올바른 식습관과 생활습관을 따르고 사트카르마(몸을 정화하는 여섯 가지 요가 동작), 약제, 아사나스(자세),

무드라스(영적 자세)를 잘 활용하면 신체가 튼튼하고, 우아해질 뿐만 아니라 균형과 대칭이 바로잡힌다.

2) 프라나마야 코샤(필수 생기 층)

육신에 있어 '프라나마야 코샤'는 물질로 지배된 신체(안나마야 코샤)보다 고상(우월)한 단계이다. '프라나(생명력, 기)'의 흐름은 우리 눈에 보이진 않지만 육신의 '생명(의식)'은 이 프라나에 전적으로 좌우된다. 또한 육신의 건강은 몸속에 존재하는 '나디'에 의해 좌우되는데, '나디'는 '프라나(생명력)가 순환하는 체내 위치'를 뜻한다.

'프라나마야 코샤(필수 생기층)'는 육체의 '힘'과 '필수 에너지'의 근원이다. 우주에 존재하는 '바유(바람 원소)'는 '프라나(생명력, 기)'의 형태로 몸속에 주입된다. 바람은 어디에나 존재하지만, 일단 몸속에 들어가면 그 명칭이 '프라나'로 정정된다. '프라나마야 코샤'에는 주로 프라나, 아파나, 사마나, 우다나, 비야나 바유와 다섯 개의 우파프라나(나가, 쿠르마, 데바다타, 크르칼라, 단난자야)가 포함된다. '프라나마야 코샤' 속에 존재하는 5가지 '프라나'의 종류는 다음과 같다.

1. **프라나**: 인지작용과 관련된 모든 활동은 '프라나바유'를 구성하는 '프라나마야 코샤(필수 생기층)'에 의해 수행된다. '프라나'는 숨을 들이쉬고 내쉬는 심호흡 속도를 증가시키고 소화의 불을 활성화시킨다.
2. **아파나**: '프라나바유'의 형태로 노폐물 제거에 도움을 주고 정자의 '억제제' 역할을 한다.
3. **사마나**: '사만나 바유'의 형태로 음식물이 물이나 혈장, 혈액과 같은 체액과 신체 조직으로 고르게 전달되도록 도움을 준다.
4. **우다나**: '우다나 바유'의 형태로, 깊은 잠과 같은 완전한 휴식을 통해 행복감

을 얻게 도와준다. 전반적인 행동(선과 악)에 근거한 행복과 불행을 달성하는 근원이다.

5. 비야나: '비야나 바유'의 형태로 다양한 긍정적 및 부정적인 감정을 발산하는 데 도움을 준다. '비야나'는 전신에 퍼져 완전한 의식을 확보하고 몸과 마음의 조합을 위한 매개체가 된다. 또한 '혈장(라사다투)'이 전신에서 순환하도록 도움을 준다.

⟨표 12⟩와 ⟨표 13⟩을 참고하면 5가지 '프라나'와 '우파프라나'의 위치와 기능 및 5가지 원소와의 연계성을 한눈에 파악할 수 있다.

⟨표 12⟩ 5가지 주요 프라나

	이름	원소	위치	기능
1	프라나	바유(바람)	입에서 심장까지의 부위	심장과 폐의 활동능력 유지
2	우다나	아카사(공간)	목, 입천장, 미간, 뇌	다양한 음성 기능
3	사만나	아그니(불)	심장에서부터 배꼽까지의 부위	소화와 대사, 일곱 가지 다투의 형성 및 유지
4	아파나	프르트비(지구)	배꼽부터 다리까지 이어지는 하복부까지.	노폐물 제거 및 골반의 움직임.
5	비아나	잘라(물)	전신에 위치함.	라사 다투의 전신순환

⟨표 13⟩ 5가지 우파프라나

	이름	원소	위치	기능
1	나가	바유(바람)	입에서부터 심장까지의 부위	트림 및 딸꾹질.
2	크르칼라	아그니(불)	목에서 미간이 위치한 뇌의 중간부위까지	허기와 갈증.
3	쿠르마	프르스비(지구)	눈꺼풀	눈꺼풀의 깜박임.
4	데바닷타	아카사(공간)	코	스트레칭, 하품 및 재채기.
5	다난자야	잘라(물)	전신에 존재함	사망 후 일정기간 동안의 몸의 광채 유지 또는 몸의 붓기.

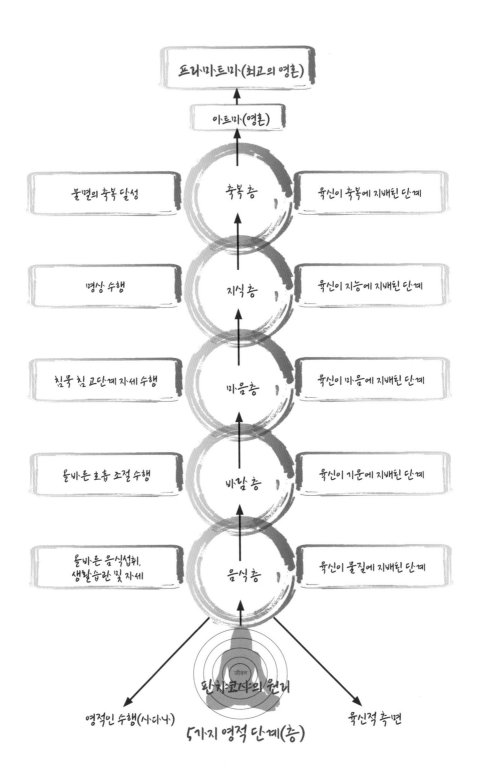

프라마트마(최고의 영혼)

아트마(영혼)

| 불멸의 축복 달성 | 축복 층 | 육신이 축복에 지배된 단계 |

| 명상 수행 | 지식 층 | 육신이 지능에 지배된 단계 |

| 침묵 침 교단계 자세 수행 | 마음층 | 육신이 마음에 지배된 단계 |

| 올바른 호흡 조절 수행 | 바람 층 | 육신이 기운에 지배된 단계 |

| 올바른 음식섭취, 생활습관 및 자세 | 음식 층 | 육신이 물질에 지배된 단계 |

판차코샤의 원리

영적인 수행(사다나)   5가지 영적 단계(층)   육신적 측면

3) 마노마야 코샤(마음 층)

세 번째 단계는 좀 더 본능적인 단계이다. '마노마야 코샤(마음층)' 단계는 5가지 운동 기관(입, 손, 다리, 항문, 요도)과 자의식 또는 에고(자아)를 관장한다. 이 단계에서는 인내심과 자기 조절을 통해 운동기관의 능력을 판단할 수 있다.

'마음'과 '프라나'의 관계를 보여주는 훌륭한 예는 '챤도기요파니사다' 경전에서 찾아볼 수 있다. 이곳 저곳을 날아 다니다 다시 원래의 자리로 되돌아 오는 끈에 묶인 연과 유사한 원리로, 마음은 다양한 곳을 돌아다닌다. 그러나 다른 곳에 머물지는 않고, 제자리로 돌아와 '프라나'에 머무른다. 마음이 '프라나'와 묶여 있기 때문이다. 프라나가 강해지면 마음 또한 강해지기 때문에 이와 같은 이유로 수많은 경전에서는 '요가'나 '프라나야마'를 통해 프라나를 강화하길 강조한다. '프라나(호흡)'가 안정되면, 마음 또한 안정된다. 불안정하고 계속 변화하는 마음을 조절할 수 있으면 우울증이나 스트레스를 포함한 모든 정신적 질병이 예방된다. 정신적 질병은 중독, 도취, 건강에 해로운 욕망, 색욕 등과 같은 잘못된 행동을 탐닉하는 불안정한 감정과 폐해에서 비롯된다. 이러한 심적 불안정은 정도의 이탈과 불행을 초래한다. 이것이 바로 '마모마야 코샤(마음 층)'를 제어하고 지식과 명상, 사다나, 집중 및 '찬도기요파니사다' 경전에 제시된 다양한 사트비아(마음) 요법을 통해 질병을 예방해야 하는 이유다.

4) 비즈나나마유 코샤(지식 층)

네 번째 단계는 '비즈나나마유 코샤(지식층)'이다. 여기에는 5가지 감각기관(코, 귀, 눈, 혀, 피부)과 지능(두뇌) 및 마음이 포함된다. '지식층'의 주요 구성요소는 지식에 기반한 지능과 지각능력에 기반한 감각 기관이다. 지능과 이성을 조절하면 감각 기관과 감각 기관이 보유한 힘을 마음대로 조절할 수 있는 자제력을 달성한다. 두뇌는 감각 기관을 통해 모든 선행과 악행을 판단한다. 이러한 판단 능력이 바로 '비지나 나마야 코샤(지식 층)'이다. '비지나나마야 코샤'를 조절하면 모든 애착, 거짓, 환상, 망상에서 벗어날 수 있고 잘못된 언어능력을 교정할 수 있다.

5) 아난다마야 코샤(감정 또는 축복 층)

다섯 번째 단계는 '아난다마야 코샤(축복 층)'이다. 축복 층은 애정, 행복, 즐거움, 기쁨을 포함한 내적 자아와 연결됐다. 축복 층에는 삶과 축복이 머문다. 인간의 삶과 육신의 존재 및 모든 인생의 속사가 축복 층에 의존한다. 명상과 자기절제를 통해 인간은 끝없는 축복의 단계에 도달하고 세속적인 삶의 속박에서 벗어날 수 있다. 이 단계에서 인간은 깨달음을 얻고 진정한 자신(내적 자아)을 인식한다.

이와 같이 5가지 코샤를 이해하고 조절하면 인체 과학을 이해할 뿐만 아니라 심신의 질병을 없앨 수 있다. 더 나아가 영생의 축복을 이뤄내 최고의 영혼을 달성할 수 있다.

4. 인체 생리학 및 아쉬타챠크라: 8가지 챠크라

요가와 아유르베다는 훌륭하고 효과가 입증된 과학적인 치료 체계로 양질의 삶과 총체적 발전이란 완벽한 본보기를 제시한다. 요가와 아유르베다는 또한 내적 자아와 자의식을 일깨우고 지능과 내면의 힘, 그리고 완전한 에너지를 개발해 완벽한 건강과 영생의 축복, 신성한 삶을 영위하는 유일한 방법을 제시한다. '챠크라 삼히타' 경전에는 완전한 건강, 내면의 빛(테자), 장수, 젊음, 아름다운 음성, 건강한 안색, 신체 발달, 힘, 지능 및 모든 유익한 속성을 위해 '원기회복제'로 사용되는 여러 종류의 신성한 약품에 대한 설명이 담겨있다. 모든 원기회복 요법 중에서도 최고의 효과를 자랑하는 건 바로 '아카라(건강한 생활 습관)'다. 실제로 아카라는 모든 공정한 행동과 건강한 생활 습관을 의미하며 때로는 '사다카라'로도 불린다. 최고의 '사트비카 본질(사타카라)'을 달성하는 유일한 방법은 '요가' 밖에 없다. 요가의 완전한 혜택은 오직 규칙적인 훈련과 객관성을 유지하는 자세를 갖춰야만 누릴 수 있다. 고대의 선현들은 생리학의 미묘하고 복잡한 원리를 이미 오래전부터 깨닫고, 인체를 우주의 축소판인 소우주, "야타핀데, 타타 브라만데"라고 표현했다. 눈에 보이면서도 보이지 않는, 그러면서도 미천하거나 고상한 인간의 성격은 굉장히 신비하고 모험적이며 매우 과학적인 원리를 따른다. 이를 좀 더 포괄적으로 들여다보려면, 몸속에 위치한 '힘의 중심'을 반드시 이해해야 한다. 이러한 힘의 중심이 바로 '챠크라(인체의 기가 모이는 중심 지점)'이다. '아사르바베다' 경전은 '챠크라'에 관해 다음과 같이 언급했다.

"아쉬타챠크라 나바드바라 데바남추라요디아.
타시얌 히라니아야 코사 스바르고 죠티사브르타."

(아쉬타바베다 10.2.31)

즉, 몸은 8가지 챠크라(8개의 힘의 중심, 기가 모이는 중심 부위)와 9가지 문(두 눈, 콧구멍, 귀, 입, 항문, 요도)을 가진 신의 도시, '아요댜'를 상징한다는 의미를 담고 있다. 이 도시에는 "사라스라나 챠크라"라는 반짝이는 금빛 보물이 있으며, 그 속은 영생, 영원한 행복, 축복, 평화, 신의 빛으로 가득 차있다. 오직 요가 수행자나, 예배자, 영적인 추구를 하는 사람들만이 이 신성한 보물을 발견할 수 있다. '챠크라'

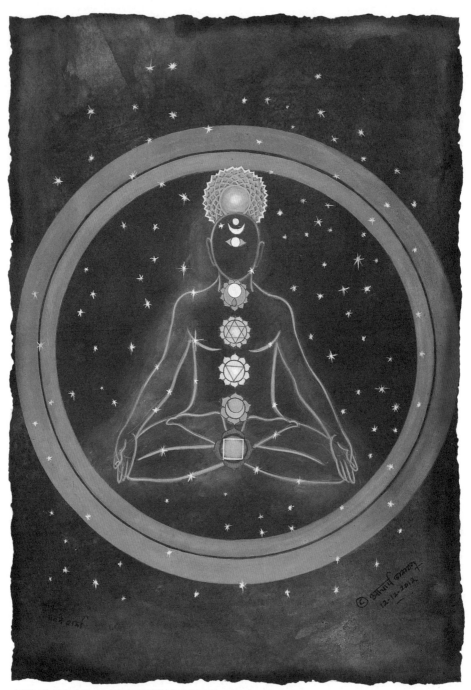

〈그림 14〉 아쉬타챠크라 – 몸속 다양한 에너지 중심부의 위치

가 신체와 연관된 듯 보일 수도 있으나 실제로는 몸의 가장 강력한 '힘의 중심부'와 연계되어 있다. '챠크라(인체의 기가 모이는 중심 지점)'는 초감각적 지식과 능력으로만 감지되기 때문에 물리적 감각으로는 확인할 수 없다. 이러한 챠크라의 힘은 몸이 생명력을 유지하도록 도움을 준다. 그러나 사망하거나 육체의 기능이 다 끝나면 챠크라의 에너지는 자체적으로 분산된다. 이것이 바로 사후 검시에서도 척수 속에서 챠크라를 찾아 볼 수 없는 이유다. 챠크라는 해부학적인 방법을 통해 육안으로 확인할 수 없기 때문에, 가상적인 존재로 간주된다. 여기서 우리는 반드시 사후 검시에서 영혼 또는 생명력을 볼 수 없다는 것을 명심해야 한다. 에너지는 육안으로 식별할 수 있는 존재로써가 아닌 그 효과로써 감지되어야 한다. '챠크라'의 에너지는 모든 세포, 조직, 신경에 생명력을 전달한다. 그리고 이런 신경 속에서 '프라나(생명력)'는 양방향으로 순환한다. 챠크라는 척추의 가장 아랫부분, '종사(물라다라)'에서부터 척추를 타고 '두뇌(사하스라라)'까지 머무른다. 이러한 의학적 근거는 과거 고대 성현들의 의학적 통찰력을 현대 의학과 비교해봤을 때, 이미 오래전부터 생리학과 해부학적 지식 및 보이지 않는 인체의 에너지 중심에 대해 좀 더 고상하고 깊은 지식을 갖추고 있었음을 증명해준다. 고대의 성현들은 단순히 몸속 힘의 중심부를 밝혀내는 데 그치지 않고, 요가철학적 활동, 사다나, 프라나야마(호흡요법), 요가, 명상 등과 같은 다양한 방법을 통한 보이지 않는 에너지의 중심점을 깨우는 방법을 제시해 질병을 예방하고 스스로를 개선할 수 있도록 하였다.

1) 아쉬타챠크라 색채와 과학적 접근

전통 고전에서 연꽃으로 묘사되는 '챠크라(기가 모이는 중심지)'의 꽃잎은 예민한 신경얼기 그룹이 챠크라를 둘러싼 형상이다. 여기서 신경얼기는 신경체계의 일부이자 의식의 확장을 위한 매개체이다. '나디스'는 신경이라기 보다 몸속 에너지(의식)의 흐름을 위한 통로이다. '나디스(신경)'의 문자적 뜻은 '흐름'이다. 전기 회로 속에 음전하와 양전하의 흐름이 공존하듯, 프라나(생명력)와 만나스(정신력) 에너지도 나디스를 통해 전신에 흐른다. '우파니사드'와 다른 고전문헌에 따르면 이 같은 신경(예민한 의식 흐름의 근원)은 약 7만 2천 개에서 7천 200만 개가 있다고 한다. 이러한 '신경'은 전신에 분포되어 있다. 모두 예민한 파동과 함께 흰색, 파란색, 노란색, 빨간색을 띤다. 이들의 색상과 예민함 정도는 태양광의 색상 및 예민함과 같다고 비교한다. 또한 사망 후에는 이들 신경이 태양 속으로 소멸된다고 한다. 신경 중에서는 특히 '이다', '핑갈라', '수슘마'가 중요하다. '이다 신경'의 에너지는 왼쪽 콧구멍의 '프라나 바유'를 통해 흐르고 '핑갈라 신경'은 오른쪽 콧구멍을 통해 흐른다. 이렇게 흐르는 '이다 신경'의 에너지와 '핑갈라 신경'의 에너지는 각각 '칸드라 나디'와 '수랴 나디'로 불린다. '이다 신경'은 성질이 차갑고 '핑갈라 신경'은 성질이 뜨겁다. 이러한 나니의 기원을 '물라다라'라고 부른다. 이 두 개의 나니는 '동그라미(챠크라)'를 형성해 척수의 하단에서 '수슘마'와 결합한다. 이러한 결합이 에너지의 '물라켄드라(기원)'이다. 두 개의 나니는 프라나와 의식의 흐름을 조절한다. 척수의 하단에서 '수슘마'는 수직 방향으로 일직선을 그리며 상승하고, '이다'는 왼쪽에서 위로 향하고 '핑갈라'는 오른쪽 부위에서 위로 흐른다. 이 두 개의 나니는 다른 에너지 중심부(챠크라)가 있는 부위에서 다시 만나 '수슘마'와 함께 '사하스라라 챠크라'에 도달한다.

이러한 '챠크라'를 이해하면 인체 생리학의 깊고 미묘한 측면(비밀)을 헤아릴 수 있으며 에너지의 중심 속에 있는 잠재력을 자각해 무한한 힘과 완전한 건강을 달성할 수 있다. '요가사다나(요가와 명상수행)'를 통해 챠크라를 개선하고 자각시켜 그 에너지가 '사하르라라'에 도달하면, 어마어마한 행복과 불멸의 축복이 찾아온다. 이것이 바로 모든 요가사다나의 주목적이다. 오늘날 현대 '탄트라' 경전에서는 이러한 힘의 중심 또는 기의 중심을 '아쉬타챠크라'라고 하며, 이와 같은 챠크라에 의해 일깨워진 에너지, 초감각적 지식 또는 내면의 힘을 바로 '브라하마바르카스(우주적 광체 또는 브라하마나의 광채)' 및 '쿤달리니 자가라나(뱀의 힘의 자각)'라고 한다.

2) 8가지 챠크라

1. 물라다라 챠크라(챠크라의 뿌리): 몰라다라 챠크라는 항문과 생식기 사이로 척수의 가장 아랫부분에 위치하며 인간의 본능적 행동과 연계됐다. 그러나 신성한 의식이 이곳을 양성해 근본적인 사고를 걸러낸다.

2. 스바디스타나 챠크라(천골신경 챠크라): 스바디스타나 챠크라는 척수 내 생식기에 위치한다. 잠재의식과 연계됐다.

3. 마니푸라 챠크라(복강신경총(명치) 챠크라): 척수 내 배꼽 뒤에 위치한다. 소화체계와 자다라그니(소화의 불)를 조절한다. 전신(육체)을 조절하는 곳도 이 부위이다.

4. 아나하타 챠크라(심장 또는 심장신경총 챠크라): 척수 내 흉부의 중심부에서 심장의 오른쪽에 위치한다. 혈액순환, 심장과 폐의 기능을 조절하며 신경계와 면역체계 또한 조절한다.

〈표 14〉 아쉬타챠크라와 아쉬타챠크라의 해부학적 위치

	챠크라(산스크리트 명)	한글 명	위치	신체 부위 및 조절 기능	손상 또는 인식부족으로 인한 질병	내분비샘 작용	관련 생리학 체계
1	물라다라 챠크라	챠크라의 뿌리 또는 꼬리뼈 중심부	척수 밑부분	직장, 방관, 배설 및 생식	비뇨기병, 신장질환, 결석, 생식기 질환	부신	배설 시스템, 비뇨 생식기 시스템

2	스바디스타나 챠크라	천골신경 챠크라 또는 생식기 중심부	배꼽 하부	생식기관, 출산	불임, 조직 질환, 생식기 질환	부신	생식계
3	마니푸라 챠크라	복강신경총 챠크라 또는 명치 챠크라	흉부 하부	위, 장, 소화, 동화, 분비	소화 체계 질환, 당뇨병, 면역력 저하	최장분비 샘속 랑게 르한스섬 (내분배세 포)	소화기계
4	나아하타 또는 흐르타야 챠 크라	심장 챠크라 또는 심장 신경총	흉부의 중앙, 흉추	시장, 폐, 횡경막, 순환, 면역 조절	심장질환, 고혈압	흉선	순환체계, 호흡기계, 자가면역 시스템
5	비슈타 챠 크라	목 챠크라 또 는 경동맥신 경총	갑상선 및 부갑상선	목, 인후, 성대, 모든 언어소 통, 아동 성장, 신진대사, 체온조절	기관지 천식, 폐질환, 갑상 선, 갑상선종	흉선	호흡기계
6	아즈나 챠 크라	제3의 눈 또는 신경총	이마의 중심	두뇌, 두뇌, 집중력, 의지 력과 연관된 모든 기능	간질, 졸도, 마비	송과선	신경계
7	만나스 또는 빈두 챠크라	마음 챠크라 또는 시상하부	시상 하부	두뇌와 심장, 내분비선 및 자가면역 체 계, 수면, 감 정, 기억력, 총 항상성 조절	심신 및 신경질환	뇌하 수체	감각 및 운동 시스템
8	사라스라라 챠크라	왕관 챠크라 또는 뇌분비선	뇌의 가 장 윗부분, 정점	영혼의 안식 처, 정도의 동기화, 다른 곳에서 모든 정보 수집	호르몬 불균형, 대사 증후군	뇌하 수체	시상하부를 통한 중추신 경계(CNS)

5. 비슈디 챠크라(목 챠크라): 척수의 목(갑상선과 부갑상선 뒷부분)에 위치한다. 성대를 조절하고 성장, 발달, 허기, 갈증, 체온조절을 관장한다.

6. 아즈나 챠크라(제3의 눈 또는 신경총): 아즈나 챠크라는 척수 위 좌우 대뇌 반구 사이 송과선에 위치한다. 이 곳은 의지력 및 진취성과 연결됐으며 직관적 차원에서 물질적 지식과 '아스타비댜'의 중심이다.

7. *만나스 챠크라(마음 챠크라): 만나스 챠크라는 시상하부에 위치한다. 이곳은 심장과 연계하여 감정 및 정신적 과정에 따라 사고과정과 '삼사카라스(도덕성)', 뇌 분비를 발달시킨다. 이곳은 마음과 감정의 중심부이기도 하다.

8. *사하스라라 챠크라(왕관 챠크라): 모든 영적인 힘이 이곳에서 달성된다. 사하스라라 챠크라는 뇌와 지식과 연결됐다. 이곳은 뇌하수체에 위치하며 최고의 지식과 깨달음의 중심지다.

위의 8가지 '챠크라(기가 모이는 중심지점)'는 전신의 정기에 활력을 불어넣고 균형을 맞춰 활성화 시킨다. 요가는 모든 심신의 장애물과 질병을 제거하고 의식을 일깨우는 기술을 일컫는 말이다. 수많은 고대와 현대의 요가 수행 요법은 다양한 인도의 전통 고서에 묘사되어 있다.

* 챠크라는 6개인가? 8개인가? 반대 의견을 위한 해법

아사르바베다 경전에는 챠크라가 8가지라고 명시됐다. 고라카 바니에서도 총 8개의 챠크라를 기재됐다. 6개의 챠크라를 일깨운 뒤에는 뇌 속에 위치한 만나스 챠크라와 사라스라라 챠크라, 두 개의 챠크라가 좀 더 높은 위치와 근본 또는 정기의 마지막 중심부에 도달하기 위한 의식 조명의 가장 높은 두 개의 중심부로 간주된다. 명상과 사다나(영적 수행)를 통해 이 두 가지 챠크라를 일깨우면 물라다라에서 사라스라라 챠크라에 도달한다는 사실은, 즉 질병으로부터 자유로운 삶과 불멸의 축복을 누린다는 것은 의심할 여지가 없다.

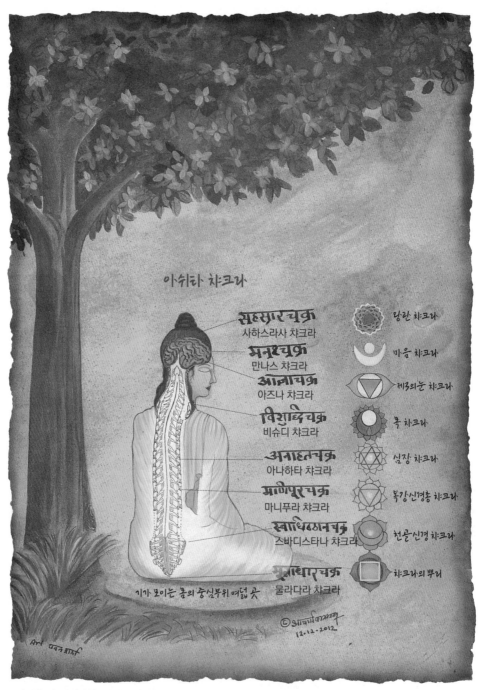

<그림 15> 아쉬타챠크라와 아쉬타챠크라의 체내 위치

3) 요가와 아쉬타챠크라

8가지 챠크라와 그 에너지의 중심부를 이해하기 위해서는, 요가 수행의 필요성을 깨닫는 게 무엇보다 중요하다. 요가는 '아쉬타챠크라'의 진정한 본질을 밝혀주는 학문이자 치료 요법이기 때문에 이 시점에서는 반드시 '요가'를 짚고 넘어가야 한다.

'요가'라는 단어는 '통합(사마디, 초월 명상법)'과 '해법'이라는 의미의 '유지르 요계나 유제 사라다우'라는 산스크리트어에서 비롯됐다. 만약 영적인 단계에서 '통합'과 '해법'을 깨닫게 되면, 이는 곧 일련의 요가 수행을 통한 '지나트마(개인의 영혼)'와 '파라마트마(최고의 영혼)'의 '통합'이라 볼 수 있다. 요가 수행을 통해 '사마디(통합)' 단계를 달성하면, 인간의 영혼은 이 '숭고한 단계'를 통해 완벽하게 신을 영접하는 '최고의 영혼'으로 거듭난다. 이것이 바로 '요가'다. 요가를 통해 인간은 정신적 억압에서 해방되고 스스로의 마음을 조절할 수 있다. 사실상 모순되는 마음을 억제하고 금욕과 희생으로 영혼을 진전시키는 데 도움을 주는 수행은 무수히 많다. 그러나 결국 그 모든 것이 요가의 한 부분에 해당한다.

행복과 평화 또한 요가 수행을 통해 달성할 수 있다. 내적 자아의 혁신적인 힘은 다른 곳에서 점화되어 그 빛을 발한다. 요가 수행과 명상을 실행하면 이와 같은 신성한 에너지가 상승한다. 상승한 에너지는 하단의 의식 중심부를 통해 더 높은 의식 중심부로 흐른다. 이 단계에선 마음의 힘이든, 해법의 힘이든 또는 스스로의 힘이든 구분 없이 모든 힘이 통합적으로 발생한다. 이를 통해 생명력을 일깨우면, 모든 에너지가 '핑갈라 나디'를 통해, '이다 나디' 속 마음의 힘을 통해 그리고 '수슘나 나디' 속 스스로의 힘을 통해 끊임없는 의식을 고조시킨다. 이로써 에너지가 전신에 흐르게 된다. 이렇게 에너지의 중심부(챠크라)를 각성시키면, 수행자(사다카)는 언제든 명상을 수행할 때마다 해당 에너지를 다시 불러올 수 있다. 그리고 수행자는 가상이 아닌 신비한 효과를 다양하게 체험한다. 수행자는 헌신(바크티), 수행(사다나), 예배(세바), 속죄(타파)에 스스로 전념할 때 '새로운 경험', '자아실현', '신성한 은총'을 누린다. 좀 더 높은 차원의 의식에 따라 몸과 마음도 변형되며 이로써 삶의 완전한 변화가 찾아온다.

'마할시 파탄잘리'는 '아쉬탕가 요가'와 '아쉬타챠크라'에 요가의 8단계, 야마스, 니야마스, 아사나스, 프라나야마스, 프라티아하라, 다라나, 디야나, 삼마디에 대해 설명했다.

1. **야마스(도덕적 제재):** 야마스는 올바른 삶이나 윤리적 가치를 위한 일련의 규칙이다. 여기에는 '아힘사(비폭력)', '사티아(자애로운 진실)', '아사티아(도둑질 금지)', '브라마카리아(금욕, 정신적 진보)', '아파리그라하(불탐, 탐욕 자제)'가 포함된다. 이는 모두 내면의 감정과 연계됐다. 사티아, 아힘사 및 다른 윤리적 가치를 따르지 않는 사람은 스스로의 존엄성을 무너뜨릴 뿐만 아니라 더 나아가 사회와 국가에 피해를 준다. 이러한 감정은 몸속에 내제된 부정적이고 어지러운 감정에서 비롯되며 이는 '물라다라 챠크라(챠크라의 뿌리)'와 연관이 있다. 불신, 폭력, 욕망과 같은 어지러운 감정과 불경한 행동은 '물라다라 챠크라'의 에너지를 일깨우면 사라진다.

2. **니야마스(준수):** '파탄잘리'의 '요그수트라' 속 두 번째 단계는 '니야마스'라고 분류되는 일련의 규정사항이다. 여기에는 다음과 같은 준수사항, 요구사항, 의무사항이 있다.

   사우카: 청렴한 생각, 마음, 몸.

   산토샤: 만족감, 자족감.

   타파스: 속죄, 영적 노력, 검소함.

   사바디아냐: 스스로의 영혼과 신을 일깨우기 위한 내적 성찰.

이스바라-프라니다나: 신에게 복종.

위의 모든 항목은 인간의 특성과 연관되어 있다. 만약 삶 속에서 '니라마스'를 준수하지 않는다면 이것은 바로 스스로의 상실이며 결과적으로 사회의 손실이 된다. 이러한 규칙은 '스바디스타나 챠크라(천골신경 챠크라)'와 연계되었으며, 니야마스를 준수하면 스바디스타나 챠크라를 일깨우게 된다.

3. 아사나스(몸의 자세): 아사나스는 질병이 없고 건강한 광채를 자아내는 몸과 연관됐다. 이는 '마니푸라' 또는 '나비 챠크라'와 관련이 있으며 마니푸라 또는 나비 챠크라를 각성하면 소화를 포함한 신체의 질환이 회복된다.

4. 프라나야마스(호흡 연장): 프라나야마스는 호흡조절을 통한 생명력의 연장을 포함한다. 이는 아나하라 챠크라와 관련이 있는데, 이 챠크라를 일깨우면 완벽한 심장과 호흡체계를 유지해 생명력이 강화된다.

5. 프라티아하라(감각 제거): 프라티아하라는 '비슈디 챠크라'와 연결되어 있다. 비슈티 챠크라를 각성시키면, 외부 대상에 대한 감각 기관이 기능이 철회되고 수행자는 스스로 감각기관을 조절할 수 있다.

6. 다라나(집중): 다라나는 호흡 조절 마음의 집중을 관장한다. 다라나는 '아즈나 챠크라'와 연결됐다. '프라티아하라' 수행을 통해 감각을 제거하고 하나의 대상에 마음을 집중하는 수행이 '다라나'다.

7. 디야나(명상): 디야나는 '만나스 챠크라' 또는 '빈두 챠크라'와 연계됐다. 만나스 챠크라는 의식과 생명력의 완전한 흐름이 조절될 때 각성되는데, 이렇게 각성된 챠크라를 다라나(집중) 수행을 통해 안정화시켜 몸에 저장시킨다.

8. 삼마디(초월 명상): 삼마디는 분리된 지식이 완벽한 조화를 이루는 상태이다. '사라그라라 챠크라'는 수행자가 모든 질환과 욕망으로부터 자유로워지고 진정한 자신 또는 물질의 본질인 소우주를 창조해냈을 때 각성된다. 그리고 이러

한 단계를 '삼마디' 또는 '축복 단계'로 부른다.

4) 아쉬타챠크라 지식과 요가 수행을 통한 힘의 상승

우리 몸에 존재하는 '챠크라(기가 모이는 체내 중심 부위)'는 사실상 '프라나사크티(생명력)'이다. 몸속의 힘의 중심부를 각성시키면 생명력이 상승한다. 그러나 이러한 상승은 수행자의 신앙심, 내면의식, 수행에 좌우된다. 수행자의 마음이 더 순수하고 경건할수록, 도달할 수 있는 의식의 단계도 높아진다. 우리는 불행한 사람의 상황을 통해 챠크라의 형태를 자세히 이해할 수 있다. 다양한 욕망과 단점, 혼란에 사로잡히고 의식이 '물라다라 챠크라(챠크라의 뿌리)'에 머무르던 사람이 스스로의 의식 단계를 상승시키면 힘의 상승 작용을 통해 결과적으로 '스바디스타나 챠크라'에서 '사하스라라 챠크라'에 이른다. 요가를 수행하면 내면의 힘이 격양되어 마음이 경건하고 청렴해진다. 그리고 이와 같은 혁신적인 힘과 진동이 이끌어낸 변화를 통해 몸에 활력이 더해진다. 경전에서는 이러한 신성한 힘을 다양한 '힘의 중심지(아쉬타챠크라)'라 부른다. 이러한 중심부의 힘이 깨어나는 동시에 수행자는 자연적으로 올바른 사고와 마음을 품게 된다. 더 이상 부정적인 생각에 사로잡히지 않으며 언제나 축복받은 상태를 유지한다. 그렇게 되면 약을 복용하지 않더라도 불치병을 포함한 모든 질병이 치유되기 시작한다. 이로써 수행자는 우울증, 환상, 불안, 초조 등과 같은 다양한 심리적 질환과 신체적 질환으로부터 해방된다. 마음에 평화가 찾아오면, 유익한 변화 또한 뒤따른다. 그 덕분에 결단력과 의지력이 강해진다. 이 상태에선 수행자의 우선사항과 관심사항, 애착이 변화한다. 따라서 규칙적인 요가 수행을 통해 요가적인 힘을 상승시킬 수 있으면 챠크라를 각성시켜 원하던 결과가 몸과 마음과 영혼에 나타난다.

5. 아쉬타챠크라와 다양한 요가 수행 및 쿤달리니 요가와의 연계성

요가 수련과 관련한 논쟁 중에서, 종종 요가 수행이 '쿤달리니의 힘'을 일깨우는 것과 연관이 있다고 주장하는 경우가 있다. 그러나 이는 사실과 다르다. '챠크라'는 '쿤달리니 자그르티'가 아니다. 챠크라는 '탄트라 요가'에 설명된 요가의 가장 많이 알려진 '수행 요법' 중 하나이다. '탄트라 사다나' 속에는 '아쉬타챠크라'의 힘이 묘사되어 있지만, 오히려 쿤달리니가 힘을 일깨우는 완벽한 방법이라고 설명되어 있다. 따라서 고대에는 수많은 요가 수행자들이 요가와 쿤달리니의 에너지를 연결하는 방법으로 힘을 상승시키려 했다. 그도 그럴 것이 당시에는 '아쉬탕가 요가법'이 체계화되지 않은 것도 일조했다. 결국, 당시 챠크라의 이론이 없던 수행자들은 헛된 노력을 했던 것이다. 일부 수행자는 아쉬타챠크라의 이론을 부정한다. 그러나 아쉬타챠크라가 몸속에 내재된 힘의 중심부라는 것을 절대 간과해서는 안 된다.

1) 아쉬타챠크라와 요가사다나의 차별화된 방법

'아쉬타챠크라'는 몸속에 내재된 미묘하고 보이지 않는 에너지(기)의 다양한 중심지를 뜻하는 단어다. 우리 몸속 '챠크라'는 또한 '생명력', '정기의 중심부'이기도 하다. 이러한 에너지는 인체 생리학에 내재된 부분이며 요가 사다나(영적 수행), 타파스(속죄), 사니아마(조절), 사다카라(옳고 윤리적인 행동) 등을 통해 증강하고 일깨울 수 있다. 이러한 에너지의 중심부인 '아쉬타챠크라'를 일깨우고 또 증강시키는 것은 수행자의 경건함과 정신적 상태에 좌우된다. 마음이 경건할수록 도달하는 의식의 단계가 더 높다. 파탄잘리의 아스탕가 요가 속에는 의식의 일깨움과 예배(세바)와 수행(사다나)을 위한 다양한 요가와 프라나야마의 기술이 제시됐다. 실제로 해당 기술들은 매우 효과적이며 수많은 수행(사다나)과 요가적 방법이 힘의 중심부를

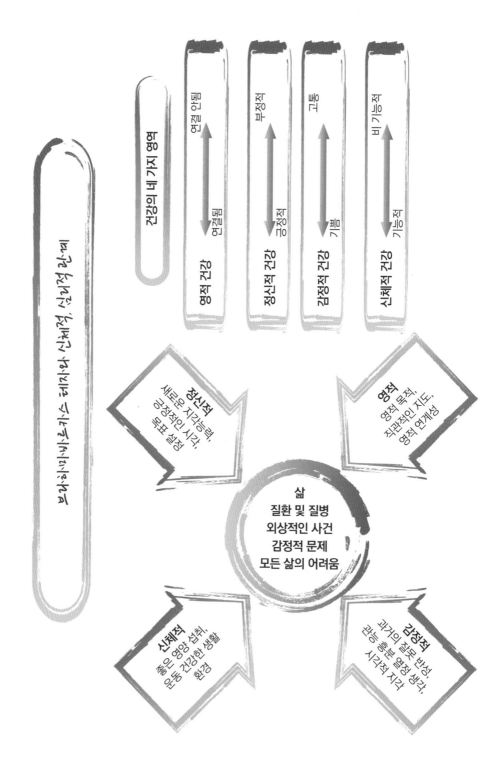

아유르베다의 신체적, 정신적 한계

건강의 네 가지 영역

영적 건강
연결됨 ← → 연결안됨

정신적 건강
부정적 ← → 긍정적

감정적 건강
고통 ← → 기쁨

신체적 건강
비 기능적 ← → 기능적

정신적
새로운 지각능력,
긍정적인 시각,
목표 설정

영적
영적 목적,
직관적인 지도,
영적 연계성

삶
질환 및 질병
외상적인 사건
감정적 문제
모든 삶의 어려움

신체적
영양 섭취,
쉴 동 건강한 생활
운동 환경

감정적
과거의 접못 반성,
새로운 감정 생각,
신각적 지각

각성하기 위한 수행기법에 포함된다. 초기 '쿤달리니요가'에서 '쿤달리니 에너지'는 고도의 성찰을 이룬 수행자의 '스승(지도자)'에 의해 임의로 일깨워졌다. 그러나 이를 넘어 보다 높은 영역에 도달하려면, 수행자(사다카)에게 좀 더 많은 수행(사하나)과 조절력이 요구된다. 그렇지 않으면 각성된 쿤달리니 에너지가 그저 챠크라 속에 머무는 데 그치기 때문이다.

'아쉬탕가 요가'에서, 수행자(사다카)는 몸속 여덟 개의 챠크라 속에 잠재된 힘을 일깨우는 수행의 진전을 위해 인고의 노력을 해야 한다. 그러나 일단 진전을 보이기 시작하면 더 이상의 노력 없이도 수행자의 마음은 경건해지고 저절로 이상주의와 도덕적 가치를 따르게 된다. 그리고 이 단계에서 수행자의 정기가 향상된다. 내면의 에너지가 위로 상승해 '마니푸라', '아나하타'를 지나고 '비슈다 챠크라'에 도달하면 수행자는 축복을 누리며 활기가 충전되고 모든 스트레스에서 해방된다. 더불어 내적인 흥분감, 에너지, 열정이 상승한다. 정신 질환의 형태로 머물던 불순물과 부정적 견해가 정화되고 마음이 차분해지며 수행자는 '사만디'를 경험한다. 이와 같은 의식의 에너지가 '아즈나 챠크라'에서 '만나스 챠크라'와 '사하스라라 챠크라'로 상승해 자리잡으면, 수행자는 '삼프라즈나타(인지)'와 '아삼프라즈나타(초-인지) 수행(사만디)'에 도달해 '최고의 축복'을 누린다. 이렇게 하면 사트비카 사다나(아스탕가 요가), 우파사나(기도와 숭배), 바이라기아(세속적 쾌락에서의 분리), 티아가(금욕)를 통한 챠크라의 각성이 가능하다. 따라서 요가를 수행하며 스바디스타나, 마니푸라 그리고 기타 챠크라를 통해 '물란다라'에서 '사하스라라'에 이르러 내적 에너지를 일깨우고 좀 더 높은 영역에 도달한다. 어느 챠크라이든 일단 에너지가 상위 영역에 닿으면 그 중심부에서 다시 내려오는 일은 없다. 즉, 에너지가 각성되면 수행자는 심신의 변화로부터 영향을 받지 않는다.

2) 아쉬타챠크라와 쿤달리니 요가의 수행방법

쿤달리니 요가에서는 수행자(사다카)의 작은 노력으로 물라다라와 연결된 에너지가 높은 수준의 수행자의 지도자(가이드)와 함께 활성화된다. 이러한 힘은 쿤달리니 사크티(뱀의 힘)라 불린다. 쿤달리니 요가를 수행하면 큰 노력을 들이지 않아도 명상과 자제력만으로도 에너지의 중심이 쉽게 자극받는다. 이러한 경험은 기의 파동과 움직임 및 몸속에서 벌어지는 다양한 활동을 통해 느낄 수 있다. 쿤달리니를 자극하면 다양한 경험을 자연스레 습득한다. 그러나 수행자가 자제력을 유지하지 못하면, 이러한 에너지는 상승하지 못하고 설령 에너지가 흐른다 하더라도 대부분 위쪽이 아닌 아래로 하강한다. 여기서 말하는 움직임은 물리적인 움직임이 아니다.

아스탕가 요가 사다나로 에너지를 자극하면 외부 활동이 줄어 내적 변화가 증가한다. 그러나 쿤달리니 요가에서는 수행자는 초기에 내부 변화를 적게 느끼며 오히려 신체적 변화를 강하게 느낀다. 이것이 바로 아스탕가 요가와 쿤달리니 요가의 기본적인 차이점이다. 쿤달리니 사크티를 자극하는 목적은 쿤달리니 에너지의 상승 작용을 통해 모든 챠크라를 표적삼아 전능한 시바 신(파라마 브라마)에게 다가가기 위함이다. 사실상 아스탕가와 쿤달리니 요가 수행의 목적은 최고의 기분을 체험하고 영혼과 마음의 축복을 달성하는 데 있다.

• 쿤달리니 요가와 활성화를 위한 방법

오늘날 쿤달리니 요가는 아쉬타챠크라를 일깨우는 유명한 요가 수행법으로 알려져 있다. 여기서 쿤달리니란 물라다라 챠크라(뿌리 챠크라)에 위치한 둥근 고리 모양으로 감긴 신비함 힘을 의미한다. 쿤달리니의 신비한 힘은 그 곳에서 잠재하는 에너지이다. 쿤달리니가 고리 모양으로 감긴 채 휴면하고 있는 형상 덕분에 '뱀의 힘(쿤달리니 사크티)'라고 불린다.

쿤달리니의 각성은 지도자(가이드)가 수립한 전통을 통해 달성되는 요가 수련법이다. 쿤달리니가 자극 받으면 다양한 손의 자세, 프라나야마, 특정한 아사나스와 같은 활동이 자연스럽게 발생한다. 동시에 아름다운 소리와 파장의 에너지가 감지된다. 이 모든 것이 쿤달리니의 자극을 상징한다. 모두가 이를 체감하는 것은 아니며, 체감하더라도 그 느낌이 저마다 제 각각이다. 이러한 활동은 수행자의 마음 속 호기심과 흥미를 유발한다. 수행자는 반드시 이러한 현상이 수행의 시작이며 마지막 관문이 아님을 명심해야 한다. 이러한 단계는 많은 노력 없이도, 참회와 수행, 명상, 수행 지도자의 은총, 전생의 덕을 통해 체감될 수 있다. 즉, 이는 지도자의 가르침으로 달성할 수 있는 깨우침이다. 수행자가 오랜 기간 동안 프라나야마에 성심껏 전념한다면, 쿤달리니 자극에 성공할 수 있다. 비록 자가 수행을 통해서도 쿤달리니를 각성할 수 있지만, 전통 쿤달리니 요가에서는 이렇게 각성된 쿤달리니는 이미 전생에 수행 지도자의 은총으로 각성을 시켰기에 가능하다 여긴다. 여기에는 다양한 주의가 요구된다. 지도자의 가르침을 따르는 전통 수행에도 쿤달리니의 각성(자그라나)에는 다양한 종류의 프라나야마가 수행돼야 한다. 하타 요가 프라디피카 속에는 연속적으로 몸을 물린 뱀이 수직으로 몸을 꼿꼿이 세우는 것과 같은 원리로, 수행자는 자란다라 반다를 수행해 그 공기를 위로 끌어 올려 쿰바카를 수행해야 한다고 언급됐다. 또한 이 후에는 위로 끌어올린 공기를 천천히 발산해야 한다고 명시됐다. 그러나 억지로 수행해서는 안 된다는 충고도 함께 적혀있다. 이 수행법은 경험이 풍부한 지도자들이 권장하는 방법으로, 뱀의 힘(쿤달리니 사크티)이 자발적으로 바로 잡힌다.

'탄트라 크란다'스와 '하타' 요가에 따르면 쿤달리니를 활성화하는 가장 단순한 방법은 지도자의 은총을 받으며 지도자의 가르침을 따르는 것이다.

쿤달리니가 활성화되더라도 만약 사하스라라 챠크라에 도달하는 게 아니라면 사만디를 달성해야 하며, 이후 수행자는 반드시 에너지의 흐름을 제거해야 한다. 이를 위해 수행자는 쿤달리니의 활성화 이후 규칙적으로 쿤달리니를 활성화 해 흐름을 제거하는 방법을 익혀야 한다. 만약 이 과정을 준수하지 않으면, 대부분의 경우 성취한 모든 것이 수포로 돌아간다. 따라서 규칙적인 명상, 프라나야마, 자기조절, 긍정적 사고는 스바디스타나, 나이퓨라 및 기타 챠크라를 통해 사하스라라 챠크라에 도달하고 영원한 축복과 최고의 영혼에 결속되도록 도와준다.

• 요가 수행자(사다카)의 자질

요가 수행자(사다카)는 관능적 성향, 분노, 욕심, 애착을 멀리하고 잘못된 습관을 배제하며 요가 수행을 이어나가야 한다. 따라서 요가 수행자는 자기를 통제하고 예의를 갖추고 언행에 주의하며 스스로를 자제하며 자비심을 품어야 한다. 이를 위해서는 끈기와 강한 의지 외에도 대단한 인내력을 갖춰야 한다. 수행자는 전적으로 지도자를 따라야 한다. 지도자에게 그 무엇도 숨겨서는 안 되며 반드시 지도자의 가르침을 준수해야 한다.

• 요가 수행에 적합하지 않은 사람

성생활을 탐닉하고 오만한 사람, 부정직하고 악한 사람, 신뢰할 수 없는 사람, 타인에 대한 경멸을 즐기고 잔인하며 절제하지 않고 음식을 탐하는 습관을 가지거나 또는 감각이 약한 사람은 영적인 수행을 할 자격을 누리지 못한다. 이런 류의 사람들은 아사나스, 프라나야마, 명상 및 기타 요가 기술을 수행할 수는 있으나 고작 신체적 효과만 맛볼 뿐, 사타다 또는 영적으로 최고의 성공을 달성할 수는 없다. 즉, 정신적 깨우침을 얻거나 정신력, 용기, 힘 또는 영원한 축복을 누릴 수 없다. 영원한 축복으로의 수행에는 근본적인 사고와 믿음의 변화가 요구되며 이와 함께 지속적인 요가 수행이 어우러져야 한다.

"고대나 현대 문서에서 보기에 명확하지 않다는 이유로 쿤달리니 각성과 사다나에 대한 잘못된 인식이 만연하다. 이와 관련해 제3장의 마지막 내용으로 쿤달리니 각성과 사다나를 정리해 이에 대한 이해를 도모했다."

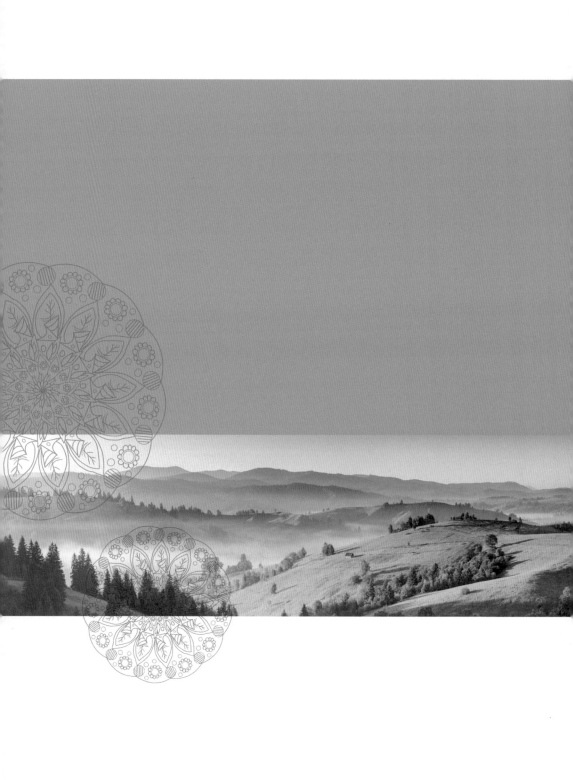

물질의
본질

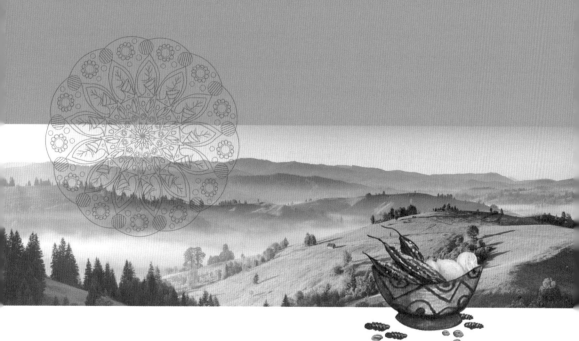

제4장

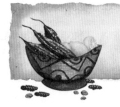

물질의 본질

제3장에서는 몸을 구성하는 다양한 구성요소와 원소를 알아봤다. 도샤, 다투, 말라, 스로타스의 수치가 비정상적으로 증가할 때 나타나는 불균형은 올바른 음식 섭취, 의약품 또는 해당 도샤의 불균형에 작용하는 치료 물질을 사용하면 회복된다. 또한 이들의 수치가 감소할 때는, 그와 유사한 성질을 보유한 성분의 섭취로 균형을 회복한다. 그렇다면 이쯤에서 떠오르는 질문은, 과연 어떤 성분이 특정 도샤 또는 다투와 유사한 성질을 띠고 또 반대로 상반되는 성질을 띠어 이들의 불균형을 치료하는지 어떻게 알 수 있는가 하는 것이다. 이는 아유르베다 전통의학 의사가 다양한 성분에 대한 해박한 지식을 갖췄다면 크게 어려운 일이 아니다.

우주의 모든 물질은 5가지 원소에서 기원했다. 도샤나 다투처럼 모든 성분은 이 5가지 원소가 각각 다른 비율로 조합한 결과물이다. 겉으로 보이는 형태나 색상이 해당 물질의 지배적인 원소를 나타내주진 않는다. 오직 맛(라사), 소화 후 작용(비파카), 효능(비리아), 속성(구나)을 통해서 주요 원소를 밝히는 데 도움을 받을 수 있다. 이러한 지식에 기반해, 의사는 특정 환자의 치료를 위해 환자의 체질에 따른 가장 적합한 음식과 의약품을 선택한다. 모든 약용 성분은 크게 3가지로 구분된다.

1. 파르티바 드라비아: 지구에 속한 성분은 '파르티바' 성분으로 알려져 있다. 흙, 모래, 진흙, 레드오커(게루, 적갈색 안료), 금속, 미네랄(철, 구리, 금, 음 등등), 수은, 소금, 돌, 석회석, 보석, 옥석, 알칼리성 물질, 점안제 등이 여기에 속한다.

2. 장가마 드라비아: 동물계에서 얻은 모든 약용 성분이 포함된다. 꿀, 우유, 유제품, 가죽, 살점(고기), 동물성지방, 혈액, 뼈, 골수, 정액, 모발, 손톱, 털, 뿔, 발굽, 이빨, 깃털, 인대, 근육, 신경, 소변, 담즙 등이 여기에 속한다.

3. 아우드비다 드라비아: 땅에서 자라나는 성분과 거기에서 추출된 성분이 포함된다. 다양한 식물군, 허브, 덩굴 식물, 채소, 과일, 꽃, 뿌리, 알뿌리, 씨앗, 잎, 가지, 나무껍질, 식물 추출 액, 고무 등이 여기에 속한다.

모든 성분은 구성 원소에 따라 5가지로 분류된다. 여기서 명심할 사실은 모든 성분에는 5가지 원소가 포함된다는 것이다. 대부분의 성분은 지구와 물에 의존하는데 이러한 의존이 해당 성분 형성에 영향을 준다. 이 외에 나머지 3개의 원소, 불, 바람, 공간은 성분 형성의 마지막 단계를 관장하며 각각의 성분의 비율을 차별화 시킨다. 모든 성분에는 하나 또는 그 이상의 지배적인 원소가 존재하며 이로써 해당 성분의 속성과 차별성이 만들어진다. 이러한 사실을 기반으로 5가지로 구분되는 성분은 다음과 같다.

1. 파르티바 드라비아 – 지구 원소의 지배적인 역할

2. 잘리야 드라비아 – 물 원소의 지배적인 역할

3. 바야비아 드라비아 – 바람 원소의 지배적인 역할

4. 테자스 드라비아 – 불 원소의 지배적인 역할

5. 아카시야 드라비아 – 공간 원소의 지배적인 역할

각 원소의 특성은 앞에서 자세히 설명했다.

아유르베다 전통의학에서는 지방, 탄수화물, 단백질, 비타민, 미네랄을 중심으로 균형 잡힌 식사를 판단하지 않는다. 우리가 일반적으로 알고 있는 영양성분은 대부분의 경우 연구실 분석을 통한 결과다. 아유르베다의 영양성분은 자연적으로 판단된다. 아유르베다 전통의학은 우리에게 본능에 따른 균형 잡힌 식사를 하도록 권장한다. 음식물이 미각을 자극하면, 모든 유용한 정보가 도샤로 전달된다. 음식물의 정보를 수령한 도샤는 그 속에 함유된 다양한 '속성(구나스)'을 통해 여러 가지를 판단한다. 아유르베다 전통의학에서 성분은 '라사(맛)', '구나(속성)', '비리아(효능)', '비파카(소화 후 작용)'를 통해 각각의 다른 약용 조건과 특징으로 구별된다. 그 중에서도 가장 중요한 정보는 '맛'에서 찾을 수 있다. 아유르베다에서 추구하는 균형 잡힌 식사는 '6가지의 라사(맛)'가 모두 포함된 식사다. 이제부터는 위에 언급된 내용과 관련한 모든 특징을 살펴보자.

1. 라사: 맛

'라사(맛)'는 모든 성분의 지배적인 원소를 판단하는 데 도움을 주는 주요 속성이다. 라사(맛)의 종류를 구분하기 위해서는 많은 연습이 필요하다. 비록 일부는 여러 가지 맛 중 두드러진 맛이 있어서 누구든지 쉽게 식별할 수 있지만 말이다. 피부에 느껴지는 감촉으로 질감을 판단하는 것처럼, 비슷한 원리로 혀는 맛을 인식하고 그 본질을 이해하는 데 도움을 준다. 해당 성분이 사람에게 미치는 특별한 작용을 살펴봐도 '성분의 맛'을 판단하는 데 도움이 된다.

맛은 단맛(마두라), 신맛(암라), 짠맛(라바나), 알싸한 맛(카투), 쓴맛(티크타), 떫은

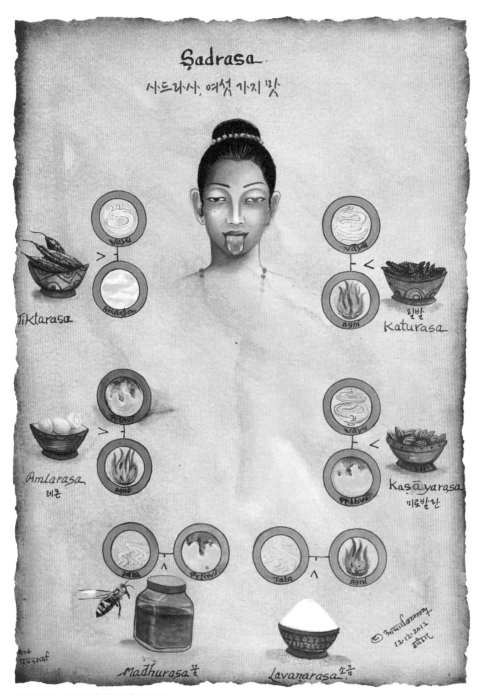

〈그림 16〉 사드라사(6가지 맛)의 원리

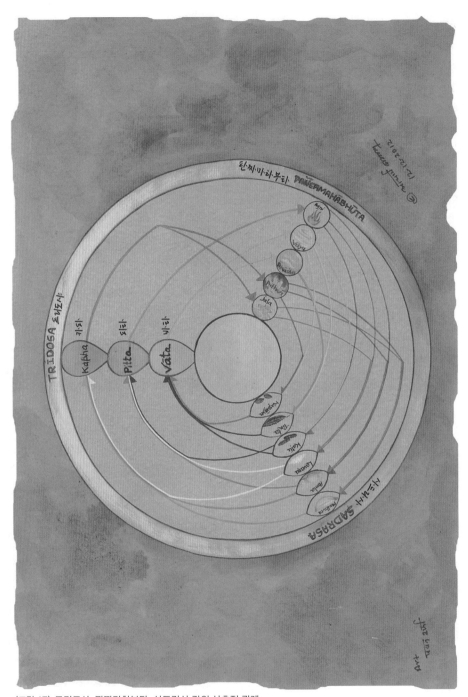

〈그림 17〉 트리도샤, 판짜마하부타, 사드라사 간의 상호적 관계

맛(카사야)이렇게 총 6가지로 구분된다. '첫 번째 맛(단맛)'이 가장 많은 에너지를 제공한다. 다른 모든 맛은 상대적으로 적은 에너지를 제공하며 효능 또한 낮다. 그 중에서도 '떫은맛'이 가장 적은 에너지를 제공한다.

1) 라사(맛)와 5가지 원소

'라사(맛)'는 '잘라(물)'의 속성에 의해 자연적으로 발생하며, 흥미로운 점은 물 속에서 다른 원소와의 작용이 이뤄진 뒤에 맛이 발생한다는 사실이다. 이러한 원리로, 각각의 맛에는 몇 가지의 지배적인 원소가 있다.

인도의 선현들은 맛과 맛 속에 함유된 지배적 원소를 통해 성분의 속성을 분석했다. 맛은 '파르티바', '장가마', '아우드비다' 성분 및 '약용적 특성(구나, 비리아=효험, 비파카=소화 이후 작용, 프라바바=작용)'을 구분하는 데 중요한 역할을 한다.

라사(맛)의 종류와 지배적인 원소

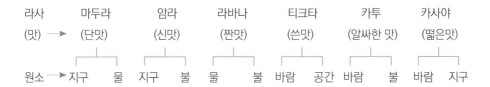

몸속 '다투'와 '도샤'에 영향을 주는 성분은 라사 속 주요 원소에 좌우된다. 맛의 종류는 총 6가지로 구분되지만 이들은 다양한 방식으로 그리고 다양한 비율로 결합되어 셀 수 없이 많은 맛의 차이를 자아낸다. 또한 이 외에도 '아누라사' 또는 '우파라사'로 알려진 다른 맛이 존재한다. 비록 여기에 속하는 맛이 혀에 닿는 순간 즉각적으로 느껴지지는 않지만 이러한 맛은 서서히 희미하게 감지된다.

2) 라사와 도샤

특정한 맛은 지배하는 원소에 따라 특정 '도샤'의 강도를 '증가'시키거나 '감소'시 킨다. 따라서 '맛(라사)'은 악화된 도샤의 균형을 회복하는 데 사용될 수 있으며 반 대로 다음과 같이 도샤를 손상시킬 수 있다.

라사	증가하는 도샤	감소하는 도샤
마두라(단맛)	카파	바타, 피타
암라(신맛)	카파, 피타	바타
라바나(짠맛)	피타, 카파	바타
카투(알싸한 맛)	피타, 카파	카파
티크타(쓴맛)	바타	피타, 카파
카사야(떫은맛)	바타	피타, 카파

위의 표는 '바타'가 '단맛, 신맛, 짠맛'에 의해 균형이 유지되고, '피타'는 '쓴맛, 단맛, 떫은맛', 그리고 '카파'는 '알싸한 맛, 쓴맛, 떫은맛'에 의해 균형이 유지됨을 나타낸다.

이 같은 원리로 단맛, 짠맛, 신맛은 '카파'를 손상시키고, 짠맛, 신맛, 쓴맛은 '피 타'를, 그리고 알싸한 맛, 쓴맛, 떫은맛은 '바타'를 손상시킨다.

3) 라사와 다투

6가지 맛(라사)과 7가지 다투는 긴밀하게 연결됐다.

단맛, 신맛, 짠맛 - 다투의 양을 증가시킨다.
쓴맛, 알싸한 맛, 떫은맛- 다투의 양을 감소시킨다.

쓴맛 - 지방조직(메다), 골수(마짜), 림프관(라시카)를 감소시킨다.

신맛 - 정자(수크라다투)를 감소시킨다.

4) 라사와 말라

단맛, 신맛, 염분이 포함된 맛 - 노폐물 배출을 도와준다(따라서 변비나 기타 복부 질환에 매우 효과적이다).

쓴맛, 알싸한 맛, 떫은맛 - 노폐물 보존을 도와준다(따라서 설사, 이질, 대장염에 효과적인데, 그중에서도 떫은맛이 효과가 더 좋다).

5) 아유르베다 전통의학 문헌 속 라사의 분류

소화 유형에 따라 라사는 두 가지 종류로 구분된다. 하나는 '비다히(과도한 갈증, 위산, 속 쓰림 유발)'이고 나머지는 '아비다히(소화 과정 중 속 쓰림이 없고 졸도증상을 회복하는데 도움을 줌)'이다.

비다히: 알싸한 맛, 신맛, 짠맛이 포함된다.

아비다히: 단맛, 쓴맛, 떫은맛이 포함된다.

6) 라사의 식별 및 구나-카르마(속성과 작용)

(1) 마두라 라사(단맛)

입안에서 '즐거움'을 주는 맛은 '단맛'이다. 단맛은 씹었을 때 어느 정도의 끈적임이 있고 몸에 영양을 공급하며 감각 기관을 기분 좋게 자극하는데, 예를 들면 마음 속 '사트비카타'와 유쾌한 기분을 고조시킨다. '단맛(마두라 라사)'을 포함하는 성분(약용 성분 및 음식 성분)은 선천적으로 이롭다. 이러한 성분은 몸의 질량을 늘려주고 모든 다투를 강화시키기 때문에 전반적인 수명이 증가한다. 또한 안색이 좋아지고 활력이 돈다. 단맛(마두라 라사)이 풍부한 성분의 섭취는 악화된 피타와 바타도샤를 진정시키고 독소의 부작용을 중화한다. 단 성분은 몸에 힘과, 활력, 유연성, 안정성, 활기를 더해준다. 뿐만 아니라 코, 목, 입, 혀, 입술을 부드럽고 매끄럽게 가꿔주고 탄력을 준다. 단 성분은 부드럽고 시원하고 무거운 성질을 띤다. 이런 성질은 '모발'과 '감각기관', '오자스(정수)'에 유익하다. 뿐만 아니라, 단 성분은 모유의 양을 증가시키고 정자와 난자의 결합을 촉진한다. 따라서 연약하고 수척한 사람들과 아이들, 노인, 회복중인 환자들은 단맛(마두라 라사)을 지닌 식품의 섭취량을 늘려야 한다.

마두라 라사(단 맛)

증가-카파(꿀 제외)

감소-피타 및 바타

그러나 '단맛'은 그 효능과 유익한 성질에도 불구하고 다량을 섭취하면 '카파도샤'가 항진된다. 그 결과로 증가된 카파는 비만, 나른함, 무기력, 과수면, 몸의 무거움, 식욕부진, 소화불량, 목과 얼굴 부위의 지방 축적, 입안의 단 맛, 감각 부족, 성량 부족을 유발한다. 뿐만 아니라 당뇨병, 비뇨기 질환, 배뇨질환, 기침, 감기, 독감, 갑상선종, 연주창(림프샘의 결핵성 부종인 갑상선종이 헐어서 터지는 병), 목구멍의 팽창 및 끈적거림, 결막염 등과 같은 질환에 쉽게 노출된다. 따라서 비만, 과체중, 당뇨환자와 기생충이 있는 사람은 단 성분의 섭취를 반드시 삼가야 한다.

- **단맛 성분**: 기이(정제버터), 우유, 사탕수수, 인도산 흑설탕(야자즙 조당), 꿀, 포도, 호두, 바나나, 코코넛, 잭푸르트(열대과일의 일종), 아스파라거스(사타바리), 아욱

(발라), 인도 아욱(아시발라), 둥굴레, 감초(물레티), 칡(비다리), 대나무(밤사로카나) 등과 금은 모두 단 성분이다.

- **예외사항**: 오래된 현미, 오래된 보리, 밀, 녹두, 꿀은 단 성분이지만 카파의 손상을 초래하지 않는다. 따라서 아유르베다 전통의학에서는 단 성분에만 편중되지 않도록 오래된 곡물과 신선한 기이(정제버터)를 먹도록 처방했다.

(2) 암라 라사(신맛)

타액 분비를 증가시키고 눈과 눈썹을 찡그리고 입안을 얼얼하게 만드는 맛이 '신맛'이다. 신맛은 음식의 맛을 더하고 감칠맛을 낸다. 또한 식욕을 자극하고 시원한 느낌을 준다. 신 음식은 몸에 영양과 힘을 공급하여 몸을 튼튼하게 만들고 심장과 감각 기관을 강화시키며 활력을 더해준다. 신 음식의 즙에 든 성분은 음식의 목 넘김을 돕고 섭취한 음식을 부드럽게 만들어 영양분이 잘 흡수되도록 장으로의 이동을 촉진시켜 소화력을 높여준다. 신 음식은 부드럽고 뜨거운 효능을 나타내며, 성질이 개운하고 가볍고(소화가 잘됨) 방광과 결장의 정화를 도우며 노폐물의 배출을 촉진한다. 일반적으로 덜 익은 과일은 신맛을 띤다.

암라 라사(신맛)

증가-피타 및 카파

감소-바타

'신맛(암라 라사)'을 과하게 섭취하면 몸속 피타가 항진해 과도한 갈증, 소름, 민감성치아, 카파 감소, 근육손상, 쇠약자의 경우 몸의 붓기, 허약, 여윔, 무력함, 가려움, 눈 앞의 캄캄함, 어지럼증(현기증), 발열, 목, 심장, 가슴 부위의 타는 듯한 통증 등의 증상이 나타난다. 이 외에도 피부 질환(단독, 발진 및 기타 여러 질환), 찰과상 및 상처에 고름형성, 외상 및 골절 또는 탈구 및 기타 관련 질환이 발생한다. 따라서 피부질환, 외상, 기관지 천식, 감기, 인후염, 관절통을 앓고 있는 사람은 신 음식을 피해야 한다. 연약하고 쇠약한 사람과 기름기가 없는 식사를 하는 사람 또한 신 음식 섭취량을 최소한으로 줄여야 한다.

- **신맛 성분:** 인도 구스베리, 식초, 타마린드(콩과식물), 레몬, 괭이밥 나무 열매, 크렌베리, 망고, 석류, 요거트, 버터밀크, 우드애플, 가르시니아(열대과일) 등과 은(금속)은 모두 신 성분이다.
- **예외사항:** 석류 또는 말린 석류 씨와 인도 구스베리는 신맛이 나지만 해롭지 않다.

(3) 라바나 라사(짠맛)

타액 분비와 목과 뺨에 타는 듯한 감각을 일으키는 맛이 '짠맛'이다. 염분이 함유된 식품은 위의 가스를 배출시키고(바타를 아래로 옮김) 소화가 잘 되며, 음식의 맛을 향상시키고, 끈적함을 유발하고, 음식의 구미를 당기고, 자극적이다. 짠 성분은 장기의 뻣뻣함, 지방 및 노폐물 축적, '스로타(인체연결통로)'의 막힘을 해소시킨다. 염분이 많이 든 음식은 기름기가 매우 많거나 또는 매우 맵거나 양이 많다. 짠 맛은 다른 맛보다 자극이 강하며 다른 맛을 약화시키는 경향이 있다.

라바나 라사(짠맛)

증가-피타 및 카파

감소-바타

'과도한 염분' 또는 '짠 맛'의 과한 사용은 '피타도샤'와 '혈액'을 모두 악화시켜 과도한 갈증과 열 민감성 증상이 발생한다. 또한 타는 듯한 느낌과 졸도, 라크타 및 다른 다투의 감소, 눈의 염증, 부종, 피부 변색, 신체 여러 부위의 출혈, 잇몸약화 및 치아 손실, 독소 증가, 정력저하, 대머리, 흰머리, 주름, 위산과다, 더딘 상처회복 및 힘과 오자스의 감소가 나타난다. 이 외에도 구내염, 통풍, 단독, 백선 및 피부 감염질환(나병 및 기타 여러 피부 질환)이 생긴다. 눈에는 소금이 금기성분이다. 또한 고혈압 환자와 피부 질환을 앓고 있는 환자는 소금 섭취를 자제해야 한다.

- **소금 성분:** 암염(바다소금), 일반 소금(맛소금), 흑소금(사우바르칼라 소금) 외 다양한 종류의 소금과 알칼리성 성분에는 염분이 포함되어 있다.
- **예외사항:** 암염은 크게 해롭지 않다.

(4) 카투 라사(알싸한 맛)

알싸한 맛은 입안에 쏘는 듯한 통증과 함께 혀 앞 부위를 자극해, 볼이 타는 듯한 느낌을 주고 눈물과 콧물을 맺히게 하고 침샘을 분비시킨다. 알싸한 맛의 성분은 입안을 청소하고 음식의 흡수를 도우며 허기를 더하고 소화를 촉진한다. 이런 류의 맛은 감각 기관을 정화하고 감각기능의 효율성을 높여주며 눈, 코, 스로타 내의 끈끈한 노폐물 배출을 좀 더 효율적으로 이뤄주고 땀을 촉진한다. 따라서 알싸한 맛의 음식과 허브 류는 '스로타', '라사', '혈관'을 열어주고 정화에 도움을 준다.

카투 라사(알싸한 맛)

증가-바타 및 피타

감소-카파

알싸한 맛은 비만, 두드러기, 염증, 결막염, 눈의 피로, 가려움증, 상처, 기생충, 알라사카(소화되지 않은 음식의 체내 정체), 관절의 뻣뻣함, 후두염, 피부염, 기관지 천식 증상에 도움을 준다. 알싸한 맛은 기름, 지방, 근육, 수분을 건조시키고 부패시킨다. 또한 카파를 진정시키고 더딘(점성을 띤) 혈액의 순환을 도우며, 음식의 맛을 향상시킨다. 그러나 다량을 섭취하면 어지럼증, 불안, 실신, 건조한 입술, 피로, 쇠약증, 정력감소, 정자 수 감소 및 체력 감소가 발생한다. 알싸한 맛은 '바람 원소'와 '불의 원소' 성분이 지배적이기 때문에, 과도한 섭취는 팔다리와 등의 통증, 체온증가, 몸살, 쑤심, 떨림 및 몸을 쇠약하게 만드는 여러 가지 질환으로 이어진다.

- **알싸한 맛의 성분:** 아위, 검은후추, 후추나무, 판카콜라(필발 또는 인도긴후추와 그 뿌리 등 매우 고추 후추 등을 섞어 만든 것), 초록 잎 채소, 아유르베다 전통의학에서 처방에 사용한 모든 종류의 담즙 및 소변.
- **예외사항:** 말린 생강, 필발(인도긴후추), 마늘은 알싸한 맛을 가졌으나 안전한 식품으로 크게 유해하지 않다.

(5) 티크타 라사(쓴맛)

쓴맛은 혀의 점액질을 제거하고 혀를 마비시킨다. 비록 맛이 좋진 않지만, 쓴맛은 다른 성분의 맛을 증가시켜 감칠맛을 더해 음식의 맛을 향상시킨다. 쓴맛 성분은 독소를 제거하고 비만, 당뇨, 기생충, 기절, 화끈거림, 갈증, 발열, 가려움증, 피부질환, 심각한 피부병 관리에 도움을 준다. 또한 '바타'의 진정(하향순환)을 돕고 몸을 건조하게 한다. 결과적으로 수분, 지방, 셀룰라이트, 골수, 림프, 노폐물, 땀, 소변, 대변 배출을 돕는다. 이 외에도 목과 간을 정화하여 기능의 효율성을 높이고, '아마(독소)'의 축적으로 발생한 열과 독소를 효과적으로 제거한다. 이 외에도 모유를 정화시키고 '피타'와 '카파 도샤'를 진정시킨다. 쓴맛의 성질은 가볍고, 건조하고, 시원하고, 부드러우며 지능향상에 탁월하다.

티크타 라사(쓴맛)

증가-바타

감소-피타 및 카파

쓴맛 성분을 과하게 섭취하면 조직, 혈장, 혈액, 지방, 골수, 정자 수가 감소한다. '스로타(인체연결통로)'의 벽이 거칠어지고 입안이 건조해지며 체력이 떨어지고, 쇠약증, 피로, 어지럼증, 실신 등의 증상이 나타나며 이와 함께 신경마비, 두통, 따끔한 통증과 같은 '바타자' 질환이 동반된다. 쓴맛 성분의 과도한 섭취는 또한 다양한 '바타 질환'을 일으킨다.

- **쓴맛 성분**: 조롱박, 여주, 백단유(샌들우드), 베티베르풀(동인도 원산의 다년초), 인도먹구슬나무, 콜로신스(박과식물), 구두치, 창포, 가시나무, 숙근초 등이 있다.
- **예외성분**: 구두치와 조롱박은 쓴맛의 속성을 지녔지만 건강에 해롭지 않다.

(6) 카사야 라사(떫은맛)

떫은맛은 입을 오므라들게 만들고 혀를 마비시키며 목과 '스로타'를 수축시킨다. 떫은맛은 '피타'와 '카파 도샤'를 감소시키고 혈압과 체내 출혈(출혈)을 조절(지혈)한다. 또한 상처와 부상당한 뼈의 회복을 돕고 메다다투와 액상의 다투, 소변 및 기타 체액을 건조시킨다. 이 외에도 이질을 앓는 동안 섭취하면 묽은 변이 응집되고 지방을 녹인다. 떫은맛의 음식을 섭취하면 변비가 발생하긴 하지만, 몸이 단단해진다. 떫은맛은 피부를 눈에 띄게 부드럽게 가꿔주고 상처를 지혈해주며 병든 부위의 염증을 가라앉히고 몸속 액체를 흡수한다. 떫은맛의 음식은 성질이 건조하고 시원하고 묵직하다.

카사야 라사(떫은맛)

증가-바타

감소-피타 카파

떫은 음식을 과하게 섭취하면 입안이 건조해지고 흉부의 통증이 발생해 심장에 영향을 받는다. 또한 속이 부글거리고 말하기에 어려움이 생기고, '스로타'가 막히고 수축하며 안색이 어두워지며, 정력이 감소한다. 이와 함께 심한 갈증을 느끼고, 몸이 약해지고 피로하며 바타의 움직임이 둔해지고 하향하며, 소변, 대변 및 기타 노폐물과 정액의 배출이 원활하지 않게 된다. 떫은맛은 성질이 무겁기 때문에 소화에 더 많은 시간이 소요된다. 또한 떫은맛은 바타를 손상시키기 때문에 다량을 섭취하면 어떤 경우에는 중풍, 뇌졸증, 몸의 뻣뻣함이나 경련이 올 수 있다.

- **떫은맛 성분:** 가자(미로발란 자두, 열대 아시아산 가리특의 열매, 탄닌제), 금오모자(부채선인장), 아선약(설사를 먹게 하는 약), 꿀, 비정제 설탕, 연꽃, 연잎 줄기, 연잎과 식물, 진주, 산호, 점안약, 대자석(적갈색 안료)은 모두 떫은 성분이다.
- **예외사항:** 가자는 떫은맛을 지녔지만, 성질이 차갑거나 액체를 결합시키지 않기 때문에 다른 떫은 성분처럼 변비를 유발하지 않는다.

모든 음식 성분의 특징은 '라사(맛)'에 좌우되지만, 약제 준비과정에서는 '비리아(효능)'가 '라사(맛)'보다 중요한 작용을 한다. 그러나 이러한 '비리아(효능)' 또한 '라사(맛)'로 결정된다. 예를 들어 단맛이 포함된 약은 효능이 '시타 비리아(차갑고)', 신맛 또는 쓴맛의 약은 '우스나 비리아(뜨거운 효능)'를 지닌다.

2. 구나: 속성

모든 성분은 몸속에서 다양한 작용으로 발현되는 본연의 '속성'을 지닌다. 아유르베다 전통의학 문헌에는 다양한 성분의 여러 가지 속성이 기록되어 있다. 본문에서는 그 중에서도 가장 두드러지는 '20가지 주요 속성'을 서로 '상반되는 궁합'으로

짝을 지어 10가지로 구분했다.

1(a). **구루(무거움)**: 카파를 증가시키고 바타와 피타를 감소시킨다. 몸이 무거워지고 튼튼해지며 원기가 증가하는 반면 둔해지고 무기력해진다. 예로는 흑녹두와 무슬리 등이 있다.

1(b). **라후(가벼움)**: 바타와 피타를 증가시키고 카파를 감소시킨다. 소화를 돕고 몸을 가뿐하게 하며 몸이 산뜻해지고 민첩해진다. 예로는 녹두와 말린 누룽지(라자) 등이 있다.

2(a). **만다(둔함 또는 느림)**: 카파를 증가시키고 바타와 피타를 감소시킨다. 둔함과 느린 행동을 유발하며 몸을 이완시키고 아둔하게 한다. 예로는 호박 등이 있다.

2(b). **티크스나(예민함 또는 날카로움)**: 바타와 피타를 증가시키고 카파를 감소시킨다. '티스크나'는 몸에 즉각적인 반응을 불러일으키고, 예민함과 빠른 이해력을 향상시킨다. 예로는 마킹너트(견과, 비라바), 붉은고추 등이 있다.

3(a). **스니그다(느끼함 또는 기름짐)**: 피타와 카파를 증가시키고 바타와 아그니를 감소시킨다. 부드러움, 수분, 매끈함, 정력을 발생시키고 연민과 애정을 촉진시킨다. 예로는 아몬드와 참깨 등이 있다.

3(b). **루크사(건조함)**: 바타와 아그니를 증가시키고 피타와 카파를 감소시킨다. 건조함과 흡수력이 증가되어 변비와 신경과민이 발생한다. 예로는 보리 등이 있다.

4(a). **시타(차가움)**: 바타와 카파를 증가시키고 피타를 감소시킨다. 지혈제와 같은 역할을 하며 시원함, 마비, 무의식, 공포감, 무감각이 발생한다. 예로는 백단유와 개밀 등이 있다.

4(b). 우스나(뜨거움): 피타와 아그니를 증가시키고 바타와 카파를 감소시킨다. 진정제와 같은 작용을 하며 열, 소화, 정화를 촉진시키고 이 외에도 팽창, 염증, 분노, 미움을 자극한다. 예로는 흰 갯질경이(치트라카)와 아위 등이 있다.

5(a). 슬라크스나(부드러움): 피타와 카파를 증가시키고 바타와 아그니를 감소시킨다. 외상 치료제 같은 역할을 하며 부드러움, 애정, 관심을 증가시키고 거칢을 감소시킨다. 예로는 우유 등이 있다.

5(b). 카라 또는 쿠라다라(거칢): 바타를 증가시키고 피타와 카파를 감소시킨다. 소작기(뜸)와 같은 역할을 하며 피부와 뼈를 거칠게 만들고 부주의와 엄격함을 모두 유발한다. 예로는 보리와 콩 등이 있다.

6(a). 산드라 또는 토사(고체 또는 촘촘함): 카파를 증가시키고 바타와 피타, 아그니를 감소시킨다. 영양을 공급하고 견고성과 밀도 및 강도를 촉진한다. 예로는 버터와 요거트 등이 있다.

6(b). 드라바(액체): 피타와 카파를 증가시키고 바타와 아그니를 감소시킨다. 타액 분비와 점착력을 촉진하고 동정심을 유발시킨다. 용해와 액화를 촉진한다. 예로는 버터밀크, 사탕수수즙 등이 있다.

7(a). 므르두 또는 코말라(무름, 연함): 피타와 카파를 증가시키고 바타와 아그니를 감소시킨다. 몸을 이완시키고 부드러움, 섬세함, 몸의 완화, 유연함을 유발하고 애정과 관심을 불러일으킨다. 예로는 포도, 정제버터(기이) 등이 있다.

7(b). 카티나 또는 카토라(단단함): 바타와 카파를 증가시키고 피타를 감소시킨다. 힘과 강직성을 증가하는 반면 이기심과 냉혹함 그리고 무감각이 나타난다. 예로는 산호와 진주 등이 있다.

8(a). 수크스마(미묘함 또는 극미함): 바타, 피타, 아그니를 증가시키고 카파를 감소시킨다. 모세혈관에 빠르게 침투하고 확산된다. 감정과 기분을 증가시킨다.

예로는 알코올과 독 등이 있다.

8(b). 스툴라(큰 부피감): 카파를 증가시키고 바타, 피타, 아그니를 감소시킨다. 폐색증과 비만을 유발하고 탄력을 더해준다. 예로는 반고체 물질과 육류 등이 있다.

9(a). 스티라(안전성 또는 고정): 파카를 증가시키고 바타, 피타, 아그니를 감소시킨다. 안전성과 믿음을 촉진한다. 패색증과 변비를 유발한다. 예로는 원기회복(회춘)용 허브류가 있다.

9(b). 칼라 또는 사라(떨림 또는 유동성): 바타, 피타, 아그니를 증가시키고 카파를 감소시킨다. 움직임, 떨림, 불안함을 촉진하고 믿음을 감소시킨다. 예로는 비포화 성분 등이 있다.

10(a). 비사다 또는 아씨파씨파(비점착성 또는 투명함): 바타, 피타, 아그니를 증가시키고 카파를 감소시킨다. 정화제 또는 청정제와 같은 역할을 한다. 분리와 전환을 유발한다. 예로는 인도먹구슬나무와 알칼리 등이 있다.

10(b). 피크칠라 또는 시파시파(점착성 또는 혼탁함): 카파를 증가시키고 바타, 피타, 아그니를 감소시킨다. 골절을 치료하고 점착력, 활력, 불분명함, 지각 능력 하락을 유발한다. 소화하기에 버겁다. 예로는 식물의 송진 등이 있다.

성분 속에 포함된 이와 같은 '속성'들은 단순히 '물리적 작용'만이 아니라 '의학적인 작용'을 포함한다. 이들은 몸에 작용하는 다양한 성분적 특징으로써 구분된다. 성분이 무겁다고 해서 반드시 해당 성분이 무거운 속성을 지니지는 않는다. 성분의 무거움이나 가벼움은 겉으로 보이는 속성이 아닌, 소화에 얼마나 많은 시간이 걸리느냐로 결정된다. 쉽게 소화되면 가벼운 속성이고 소화에 오랜 시간이 걸리면 무거운 속성이다. 이와 같은 원리로 겨자씨는 차가운 속성인 듯 보이지만 실제로는 혈액의 온도를 상승시키는 뜨거운 속성을 가진다.

이러한 속성은 성분 속 포함된 다섯 가지 원소의 결합비율을 반영한다. 예를 들어 '지구 원소'가 성분 속에 지배적이면, 해당 성분은 '무거운 속성'을 가지며, 만약 '공간 원소'가 지배적이라면, 그 성분은 '가벼운 속성'을 띤다. 앞서 언급된 것처럼, 성분의 속성을 판단하는 것은 맛뿐만이 아니다. 성분의 속성은 맛과 함께 해당 성분이 신체 구성에 미치는 영향을 기반으로 판단된다.

3. 비리야: 효능

모든 약은 다양한 속성의 결합으로 구성된다. 그리고 그 중에서는 하나 또는 두 가지의 가장 두드러지는 성분이 존재한다. 그리고 그러한 성분이 가장 강력하고 활동적으로 작용하기 때문에 가장 큰 비율의 질병 치료 속성을 보유한다. 이러한 속성은 약의 '효능'을 구분 짓는다. '효능(비리야)'은 '맛(라사)'보다 더 강력하게 작용하며 그런 특징 때문에 모든 약은 효능에 따라 기본적으로 '뜨거운 약'과 '차가운 약', 두 가지로 구분된다. 이는 일반적으로 성분의 뜨거운 속성과 차가운 속성으로 알려져 있다. 뜨겁거나 차가운 약은 환자의 체질에 따라 처방된다. 병을 치료하고 건강을 개선해주는 건 약의 '효능'이다.

약물의 물리적, 성분적, 치료적 화학 조성은 소화와 대사 과정을 거치며 변화한다. 이러한 변화는 도샤와 다투의 반응을 불러일으킨다. 이에 따라 달고 알싸하고 떫은 성분은 '시타 비리야'로 알려진 '차가운 효과'를 양산하고, 짜고 쓴 성분은 '우스나 비리야'로 알려진 '뜨거운 효과'를 일으킨다.

• 신체에 작용하는 영향

'시타비리아(차가운 효능)' 성분은 동화작용(잠재적 에너지를 생산)을 일으키고 차갑게 작용하며, 심적 쾌활함과 명랑함을 유발하고 체내 수분을 증가시킨다. 또한 수면과 소변량을 증가시키고 대변을 부드럽게 해 대변 배출을 원활하게 만들고 식욕을 감소시킨다. 이러한 성분은 다투의 형성(특히 수크라 다투)을 증가시키고 삶에 활력과 기운, 끈기를 불러일으키며 강장제와 같은 작용을 한다. 또한 혈액을 정화하고 피타를 진정시키며 바타와 카파를 감소시킨다.

'우스나비리아(뜨거운 효능)' 성분은 이화작용(운동 에너지를 생산)을 하고 몸의 열을 증가시킨다. 또한 소화력과 땀, 갈증, 탈진, 피로, 쇠약함(수척함)을 증가시킨다. 뜨거운 효능을 지닌 성분은 간질과 염증을 유발하고, 혈관의 확장과 근육의 이완, 딱딱해진 변의 배출을 촉진하며, 소변량과 수면을 감소시킨다. 또한 바타와 카파를 진정시키고 피타를 증가시킨다.

일부 학자들은 약의 효능을 이야기할 때 이들 두 개의 효능 외에 6가지 다른 속성을 추가한다. 이러한 속성으로는 1. 스니그다(기름진 또는 부드러움), 2. 루크사(건조함), 3. 구루(무거움), 4. 라구(가벼움), 5. 만다(둔함 또는 느림), 6. 티크사나(예리함 또는 날카로움)가 있다. 이처럼 총 8가지로 약의 효능을 구분 할 수 있으나, 가장 크게 용인되는 두 효능은 바로 '뜨거운 효능'과 '차가운 효능'이다.

이 두 가지의 효능이 발생하지 않거나 효과가 미미할 때는 더 이상 '효능(비리아)'라는 호칭을 사용하지 않고, 대신에 '속성(구나)'이라고 부른다. 이를 근거로 보면, 일부 약물 중에는 효능이 없는 약도 있다. 음식물에는 두드러지는 맛이 있는 반면, 약에는 그 맛보다 더 두드러지는 효능이 존재한다.

4. 비파카: 소화 이후 작용

비파카는 '자타라그니(소화의 불)'의 도움으로 음식물이 소화된 후 본질적인 맛이 발생하는 것을 지칭한다. 이와 같은 본질적인 맛은 음식물 소화의 마지막 단계에서 나타난다. 소화가 진행되는 동안, 음식물은 다양한 소화액과 반응하며, 이러한 소화액은 성분의 속성에 영향을 주어 다양한 변화를 불러일으킨다. 이 과정 속에서 음식물은 3가지 단계를 거친다. 첫 번째 단계 속 음식물의 본질적인 맛은 단맛이며, 두 번째 단계에서는 신맛, 세 번째는 알싸한 맛이다. 소화의 마지막 단계에서 음식물은 '영양소'와 '노폐물'로 분리된다. 소화되지 않은 음식물이 분리된 후, 소화가 이뤄지면 해당 성분은 오직 '라사(본질적인 맛)'로만 존재한다. 여기서의 '라사(맛)'는 '새로운 형태의 라사'로 기존에 언급됐던 '맛'과는 다르며 정확하게는 '비파카(소화 이후 작용)'라고 불린다.

• 비파카의 종류

'비파카'의 종류는 '라사(본질적인 맛)'에 기반하여 '단맛, 신맛, 알싸한 맛' 3가지로 구분된다. 단 성분과 짠 성분은 일반적으로 '단맛의 비파카'가 되며, 신맛 성분은 '신맛의 비파카', 알싸한 맛과 쓴맛 및 떫은맛의 성분은 '알싸한 맛의 비파카'가 된다. 그러나 일부 예외 유형도 있다.

성분	맛	소화 이후 작용
(드라비아)	(라사)	(비파카)
오일	단맛	알싸한 맛
소금 종류	짠맛	알싸한 맛
인도 구스베리	신맛	단맛

말린 생강, 필발	알싸한 맛	단맛
가자(미로발란 자두)	떫은맛	단맛
표주박	쓴맛	단맛

• 비파카의 특이작용: 맛에 따른 비파카의 작용

마두라 비파카(단맛): 무거운 속성을 가지며 소변과 대변의 부드러운 배출을 촉진하고 카파와 정액의 분비를 유도한다.

암라 비파카(신맛): 가벼운 속성을 가지며 배설 기능을 촉진하고 정액(수크라)을 파괴하며 피타를 증가시킨다.

카푸 비파카(알싸한 맛): 변비를 유발하고 정액(수크라)을 파괴하며 바타를 증가시킨다.

5. 프라바바: 세부 작용

약은 일반적으로 '맛(라사)', '효능(비리아)', '소화 후 작용(비파카)'에 따라 작용하지만 이 외에도 주목할 만한 예외사항이 많다. 일부 성분은 질환을 악화시키거나 반대로 진정시키는 등 몸에 특정한 작용을 한다. 이러한 효과를 판별하는 성질을 '프라바바(세부 작용)'라고 부른다. 즉, 똑같은 '맛(라사), 효능(비리아), 소화후작용(비파카)'를 가진 두 개의 성분이 같은 사람에게 서로 다른 각각의 고유한 영향을 주는 것이 바로 '프라바바'이다. 따라서 맛과 효능과 소화 후 작용이 같은데도 불구하고, 둘 중 하나는 특정 질환을 치료할 수 있고 나머지 하나는 질환을 악화시킬 수 있다. 예를 들어, 단티(유채꽃 식물의 종)와 파두씨 그리고 갯질경이는 모두 '알싸한 맛'과 '알싸한 맛의 소화후작용'과 '뜨거운 효능'을 지녔다. 그러나 단티와 파두씨는 강력한 설사약이지만 갯질경이는 그렇지 않다. 또한 감초와 포도도 같은 맛과 효능과 소화후작용을 지녔지만, 감초는 구토제(구토 유발)인 반면 포토는 구토제로 사용되지 않는다. 비슷한 원리로, 정제버터(기이)와 우유도 같은 성질을 지녔음에도 정제버터는 소화를 촉진하는 반면 우유는 그런 효능이 없다.

일부 약품 중에는 굳이 먹지 않고 감싸거나 입는 방법으로 발열, 불면증 등과 같은 질환을 치료하는 약이 있다. 예를 들어 잿빛의 개망초 뿌리를 머리에 감싸면 열이 내려간다. 보석이나 옥석 등을 몸에 착용하는 방법도 장신구 속 세부작용(프라바바)을 통해 질환을 완화하는 치료법이다.

모든 성분은 고유의 프라바바에 따라 3가지로 구분된다.

1. 사마나 드라비아(진정성분): 도샤를 진정시키는 성분.
2. 코파타 드라비아(자극성분): 도샤를 감소시키고 다투를 악화시키는 성분.
3. 스바스티아히타카리 트라비아(영양성분): 영양을 공급하고 건강을 촉진하는 성분.

이처럼 성분의 본질과 생리학적 효과를 이해하기 위해선 반드시 성분의 '맛(라사)', '효능(비리아)', '소화 후 작용(비파카)', '세부작용(프라바바)'을 인지해야 한다. 이들 중 가장 우세하게 작용하는 특성이 나머지 특성을 약화시킨다. '소화 후 작용(비파카)'은 '맛(라사)'을 무효하게 만들기 때문에 '맛(라사)'보다 우세하다. 그러나 '효능(비리아)'은 소화 후 작용과 맛 모두를 무효화시키며 이들보다 강력하게 작용한다. 이와 같은 순서에 따라 맛이 가장 약하고 세부작용은 가장 강하다. 즉, 강력하게 작용하는 순서에 따라 다음과 같이 나열된다.

맛(라사) 〈 소화후작용(비파카) 〈 효능(비리아) 〈 세부작용(프라바바)

6. 성분의 구분과 그에 따른 작용

'라사', '비파카', '비리아', '프라바바'와 같은 특성에 따라 성분은 몸에 다양하게 작용한다. 이러한 작용을 아유르베다 전통의학에서는 '카르마(작용)'라고 부르며, 이러한 카르마 또는 영향은 다양하게 나타난다. 성분은 고유의 영향에 따라 다음과 같이 구분된다.

성분	작용
바마나(구토제 성분)	구토를 유발하고 구강을 통해 카파와 피타의 배출을 도움. 예, 마전자(한약재)
비레카나 (설사제 성분)	대변의 배출을 증가시키고 소화된(파크바) 배설물과 소화되지 않은 (아파크바) 배설물을 모두 항문을 통해 배출. 예, 할라파, 인도 구스베리, 가자(미로발란 자두)
상크라디(흡수/ 설사예방 성분)	창자의 과도한 수분을 흡수하고 대변을 뭉치거나 변비를 유발. 예, 커민(쯔란)씨
브르마나 (강장제 성분)	영양공급. 예, 구아검
레카나 (골라내는 성분)	비만 해소를 돕고 불필요한 다투와 말라를 건조시키거나 배출. 예 구아검
파카나 (소화제 성분)	소화되지 않은 음식물을 소화시키고, 아마(소화의 불을 자극하지 않고)의 대사 변형을 도움. 예, 샤프란
사마나(대기성분, 완화성분)	손상된 도샤를 진정시킨다. 사마나는 도샤를 완화하지만 없애지는 않음. 예, 구두치
아누로마나 (구풍제 성분)	바타의 하향이동을 촉진. 예, 가자(미로발란 자두)
스람사나(팽창성 설사제 성분)	배설물의 딱딱한 고체 상태를 용해해 배출을 도와 변비를 완화시킴. 예, 노란등(금사슬나무속)
베다나(완화제 성분)	항문 속 딱딱해진 변과 묽은 변의 배출을 도움. 예, 용담

체다나(배출 성분)	딱딱하게 축적된 도샤와 말라, 독소를 연결 통로로부터 제거. 예, 알칼리, 검은후추, 검은 역청
그라히(항설사제 또는 응고제 성분)	식욕과 소화를 강화, 대변을 응고해 설사를 해소. 예, 말린 생강
스탐바나 (지혈제 성분)	출혈과 배출, 흐름을 멈추고, 수렴 작용을 해 유동체(혈액, 고름)와 말라의 배출과 흐름을 막으며 변비를 유발, 쉽게 소화됨. 예, 명아주
라사야나 (원기회복 성분)	노년기 질환을 경감시키고, 수명을 늘림. 예, 인도 구스베리, 구아검
바지카라 (정력제 성분)	성욕과 성적 만족감을 상승시킴. 예, 우유, 흑녹구, 아스파라거스
수크랄라(정액 성분)	정자의 질을 높여줌. 예, 꽈리, 무슬리, 설탕, 아스파라거스
수크스마 (미세한 성분)	모공, 미세채널, 얇은 모세혈관을 통해 인체에 들어올 수 있는 것들. 예, 바다소금, 꿀
비아바이 (빠른 흡수 성분)	소화되기 전에 몸 전체에 확산되는 것들. 예, 아편
비카시(완화 성분)	팔다리를 이완시키고 관절의 인대를 이완시킴. 예, 빈랑나무열매
프라마티(방출 성분)	고유의 효능(비리야)으로 축적된 도샤를 스로타(연결통로)로부터 제거. 예, 검은후추
아비시안디 (차단 성분)	스로타를 차단하고 무게과 기름기로 몸을 무겁게 함. 예, 요거트

7. 음식-생활습관, 주요 질병과 최선의 치료법

음식은 신체단련 또는 건강과 질병에 있어 매우 중요한 역할을 한다. 음식과 함께 습관적 행동이나 생활습관 또한 몸에 영향을 행사한다. 식습관과 생활습관적 측면에 초점을 맞춰, 아유르베다 의학자들은 특정한 상황 속에서 특정한 식사, 약,

행동을 처방하거나 또는 금기시켰다. 아유르베다 전통의학 문헌에는 특정 질병에 대한 최선의 치료법과 함께 그에 맞는 특정 한방약제가 처방되어 있다. 이 중에서도 가장 효과적인 방법은 다음과 같다.

- 우유는 에너지를 공급하고 몸에 힘을 길러준다. 취침 전에 따뜻한 우유 한잔을 말린 생강과 섭취하면 영양이 공급되고 마음이 차분해진다
- 정제버터(기이)는 바타와 피타도샤를 진정시키는 최고의 식품이다.
- 정제버터(기이) 1티스푼을 넣은 쌀밥은 소화를 촉진시킨다.
- 우유와 정제버터(기이)는 최고의 원기회복제다.
- 소금은 음식의 맛을 가장 잘 살리는 식품이다.
- 필요에 따라, 신맛 성분을 가미하면 음식의 감칠맛을 더해준다.
- 꿀은 카파와 피타도샤를 진정시키는 최고의 식품이다.
- 버터밀크를 규칙적으로 섭취하면 열대병, 부종, 치질 및 잘못된 오일 테라피로 인한 질병을 치료하는 데 탁월하다. 다른 형태의 버터밀크는 이질과 만성 열대병 치료에 가장 좋다.
- 버터밀크에 생강가루와 커민가루를 아주 소량 섞으면, 소화를 촉진시킨다.
- 참기름은 바타와 카파를 진정시킨다. 참기름을 이용해 규칙적으로 가글을 하면 식욕이 증가하고 치아가 튼튼해진다.
- 활력 촉진 및 삶을 향상시키는 원기회복제 중에서는 '아쉬타바르가' 류의 허브가 가장 좋다.
- 단식 또는 체중감량 요법은 모든 치료방법 중 가장 좋다.
- 랙(인도, 미얀마, 태국에 자생하는 특정 수목에 기생하는 랙깍지 벌레의 유충이 보호 피막으로 분비하는 연질)은 골절 치료에 있어 최고의 약이다.

· 증류시킨 소의 오줌은 비만, 변비, 콜레스테롤, 피부질환, 암에 가장 효과적
  이다.

· 백단향(샌들우드) 연고를 몸에 바르면 체취와 화끈거림을 매우 효과적으로 완
  화시킨다.

· 말벌 집과 함께 가공된 코코넛 오일은 최고의 대머리 치료제다.

· 사탕수수와 사탕수수즙은 배뇨를 증가시키는 데 탁월하다.

· 발아 보리는 대변 양을 증가시키고 배변을 촉진하는 최고의 식품이다.

· 생강은 소화불량을 완화시키는 최고의 소화제다. 소량의 소금을 뿌린 신선한
  생강 한 티스푼은 식욕증진에 좋다.

· 마늘은 신경계 치료에 탁월한 허브이다.

· 강황은 낭종 또는 낭포를 줄여주는 최고의 식품이다.

· 커민씨와 아스파라거스는 산모의 모유량을 증가시켜주는 최고의 식품이다.

· 말린 누룽지는 구토 치료에 매우 효과적이다.

· 석류는 이질, 대장염, 만성기침, 심장병에 최고의 식품이다.

· 생강즙과 흰 양파즙을 인도먹구슬나무 가루와 섞어 꿀과 함께 1:3(꿀)의 비율
  로 섞으면 눈병에 효과가 좋다.

· 조롱박 주스(즙)는 콜레스테롤, 심장병, 비만 치료에 좋다.

· 오이, 박, 토마토주스는 당뇨병에 매우 효과적이다.

· 개밀, 알로에베라, 구두치, 홀리바질, 인도먹구슬나뭇잎 주스는 암 치료에 최
  고의 식품이다.

· 구두치, 개밀, 알로에베라, 파파야 주스는 뎅기열과 혈소판 결핍에 효과적이다.

· 구두치는 최고의 원기회복제이자 열, 통풍, 카파 질환을 진정시키는 최고의 허
  브이다.

· 감초는 시력, 모발, 성대에 매우 효과적이고 안색을 밝게 하고 상처 치료에 좋다.

· 인디언로즈우드(자단) 잎 주스는 출혈을 멈추는 최고의 지혈 식품이다.

· 인도 구스베리는 최고의 원기회복 허브로써 어떤 형태로든 섭취 가능하다.

· 아위와 강황은 당뇨병 및 치료가 힘든 비뇨기질환에 가장 좋은 식품이다.

· 아위는 복부 내 바타의 하향순환을 위한 최고의 식품이며, 소화에 도움을 주고 바타와 카파 도샤를 진정시킨다.

· 가자(미로발란 자두)는 바타와 카파 질환, 만성 복부질환, 변비 치료에 가장 효과가 좋다.

· 필발(후추과의 덩굴식물)은 간-비장염 질환에 가장 효과가 좋다.

· 필발의 뿌리를 활용하면 소화력을 증진시키고 바타와 변비를 완화한다.

· 후추나무는 기생충 감염(박테리아, 회충 포함) 및 이와 연계된 질환 치료에 있어 최고의 허브이다.

· 벨나무의 열매는 최고의 응고제이자 항 설사제이다. 또한 소화력을 개선해주고 바타와 카파를 진정시켜주며 만석 복부 질환에 매우 효과적이다.

· 나도싸리는 순한 설사약으로 사용되는 최고의 식품이다.

· 텔리체리 나무껍질은 설사와 이질에 최고의 약재이다.

· 할라파와 용담은 모두 배변을 촉진하는 최고의 식품이다.

· 등대풀속 나무에서 추출한 유액(라텍스)는 고강도의 설사제로 사용되는 최고의 성분이다.

· 가르시니아는 설사에 가장 효과적인 허브이며 소화력을 개선하고 바타를 진정시키고 카파 질환을 완화한다.

· 바코파는 기억력과 지능을 향상시키는 회고의 허브이다.

· 털쇠무릅(비름과)는 두뇌 질환 치료를 위한 코 세척(비즙증가제) 테라피에 사용되는 최고의 약제이다.

· 빈랑나무 추출무로 만든 약제는 최고의 필부질환 및 나병 치료제다.

· 인도 개망초를 바르거나 복용하면 바타를 치료하는 데 효과적이며 바타 손상과 관련된 질환 치료에도 매우 효과적이다.

· 아주까리 뿌리 추출물로 만든 약제는 바타도샤의 항진을 진정시키는 데 가장 효과적이다.

· 갯질경이 뿌리로 만든 약제는 소화력을 개선하고 바타를 진정시키고, 치질 질환(치핵의 출혈)과 톡톡 쏘는 통증 치료에 가장 효과적이다.

· 파보니아(아욱과)는 최고의 해열 허브로써 몸의 열을 내려준다.

· 백부자는 바타를 진정시키고 트리도샤를 완화시키는 최고의 약제다.

· 납가새(마름쇠)는 배뇨장애를 치료하는 최고의 허브이며, 바타도샤를 완화해주기도 한다. 검은 역청을 사용해도 배뇨질환 치료에 효과적이다.

· 모든 종류의 발열 증상에는 방동사니 속 식물(향부자)과 서양 현호색 무리의 식물이 몸에 이롭다.

· 구아검은 비만과 바타의 항진으로 발생한 질환에 가장 효과적인 약제이다. 또한 상처 치료와 궤양에도 매우 효과가 좋다.

· 마킹너트는 치질, 문둔병, 통증이 동반된 피부질환, 종양, 암 치료에 가장 효과적인 약제이다.

· 가지속 식물은 기관지 천식과 기관지 치료에 최고의 식품이다.

· 꽈리 분말, 벨벳빈 씨앗 분말, 아스파라거스, 무슬리는 최고의 정력제다.

· 찬카 피에드라 즙, 호그위드(돼지풀)뿌리, 인도 트럼펫 식물 껍질은 간염과 간경화증에 가장 효과적이다.

·호그위드는 부종에 사용하는 약제이다.

·노랑장대속(겨자과), 건포도, 무화과는 장티푸스에 사용되는 약제이다.

·말콩과 돌부채는 결석에 가장 효과적이다.

·아르지레이아 레르보사는 상처 치료에 가장 효과가 좋다.

·마조람 주스 또는 복숭아 나뭇잎 즙은 기생충 감염에 가장 효과적이다.

·금새우꽃은 여성의 생식력 증진에 사용되는 약제이다.

건강하고 즐거운 삶을 위한 생활방식과 일상습관

앞서 언급된 식품이나 약제 사용 외에도, 일상 속 습관과 심적인 조화에 유념하면 건강을 개선하고 장수할 수 있다.

·궁합이 맞는 균형 잡힌 식사   - 건강의 핵심 요소

·쉽게 구할 수 있고 가공이 많이 되지 않은 자연의 사트비카 식품과 균형 잡힌
　식사 　　　　　　　　　　 - 삶의 안전성 보장

·소화력에 맞춘 식사 　　　　 - 소화력을 더욱 증진

·과식 　　　　　　　　　　 - 심각한 소화불량 유발

·규칙적인 식사 　　　　　　 - 건강 유지

·불규칙적인 식사 　　　　　 - 비정상적인 소화 발생

·단식(주1회) 　　　　　　　 - 체내 독소 감소

·지속되는 단식 　　　　　　 - 건강에 유해

·물 섭취 　　　　　　　　　 - 몸속 조화 유지에 가장 유익

·식전 및 식후 바로 물 섭취 　 - 소화에 악영향을 미침

·다량의 찬물 섭취 　　　　　 - 면역력 약화 및 다량의 가래 유발

·구리용기에 저장된 물	- 간과 비장 건강에 유익
·프라나 또는 생명력	- 가장 확실하고 과학적이고 명백하고 효과적인 최고의 건강 요법
·프라나바야(호흡조절)	- 심신의 생기 유발
·운동	- 신체의 에너지와 건장함에 가장 유익
·신선한 공기가 조성된 환경	- 활력에 가장 유익하고 피로 억제
·15분 동안 사바사나(요가, 시체자세)	- 심신의 진정
·정신적 평화와 기쁨	- 질병 없는 삶으로 이끄는 최고의 방법

유해한 습관과 건강에 미치는 악영향

·점심식사 이후 낮잠	- 카파 및 체중 증가
·침대에서 독서	- 시력 손상
·소변과 대변을 참는 행동	- 건강에 매우 유해
·과한 수다	- 에너지 소멸 및 바타의 악화
·능력 이상의 업무진행	- 수명단축
·금욕, 독신	- 수명 연장
·성적 난잡함	- 수명에 부정적 영향
·반복되는 자위행위 또는 식사 직후 성행위	- 신체 손상, 바타의 혼란 유발
·오럴 섹스, 비정상적인 성행위 또는 동성간의 성행위	- 비위생, 신체 손상, 트리도샤의 혼란 유발
·구취	- 변비, 소화불량, 대장의 독소를 암시
·불쾌한 체취	- 체내 시스템의 독소 암시
·불행한 감정	- 활력 파괴

·우울증과 걱정	- 질병 유발 및 심장 약화
·두려움과 긴장	- 에너지 소멸 및 바타의 손상
·미움과 분노	- 체내 독소 생성 및 피타 손상
·소유욕, 욕심, 애착	- 카파의 증가

8. 주방의 식 재료를 이용한 가정 치료법

아위

· 배꼽 주위 피부에 바르면 경련과 고창(부글거림) 증상이 완화된다.

검은후추

· 통후추 1~2알을 씹으면 기침이 완화되고 기침이 심할 때 수면을 취하는 데 도움을 준다.

· 통후추 4~5알을 빻아 따뜻한 정제버터 1티스푼 및 설탕 1티스푼과 섞으면 두드러기에 효과가 있다.

· 검은후추가루 20g과 아몬드 가루 100g, 굵은 정백당 가루 150g을 병에 넣어 보관한다. 따뜻한 우유 또는 물과 함께 규칙적으로 복용하면 기침 및 기침관련 증상에 좋다.

· 딸꾹질이나 두통에는 통후추 3~4알을 구워 나오는 연기를 흡입한다.

카다멈

· 카다멈 분말을 꿀과 섞어 구강 안에 바르면 구강염이 치료된다.

· 2~3g의 카다멈 분말과 굵은 정백당 가루를 섞으면 화끈거리는 배뇨통과 요량 감소증(핍뇨)이 즉각적으로 완화된다.

· 딸꾹질이 계속되면 카다멈 2티스푼과 정향 3티스푼을 끓여 차로 마신다. 만약 증상의 개선이 없으면 하루 3~4잔씩 복용량을 늘린다. 호흡이 맑아지고 부글 거림 또한 완화시켜준다.

계피

· 소화를 돕고 감기와 기침을 완화해주며 카다멈, 생강, 정향과 섞어서 사용하면 담(울혈)을 해소해준다. 또한 바타와 카파 질환을 치료한다. 계피는 조직을 튼 튼하게 만들고 조직에 활력을 전달한다. 살균성이 강한 방부제이며 해독능력 이 뛰어난 허브이다.

정향

· 4~5g의 정향 분말을 물에 섞어 이마나 관자놀이에 바르면 편두통과 두통이 완 화된다.

· 살짝 볶은 정향을 씹으면 기침이 완화된다.

· 정향과 강황을 5~7회 두드려 부비강(코) 또는 종기가 있는 부위에 바르면 효 과가 좋다.

· 정향 분말이나 정향 오일을 바르면 치통이 완화된다.

고수

· 말린 고수 분말과 그 양의 4배에 해당하는 굵은 정백당을 병에 넣어 보관한다. 신물이 올라올 때 병에 넣은 분말 1티스푼과 물을 함께 하루 2번 복용한다. 이

외에도 고수는 이뇨제 역할을 한다.

· 자궁출혈이나 체온이 과하게 상승할 때, 3~4g의 고수 씨앗을 400ml의 물과 함께 끓여 100ml가 될 때까지 조린다. 물만 거른 뒤 꿀을 섞어 복용한다.

· 2~3g의 빻은 고수를 400ml의 물에 불린다. 건져낸 뒤 소량의 꿀과 함께 섞는다. 일정한 간격을 두고 자주 복용하면 임신 중 과도한 입덧에 효과적이고 아이들의 구토 증상에도 좋다. 또한 초조함을 완화하고 구토를 멎게 한다.

· 위의 치료법은 설사와 출혈성 이질에도 효과가 좋다.

· 말린 고수 분말 4~5g과 고수 잎을 바르면 여드름과 잡티 치료에 좋다. 또한 윤기가 더해지고 안색이 밝아진다.

· 규칙적으로 2~3g의 고수 분말을 찬물과 함께 복용하면 과도한 성욕을 감소시킨다.

커민 씨

· 볶은 커민 씨 분말 4~5g을 요거트나 희석한 요거트(라씨)에 섞어 복용하면 즉각적으로 설사를 멈춰준다.

· 볶은 커민 씨 분말과 동량의 회향 씨 분말은(하루 3~4회 1티스푼씩 복용) 설사와 배앓이에 효과적이다.

· 5~7g의 커민 씨를 400ml의 물과 함께 끓여 물이 약 4분의 1로 줄어들 때까지 조린다. 하루 2회 복용하면 장내 기생충 감염에 효과적이다.

· 배뇨기 질환이나 대하증에는 3~4g의 커민 씨를 물에 넣고 거른 물에 정백당을 넣어 복용한다.

호로파 씨

· 하룻밤 동안 물 한 컵에 호로파 씨 1티스푼을 넣고 불려둔다. 다음날 불려둔 물과 씨를 복용하는데 이때 불린 씨는 씹어서 삼킨다. 당뇨병과 당뇨로 인한 쇠약증에 효과적이며 바타 질환과 심장병에도 유익하다.

· 동량의 호로파 씨 분말과, 강황 분말과 말린 생강 분말을 병에 담아 보관한다. 관절염, 염증, 바타질환에 보관한 분말 1티스푼을 따뜻한 물 또는 우유와 함께 복용한다. 규칙적으로 장기 복용하면 만성 관절염에도 효과가 좋다.

· 발아 호로파 씨를 규칙적으로 복용하면 관절염과 당뇨병에 좋다.

· 가을에 볶아서 분쇄한 호로파를 소량의 생강과 섞어 달인 탕약은 일반 감기와 기침 증상에 좋다.

겨자

· 곱게 간 겨자를 염증 부위에 바르면 염증이 완화된다.

· 두통에는 겨자를 갈아 이마에 도포한다.

· 겨자를 갈아 식초와 섞어서 바르면 전염성 피부병, 소양증, 가려움증 등 다양한 피부질환에 효과적이다.

카롬 씨 또는 아요완

· 알코올 중독의 경우, 1/2kg의 카롬 씨에 물 4ℓ를 넣고 끓여 물이 2ℓ로 줄어들 때까지 조린 뒤 거른 물을 보관한다. 식사 전에 한 잔씩 복용한다. 알코올 중독증 외에도 간을 보호하고 알코올 섭취 욕구를 감소시킨다.

· 일반 감기 및 기타 복부 질환에는, 살짝 볶은 카롬 씨 2~3g을 뜨거운 물 또는 우유와 함께 하루 2회 섭취한다.

· 산후(출산 뒤) 질병을 예방하려면, 10g의 카롬 씨를 1ℓ에 물에 넣고 끓여 1/4
로 졸인 뒤 걸러내 하루 2회씩 마신다.

· 10g의 카롬 씨 분말을 레몬 반 개의 즙, 5g의 명반가루, 버터밀크와 섞어 두피
에 바르면 이가 제거된다.

강황

· 농루증, 구취, 치아 질환에는, 강황에 소금과 소량의 겨자오일을 섞어 잇몸을
꾸준히 마사지한다.

· 우유 한잔과 강황 분말 1티스푼을 섭취하면 면역력이 증가하며, 일반 감기와 기
침을 예방해준다. 또한 몸살이나 다쳐서 생긴 통증을 완화시킨다.

· 건조시킨 강황 분말 반 티스푼과 꿀을 섞어 섭취하면 목소리가 갈라지거나 기
침이 날 때 효과적이다.

· 상처나 화상 부위에 강황 가루를 뿌리면 출혈이 멈추고 수포의 형성이 억제된다.

· 삐끗한 부위에는 뜨거운 밀가루 빵에 겨자 오일과 강황 가루를 발라 해당 부위
를 감싸면, 붓기와 통증이 완화된다.

· 여드름과 부스럼에는, 강황가루, 샌들우드(백단유) 분말, 인도먹구슬나뭇잎을
섞어 만든 팩을 붙인다. 여드름과 부스럼 완화 외에도 피부에 윤기를 더해준다.

마늘

· 마늘 한 쪽을 밤새 물에 불린다. 아침 공복에 불려둔 마늘을 복용하면 콜레스
테롤이 감소되고 심장병과 골관절염에 효과가 좋다.

· 으깬 마늘 50g을 겨자오일이나 참기름 또는 올리브오일과 섞은 뒤 오일만 걸
러낸다. 몸에 바르면 염증과 통증이 효과적으로 감소된다. 효과가 뛰어난 치료

법이다.

· 마늘 오일을(3방울) 귀에 발라주면 이통에 좋다.

· 산소가 부족한 상황에서는 마늘을 목에 두른다. 마음을 안정시킨다.

생강

· 음식 서너 숟가락과 함께 생강을 소량씩 섭취하면 식욕이 증가된다. 식후 생강
을 섭취하면 소화에 유익하다.

· 생강즙 2티스푼을 소량의 꿀과 함께 섞어 섭취하면 일반 감기와 기침증상에
유용하다.

· 생강 한 조각을 치아 사이에 물고 있으면 감기나 축농증으로 인한 치통에 효
과가 좋다.

· 볶은 생강 한 조각을 씹으면 기침 억제에 좋다.

· 말린 생강분말(2~3g)을 1/2g 또는 1g의 계피 가루와 섞어 우유 또는 물과 함
께 섭취하면 협심증 통증을 감소시킨다. 또한 심장을 건강하게 만들고 소화 시
스템의 균형을 맞춰준다.

· 생강즙을 레몬즙과 함께 섞어 마시면 소화불량을 치료하고, 식욕이 증가된다.

· 으깬 생강 5g을 물 두 컵을 부어 끓인 뒤 레몬과 꿀을 첨가한다. 아침 공복에
섭취하면 비만에 효과가 좋다.

레몬

· 여드름에는 레몬즙을 꿀에 섞어 얼굴에 도포한다.

· 자궁출혈과 치질에는, 아침 공복에 따뜻한 우유 한잔에 레몬즙 반 개 분량을
넣어 우유가 응고되기 전에 바로 섭취한다. 효과가 빠른 치료법이다. 3~4일 동

안 꾸준히 섭취한다. 단, 증상이 개선되지 않으면 의사와 상의한다.

· 10ml의 레몬즙을 20ml의 양파즙과 섞은 뒤 소량을 꿀을 첨가해 마시면 간 질환과 체증, 소화불량에 좋다.

· 레몬즙을 소량의 생강과 섞어 소금을 살짝 뿌리면 입맛이 좋아진다. 또한 소화력도 개선된다.

· 여행 중 멀미로 토하거나 메스꺼움을 느끼는 사람은 소금을 뿌린 레몬을 빨면 좋다.

양파

· 따뜻한 양파즙을 귀에 바르면 이통을 완화시키고 코에 4방울을 떨어뜨리면 일반 감기증상이 완화된다.

· 양파를 주머니 속에 넣거나 목 주변에 휴대하면 열사병이 예방된다.

· 대기 중 세균 및 바이러스 감염을 막으려면, 양파 8~10개를 천으로 묶어 집 안에 걸어둔다.

· 수두에는, 양파즙 1티스푼에 통후추 2~3개를 으깨어 섞은 뒤 하루 2~3회 섭취하면 효과가 좋다. 이렇게 하면 수두로 인한 상처를 없애는 데에도 효과적이다.

· 덜 익은 양파의 즙을 내어 따뜻하게 데운 뒤 천으로 감싸면 통증이 심한 종기가 빠르게 완화되며, 고름이 완화되고 고름의 배출이 용이해진다.

· 양파즙에 레몬즙과 소량의 소금을 넣어 마시면 복통이 바르게 완화된다.

알로에베라

· 알로에베라의 과육으로 만든 야채 죽을 섭취하면 관절염이 완화되고 바타 손

상으로 발생한 질병 및 복부질환과 간질환이 진정된다.

· 알로에베라즙을 찰과상이나 화상부위에 바르면 수포의 형성을 막고, 지혈작용을 하며 염증이나 상처가 빠르게 치료된다.

· 매일 알로에베라즙을 4~6티스푼 섭취하면 모든 복부 질환이 완화되고 일반적인 허약증이 개선된다.

· 알로에베라 젤을 피부에 바르면 윤기가 더해진다. 또한 기미와 여드름이 완화된다.

· 알로에베라 젤을 바르면 손발의 건조함이 진정된다.

꿀

· 규칙적으로 계피가루 1/4티스푼을 꿀 1티스푼에 섞어 복용하면 면역력이 강해지고 축농증과 심각한 감기증상이 완화된다.

· 꿀 2티스푼을 당근 주스에 섞어 규칙적으로 복용한다. 시력이 개선된다.

· 감기, 기침, 울혈증상에는 꿀 2티스푼을 동량의 생강즙에 섞어 자주 복용한다.

· 동량의 후추가루와 꿀, 생강즙을 섞어 하루 세 번씩 섭취하면 기관지 천식 증상이 완화된다.

· 마늘 즙 1티스푼을 꿀 2티스푼과 섞어 규칙적으로 복용하면 혈압 관리에 유용하다.

· 아침 일찍 따뜻한 물에 꿀 2티스푼과 레몬즙 1티스푼을 섞어 복용하면 신진대사가 활성화되고 지방이 연소되며 혈액이 정화된다.

· 매일 꿀을 1티스푼씩 섭취하면 건강 유지에 도움이 된다(당뇨병 환자는 제외).

다용도 치료법

- 2~3g의 계피와 2~3g의 정향을 넣고 끓여 우려낸 물을 마시면 협심증 통증과 심계항진이 감소된다. 또한 바이러스 감염에도 효과가 뛰어나다.
- 카다멈, 계피, 말린 생강가루를 섞은 분말을 우유 또는 물에 타서 섭취하면 심장이 강화되고 면역력이 향상된다.
- 신선한 여주와 오이, 토마토를 넣고 갈아 만든 즙 1컵을 규칙적으로 공복에 복용하면 당뇨병 치료에 효과적이다. 또한 소화에도 도움이 된다.
- 규칙적으로 빈 속에 박을 갈아 만든 주스를 섭취하면 심장에 이로우며 전반적인 건강이 향상된다. 또한 박과 사과를 함께 갈아 마셔도 좋다. 일반 감기 증상에는 박을 간 주스에 생강즙 또는 말린 생강가루를 섞어 마신다. 이렇게 복용하면 콜레스테롤 수치도 낮아진다.
- 체온이 높을 때는 박을 얇게 썰어 양쪽 발바닥에 붙이면 열이 내리고 증상이 완화된다. 해열제와 함께 사용해야 한다.
- 빈혈에는, 석류 즙에 사과즙과 시금치즙을 섞어 복용한다.
- 파파야를 다량 섭취하면 변비가 해소되고 간에 도움이 된다.
- 기억력과 체력을 증진시키려면, 밤새 물에 불려둔 아몬드 5~7알, 호두 5~10g, 검은 통후추 5~7알을 아침에 씹어 먹는다.
- 아침에 밤새 물에 불린 10g의 건포도와 무화과 4~5알, 아몬드 8~10알을 섭취한다. 이렇게 하면 강장제 작용을 하며 복부질환에도 매우 유용하다.
- 건포도와 무화과를 우유에 넣어 조리해 섭취하면 소화불량이 개선되고 체력이 향상된다.

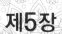

건강의 이해

건강한 삶으로의
아유르베다 접근법

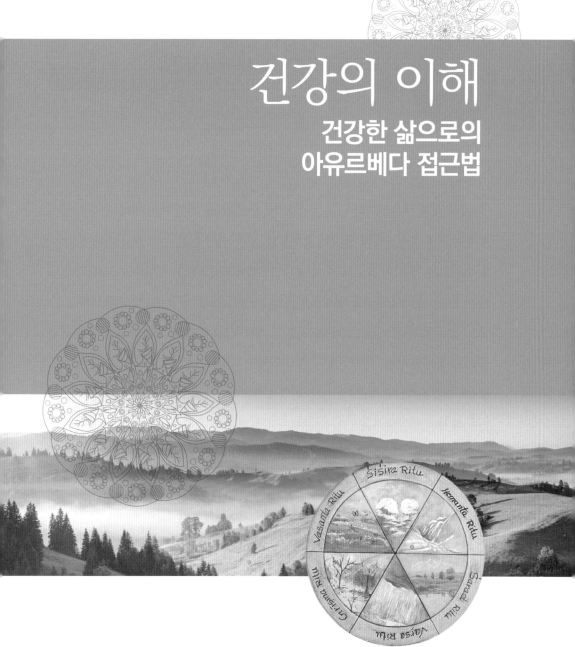

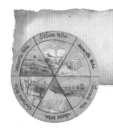

건강의 이해
건강한 삶으로의 아유르베다 접근법

아유르베다 전통의학의 근본 목적은 '건강 증진'과 '질병 예방'이다. 건강의 유지 여부는 체내 트리도샤의 상태에 좌우된다. 앞서 이미 하루 주기 중 시간대에 따라, 또 연중 계절에 따라 도샤의 수치가 자연스럽게 상승하거나 감소하는 성질이 언급 된 바 있다. 따라서 트라도샤의 균형을 잃지 않기 위해, 아유르베다 전통의학은 '스 바스타브르타(건강한 삶으로의 접근)'로 알려진 '건강한 삶과 생활방식에 대한 접근 법칙'을 제시했으며 그 법칙 중 두 가지가 바로 '디나카리아(낮과 밤 주기 동안의 생활 방식과 식습관)'와 '르투카리아(연중 계절별 생활 방식과 식습관)'이다. 이 두 가이드라 인에 제시된 생활방식은 건강을 유지하고 질병을 예방하는 근본이다.

1. 디나카리아: 낮 시간대의 식습관 및 생활습관

1) 이른 기상

아유르베다 전통의학에서는 건강한 사람일수록 동이 트기 2시간 전에 일어나길 권장한다. 이때가 바로 '신성한 시간대(브라흐마 무후르타)'로 환경이 평화롭고 깨끗하고 신선하고 기쁨이 가득해 하루 중 가장 길조로 여겨지는 시간이다. 일어나면 즉시 신을 떠올리고 기도를 올린 뒤, '만드라(기도문)'를 합창하거나 명상을 시작한다. 그렇게 하면 심적 평화와 기쁨이 찾아온다. 이 '시간(바타 시간대)'에는 피로 없이 몸이 개운하다. 또한 바타의 혜택을 누릴 수 있어 몸과 마음이 가뿐하고 쾌활하고 상쾌하며, '바타의 기운'이 몸과 마음, 두뇌로 확산돼 하루 종일 지속된다. 이때에는 무엇이든지 쉽게 외울 수 있고 하루 종일 기억할 수 있다. 이 외에도 이른 아침 기상하면 목욕, 요가, 운동 또는 다른 일과 활동에 필요한 시간이 충분히 확보되며, 질병으로부터도 멀어져 장수에 한발 더 다가간다. 잠자리에서 일어나기 전에 머릿속으로 미리 하루 일과를 계획하고 하루를 시작하면 모든 일을 완벽하게 시간 안에 성취할 수 있다.

2) 세안

4계절 내내 잠자리에서 기상하는 즉시, 신선하고 시원한 물로 얼굴을 세안한다. 이렇게 눈, 코, 입, 얼굴을 씻고 나면 아침의 나른함이 사라지고 상쾌해진다. 겨울에는 찬물 대신 미지근한 물로 세안해도 좋다.

3) 공복에 물 섭취

아침 세안을 마친 뒤에는 최소 1~4잔의 시원한 물을 섭취해야 한다. 이왕이면 '구리(동)'로 만든 용기에 밤새 보관해둔 물이 좋다. 비만인 사람은 반드시 미지근한 물로 대체해 신진대사를 '촉진'시켜야 하며, 꼭 비만이 아니더라도 겨울에는 일반적으로 찬물 대신 미지근한 물이 권장된다. 아침에 시원한 물을 섭취하면 소화관이 자극돼 몸에 이롭다. 이러한 습관은 매일 아침 규칙적인 배변 활동을 할 수 있도록 도움을 준다. 규칙적인 배변 활동은 체내 독소 제거를 위해 꼭 필요하며,

더불어 다양한 질환을 예방해준다. 아유르베다 전통의학에서 이를 '우사흐파나'라고 부른다.

아침에 물을 섭취할 때는 반드시 앉은 자세에서 섭취해야 한다. 서서 물을 마시면 무릎과 관절통이 유발될 수 있다. 물을 마실 때는 허리를 꼿꼿이 펴고 마시는 게 가장 좋다. 일부 사람들은 신선한 물 대신 커피나 차를 마셔 장을 자극하기도 한다. 그러나 커피나 차는 물과 다른 작용을 한다. 차는 뜨겁고 자극적인 액체다. 일단은 물을 섭취했을 때 나타나는 효과와 비슷한 효과를 나타내긴 한다. 섭취한 차가 장을 압박하고 자극해 노폐물 배출을 유발하는데, 여기에는 물의 작용과는 미묘한 차이가 있다. 장을 자극하는 차의 효과는 일정 시간이 지나면 사라지기 때문에 차를 마신 사람은 다시 변비에 시달린다. 게다가 차나 커피 속에 함유된 '카페인'과 '탄닌' 성분은 복부와 장에 유해한 작용을 한다. 반면 시원한 물은 부작용이 없다. 그러나 감기, 기침, 인후염을 앓고 있다면 미지근한 물로 대신해야 한다.

4) 배변 활동

이른 아침, 물을 섭취한 뒤엔 반드시 배변해야 한다. 모든 사람들은 '아침 배변'을 습관화해야 한다. 오늘날, 정신없이 바쁘고 스트레스가 가득한 삶에 시달리는 많은 사람들은, 아침에 적절한 배변 활동을 하지 못해 괴로워한다. 허겁지겁 출근을 하느라 문제는 더욱 악화된다. 오늘날 현대인들은 충분한 시간을 들여 배변 활동을 하지 않아 장을 제대로 정화시키지 못한다. 이 외에도 과식과 바타를 유발하는 식품(튀김류)을 섭취해 체내에 가스를 축적시키고 배변 운동을 방해한다. 게다가 '잠깐이라도 배변(불충분한 배변)'이 이뤄지면 장이 비워졌다 착각하지만 결국 다시 또 화장실을 찾게 될 뿐이다. 어떤 사람들은 이런 방식으로 아침에 세 번 또는 네 번 정도 배변 활동을 해야 하는 사람들도 있다. 소화불량, 수면 부족, 스트레스, 분노,

우울증, 감정 불균형은 모두 이러한 불규칙한 배변 활동을 유발한다.

장 내 과도한 가스 형성은 심장을 압박해 심박동수가 증가한다. 계속되는 변비와 가스는 만성 감기, 기관지 천식, 치핵, 관절통, 관절염과 같은 심각한 질환으로 이어진다. 또한 식욕감퇴, 가스, 소화불량, 두통, 우울증, 자기연민, 불편함 호소, 불안, 피로, 나태함, 불면증이 유발된다. 따라서 매일 아침마다 반드시 배변 활동을 해야 한다. 이를 위해서는 과식과 바타 유발 식품섭취(콩류, 강낭콩, 뱅갈녹두, 흑녹두, 튀김류)에 대한 주의가 필요하다. 대신 푸른 잎 채소(시금치, 명아주, 호로파 잎), 박, 수세미, 고구마 외에 사과, 구아바, 파파야, 건포도, 무화과 등의 과일과 섬유질이 풍부한 식품의 섭취를 늘려야 한다. 하루에 한 번 이상이라도 배변 욕구가 발생하면 참지 말고 장을 비워야 한다. 변비와 기타 복부질환을 완전히 해소하려면, 매일 아침 규칙적으로 공복에 '카파라바티 프라나야마(요가 호흡법)'를 수행해야 한다.

5) 구강 청소

배변 이후에는 양치질을 하는 게 건강을 위한 생활습관이다.

1. 치아는 반드시 쓰고 알싸하거나 떫은맛이 나는 '나무의 잔가지'(다투나, 인도에서 전통적으로 사용해온 나무 칫솔)로 양치질해야 구강질환과 박테리아 감염을 예방할 수 있다. 달고 시고 짠맛이 나는 '나무 칫솔'은 카파를 손상시키기 때문에 사용을 금해야 한다. 구강 청결을 위한 최고의 나무 칫솔은 '인도먹구슬나무(니마)'와 '아라비아고무나무'의 잔가지로 만든 나무 칫솔이다. 이 외에 다른 나무의 잔가지도 맛의 속성과 구강 청결에 미치는 작용에 따라 선별해 사용 가능하며 그 예로는 나무고사리, 봉황목, 키노나무, 털쇠무릎 등이 있다.
2. '나무 칫솔'은 신중하게 골라야 한다. 단단히 쥐고 혀를 깨끗이 닦을 수 있도

록 최소 6인치(약 15센티)는 되어야 한다. 또한 새끼손가락 정도의 두께에 똑바로 곧은 모양을 하고 껍질이 가지에 붙어있어야 한다. 너무 얇거나 두꺼운 나무 칫솔은 제 기능을 못 하며, 나무 칫솔이 두꺼우면 잇몸이 상하기 쉽다. 나무 칫솔의 윗부분은 부드러워야 한다(단단하거나 건조되지 않아야 함). 그래야만 손쉽게 입으로 씹어 '칫솔의 솔' 모양을 만들 수 있다. '나무 칫솔'은 곧게 위로 뻗어야 하며 모양이 일그러져선 안 된다.

3. 나무 칫솔로 치아를 닦을 때는 반드시 위에서 아래로 또는 아래에서 위로 닦아야 한다. 이렇게 해야 치아가 꼼꼼하게 닦이고 잇몸이 상하지 않는다. 아유르베다 허브로 만든 치약이나 구강청정 가루는 나무 칫솔과 함께 쓰거나 또는 단독으로 사용 가능하다. 이렇게 아침에 양치할 때는 치아와 혀와 입안을 깨끗이 닦아야 한다. 그럼 구취가 사라지고 치아가 깨끗하고 건강해지며 맛을 느끼는 혀의 미뢰도 자극할 수 있다.

요즘에는 다양한 종류의 칫솔과 치약을 손쉽게 구할 수 있으며 오히려 자연에서 얻은 '나무 칫솔'보다 보편적으로 사용되고 있다. 게다가 '양치 분말'도 그 종류가 셀 수 없이 다양하고 품질 또한 훌륭하다. 구강 질환 예방을 위해서는 같은 칫솔을 오랫동안 사용해선 안 된다. 또한 칫솔을 규칙적으로 뜨거운 물에 일정시간 담가 소독하고 박테리아를 제거한다.

밤새 혀에 백태가 쌓였다면 치아 세척 후 반드시 혀 세척을 한다. 백태는 '아마(독소)'의 찌꺼기로써, 전날 섭취한 음식물이 혀에 닿아 발생했거나 체내 깊숙이 발생한 불균형이 원인이다. 혀를 규칙적으로 닦아내지 않으면, 구취가 발생하거나 미각이 무뎌진다. 양치에 사용한 나무 칫솔의 반대 부분을 이용해 백태를 제거한다. 이 외에도 나무나 금, 은, 황동, 구리, 쇠로 만든 혀 세척기를 사용해도 좋다. 혀 세척기는 부드럽고 매끄럽고 중앙이 구부러지고 유연해야 한다. 또한 혀에 상처가 나지 않도록 가장자리가 날카롭거나 뾰족하지 않아야 한다.

만약 소화불량, 메스꺼움, 기관지 천식, 발열, 뇌졸증, 마비, 극심한 갈증, 구내염, 심장질환, 안과질환, 두뇌질환, 귀 질환 등의 증상이 있다면 해당 증상이 악화될 염려가 있으므로 나무 칫솔의 사용을 자제하는 게 좋다.

6) 가글

여행 등의 이유로 아침에 양치를 할 수 없는 상황에서는 '가글'이 유용하다. 가글 또한 양치와 마찬가지로 치아와 혀를 세척하고, 어느 정도까지는 입안을 상쾌하게 만든다. 가글을 하면 불쾌한 구취와 입안의 끈끈함이 제거되고 목과 입안에 축적된 카파 또한 제거된다. 가장 이상적인 구강 세척 방법은, 양치를 한 후 입안을 '참기름' 또는 '겨자기름'으로 '가글'하는 것이다. 아유르베다 전통의학에서는 이러한 과정은 '카바라그라하(오일풀링)'라고 부른다. 이렇게 하면 치아와 잇몸이 튼튼해지고 치통이 예방되며 뜨겁거나 차갑거나 신 성분에 대한 치아의 민감성이 감소된다. 또한 질기거나 딱딱한 식품도 쉽게 씹을 수 있고, 성량이 좋아지며 미각이 개선되고 식욕이 좋아진다. 규칙적으로 치아를 헹궈주거나, 가글하거나, '카바라그라하'를 하면 목의 건조와 입술의 갈라짐이 예방된다. 알싸한 맛의 성분을 물에 넣고 끓인 뒤 걸러낸 후 미지근하게 식힌 물은 '가글'에 사용하기에 가장 좋다. 이렇게 달여낸 물은 입안을 세척하고 불쾌한 입 냄새를 없애준다. 이 물을 입에 머금고 있는 구강청소법을 아유르베다에서는 '간두사'라고 부른다. 간두사는 입안에서 액체가 움직이는 것을 뜻한다. '간두사'는 머리 및 귀 질환, 졸음, 식욕감퇴, 경성사경, 축농증, 만성 감기, 메스꺼움에 도움이 된다.

7) 두피 관리

매일 아침 머리에는 참기름이나 코코넛오일, 올리브오일, 아몬드 오일, 겨자 오일을 바른다. 그럼 머리카락 빠짐, 흰머리, 대머리(탈모, 유전적 대머리 제외), 두통, 두피건조증 및 다른 바타 질환을 예방할 수 있다. 머리에 오일을 바르면 머릿결이 개선되어 머리카락이 튼튼하고 부드럽고 길고 진해진다. 또한 얼굴 피부에도 윤기가 더해진다. 머리에 참기름을 바르면 질 높은 숙면을 취할 수 있다. 오일을 바른 뒤 머리를 빗으면 모발이 깨끗해지고 한 올 한 올 결이 살아난다.

8) 전신 마사지: 아비앙가(오일 테라피)

예부터 도자기나, 마른 가죽, 바퀴의 차축에 오일을 발라 겉 표면을 매끄럽고 튼튼하게 관리해 온 것처럼 오일로 몸을 마사지하면 피부가 부드럽고 건강해진다. 오일은 '바타 질환'으로부터 몸을 보호한다. 피부는 바타가 축적되는 중요한 장기이다. 피부 속 모공은 '피타의 열'로 채워져 있는데 이 열이 피부에 바른 오일을 흡수해 '바타'를 진정시킨다. 오일 마사지는 또한 피부의 조기노화, 피로, 주름, 거칠, 건조함을 예방한다. 이 외에도 시야를 밝혀주고 체력을 증진시키며 피부를 매끄럽게 가꿔, 부드럽고 매력적인 피부를 만들어준다. 또한 체취와 불순물을 감소시키고 가려움증, 몸의 피로, 침체, 피로를 완화시킨다.

마사지 방향은 체모가 자라 나오는 방향을 따른다. 이때 힘을 너무 많이 가해선 안 된다. 부드럽고 매끄러운 문지름이 적당하다. 햇빛을 받으며 오일을 바르면 흡수가 빨라진다. 마사지는 피부질환 예방 외에도 근육을 강화시키는 작용을 한다. 오일 마사지는 신경 근육 쇠약, 관절염, 근육의 긴장 완화에 굉장히 효과가 좋다.

9) 카르나푸라나: 오일을 활용한 귀약

아유르베다 전통의학에서는 매일 '오일'을 귀에 몇 방울 떨어트려 바르도록 권장한다. 그럼 청력상실, 청력이상, 경성사경, 개구장애 및 기타 바타 관련 귀 질환이 예방된다. 귀에 통증이 발생하면, 통증이 완화될 때까지 오일을 귀에 바른다. 이때, 오일을 발라 아픈 부위를 문지르거나 귀의 밑부분을 지압한다.

10) 발 마사지

매일 오일을 이용해 발을 마사지하면 건강에 매우 유익하다. '발 마사지'는 거칠고 건조한 피부를 매끄럽게 해주고, 피로, 무감각, 뒤꿈치균열, 혈류감소, 근육의 긴장, 좌골신경통 및 기타 바타 질환을 완화시키며 시력을 개선한다. 고대에는 발 마사지의 효과가 워낙 뛰어나 마치 종교 의식처럼 매일 아침 배변 후, 배뇨 후, 매 식사 전과 목욕 전에 발을 마사지하기도 했다. 오일 외에도 얼음, 병, 박, 오이 및 기타 약용 성분이 포함된 재료를 이용해 발을 마사지하면 다양한 질병과 발의 변형을 예방할 수 있다.

11) 나샤 크리야: 오일을 활용한 점비액

코는 '부비강(콧구멍)'의 통로이다. 따라서 약용 성분을 코로 주입시키면 뇌의 모든 부위에 해당성분이 도달한다. 일반적으로, '장마철'과 '구름이 없는 겨울' 및 '봄'에는 반드시 '오일 점비액'을 코에 주입시켜 주는 게 좋다.

'오일 점비액'은 배변 활동과 양치 이후 머리에 오일을 바른 뒤 하루 일과로써 매일 코에 주입 한다. 의자에 앉아 머리를 뒤로 젖히고 미지근한 오일(스팀이나 뜨거운 물에 담아 중탕) 몇 방울을 양쪽 콧구멍에 떨어뜨린 후 코로 숨을 들이마신다. 차례대로 한쪽 콧구멍씩 오일을 떨어뜨려 주입한다. 또한 한쪽 코에 오일을 떨어뜨릴 때는 반대쪽 콧구멍을 손으로 막는다. 오일을 주입한 뒤 입안에서 비강의 분비물이 발생하면 반드시 뱉어낸다.

> 우유로 만든 따뜻한 정제버터는 '나샤(오일 점비액 주입)'에 사용하기에 가장 좋다. 이렇게 만든 점비액은 일반 감기증상, 두통 및 기타 머리 질환을 완화시키며 기억력을 증진시킨다. 올리브 오일과 아몬드 오일도 '나샤 요법'에 이용하기에 매우 적합하다.

'나샤(오일 점비액)'를 마친 뒤에는 천장을 바라보고 일분 정도 몸을 눕힌다. 단, 이때 잠들면 안 된다. 나샤는 목 위로 발생하는 모든 질환을 치료한다. 특히 경성 사경, 마비(뇌졸증), 두통, 편두통, 코의 붓기, 머리 떨림, 개구장애에 효과가 뛰어나다. 또한 머리와 기타 장기에 나타나는 조기 노화의 징후나 흰머리가 감소된다. 질병이 없는 건강한 사람이 나샤를 위해 '오일'이나 '희석한 소의 소변'을 코에 주입하면 건강에 매우 유익한 작용을 한다. 단 이때 입안에 분비물이 넘어와도 뱉어내지 말아야 한다.

아유르베다 전통의학에 따르면 건강한 사람이 '나샤 테라피'를 하기에 가장 적합한 계절은 일반적으로 '가을과 봄(너무 덥지 않고 너무 춥지 않은 계절)'이다. 이 외에 '도샤'와 '계절'별로 나샤 테라피를 하기에 좋은 시간은 다음과 같다.

· 카파 악화 증상 – 아침 시간대

· 피타 악화 증상 – 오후 시간대

· 바타 악화 증상 – 저녁 시간대

· 가을 및 봄 – 아침 시간대

· 겨울 – 오후 시간대

· 여름 – 아침과 저녁 시간대

· 장마 기간 – 오후 시간대

바타 질환, 딸꾹질, 히스테리, 경성사경, 쉿소리로 인한 두통 증상에는 하루에 2회(매일 낮과 밤) '나샤 테라피'를 해야 한다.

12) 운동

'운동'은 몸 관리를 목적으로 하는 신체 활동이다. 즉, 노력을 들여 몸을 피로하게 만드는 신체 활동을 운동이라 정의한다. 운동은 체력과 함께 신체의 안정감을 길러준다. 운동은 개인의 역량에 맞춰 1년 내내 매일매일 해야 한다. 겨울과 봄에는 체력의 절반 정도만 소모되도록 운동량을 조절하거나 또는 입에서 숨이 나오고 이마와 겨드랑이에 땀이 조금 맺힐 정도까지만 운동의 강도를 유지해야 한다. 구강 호흡이나 약간의 땀은 운동량이 적당함을 반영하는 자연스런 신체 징후다. 절대 땀이 과하게 흐르고 거친 숨이 나올 때까지 운동을 지속해선 안 된다. 여름과 장마철, 가을에는 운동 강도를 더욱 낮춰야 한다. 계절적으로 바타가 악화되고 축적되는 시기이기 때문이다. 운동으로 쌓인 피로를 완화하려면, 운동 직후 전신을 마사지한다. 아유르베다 전통의학에서는 운동의 중요도가 매우 높게 평가된다. '챠크라' 경전에는 "인간은 신체 운동을 통해 몸을 가뿐하게 만들고, 업무능력을 기르고, 몸에 탄력을 만들고 어려운 일도 인내할 수 있는 능력을 기르는 동시에 체내의 불순물을 제거하고 소화력을 개선시킨다."라고 명시됐다. 과학적으로 효과를 볼 수 있는 운동을 하려면, 근육조직을 강화시키는 운동을 해야 한다. 특별한 경우를 제외하곤, 하루 30분씩 체계적인 신체 운동을 규칙적으로 하면, 폐와 심장, 두뇌 건강이 개선되고 활발해질 뿐만 아니라 비만, 제2당뇨병, 고콜레스테롤, 기관지 천식, 기관지염, 알레르기 및 여러 질환이 크게 완화된다. 운동은 심신과 세 개의 도샤, 일곱 개의 다투와 아그니 모두의 균형을 유지시키기 때문에 우리에게 완벽한 건강을 제공해준다.

　적정한 강도에 맞춰 제대로만 한다면 운동은 몸에 매우 이롭다. 운동은, 일부러 몸을 움직이며 소모시킨 에너지보다 더 많은 에너지를 되돌려준다. 운동은 또한 모든 근육에 탄력을 만들고 근육을 강화하며 축적된 지방을 감소하고 체형을 보기 좋게 바로잡아 준다. 운동 후 오일 마사지를 하면 오일의 흡수가 더욱 활발해진다. 운동을 하면 땀이 발생하는데 그 덕분에 몸이 가벼워지고 신체에 에너지가 공급된다. 이 외에도 운동은 업무 능력과 통증에 대한 적응력을 길러주며, 소화력을 개선해 몸을 더욱 안정적으로 만든다. 또한 운동을 하면 악화되고 손상된 도샤, 그중에서도 특히 카파 도샤의 악화를 진정시킬 수 있다.

·**무리한 운동 방지**: 체력의 한계를 넘는 무리한 운동은 호흡곤란, 기침, 발열, 체내출혈, 감각 및 생식 기관의 쇠약 및 해당 기관의 생리학적 활동기능 저하, 피로, 구토 증상을 유발한다. 과도한 운동은 몸을 망칠 뿐이다. 이와는 대조적으로 강도가 낮은 운동은 몸에 해롭지 않다. 오히려 강도가 낮은 운동이 따로 체력을 회복할 필요가 없고 다시 운동 전 상태로 원상 복귀하는 데도 심장혈관계에 큰 무리를 주지 않기 때문에 훨씬 효율적이다.

·**운동 시 예외 적용사항**: 바타-피타 환자, 다양한 질환을 앓는 사람, 체격이 작은 어린이, 노인, 소화불량이나 영양실조를 앓고 있는 사람은 체력이 많이 소모되는 운동을 피해야 한다. 또한 몸이 많이 약해진 사람이나 걷기나 역도 또는 과도한 성행위로 체중이 감소한 사람도 과한 운동을 삼가야 한다. 이 외에도 분노, 슬픔, 두려움과 같은 심리상태에 있거나 피로한 사람은 운동에 주의를 기울여야 한다. 운동을 하면 바타와 피타가 증가하는데 이와 같은 조건에서는 바

타와 피타가 이미 항진된 상태이기 때문에 해당 증상을 가진 사람들에게 운동은 적합하지 않다. 한편, 아이들은 원래 활동량이 매우 많아 운동이 크게 필요 없다. 하루 종일 뛰어 놀며 움직이기 때문에 레슬링이나 강도가 높은 운동은 반드시 금해야 한다.

13) 우바타나(다양한 재료를 활용한 전신 마사지)

약용 분말, 허브 반죽 또는 허브로션을 이용한 '전신마사지'를 아유르베다 전통의학에서는 '우바타나'라고 부른다. 우바타나는 피부의 독소를 제거하고 피부를 부드럽게 가꾸는 데 도움을 준다. '우바타나'는 전신에 약용성분을 발라 마사지하는 '요법'으로 특히 입욕 전에 하면 효과가 뛰어나다. 우바타나는 심적 피로를 덜어주고 감각 기관의 기능을 개선하며 장기를 안정시키고 모공을 열어 노폐물을 제거해 피부를 부드럽게 만든다. 우바타나 재료는 겨자가루, 녹두가루, 우유, 참기름을 섞거나 요거트에 겨자오일을 섞어서 만든다.

14) 얼굴 팩

목욕 전 허브 성분으로 얼굴에 팩을 하면 주름, 기미, 잡티, 블랙헤드를 예방할 수 있다. 얼굴 팩은 피부에 부드러움과 윤기를 더하고 안색을 화사하게 가꾸는 데 유용하다. 또한 시력 개선에도 도움이 된다. 얼굴 팩의 효과를 제대로 누리기 위해서는 반드시 차가운 팩을 사용해야 한다. 단, 바타와 카파가 손상된 시기에는 따뜻한 팩을 사용해야 한다. 팩은 여전히 촉촉한 상태일 때 제거해야 한다. 만약 팩의 수분이 다 날아가버리면, 얼굴에서 떼내기 전에 반드시 다시 수분을 공급해 촉촉하게 만든다. 수분이 다 날아가버린 채 얼굴에서 팩을 제거하면 피부의 윤기가 사라진다. 팩을 붙인 동안은 잠을 자거나 말을 하거나 직사광선을 받거나 난로 가까이 있거나 화를 내거나 걱정을 해서는 안 된다. 그렇지 않으면 주름이 발생한다. 또한 소화불량, 축농증, 식욕부진 상태에서는 팩을 삼가고, 밤에 '나샤 테라피(점비액 사용)'를 할 때도 팩을 붙여선 안 된다. 아유르베다 전통의학에서는 계절의 6가지 변화에 따라 다음과 같이 다른 팩을 활용하도록 권장한다.

계절	얼굴 팩
초겨울	대추씨, 바사카(말라바르너트), 노란 겨자
늦겨울	흑임자, 매자나무 열매와 매자나무 열매의 껍질
봄	띠 뿌리, 백단유(샌들우드), 베티베르풀, 시리사수, 회향씨
여름	수련, 파란색 수련, 장미꽃, 개밀, 백단유(샌들우드), 감초
장마철	노란색 백단유(샌들우드), 참깨, 베티베르풀, 감송(땅두릅나무)
가을	바베리안(쥐오줌풀), 히말라야 산맥 전나무, 연꽃, 침향, 감초

15) 목욕

몸을 깨끗하고 개운하게 하기 위한 '목욕'은 절대 걸러서는 안 되는 하루 일과다. 목욕을 하면 원기회복에 도움이 된다. 목욕을 할 때는 특히 코와 귀와 발을 깨끗하게 씻어야 한다. 깨끗한 물로 목욕을 하면, 물의 시원한 기운이 피부의 모공을 통해 몸의 열을 흡수하고, 복부로 스며들어 소화력을 상승시킨다. 목욕은 마음을 북돋고 수명을 연장시키는 데 도움을 준다. 또한 씻는 행위 자체는 심신에 열정을 불어넣고 심신의 힘을 증가시킨다. 목욕을 하면 피로, 가려움, 체취, 땀, 무기력증, 화끈거림, 갈증 및 피부자극이 완화된다.

단 식사 직후에는 목욕을 삼가야 한다. 또한 눈, 입, 귀와 관련된 질환을 앓고 있거나 설사, 고창, 만성 감기, 소화불량을 겪고 있다면 목욕을 자제해야 한다. 이러한 상태에서 목욕을 감행하면 증상만 더욱 악화시킬 뿐이다.

16) 의류

목욕 후에는 깨끗하게 세탁한 옷을 입어야 한다. 좋은 소재의 깨끗하고 몸에 맞는 옷은 몸을 아름답게 돋보이게 한다. 그러면 마음이 즐거워지고 매력이 더해져 개성이 더욱 발산된다. 옷은 계절의 변화로부터 몸을 보호하는 역할도 한다. 따라서 계절의 변화에 맞춰, 여름에는 밝고 얇은 소재의 옷을 입고 겨울에는 어둡고 두꺼운(울) 소재의 옷을 입는 것이 현명하다.

17) 향수 및 아로마와 천연 향

건강을 위해서는 계절의 변화에 따라 '꽃 향기'나 '향수'를 활용해 체취를 가꿔야 한다. 이는 단순히 몸에 향을 더하고 매력을 발산하는 것에서 그치지 않는다. 아로마 오일은 기운을 북돋아주고 체력을 증가시켜 일의 능률을 올린다. 또한 불면증 해소에도 도움이 된다. 향수, 아로마, 천연 향은 모두 궁극적으로 삶의 질과 수면의 질을 향상시키고 일에 대한 흥미를 고조시킨다.

아유르베다 전통의학에 따르면 각 '도샤'의 고유한 특성에 부응하는 '아로마'를 활용하면 도샤의 균형을 유지시킬 수 있다고 한다. 코에서 감지하는 냄새는 처음에는 비강 조직 내 수분 속에 용해되고, 이후 특화된 후각세포에 의해 뇌의 시상하부로 바로 전달된다. 따라서 '냄새를 인지하는 행위'는 뇌에 즉각적인 메시지를 전달하는 기능이다. 그리고 뇌는 다시 전신으로 '인지'된 메시지를 알린다. 이 같은 과정을 통해 '냄새'는 체온, 갈증, 배고픔, 혈당수치, 성장, 수면, 각성, 성욕, 기억력, 그리고 분노나 행복 등의 감정과 같은 수십 가지 신체 기능을 조절한다. 도샤 또한 이와 같은 원리로 균형을 유지시킬 수 있다. 다음과 같이 특별한 신호를 전달하는 아로마를 활용하면 도샤의 균형을 조화롭게 유지시킬 수 있다.

도샤의 균형을 잡아주는 아로마

바타의 균형은 바질, 오렌지, 장미, 정향 및 기타 향료의 따뜻하고 달콤하고 시큼한 아로마의
조합으로 유지된다. 피타의 균형은 백단유(샌들우드), 장미, 박하, 계피, 자스민과 같은 달콤하고
시원한 아로마의 조합으로 유지된다. 카파의 균형은 바타와 비슷하게 따뜻한 아로마의 조합으로
유지되는데 단, 향나무, 유칼립투스, 장뇌, 정향, 마조람처럼 좀 더 강렬한 향이 첨가되어야 한다.

18) 장신구 및 보석 착용

금이나 은으로 만든 장신구의 착용은 비단 아름다움이나 매력발산만을 목적으
로 하지 않는다. 장신구의 착용은 심적 즐거움을 불러일으킬 뿐만 아니라 얼굴에
광채를 더하며 성공했다는 만족감과 함께 행운의 상징으로 작용한다. 게다가 수명
또한 늘려주며 삶에 대한 욕구와 열정을 증가시킨다. 비단 장신구 외에도 다이아몬
드, 에메랄드, 육계석(헤소나이트)과 같은 보석류 또한 마찬가지다. 이 외에 일반 장
신구나 개망초와 같은 약용 허브 또는 다른 일반 허브를 몸에 지니는 것도 도움이
된다. 그럼 심리적 두려움과 불안이 감소하고 별과 행성의 위치에 따라 작용하는
부정적인 기운 예방에 도움이 된다. '순수한 금속'은 '영적인 빛'을 발산하기 때문
에 행성이 발산하는 부정적인 끌림을 차단하는 역할을 한다. 다양한 장신구와 보
석 착용은 '촉각치유(스파르사 키키트사)'의 한 방법이기도 하다. 모든 금속에는 '위
대한 치유의 힘'이 깃들어있다. 아유르베다 전통의학은 실제로 다양한 금속, 보석,
돌의 치료적 속성을 치료에 활용한다. 따라서 금속, 보석, 돌은 특정한 형태의 에너
지를 발산하는 '발현체'로 이들 물질 속에는 '프라니카(영감의 지혜)'의 에너지가 내
재되어 있다. 몸과 마음 및 의식의 일반적인 기능에 작용하는 부정적 영향 또한 보

석과 금속 착용으로 중화시킬 수 있다. 장신구 및 보석이 피부에 닿으면, 인체 세포와 조직 깊숙이까지 반응하는 '전자기적 효과'를 이끌어낼 수 있다.

19) 향이 나는 성분 씹기

입안을 상쾌하고 향기롭게 관리하고 미각을 자극하기 위해선, 육두구, 빈랑나무 열매, 카다멈, 정향, 구장나뭇잎 및 장뇌 즙을 씹는다. 이들 성분은 미각향상 및 구강과 목 질환 예방에 매우 유익하다. 그러나 암을 유발하는 담배와 같은 마약 성분이 포함된 재료의 사용은 금해야 한다.

20) 신발

신발은 열, 냉기, 가시, 벌레, 병균으로부터 몸을 보호하고 발의 안락함을 보장한다. 신발은 피부를 감싸 보호하기 때문에 발 건강에 유익하다. 신발은 반드시 발에 잘 맞고 착화 감이 편안해야 한다. 반면 굽이 높은 하이힐은 불편할 뿐만 아니라 체형 문제를 유발한다. 신발은 계절에 따라 바꿔주는 게 좋다. 몸에 맞는 신발은 발에 힘을 실어주고 걸음걸이를 가뿐하고 편안하게 만들어준다.

21) 손톱 및 모발 관리

머리와 수염, 손톱은 규칙적으로 자르는 습관을 들여야 한다. 손톱이 길면 먼지와 세균 및 독소가 축적된다. 따라서 가능한 한 짧게 관리해야 한다. 손톱과 모발 및 수염 관리는 단순히 위생, 건강, 미용 문제를 넘어 건강유지와 장수 촉진에 깊은 연관성이 있다.

22) 콜(점안액) 사용

'눈'에도 '콜(눈 언저리를 검게 칠하는데 쓰는 인도 전통 아이섀도)'이나 '안약'을 사용해 규칙적으로 '영양공급'을 하며 눈 건강과 시력을 관리해야 한다. '눈'은 '불 원소'가 지배적인 역할을 하는 '감각기관'이다. '아그니(불)'와 반대작용을 하는 '카파 도샤'의 기운은 지속적으로 눈을 공격한다. 적정 시력을 유지하고 눈 건강을 도모해 질병으로부터 눈을 보호하려면 카파에 반대작용을 하는 '점안약'을 규칙적으로 넣어줘야 한다. 그럼 뛰어난 효과를 볼 수 있다. 따라서 5~8일에 한번씩은 이와 같은 점안약과 '라난자나(라소타, 아유르베다 식 점안약)'를 넣어줘야 한다. 그럼 안구의 수분 배출이 촉진돼 눈이 정화된다. 이는 눈 건강에 매우 유익할 뿐만 아니라 안구 통증도 완화시킨다. '라난자나'는 반드시 꿀이 함유되거나 물로 희석해 만든 것이어야 한다. 사용할 때는 안구에 몇 방울만 떨어뜨려주면 된다. 이렇게 하면 눈을 자극해 눈물을 유도할 수 있다.

> **라산자나 만드는 방법**
> 걸쭉하게 끓인 산양유와 인도 매자나무 달인즙을 4:1 비율로 섞어 풀처럼 걸쭉해질 때까지 끓인다.

'콜' 또는 '점안제' 사용에는 몇 가지 주의사항이 있다. 농도가 진한 콜은 카파의 형성이 적은 밤 시간대인 취침 전에 사용해야 한다. 낮에 사용하면 배출되는 눈물의 양이 너무 많아지고 유해한 자외선에 안구가 노출되어 손상을 받는다. 일반적으로 보통 강도의 콜 또는 점안제를 사용하기에 알맞은 시간은 아침이다. 아침에 사용하면 하루 종일 부드러운 안구 운동이 지속된다. 흙으로 만든 램프에서 겨자기름을 태워 만든 그을음(콜)을 눈썹과 속눈썹에 바르면, 눈매가 깊어져 매력적으로 보이고 속눈썹이 두꺼워져 외부 감염으로부터 눈을 보호한다.

23) 체중감량*

'체중감량'은 건강유지에 있어 필수이다. 음식은 적량을 적시에 체질에 맞춰 섭취해야 한다. 음식의 적정 섭취량은 소화능력과 대사능력에 좌우된다.

녹두, 쌀, 죽, 스프와 같은 음식은 가볍게 소화가 잘 된다. 이러한 '가벼운' 음식의 지배적인 원소는 '바람과 불'이다. 이러한 음식은 입맛을 개선하고 흡수도 쉽게 잘된다. 따라서 많이 섭취해도 크게 해롭지 않다. 그러나 지나치게 많이 섭취하면 예외 없이 소화와 대사기능에 악영향을 준다. 가벼운 속성에 반대인 무거운 속성을 지닌 흑 녹두나 콩을 갈아 속을 채운 음식은 묵직한 작용을 하기 때문에 완전히 소화되기까지 시간이 많이 소요된다. 이런 음식은 '물과 지구원소'가 지배적인 성분이다. 또한 이런 류의 음식은 식욕을 떨어뜨리고 조금만 많이 먹어도 소화 시스템의 균형을 무너뜨리며 대사에 영향을 준다. 비록 '소화의 불'이 강한 사람은 이런 류의 음식도 쉽게 소화하고 흡수하지만, 그래도 이러한 묵직한 음식은 위장의 반 정도 채워질 때까지만 섭취하고 나머지 반은 비워두는 게 좋다. 이런 방식으로 섭취하면 묵직한 음식을 자주 섭취해도 몸에 해가 되지 않는다.

'음식'은 반드시 영양이 풍부하고, 가공이 많이 되지 않고, 균형 잡히고 체질에 맞아야 한다. 음식 섭취는 기존에 먹은 식사가 소화된 뒤에 이뤄져야 한다. 이 점을 유의하고 따른다면, 음식섭취를 통해 몸을 건강하게 구성하고 지지할 수 있고 안색과 외형을 개선해 장수를 이룰 수 있다. 또한 모든 도샤와 다투의 균형이 유지되어 몸이 조화로워진다. 아유르베다 전통의학에서는 식사를 하며 식사에 방해되

---

* 체중감량에 대한 자세한 설명은 제6장. 식이요법 정보와 규칙을 참조.

는 다른 행동을 병행하는 것을 금지한다. 음식을 섭취할 때는 몸과 마음이 차분하고 평화롭고 안정되어야 음식을 제대로 소화할 수 있기 때문이다. 또 이렇게 해야만 섭취한 음식의 영양혜택을 제대로 누릴 수 있다.

24) 훈약요법

아유르베다 전통의학에서는 머리가 무겁거나 두통, 코의 염증, 편두통, 눈과 귀의 통증, 딸꾹질, 기관지 천식, 인후염, 약하고 통증이 동반된 치아, 귀의 진물, 콧물, 눈물, 코와 입 냄새, 식욕감퇴, 가려움증, 감염, 창백한 안색, 이른 흰머리와 새치, 대머리, 과도한 재채기, 수면과다, 무기력증, 어지럼증, 불면증, 잠긴 목 및 기타 여러 질환에 약용 성분의 '연기 흡입(훈약요법)'을 권장한다.

아유르베다 전통의학에서는 허브와 약용식물을 이용해 다양한 방법으로 '약용 담배(훈약요법)'를 처방한다. 그러나 여기에는 마약 성분이나 담배 원료와 같은 유해한 재료는 제외된다. '약용 담배'는 모발, 코, 성대에 영양을 공급하고 감각 기관을 강화시킨다. 또한 바타와 카파 도샤로 인한 목구멍, 목, 머리 질환을 예방한다.

약용 담배는 하루 8회 정도의 사용이 적당하다. 훈약요법은 각각 목욕 후, 혀 세척 후, 양치 후, 식후, 재채기 후, 나샤 테라피 이후, 콜 또는 점안액 사용 이후 적용한다. 만약 이에 맞춰 하루 8회씩 연기를 흡입하면 질병을 멀리할 수 있다. 훈약요법은 1회에 연기를 세 번 연속해서 흡입하고 끝내는 게 좋다.

훈약을 제대로만 한다면 흉부, 목, 머리가 가뿐해진 느낌이 들고 몸이 이완되며 카타르(감기 등으로 코와 목 점막에 발생되는 염증) 제거에 도움이 된다. 그러나 너무 많이 연기를 마시면 혀, 목, 입천장, 머리가 건조해진다. 또한 감각 기관에 열이 발생해 갈증이 증가하고 이로 인해 실신, 의식상실, 어지럼증이 유발되거나 모든 신체 부위를 막론하고 체내 출혈이 나타날 수 있다. 따라서 약제흡입은 반드시 적량을 지켜야 한다. 아유르베다에서는 담배와 같이 정신을 취하게 하는 목적의 훈약은 금지한다.

25) 행동: 모범적인 품행

건강과 행복을 유지하기 위해서는, 반드시 '영적인 길'을 선택하고 올바른 행동, 즉 '예의범절'을 갖춰야 한다. '다르마(덕)', '아르타(부)', '카마(욕망)'은 서로간의 충돌을 유발하지 않는 선에서 행해져야 한다. 그렇게 하면 인간은 세상 어느 곳에서든 행복과 축복을 달성할 수 있다. 반대로, 만약 잘못된 방식으로 부를 축적하고 성적으로 문란하며 무분별하게 돈을 낭비한다면 '다르마'와 '아르타'와 '카마'가 서로 상충한다. 이렇게 되면 삶에 어려움이 발생하고 나락으로 떨어지게 되는 게 당연지사다. 이와 관련해서 사람은 반드시 선현 '발미키'의 다음과 같은 충고를 가슴에 새겨야 한다. "현명한 자는 조화롭고 품위 있는 방식으로 '다르마, 아르타, 카마'를 추구한다. 반대로 삶의 의무를 바르게 이행하지 않고 색욕과 욕망을 탐닉하면 나락으로 떨어진 뒤에야 정신이 바로 든다. 마치 나무 위에서 자다가 떨어져 정신이 든 것처럼." 이처럼 사람은 반드시 진실을 말해야 한다. 개미나 곤충처럼 작은 생명체도 차별하지 말고 등등하게 대우해야 한다. 희생당하고, 아프고, 불쌍하고, 사별로 슬픔에 잠긴 사람을 언제든지 도울 준비가 되어 있어야 한다. 도움이 필요한 사람들을 실망시키지 않아야 한다. 신, 소, 인격자, 노인, 의사, 손님에게는 반드시 존중하는 마음으로 예의를 갖춰야 한다.

다른 사람의 재산이나 소유물을 취해선 안되며 욕심을 내서도 안 된다. 물론 남의 연인을 탐해서도 안 된다. 그릇된 행동을 멀리하고 사악한 행동으로 다른 사람을 함부로 대하지 않아야 한다. 다른 사람에게 나약한 모습과 비밀을 드러내지 않아야 한다. 옳지 않은 행동을 하거나 다른 이를 방해하거나 거칠거나 폭력적인 사람들은 반드시 멀리해야 한다. 보편적인 복지를 위해 일하는 사람들과 가깝게 지내고 그들의 의견을 구해야 한다. 반대로 파괴적인 경향을 지닌 사람들은 항시 조심해야 한다.

26) 자제해야 할 행동

다음에 제시된 행동과 습관을 일상 생활에서 점검하고 주의해야 한다.

- 나무 오르기, 위험한 산 타기, 위험한 교통수단으로 여행하기, 물살이 센 강에서 목욕하기.
- 커버가 없고 평평하지 않은 침대에서 베개 없이 잠자기.
- 친척, 인격자, 선생님, 가이드, 귀한 사람, 신성한 나무를 밟지 않고, 존경하는 사람의 그림자 밟지 않기.
- 악의적인 물건을 오른쪽에 두고 신성한 물건과 귀한 사람을 왼쪽에 두어 도덕적 규칙 어기기.
- 공공장소에서 크게 웃기, 큰소리로 트림, 하품, 입을 가리지 않은 채 기침이나 재채기, 코 풀기, 이갈기, 민감한 부위 긁기, 손톱 뜯기, 팔다리를 아무렇게나 놓기, 경박하게 걷기 등과 같은 공공질서에 어긋나는 행동 하지 않기. 이 외에도 다른 사람에게 문제가 되는 행위.
- 태양 응시 및 비난의 대상이 되는 물건 응시.
- 절, 신성한 장소, 길조로 여겨지는 나무 외에 정원, 교차로, 묘지, 한적한 곳에 늦은 밤에 찾아가 머물기.
- 숲이나 폐허를 돌아다니기.
- 자신이 가진 것 이상의 뻔뻔함, 용기, 업적을 보여주기.

· 필요 이상의 목욕 및 수면, 밤새우기, 다량의 음료 섭취.

· 피곤할 때 목욕, 옷을 다 벗지 않은 채 목욕, 양치를 하지 않은 채 목욕, 목욕 후 입던 옷 입기.

· 뱀이나 날카로운 이빨 및 뿌리를 가진 동물 가까이 하기.

· 전기담요를 켠 채로 수면. 화가 나거나 불안정하거나 식후에 난로를 가까이 하기. (특히 손을 씻지 않고 양치를 하지 않았을 때.)

· 동쪽에서 불어오는 바람, 햇빛 해일, 태풍을 맞기.

이 외에 피해야 할 행동은 부적절한 행동, 범죄, 질이 나쁜 사람과의 교류, 선한 사람 적대, 무릎을 웅크리고 오랫동안 앉아있기 등이 있다.

27) 학습 시 주의사항

공부는 적당한 시간에 그에 맞는 조명이 갖춰진 상태에서 해야 된다. 주요 조명은 왼쪽이나 학습자의 뒤에 위치해야 한다. 무언가를 태우는 곳이거나 불 앞에서는 공부를 삼가야 하며 이 외에도 일식, 월식, 중요한 축제, 땅거미가 질 때 또는 새벽에는 공부를 하지 않는 게 좋다. 공부를 할 때는 앉은 자세와 책의 거리 및 놓인 위치가 매우 중요하다. 책은 눈에서 너무 가깝거나 너무 멀리 두지 않고 최소 몸에서 30센티 떨어져 있어야 한다. 누운 채로 독서를 하면 시력이 약해진다. 크게 소리 내어 책을 읽을 때는 발음이 명확하고 정확하도록 신경을 써야 한다. 목소리가 너무 크거나 작거나 거칠면 안 된다. 독서는 너무 많은 시간을 할애하거나 반대로 너무 적은 것도 좋지 않다. 낭독의 속도는 너무 빠르거나 느리지 않아야 하고 모든 억양에 주의해야 한다.

28) 모범적인 품행의 기준

다음은 보편적으로 수용되는 행동 강령이자 일반적으로 따라야 하는 규칙 및 준수사항이다. 뿌린 대로 거둔다는 원인과 결과의 이론과 카르마(업보)의 법칙을 항상 마음속에 염두하고 모든 행동에 있어 다음 사항을 지침 기준으로 삼아야 한다.

- 밤에 위험한 장소에 가는 것은 바람직하지 않다.
- 땅거미가 지거나 동이 틀 무렵에 음식을 먹거나 잠을 자거나 성을 탐닉하지 않는다. 이때는 영적 개발과 자기 발전을 위한 자아실현, 명상, 요가를 수행하기에 최적의 시간이다.
- 알코올중독, 중독, 도박을 피하고 윤락업소의 출입을 자제한다.
- 교양 없는 행동을 삼가고 다른 사람을 모욕하지 않아야 한다. 과도한 자신감으로 비롯된 불친절하고 무례한 태도는 잘못된 행동이다.
- 예의 없고 교양 없는 사람, 뒤에서 험담하는 사람과 어른, 선생님, 지도자 및 아무에게나 언행을 함부로 하는 사람은 멀리해야 한다.
- 참을성 없이 행동하거나 공격적으로 행동하지 않고 너무 많은 말을 하지 않는다.
- 다른 사람의 도움을 필요로 하거나 나이가 어린 사람을 돌봐주고 함부로 대하지 않는다.
- 의심 없는 완전한 신뢰 또는 다른 사람에게 의존하지 않는 상태에서의 완전한 신뢰는 이롭다.
- 새로운 일을 시작할 때는 신중한 계획이 권장된다. 일이 진행되면 미루거나 시간을 끌거나 미완으로 방치하지 말아야 한다.
- 성공과 실패 모두의 상황에서 스스로의 존엄을 유지해야 한다.
- 과도하게 들뜨거나 반대로 과도하게 화가 난 상태에서는 업무를 삼가야 한다.

사소한 일에 민감하게 반응하는 건 현명하지 않을뿐더러 건강에 해롭다.

· 감각과 마음의 속박으로부터 벗어나야 한다. 그러나 욕망을 너무 지나치게 억제해선 안 된다.

· 자신의 진정한 모습과 성격에 따라 행동한다.

· 과거의 모욕적인 일에 집착하지 않는다.

· 성격, 행동, 습관이 조롱거리가 되어선 안 된다. 옷은 격식에 맞춰 입는다.

· 즐거운 감정은 다른 사람들과 공유한다.

29) 가까이 지내면 유익한 사람

· 현명하고 똑똑하고, 행동이 투명하고, 인내력이 있고, 기억력과 집중력이 뛰어나고 지식을 갖추고 성숙하고 또 그런 사람과 친분이 있고 대화를 소중히 여기는 사람과 우정을 나눠야 한다.

· 차분하고 걱정이나 스트레스로부터 자유롭고 명확하게 판단하고 선과 악을 구분하는 사람을 사귀어야 한다.

· 행동에 결점이 없고 모두의 복지를 위해 일하는 사람을 사귀어야 한다.

· 옳은 행동을 지향하고 이름과 사상이 공경 받는 사람을 사귀어야 한다.

30) 가까이 지내면 해로운 사람

위에 언급된 자질이 부족하고, 남을 속이고, 성격이 나쁘고, 품행이 올바르지 않고, 언행이 불경하고, 사상이 비윤리적이며, 불평과 비방을 좋아하고, 싸움을 좋아하고, 욕심 많고, 질투가 많으며, 다른 사람을 경멸하고, 변덕스럽고, 잔인하고, 불친절하고 파괴적인 성향이 있는 사람과는 친구가 되어서는 안 된다.

2. 라트디카리아: 저녁 시간대의 식습관 및 생활습관

낮과 밤을 합친 24시간을 하루로 계산한다. 따라서 '라트리카리아(저녁 시간대의 식습관 및 생활습관)'는 '디나카리아(낮 시간대의 식습관 및 생활습관)'와 결코 따로 분리할 수 없는 하루의 연계된 일과이다. 하루 일과를 마친 저녁에는 반드시 몸이 휴식을 취하도록 해야 한다. 따라서 저녁 시간대에 가장 중요한 활동은 몸의 휴식을 위한 수면일 수밖에 없다. 그럼 가장 우선적으로 수면에 대해 살펴보도록 하겠다.

1) 수면

몸을 개운하게 만들고 건강과 높은 기상을 유지하기 위해선, 적당한 양의 질 높은 수면이 필수라는 사실은 누구나 알고 있는 사실이다. 낮 동안의 모든 일과를 마치고 나면 피로가 쌓이고 감각과 운동 기관이 지쳐 신체의 활동능력이 감소한다. 이 모든 것은 수면에 대한 욕구를 더욱 강하게 만들 뿐이다. 마음이 감각 및 운동 기관과 단절되고 소통이 중단되어 움직임이 없고 비활성화된 상태를 '수면'이라 부른다. 잠을 자는 동안에도 호흡이나 혈액순환과 같은 중요한 기능은 멈추지 않고 계속되는데 몸속 에너지는 이를 통해 밤새 저장되고 충전된다. 이것이 바로 질 높은 수면을 취한 뒤, 에너지가 충만해지고 몸이 개운해지고 건강이 좋아지는 이유를 뒷받침해준다.

'밤'에는 체내의 '카파 도샤'와 마음 속 '타마스 도샤'가 수면을 청하는 데 도움을 주기 때문에 밤은 수면 활동에 가장 적합한 시간이다. 밤의 고요함과 어둠 및 낮은 기온은 이 두 개 도샤의 수치를 증가시켜 질 높은 수면을 유도한다. 잠들기 전에는 TV를 끄고 전화기나 핸드폰을 침실 밖에 두거나 침대에서 멀리 두고 자는 게 좋다. 가능하면 혼자서 자는 게 좋은데, 이는 건강적인 측면에서 혼자 잠을 자는 게 유익하기 때문이다. 아유르베다 의학에서는 일찍 잠을 청하고 일찍 일어나길 권장한다. 밤에는 바타의 영향으로 자연스레 숙면이 유도되고 이른 아침에는 바타와 카파가 증가해 노폐물의 배출이 원활해지기 때문이다. 따라서 아침에는 일찍 일어나는 게 좋으며 그렇게 하면 기분이 상쾌해지고, 몸은 에너지가 충만하고 가뿐하고 열정이 가득한 상태가 된다. 이른 아침에는 건강을 위해 신선한 공기를 마시며 산책하거나 평화로운 환경을 마주하는 게 중요하다.

(1) 수면의 종류: 수면은 두 종류로 구분된다

(a) 스바프나바스타(꿈꾸는 상태): 수면 중에 꿈을 꾸는 상태를 말한다. 이때는 의식 없는 마음이 계속 활동하며 다양하고 무작위한 생각에 결속된다. 이러한 수면은 질 높은 수면이 아니므로 몸의 휴식이 이뤄지지 않는다. 그러나 이 단계의 수면은 기억 형성에 중요한 역할을 한다.

(b) 수수프타바스타(숙면 상태): 심신의 모든 감각 활동이 중지된 상태를 말한다. 숙면을 취하면 그 시간이 짧더라도 몸이 매우 개운해지고 건강에 유익하다. 숙면은 심신 모두에 활기를 불어넣는다.

반대로 아무리 오랫동안 잠을 청하더라도 꿈을 꾸는 상태였다면 피로가 풀리지 않고 몸이 충전되지 않는다. 열심히 일한 대가로 얻은 체력 소모와 피로의 해소를 위한 숙면을 취하기 위해선 정신적 평화가 절대적으로 중요하다(분노, 두려움, 슬픔, 외로움, 걱정, 긴장 등의 감정으로부터 해방된 마음). 잠을 잘 이루지 못하는 사람은 불면증에 시달리게 된다. 불면증은 다양한 심신질환을 유발한다.

(2) 불면증: 원인과 치료법

불면증의 원인

1. 습관적 원인: 두려움, 걱정, 슬픔, 분노와 같은 심리적인 동요, 불편한 침대 또는 잠자리 환경, 과도한 사트바 구나 및 부족한 타모 구나, 흡연, 자연적인 경향의 불면증.

2. 생리학적 원인: 과도한 신체 사용으로 인한 몸살, 고령, 콕콕 쑤시는 통증 등 바타 손상으로 발생한 다양한 질환, 설사나 구토로 인한 머리와 신체 부위 내 도샤의 분출.

3. 치료적 원인: 사혈 테라피 및 심한 단식은 불면증을 유발.

불면증을 해소하는 치료법

1. 마사지, 우바타나(약용 마사지 재료 활용), 입욕, 팔다리 지압.

2. 살짝 기름진 식품, 요거트, 현미, 우유, 알코올 음료 섭취.

3. 심적 평화와 행복감.

4. 취향에 맞는 음악 감상.

5. 눈가, 머리, 얼굴에 진정작용의 연고 또는 반죽 도포.

6. 조용하고 편안한 장소의 수면장소.

7. 아로마(향수 또는 향기) 흡입 및 침실을 향기로운 꽃으로 꾸미기.

"금욕을 추구하며 성적 탐닉을 거두고 모든 일에 만족하면 불면증과 관련된 질환을 피할 수 있다."

(3) 낮잠 절제

낮에 잠을 자면 카파와 피타도샤가 증가해 질병을 초래할 수 있어 건강에 해롭다. 낮잠은 또한 두통, 묵직함, 몸살, 소화부진, 가슴의 답답함, 식욕부진, 구토, 어지럼증, 코의 염증, 가려움, 졸음, 무기력증, 기억력 쇠퇴, 지능 감소, 감각 기관 및 운동기관의 쇠약 등의 증상을 유발할 수 있으며 이 외에도 중증의 황달, 다양한 인체 연결통로의 막힘, 발열, 기침, 목 질환, 편두통, 독소에 대한 취약성 증가 등의 질환이 발생한다. 따라서 낮잠은 건강에 유해할 뿐이다. 비만인 사람과 기름진 식사를 하는 사람, 카파 체질로 카파 관련 질환을 앓고 있는 사람, 관절염을 앓고 있는 사람은 되도록 낮잠은 피하는 게 좋다.

(4) 예외 상황

여름에는 밤이 짧고 땀 배출로 몸속 수분이 날아가기 때문에 바타가 손상된다. 따라서 여름철에는 낮잠이 해롭지 않다. 이 외에도 낮잠을 굳이 자제할 필요가 없는 예외 상황이 있다. 체력 소모가 많은 음악 실습, 학습, 걷기 또는 알코올 성분 섭취, 여행 중, 전날 잠을 잘 자지 못한 경우, 분노, 두려움, 슬픔으로 몸의 수분이 빠져나간 경우에는 낮잠을 청하는 것도 도움이 된다. 또한 허약증, 피로, 갈증, 딸꾹질, 미성년 또는 노인의 허약체질과 같은 특정한 생리학적 조건 하에서는 오히려 낮잠이 권장된다. 결핵, 설사, 쿡쿡 쑤시는 통증, 기관지 천식에도 낮잠이 도움이 되며 트라우마나 부상을 당한 경우에도 되도록 낮잠을 청하는 게 좋다. 이러한 상황에서는 낮잠을 자야만 체력이 증진되고 다투의 균형이 회복된다. 또한 카파 도샤의 기운이 항진돼 장기에 영양을 공급하고 수명이 연장된다.

2) 저녁식사 습관 및 규칙

소화와 수면은 불가분의 관계다. 소화불량은 수면을 방해한다. 잠 들기 전 마지막 식사는 최대한 이른 저녁에 끝내는 게 좋다. 식사 후에는 최소 2시간이 지난 후에 잠을 청해야 한다. 밤에는 가볍고 소화가 잘 되는 음식을 섭취한다. 저녁 식사 후 한적하게 걷는 것도 좋은 방법으로, 그렇게 하면 소화가 촉진되어 수면의 질이 더욱 증가한다.

3) 저녁 요거트 자제

일반적으로 '요거트'는 몸에 유익한 작용을 하지만, 요거트에는 몸의 연결통로를 '막는' 성질이 있다. 따라서 아유르베다 전통의학에서는 저녁 메뉴로는 요거트를 권장하지 않는다. 저녁 식사 후엔 수면을 취해야 하기 때문이다. 더디긴 해도 소화 기능은 수면 중에도 계속 이어진다. 그렇기 때문에 밤에 요거트를 섭취하면 '몸의 연결통로가 막힐 확률'을 더욱 증가시킬 뿐이다. 그럼 수면, 소화, 대사 활동이 모두 방해를 받는다. 건강한 사람이라도 저녁에는 요거트를 자제해야 한다. 기관지 천식, 기침, 감기, 관절염을 앓고 있는 환자는 저녁뿐만 아니라 낮에도 요거트를 섭취하지 않는 게 좋다. 해당 증상에는 '몸의 연결통로를 막는 성질'이 유해하게 작용한다.

4) 저녁 학습

'공부'하는 동안에는 반드시 적당한 '조명'이 제공되어야 눈 건강을 지킬 수 있다. 이때 명심해야 할 사실은, '햇빛'이 '인공 조명'보다 훨씬 눈 건강에 유익하며, 인공 조명을 계속 쬐면 점진적으로 시력이 약해진다. 가능하다면 밤에 학습하는 시간은 최대한 줄여야 한다. 밤에 하는 필기는 눈에 스트레스를 준다. 따라서 가능하다면 최대한 피해야 한다.

5) 성생활

아유르베다 전통의학에서는 건강과 사회규범적 측면에서 성생활에 일정한 '제한'을 둔다. 다음과 같은 상황에서는 성생활을 자제해야 한다(이 규칙은 남성과 여성 모두에게 동등하게 적용된다).

· 생리 중이거나 감염 또는 질환을 앓고 있을 때.

· 몸이 약하거나, 성격이 악하거나, 교양이 없거나, 품위가 없는 사람 또는 품행이 올바르지 못하거나 끌리지 않는 사람과의 성행위.

· 친밀함이 느껴지지 않거나, 성적 욕구가 느껴지지 않을 때나, 동성에 끌릴 때나 기혼자에게 끌릴 때.

· 신성한 장소, 신성한 나무 아래, 공공장소, 교차로, 정원, 묘지, 폐허, 물가, 병원, 추모지, 목사나 종교인, 스승, 지도자의 거주지.

· 동틀 때, 황혼 녘, 보름달 밤, 초승달 밤.

· 남성이 외도 중이거나 경건한 상태가 아니거나 성욕이 저조할 때.

· 우유나 기타 정력 성분을 섭취하지 않는 경우.

· 식사를 거르거나 과식 후.

· 단식 중이거나, 많은 체력소모 후, 피곤할 때 또는 소변이 급할 때.

· 적당한 장소가 아니거나 사적인 공간이 아닌 곳.

비만 유발 요인

유전적 요인
- (에너지)절약 유전자
- 기타 신체 증후군, 결점, 결핍

호르몬 요인
- 내분비질환 -갑상선 기능 항진증 및 저하증
- 쿠싱병 증후군 -성장호르몬 결핍
- 다낭성난소증후군(PCOD)

유전적

호르몬/생리학적

비만

사회-심리학적

사회환경적 요인
- 밀도가 높은 식품 및 탄산음료
  광고와 마케팅
- 사회적 박탈감
- 약물(항우울제)

생리학적 요인
- 필요 이상의 열량 섭취
- 열량 소모 감소
- 신체 장애 또는 고령으로 인한 신체활동 감소
- 섭식장애

심리 장애
- 다운신드롬
- 정신 질환

식습관
- 패스트푸드, 밀도가 높은 식품, 탄산음료,
  과자, 가공식품, 통조림 섭취
- 알코올 섭취
- 불규칙적인 식습관

생활습관적 요인
- 생활습관 변화 - 신체활동 감소 - 운동 감소
- 오래 앉아있는 생활방식 및 오래 앉아서
  근무하는 직업
- 오랜 시간 앉아서 tv 시청 및 비디오 게임
- 임신 중 잘못된 생활습관

3. 부적절한 생활습관: 비만과 체중 미달의 주요 원인

오늘날에는 건강을 해치는 생활습관이나 식이요법, 비만 또는 체중 미달이 전 세계적으로 확산되어 있다. 이러한 습관이나 증상은 현재 세계의 주요 건강문제로 대두되고 있다.

1) 비만 또는 과체중: 증상과 원인 및 치료법

엉덩이, 허리, 가슴에 축적된 과도한 지방과 축 처져 늘어진 지방은 의심할 여지 없는 '비만의 증상'이다. 또 다른 증상으로는 늘어난 체중과 반비례하는 열정, 에너지, 체력의 상실이 있다. 비만인 사람은 '인체 연결통로'가 과도한 지방의 축적으로 막혀있다. 때문에 보행 중 숨이 차고 몸이 무겁고 짜증이 나고 불편하다. 이러한 증상은 특히 복부 부위 내에 '바타의 순환'을 일으켜 '소화의 불'을 악화시킨다. 그럼 소화가 더욱 빠르게 진행돼 음식물이 금방 소화되고 비정상적으로 더욱 허기가 지는 상황이 반복된다. 이때 소화의 불 속 바타와 피타는 균형을 잃어 불필요한 지방을 체내에 축적시킨다. 비만 증상에는 '바타'의 악영향으로 다양한 질병이 유발된다.

(1) 원인

'비만'의 가장 흔한 원인은 '과식'이다. 이 외에도 비만의 원인으로는 한번에 많은 음식 섭취, 달고 차갑고 기름진 식품의 다량 섭취, 운동부족, 낮잠, 과도하게 들뜬 기분, 정신력 부족, 심신장애, 유전 등이 있다. 이 모든 습관과 증상들은 신체조직 중에서도 특히 '지방 조직'을 발달시킨다. 축 처지고 늘어진 신체와 과도하게 축적된 지방으로 몸이 무거워져 상대적으로 신체 활동과 강도에 부정적인 영향이 발생한다. 또한 정자 생산량이 감소함과 동시에 정자의 순환이 막혀 기능에 차질이 생겨 성생활에 어려움이 발생한다. '지방'은 '액체물질'로써 무거운 성질을 띠고, 카파와 결합한다. 그럼 다투의 불균형이 발생해 몸은 커지지만 그에 반해 몸이 쇠약해진다.

(2) 비만 치료법

아유르베다 전통의학에 따르면 '비만' 또는 '과체중'은 '단식(랑카나)' 또는 '감량(아산타르파나)' 요법으로 치료가 가능하다. 단식 요법은 몸을 가볍게 하고 지방과 체중을 감량시킨다. 단식 요법에는 불(테자스)원소와 바람(바유)원소 및 공간(아카사)원소가 지배적으로 함유된 약용 허브, 식품 및 기타 성분을 활용한다. 감량 요법에는 성질이 가볍고, 뜨겁고, 건조하고, 거칠고, 미묘한 액상 또는 고체의 약용 성분이 활용된다. 이러한 요법에는 다음과 같은 방법이 동원된다.

1. 구토, 배설, 관장, 훈약(비즙) 요법을 포함한 정화요법(삼소다나 키키트사)은 축전된 도샤와 노폐물을 몸 밖으로 배출하는 데 도움을 준다.
2. 일찍 자고 일찍 기상하기.
3. 단식, 식사량을 줄이고 가벼운 식품 섭취하기. 또한 정확한 식사 시간에 맞춰 식사하기.
4. 갈증을 참고 갈증이 날 땐 따뜻한 물 섭취하기.
5. 아침 저녁으로 산책하며 햇빛을 쐬고 신선한 공기 마시기.
6. 규칙적인 신체 운동, 요가사나스(요가 수행법), 프라나마야(요가 호흡조절) 하기.
7. 소화에 도움이 되는 약 사용하기.

비만에는 단식 요법 외에도 다음과 같은 치료법을 적용할 수 있다.

1. 건조하고 뜨거운 성분 활용하기.

2. 버터밀크 섭취하기.

3. 버터밀크 섭취와 함께 보리로 만든 빵과 표주박과 같은 소화에 좋은 채소 섭취하기.

4. 매일 아침저녁으로 미지근한 물에 꿀 1티스푼을 첨가해 마시기.

5. 바타의 균형에 도움이 되는 식품을 섭취하고 녹황색 채소와 과일 섭취하기.

6. 매일 아침저녁으로 구두치, 가자(미로발란 자두), 구스베리 등의 허브로 달린 탕약 50~100ml 마시기.

7. 밀, 쌀, 수크령(펄 밀렛), 껍질을 벗기지 않은 녹두를 각각 500mg씩 섞어 볶은 후 천천히 끓여 죽을 만들고, 50g의 참깨와 카롬 씨 20g을 섞어서 준비하기. 이 중 50g을 덜어 400ml의 물과 함께 끓여 1인분 준비하기. 매 끼니마다 밥 대신 섭취하면 비만과 과체중 감소에 효과적이다.

8. 매일 아침 저녁 규칙적으로 꽈리 한 개를 손으로 으깨 식사 1시간 전 공복에 따뜻한 물과 함께 섭취한다. 7일 동안 아침저녁으로 섭취 후 15일 동안 휴지기를 가진 뒤 다시 7일 동안 아침저녁으로 꽈리를 으깨 섭취한다.

9. 규칙적이고 균형 잡힌 식습관과 생활습관을 따른다.

10. 트라팔라 분말(미로발란 자두와 인도 구스베리 분말) 1티스푼을 200ml의 물에 넣어 밤새 불린다. 아침에 불린 물을 끓여 100ml가 될 때까지 졸인 뒤 걸러 내어 따뜻할 때 마신다.

위에 제시된 방법은 모두 비만 해소에 매우 효과적이다. 그 외에도 비만과 연계된 심장병, 당뇨병, 기침, 소화질환 또한 완화된다.

삶의 질적인 안락함과 풍족함 덕에 상대적으로 신체 활동이 줄고 생활방식에 변화가 일어났지만, 이는 오늘날 널리 퍼진 비만의 주요 원인이기도 하다. 비만은 현재 서양에서는 전염병처럼 만연한 상태로 비만과 연계된 당뇨병, 심장병, 우울증과 같은 질환의 수치 또한 상당히 증가했다. 비만은 치명적인 질환을 유발할 뿐만 아니라 체내순환이나 호흡기 및 소화 기능과 같은 신체의 주요 기능에 부정적인 영향을 미친다. 앞서 언급된 비만 예방 및 치료법을 활용하면 비만을 물리칠 수 있다.

2) 수척 증상 또는 저체중: 증상과 원인 및 치료법

마르거나 '저체중'인 사람은 복부가 쑥 들어가 있고 엉덩이에 살이 별로 없으며 목이 얇고 근육이 부족하다. 또한 정맥과 동맥이 피부에 또렷하게 드러나있고 뼈와 관절이 두드러져 있다. 이러한 몸은 피부가 뼈를 살짝 덮은 모양으로 뼈의 굴곡이 그대로 드러난다.

'저체중'인 사람은 격렬한 신체활동에 필요한 충분한 에너지가 부족하고, 과도한 허기, 갈증, 통증을 참지 못하며, 질병이나 강한 약에 대응하는 체력이 부족하다. 또한 심한 무더위나 추위를 잘 견디지 못하며 성생활도 일반적으로 즐기지 못한다. 쇠약하거나 저체중에 시달리는 사람들은 기침, 변비, 비장질환, 복부 팽만감, 흉부 및 복부와 장 질환에 쉽게 노출된다.

(1) 원인

'야위거나' 체중이 '미달'되는 이유는 영양이 풍부하게 포함되지 않은 음식 섭취나, 빈번한 단식, 불충분한 식사량과 같은 불균형한 식습관에 있다. 이 외에도 수면 부족, 불안, 걱정, 스트레스, 분노, 지병, 자연스런 신체 욕구 억제, 관장이나 정화 용법과 같은 과도한 해독 요법 사용, 건조한 성분으로 만든 '약제 마사지(우바타나)', 유전, 고령 등이 있다.

(2) 저체중 치료법

저체중이나 수척 증상 치료에는 '회복(브르마나)' 또는 '체력강화(산타르파나)' 요법이 활용된다. 이런 류의 치료법은 고칼로리 식품 섭취를 통해 체중을 증가시키고 영양을 공급하고 신체의 에너지와 힘을 길러준다. 이를 위해서는 특히 지구(프르트비)원소와 물(잘라)원소가 지배적인 성분의 약용 허브, 식품 및 기타 재료가 활용된다. 같은 원리로 성질이 부드럽고 시원하고 무겁고 느리고 기름지고 양이 많고 밀도 높은 식품이나 음료가 권장된다. 우유, 정제버터(기이), 코티지 치즈, 버터 외 유제품, 꿀과 다양한 천연 감미료 등은 저체중 치료에 있어 중요한 식품이다. 회복 요법에는 부드럽고 기름진 성분을 이용한 전신마사지(우바타나)가 포함되며 이 외에도 충분한 시간의 숙면, 감정 조절 및 긍정적인 마음가짐, 분노, 우울증, 걱정 등의 감정 절제, 기름진 약용성분을 활용한 관장 등이 있다. 이러한 치료법과 여기에 쓰이는 약제를 적용하면 수척 증상을 치료할 수 있다. 또한 다음과 같은 방법을 따라 하면 체중이 증가한다.

1. 질 높은 수면, 즐거운 마음가짐, 편안한 잠자리, 심리적 만족감과 마음의 평화.
2. 불안과 걱정을 자제하고 과도한 성생활과 신체활동을 피한다. 이러한 행동은 어느 정도 제한을 두고 하는 게 좋다.
3. 좋은 친구들 및 가족과 함께 화기애애한 분위기 속에서 지내기.
4. 요거트, 정제버터(기이), 사탕수수, 쌀, 흑 녹두, 밀, 야자 즙 조당을 식사에 포함시키거나 이러한 재료로 만든 식품을 섭취한다.
5. 오일을 활용한 규칙적인 전신 마사지, 약용 허브를 활용한 우바타나(전신 마사

지) 및 따뜻한 물에 입욕하기.

6. 아로마와 향 사용하기. 부드럽고 피부에 좋은 옷 착용하기.

7. 원기회복 요법을 활용하고 정력제 사용하기(정자 수 증가와 체력 증가를 위해).

8. 균형 잡히고 영양이 풍부한 식사를 제 때에 섭취하고 마음의 긴장을 풀기.

9. 규칙적으로 아사나스와 프라나야마를 수행하고 상쾌한 공기를 마시며 아침 산책 하기.

10. 매일 아침저녁 규칙적으로 우유에 굵은 정백당이나 꿀 1티스푼을 섞어 섭취 하기. 소화가 잘되는 식품 섭취하기.

11. 단백질과 지방이 풍부한 식사를 하고 완두콩, 밀, 보리, 벵갈녹두와 같이 단백질이 풍부한 성분으로 만든 죽 섭취하기. 또한 반드시 균형 잡힌 식사를 하기.

위와 같은 방법은 저체중이나 체중 미달과 연계된 질병 치료에 도움을 준다. 간략하게 설명하자면, 불안과 근심을 피하고, 즐겁고 활기 있게 생활하고, 질 높은 수면을 충분히 취하고, 영양이 풍부하고 체력을 더해주는 식품과 허브를 섭취하면 저체중이나 수척 증상을 치료할 수 있다.

• 저체중보다 해로운 비만

앞에서 설명된 바와 같이 '비만'과 '저체중'은 모두 건강을 위협한다. 비만이나 저체중인 상태에서는 적어도 하나 이상의 질병이 동반돼 건강이 악화된다. 그러나 비만과 저체중을 비교해보면, 보통 저체중보다 비만의 위험성이 훨씬 크다. 비만과 저체중은 적절한 식습관과 생활습관의 개선으로 개선될 수 있지만, 이러한 치료법은 저체중인 사람들보다 비만인 사람들에게 적용하기 더 어렵다. 비만 해소를 위해서는 축적된 지방을 제거해야 하기 때문에 '소화의 불'을 강화시키는 방법으로 바타의 감소를 이끌어내야 한다. '회복(브르마나)' 요법을 사용하면 바타와 소화력이 감소되긴 하지만 지방의 축적이 증가된다. 반대로 '단식'요법을 사용하면 지방은 감소되지만 바타가 악화되고 소화의 불이 증가하여 체력적으로 견디기 힘들어진다.

4. 르투카리아: 계절별 식습관 및 생활습관

'계절'과 '환경'은 우리의 식습관처럼 건강에 많은 영향을 준다. 체내 도샤의 컨디션은 계절의 변화와 함께 변화한다. 특정 계절에 따라 세 개의 도샤 중 하나의 도샤가 악화되는 경우가 발생하는 반면 나머지 두 개의 도샤는 진정되는 형상이 나타난다. 계절이 바뀌면 이러한 현상도 바뀐다. 따라서 계절의 변화는 개인의 건강과 복잡하게 얽혀있다. 아유르베다 전통의학은, 계절의 변화에 대응하는 도샤의 다양한 '축적', '악화', '진정' 작용에 따라 계절 별로 다른 '섭생법'을 권장한다. 이러한 '계절별 섭생법'은 건강 유지와 질병 예방에 있어 그 중요성을 결코 간과할 수 없다.

〈표 15〉 계절별로 나타나는 도샤의 특성

도샤	차야(축적)	프라코파(악화)	프라사마나(정상)
바타	여름	장마철	가을
피타	장마철	가을	초겨울
카파	늦겨울	봄	여름

인도에서는 계절을 크게 '여름', '겨울', '장마철'로 구분해, 총 '3가지' 대표적인 계절이 있다. 이러한 '계절적 변화'는 인체에 다양한 변화를 불러온다. 각각의 계절

은 다시 두 개의 계절로 분리된다. 따라서 인도에는 총 '6가지' 계절이 있다. 인도의 계절은 '봄(바산타), 여름(그리스마), 장마철(바르사), 가을(사라드), 초겨울(헤만타), 늦겨울(시시라)'로 구분된다.

인도의 서부지역은 비가 많이 내린다. 따라서 장마철은 두 계절로 분류된다. 첫 번째는 '프라브르트'이고 두 번째는 '우기'이다. 북인도의 장마철은 기간이 짧은 대신 겨울이 길기 때문에 두 가지, 초겨울(헤만타)와 늦겨울(시시라)로 구분된다.*

참고: 서양의 계절은 크게 4계절, '겨울, 여름, 봄, 가을'이 있다. 각 국가는 지도상의 위치에 따라 계절이 제 각각이기 때문에 이를 기준으로 각각의 계절에 맞춰 도샤의 변화를 적용해야 한다.

'태양년' 365일은 태양의 이동방향에 따라 두 가지로 분류되며 이를 '아야나'라고 부른다. 아야나는 다음과 같이 두 종류가 있다.

1. 우타라야나(북부 지점, 태양이 적도에서 북쪽으로 가장 멀어졌을 때): '우타라야'나 시기에는 태양이 북쪽을 따라 하늘위로 점점 더 높게 뜬다. 이러한 태양의 상승 궤도를 '우타라야나' 또는 '아다나(흡수) 기간이라 부르는데, 태양광선과 바람이 건조하고 침투가 용이해 수분을 빠르게 흡수하기 때문이다. 이러한 기후조건은 모든 식물과 인간이 감지할 수 있다. 이러한 환경은 에너지를 소모시키고 체력을 약하게 만든다. 늦겨울, 봄, 여름이 이 기간에 해당된다.

2. 다크시나야나(남부 지점, 태양이 적도에서 남쪽으로 가장 멀어졌을 때): 이 시기에는 태양이 남쪽을 따라 하늘 아래로 땅에 가깝게 뜬다. 이러한 태양의 하강 궤

---

* 해당 내용은 수스루타 삼히타의 저서 『수트라다나』에 설명되어 있다.

도를 '다크시나야나'라고 부른다. 이 시기의 태양광선과 바람은 크게 뜨겁거나 건조하거나 거칠지 않다. 태양빛이 온화해 태양이 떠 있어도 하늘에서 달의 흔적을 찾을 수 있다. 이 시기에는 기온이 하락하고 날씨가 맑고 온화하다. 이때의 바람과 구름과 비는 날씨를 시원하고 맑게 해준다. 이는 또한 '비사르가(해제)' 기간으로도 불린다. 기후가 시원해 모든 채소(식용 및 약용 채소)가 무럭무럭 성장한다. 덕분에 동물과 인간의 체력도 강해진다. 장마철, 가을, 초겨울이 이 기간에 해당된다.

'해제(비사르가)' 기간은 '달(소마)'의 지배적인 환경 덕에 '차분(사우미아)'하다. 반대로 '흡수(아다나)' 기간은 '불(아그니)'의 지배적인 환경 덕에 '뜨겁게 타오른다(아그네야)'. 이처럼 태양과 달, 바람은 시간, 계절, 라사, 도샤 및 자연의 기운에 커다란 영향력을 행사한다.

해제 기간과 흡수 기간의 영향으로 흡수 기간의 끝자락이나 해제 기간이 시작될 때 몸은 허약해지고 체중이 감소한다. 해제 기간과 흡수 기간의 중반기에는 체력이 너무 강하거나 약하지 않고 평균을 유지한다. 반면 해제 기간의 막바지나 흡수 기간이 시작될 때 체력이 가장 강해진다. 이와 같이 모든 계절적 변화를 감안해 아유르베다에서는 계절별로 다른 음식과 생활습관을 권장한다.

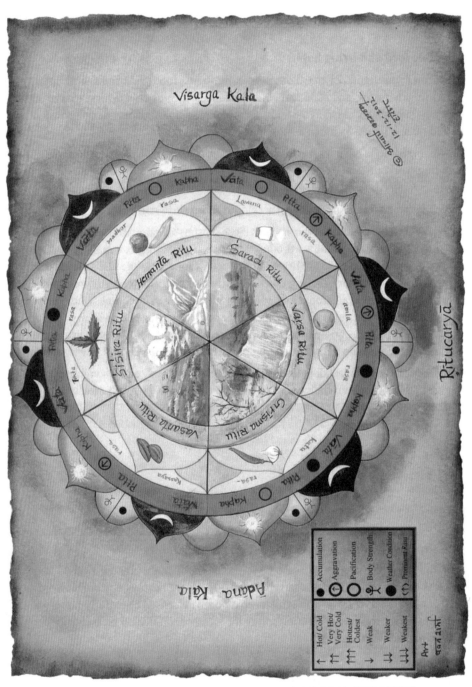

〈그림 18〉 아다나(흡수) 및 비사르가(해제) 기간의 여섯 가지 계절, 도샤의 상태와 각 계절별 유익한 맛

〈표 16〉 계절적 변화에 따른 자연조건

르투 (계절)	인도의 12개월	12개월	태양의 강도	달의 강도	날씨 조건	지배적인 라사(맛)	체력 상태	도샤의 상태 축적	악화	완화
시시라 (늦겨울)	마그하, 팔구나	1~2월 2~3월	뜨거움	약함	건조	쓴맛	최강	카파	–	–
바산타 (봄)	카이트라, 바이사카	3~4월 4~5월	매우 뜨거움	많이 약함	매우 건조	떫은맛	보통	–	카파	–
그리스마 (여름)	지에스타, 아사다	5~6월 6~7월	가장 뜨거움	가장 약함	가장 건조	알싸한 맛	낮음	바타	–	카파
바르사 (장마철)	스라브나, 바드라파다	7~8월 8~9월	약함	차가움	습기 적음	신맛	낮음	피타	바타	–
사라드 (가을)	아스비나, 카르티카	9~10월 10~11월	많이 약함	많이 차가움	습함	짠맛	보통	–	피타	바타
헤만타 (초겨울)	마르가시르사, 파우사	11~12월 12~1월	가장 약함	가장 차가움	가장 습함	단맛	최강	–	–	피타

〈표 17〉 아유르베다의 계절 별 패턴 변화(인도)

칼라(기간)	르투(인도의 6계절)	계절	산스크리트 계절	12개월
흡수 기간 (북부지점)	시시라 바산타 그리스마	늦겨울 봄 여름	마가–팔구나 카이트라–바이사카 제스타–아사다	1월 중순~3월 중순 3월 중순~5월 중순 5월 중순~7월 중순
해제 기간 (남부 지점)	바르사 사라드 헤만타	장마철(우기) 가을 초겨울	스라브나–바드라파다 아스비나–카르티카 마르가시르사–파우사	7월 중순~9월 중순 9월 중순~11월 중순 11월 중순~1월 중순

〈표 18〉 서양의 계절별 패턴 변화

계절	12개월	날씨 조건
봄	3월-4월-5월	낮이 길어지고 날씨가 따뜻해지지만 비가 자주 오고 바람이 세다.
여름	6월-7월-8월	낮이 길고 날씨가 보통 따뜻하고 또 매우 뜨거워진다.
가을	9월-10월-11월	낮이 짧아지고 날씨가 차가워지고 낙엽이 떨어진다.
겨울	12월-1월-2월	낮이 짧고 춥고 축축하며 눈이 온다.

1) 계절별 원기회복 허브

아유르베다 전통의학에서는 건강 유지를 위해 계절의 변화에 따라 다른 원기회복 허브를 처방한다. 다양한 성분으로 구성된 식사 섭취와 함께 이와 같은 원기회복 허브를 섭취하면 건강에 매우 이롭다. 다음은 각 계절에 맞춰 처방되는 허브이다.

계절별 원기회복 허브

초겨울: 미로발란 자두(가자) 가루 반 티스푼을 동량의 생강가루와 섞어 섭취.

늦겨울: 필발가루 반 티스푼을 신선한 물과 함께 섭취.

봄:　　　미로발란 자두 가루를 꿀과 함께 섭취.

여름:　　미로발란 자두 가루와 동량의 야자즙 조당(인도산 흑설탕)을 섭취.

장마철: 미로발란 자두 가루와 천일염 섭취.

가을:　　미로발란 자두 가루를 꿀, 정백당 또는 야자즙 조당에 섞어 섭취.

---

2) 헤만타 밀 시시라(겨울): 식이요법 및 생활 습관

겨울은 건강을 관리하기에 가장 이상적인 계절이다. 겨울철은 체력이 가장 강해지는 시기이다. 낮이 짧고 밤이 길어 다른 때보다 더 많은 휴식을 취할 수 있으며 소화도 잘 된다. 소화가 원활해지면 체력도 크게 늘고 덕분에 식욕도 증가한다. 이것이 모두 겨울에 나타나는 몸의 자연적인 변화다. 이 시기에는 소화력이 뛰어나 무거운 속성의 식품을 많이 섭취해도 쉽게 소화 가능하며 몸에도 잘 흡수된다.

그렇기 때문에 겨울철에는 허기진 채로 끼니를 거르거나, 건조하고 거친 음식을 먹거나 또는 음식을 충분히 섭취하지 않으면 건강에 해롭다. 음식물이 충분히 섭취되지 않으면 소화의 불이 필수 위액을 공격해 소멸시킨다. 그렇게 되면 차갑고 건조한 속성을 지닌 바타도샤의 기질이 항진된다.

(1) 겨울철에 적합한 식사

겨울철 식사는 기름기가 달고 짜고 신맛을 지닌 식품과 영양이 풍부한 식품이 첨가되어야 한다. 다음은 겨울철에 꼭 섭취해야 하는 식품이다.

우유와 정제버터(기이), 크림, 버터와 같은 유제품, 쌀 푸딩, 흑 녹두 죽, 연유, 꿀과 오일을 첨가한 찬 우유. 설탕 및 정백당, 사탕 수수 즙, 조청, 사과 조청 및 말린 과일로 만든 감미료. 뱅갈녹두, 흑 녹두, 녹두 등과 같은 두류(콩과 식물). 밀 또는 녹두가루 등의 곡물로 만든 빵, 콘프레이크, 햅쌀, 죽. 사과, 구스베리, 오렌지 등의 제철과일. 박, 가지, 콜리플라워, 양배추, 고구마, 토마토, 당근, 콩, 시금치, 호로파, 명아주 등의 채소와 모든 푸른 잎 채소, 말린 생강. 따뜻한 물, 뜨거운 음식 및 말린 과일. 이 모든 음식은 영양이 풍부하고 건강을 촉진해 겨울철 식사에 포함시켜야 한다.

(2) 겨울철에 적합한 생활습관

'겨울철에 맞는 식습관과 생활습관'은 건강한 생활에 꼭 필요한 필수 조건이다. 건강한 삶을 영위하기 위한 첫 번째는, 즐거운 마음가짐을 가지고 정신적으로 맑은 상태를 유지하고 스트레스를 받지 않는 것이다. 이를 위해서는 동이 트기 전에 기상하고, '물 마시기, 화장실 가기, 목욕하기, 산책하며 상쾌한 공기 마시기' 등의 아침 일과를 모두 마쳐야 한다. 아침 산책을 할 때는 자신의 체력에 맞춰 걷는 속도를 조절해야 한다. '걷기'는 건강에 이상적인 활동으로 모든 도샤를 만족시키는 자연적인 신체의 '움직임'이다. 산책 후에는 잠시 휴식을 취한 뒤 운동과 요가를 한다. 겨울에는 운동이 필수이다. 운동은 몸을 탄탄하게 만들고 체력을 강하게 유지시키며 소화능력을 더욱 효율적으로 증진시킨다. 날씨가 추우면 피부가 건조해진다. 따라서 겨울철에는 하루 일과 중에 오일이나 약용 허브를 이용한 '전신 마사지'를 추가하고 모발에도 오일을 발라주면 겨울철 건강관리에 매우 유익하다. 겨자 오일을 활용한 마사지는 피부를 아름답고 건강하게 가꿔주며 부스럼과 여드름을 없애준다. 장뇌로 만든 약용 오일로 마사지하면 관절염과 관절통이 완화된다. 오일 마사지는 후에 '전신마사지(우바타나)'를 해주는 게 좋다. 또한 운동 후에도 전신 마사지를 하면 건강에 도움이 된다.

차가운 바람에 노출되면 감기, 기침, 기관지 천식, 관절염, 관절통, 가려움증, 발열, 폐렴이 발생할 수 있다. 따라서 질병을 예방하려면 찬바람을 피해야 한다. 또한 겨울철에는 따뜻한 곳에 머무는 게 좋다. 무겁고 따뜻한 비단이나 울로 만든 옷과 이불을 사용해야 한다. 집안과 차 또한 따뜻해야 한다. 겨울철에는 햇빛을 쐬며 앉아있거나 난로 가까이 앉아 몸을 항상 따뜻하게 한다. 햇빛은 등을 지고 앉아 몸의 뒷부분으로 온기를 받고, 난로는 마주하고 앉아 전면으로 열을 쐰다. 방 안에 난로를 두어 몸을 따뜻하게 하는 것도 좋다. 겨울철에는 무리하지만 않는다면 성생활도 권장된다. 저녁에 우유나 정력제를 섭취하면 건강에 크게 도움이 된다.

(3) 겨울철 부적합한 식습관 및 생활습관

겨울철에는 가볍고 건조한 속성의 식품과 바타를 자극하는 음식 및 쓴맛, 알싸한 맛, 떫은맛을 지닌 음식 및 음료, 오래된 음식이나 찬 음료 및 아이스크림 등의 차가운 음식, '몸을 차게 하는 속성'의 음식 섭취를 피해야 한다. 이 외에도 망고분말처럼 신 속성을 지닌 성분과 신맛의 요거트, 피클 등의 섭취를 최대한 자제해야 한다.

겨울철 부적절한 생활습관으로는 밤 늦게까지 깨어있기, 늦게 일어나기, 게으름, 운동 거부, 너무 잦은 목욕, 찬 바람 노출, 늦은 저녁식사 및 식후 바로 잠들기 등이 있으며 이외에도 굶기나 불충분한 식사량 등이 있다.

(4) 초겨울(헤마타)와 늦겨울(시시라)의 차이

일반적으로 '초겨울'과 '늦겨울'은 날씨와 기후 조건이 모두 비슷하다. 초겨울에는 태양이 남쪽으로 움직인다. 따라서 초겨울 음식과 약용 성분은 부드럽고 단맛이 돌며 영양이 풍부하다. 이 시기에는 도샤의 축적이 감소된다. 늦겨울에는 태양이 북쪽으로 움직인다. 계절적 속성이 '흡수' 기간으로 접어들기 때문에 이 시기에는 날씨가 계속 차갑고 건조하다. 늦겨울에 나온 채소는 차가운 속성, 무거운 속성 및 단 속성을 함유하며 체내의 카파 도샤를 축적시킨다. 따라서 늦겨울에는 식품을 가려서 섭취하고 추위로부터 몸을 피해 따뜻한 곳에서 생활한다. 또한 차갑고 가볍고 건조한 속성의 음식을 자제하고 단식을 금해야 한다.

겨우내 적절한 식습관과 생활습관을 적용하면 질병에 대응하는 면역력이 증가해 일년 내내 건강한 체력과 단련된 몸으로 지낼 수 있다.

초겨울(헤만타) 및 늦겨울(시시라)

지배적인 라사(맛)	– 단맛	쓴맛
지배적인 원소	– 지구+물 원소	공간 원소
도샤의 상태	– 손상된 피타가 완화된다	카파도샤의 퇴적
아그니(소화의 불)의 활동	– 증가	높은 활동 상태 유지
체력	– 최고 상태	최고 상태

3) 바산타(봄): 식이요법과 생활습관

'봄'은 4계절 중 가장 기분 좋은 계절이다. 풍성하게 어우러진 각양각색의 꽃과 자연의 향기가 봄을 수놓는다. 또한 어디에서든 기분 좋게, 즐겁게, 아름답게 만개한 자연을 만끽할 수 있다. 마치 자연 스스로 즐거움을 뿜어내는 듯 보인다. 봄은

겨울에서 여름으로의 전환과정을 아름답게 표현한다. 이 시기에는 계절이 온화하고 쾌적하며 너무 춥지도 뜨겁지도 않고, 낮은 따뜻하고 밤은 시원하며 기온은 시간이 지남에 따라 점차 상승한다.

바산타(봄)

지배적인 라사(맛)	- 떫은맛
지배적인 원소	- 지구원소+바람원소
도샤의 상태	- 카파 도샤의 손상
아그니(소화의 불)의 활동	- 느리거나 부드러운 상태
체력	- 보통
정화 요법	- 카파도샤의 진정을 위한 구토(바마나) 및 훈약(나샤) 요법

(1) 신체에 미치는 영향

봄에는 '태양광'의 강도가 점진적으로 늘어나 계절이 지나는 내내 계속해서 강도가 강해진다. 태양열의 온기는 겨우내 몸속에 축적됐던 카파를 액화시킨다. 이는 카파도샤를 악화시키고 그로 인해 기침, 감기, 인후염, 소화불량, 어지럼증이 유발되며 이 외에도 기관지 천식, 편도선염, 축농증과 같은 질환이 발생한다. 계절의 변화와 함께 햇빛의 강도가 증가하고 달의 차가움이 감소해 대기 중 수분과 피부의 부드러움이 감소한다. 우리 몸은 이러한 계절적 영향을 받아 체력이 감소하는 것을 느낀다. 따라서 봄철에는 식습관에 더욱 신경 써야 한다. 이 시기에 신맛, 단맛, 짠맛의 식품을 섭취하면 카파를 더욱 악화시킬 뿐이다.

(2) 적합한 식습관 및 생활습관

봄철에 섭취하는 음식은 신선하고 가벼운 속성을 지녀 소화가 용이해야 한다. 이 시기에는 알싸한 맛, 쓴맛, 떫은맛의 속성을 지닌 식품이 권장된다. 다음은 봄철에 권장되는 식품의 종류이다.

봄철에는 녹두, 벵갈녹두, 보리 가루로 만든 인도 빵(챠파티스)과 곡물, 묵은 밀 또는 쌀, 보리, 녹두, 발아 렌틸콩, 버터를 바른 빵, 말린 누룽지, 녹색채소와 같은 야채, 녹색채소로 만든 스프, 여주, 시금치, 바나나 꽃, 고구마, 무, 레몬, 마늘 등을 섭취하는 게 좋다. 또한 말린 생강, 필발, 검은후추, 겨자씨 및 겨자오일을 포함한 양념이나 오일 및 모든 제철 과일과 구스베리도 권장된다. 미로발란 자두, 인도먹구슬 나무의 새싹 및 꿀과 같은 약용허브도 봄철에 섭취하는 게 좋다. 또한 향이 첨가된 물, 생강즙을 섞은 물, 꿀물은 몸에 영양을 공급한다. 봄에는 다량의 물을 섭취해야 한다. 이 시기에는 빗물을 마셔도 된다.

봄철에는 규칙적으로 가벼운 운동과 요가를 한다. 해가 뜨기 전 산책은 건강 개선에 도움이 된다. 이 후 따뜻한 물(또는 원한다면 시원한 물 사용)로 목욕 후 오일 마사지나 약용허브 마사지를 한다. 목욕을 마친 뒤에는 장뇌, 백단유(샌들우드), 침향, 버밀리언 파우더와 같은 '향'이나 기타 '아로마' 성분을 이용해 몸에 상쾌함을 더한다. '흡윤요법'을 통해 카파를 진정시키고 눈에 점안액을 넣어주면 건강에 유익하다. '구토 요법' 또한 카파를 진정시킨다. 이 외에도 노폐물이 배출되는 배출구의 청결을 항상 유지한다. 이 시기에는 자외선의 강도가 증가하기 때문에 모자나 양산을 활용해 햇빛을 차단한다.

(3) 부적절한 식습관 및 생활습관

속성이 무거운 음식이나, 기름진 음식, 신 음식(타마린드나 건 망고 등), 단 음식(설탕, 야자즙 조당), 찬 음식을 자제한다. 또한 흑 녹두, 연유, 크림 등과 같이 위에 부담이 되는 음식을 삼간다. 이 시기에는 대추도 섭취하지 않는 게 좋다. 또한 야외

취침이나 낮잠은 권장되지 않는다. 더불어 이 시기에는 찬기나 햇빛에 노출되면 건강에 해롭다.

4) 그리스마(여름): 식이요법 및 생활습관

여름철에는 강렬한 태양의 열기와 강한 광선이 몸의 수분과 유분을 흡수한다. 갑자기 상승한 기온은 건조함과 무력감을 더한다. 여름철에는 '흡수(아다나)'의 기운이 가장 왕성하다. 인간, 동물, 식물, 물고기를 막론하고 모든 생물체와 무생물까지도 무더운 여름날의 열기와 건조함과 뜨거운 바람에 영향을 받는다. 주위의 모든 것, 모든 장소가 열기로 뜨겁다.

그리스마(여름)	
지배적인 라사(맛)	– 떫은맛
지배적인 원소	– 불(아그니)월소 + 바람(바유)원소
도샤의 상태	– 바타도샤의 퇴적, 카파 도샤의 강화
아그니(소화의 불)의 활동	– 온순한 상태
체력	– 낮음

(1) 몸에 미치는 영향

여름은 수분이 증발하고, 몸이 피로하고, 에너지가 고갈되고, 무기력한 계절이다. 건강을 유지하려면 몸이 튼튼하고 탄탄하고 부드럽고 매끄럽고 시원해야 한다. 그렇지 않으면 식물이 생기를 잃고 말라가듯, 사람의 몸도 다를 바가 없다. 여름철에는 '일곱 개의 필수 조직'이 모두 약해져 체력이 고갈된다. 땀 배출이 증가하면 그만큼 갈증도 심해진다. 과도한 수분 섭취는 장 속 산도를 낮추기 때문에 박테리아가 번식할 확률이 높아져 설사, 이질, 구토, 콜레라 등이 발생할 수 있다. 여름철 악화된 피타는 과도한 갈증, 발열, 화끈거림, 코피 및 기타 장기의 출혈, 어지럼증, 두통과 같은 증상을 증가시킨다. 아유르베다 전통의학에서는 여름철, 이러한 증상을 완화하고 건강을 유지하기 위해 다음과 같은 식습관과 생활습관을 권장해 건강을 예방토록 했다.

(2) 적합한 식습관 및 생황습관

여름철에는 속성이 가볍고 기름기가 있고 달고 소화가 잘 되고 시원하고 수분이 많은 음식을 섭취해야 한다. 물은 항상 끓여서 구리 주전자에 넣고 식힌 뒤 섭취하는 게 좋다. 이 시기에는 다음과 같은 식품이 권장된다. 정제버터(기이), 우유, 버터밀크와 같은 유제품에 설탕 또는 소금을 넣고 볶은 커민을 첨가해 아침 점심으로 섭취한다(저녁에는 금지). 정제버터(기이)와 결정당이 첨가된 우유, 물소 젖, 라야타(제철 과일 또는 채소를 넣은 요거트), 아이스크림은 여름에 섭취하는 게 좋다. 또한 묵은 보리, 통보리와 통 녹두를 섞은 곡물가루, 붉은 잎의 시금치, 조롱박, 명아주, 토마토, 덜 익은 바나나로 만든 카레, 닭다리, 양파, 박하, 레몬, 녹두, 나무콩, 렌틸콩 등의 콩류 등이 권장된다. 과일은 수박, 메론, 망고, 오렌지, 포도, 오이, 오디, 석류가 여름철 건강에 좋다. 구스베리 청, 설탕과 같은 감미료와 건포도, 무화과 등의 건과일과 불린 아몬드도 유익하다. 시원하고 신선한 라임 즙이 포함된 음료나 덜 익은 망고주스, 샤베트, 묽은 요거트(라씨), 마르멜로(모과 과의 열매) 샤베트, 백단유(샌들우드) 및 베티베르와 장미를 섞은 샤베트, 사탕수수, 사과 또는 오렌지 주스, 구리용기에 담아 오이를 넣고 시원하게 냉장한 물, 코코넛워터, 달빛에 시원하게 저장한 물 등은 갈증과 열을 해소시킨다. 콩류는 건조하기 때문에 소량의 정제버터(기이)와 커민 씨를 첨가해 조리한다.

여름철에는 식사량을 줄이고, 음식은 반드시 꼭꼭 씹어서 먹는다. 여름에는 반드시 신선하게 조리된 음식이나 금방 조리된 음식만을 섭취해야 한다. 여름철 냉장고에 오래 보관된 식품 섭취는 건강에 해롭다. 물도 냉장 보관된 물보다는 구리 용기에 보관한 물이 건강에 훨씬 도움이 된다.

여름철 자외선과 태양열 노출을 피하려면 나무 그늘이 드리워진 공원이나 정원을 산책해 직접적인 자외선을 쐬지 않아야 한다. 집안의 온도는 어느 정도 시원하게 유지해야 한다. 침실은 신선한 공기가 통하고 밤에는 달빛이 들어올 수 있어야 한다. 여름철에는 '편안한' 의자에 앉아 휴식을 취하고 신선한 공기를 마시는 게 좋다. 백단유(샌들우드) 반죽을 몸에 발라 체온을 낮추고 장신구는 쿨링 효과와 진정 및 치료 효과를 지닌 진주 보석을 착용한다. 진주는 항-피타 작용을 하고 우리 몸속 피를 정화한다. 이 외에도 지혈 작용으로 코피와 잇몸 출혈을 예방한다. 진주는 또한 체력을 강화시키고 몸에 활기와 활력을 불어넣어준다. 침대는 바나나와 연잎으로 덮어두면 좋다. 여름철에는 옅은 색의 가벼운 면 소재의 옷을 입고, 가능하면 해가 떠 있을 때 외출은 삼간다. 열사병 예방을 위해서는 편안하게 발을 감싸는 신발을 착용하고 모자나 양산 등을 활용한다. 또한 외출 하기 전 시원한 물 한잔을 섭취하면 도움이 된다. 인도에는 양파를 주머니에 넣으면 열사병이 방지된다는 민간요법이 있다. 밤늦게까지 깨어있는 경우에는 시원한 물을 자주 섭취해 바타와 피타도샤의 균형을 유지하고 변비를 예방한다. 저녁 식사는 일찍 마치고, 간단하고 소화가 잘 되는 음식을 위주로 섭취한다. 가능하다면 일주일에 한두 번은 귀리죽(오트밀)을 섭취한다. 여름철 낮잠은 건강에 도움이 된다.

(3) 부적절한 식습관 및 생활습관
여름철에는 뜨겁고, 건조하고, 시고(건조 망고 분말 등), 쓰고, 짜고, 떫은맛을 지닌 음식의 섭취량을 최대한 줄인다. 이 외에 속성이 무거운 식품과 튀김류, 매운 음식, 상한음식, 흑 녹두, 마늘, 겨자, 신맛의 요거트, 꿀(약용으로는 사용 가능), 얼음, 얼린 음식을 자제한다. 또한 여름철 짭짤한 간식, 신 음식, 우유분말 또는 흑 녹두 분말로 만든 음식을 섭취하면 건강에 해롭다. 너무 과한 수분 섭취는 소화의 불을 약화한다. 여름에는 규칙적인 간격을 두고 수분을 보충하는 게 이상적이다. 뜨거운 땡볕 아래 머물다가 급히 에어컨이 가동된 시원한 장소에 들어간다거나, 갑자기 냉수를 섭취하는 등 단시간 동안 급격한 기온변화에 노출되면 건강에 해롭다. 물은 땀이 모두 증발한 뒤 섭취하고 물의 온도는 너무 차갑지 않은 미온이 좋다. 여름철에는 알코올 음료를 삼가야 한다. 마셔야 하는 경우에는 가능한 한 물에 희석해 마신다.

여름에는 다음과 같은 생활습관을 자제해야 한다.

밤늦게까지 깨어있기(여름에는 밤이 짧기 때문에 해롭다), 오랜 시간 햇빛 노출, 모자나 양산 없이 외출, 오랜 시간 배고픔이나 갈증 참기, 지나친 운동, 배뇨나 배변 참기, 성생활 등은 삼가는 게 좋다. 아유르베다 전통의학에서는 여름철 성생활을 금기시한다. 그렇지만 만약 욕구가 쌓여 해소되지 않는다면 가능한 한 절제하는 선에서 하는 게 좋다.

5) 바르사(장마철): 식이요법 및 생활습관

'장마철'은 '해제(비사르가)' 시기가 시작되는 기간이다. 이 시기에는 초록이 무성하고 습하며 구름이 많아 날이 흐리다. 습기가 높아 모기나 파리와 같은 벌레가 급격히 증가하고 비위생적인 환경이 조성된다.

(1) 몸에 미치는 영향

습도가 증가하면 몸도 그 영향을 받는다. 계속해서 쏟아지는 비로 습도가 높아지면 바타도샤가 악화되는데, 이로 인해 이미 여름 동안 약해진 소화력이 더욱 약해진다. 소화능력은 장마철 발생하는 환경조건, 먼지, 연기, 음식의 강한 산도, 지구에서 발생하는 가스 등에 영향을 받는다. 장마철 잠깐씩 비가 오지 않는 시기에는 다시 태양의 열기가 강해져 체내에 피타도샤가 축적되는 악순환이 발생한다.

이 외에도 장마철에는 밀이나 쌀과 같은 곡물의 영양가가 떨어지고, 말라이아, 사상충, 코카다르, 설사, 이질, 콜레라, 대장염과 같은 전염병이 쉽게 확산되며, '알라사카(복부 내 소화되지 않은 음식)', 관절염, 고혈압, 혈액불순물로 인한 여드름 및 종기, 백선, 가려움증 등의 다양한 질환이 발생한다.

바르샤(장마철)	
지배적인 라사(맛)	– 신맛
지배적인 원소	– 지구원소 + 불(아그니)원소
도샤의 상태	– 바타도샤의 손상, 피타도샤의 퇴적
아그니(소화의 불)의 활동	– 악화된
체력	– 낮음
정화 요법	– 바타도샤 진정을 위한 관장(바스티) 테라피

(2) 적합한 식습관 및 생활습관

'장마철'에는 속성이 가볍고 신선하고 뜨겁고 소화가 잘 되는 식품과 소화의 불을 강화시키는 식품을 섭취해야 한다. 이 시기에는 바타도샤를 진정시켜야 하기 때문에 요거트, 버터밀크, 정향이 첨가된 희석 요거트(라씨) 또는 버터밀크와 같은 유제품과 '트리카투(말린 생강, 필발, 검은후추 분말)', 암염, 카롬 씨, 흑 소금처럼 소화력을 강화하는 식품이 좋다. 볶은 옥수수를 섭취 후 버터밀크를 마시면 소화가 잘 되고 밀이나 보리, 현미, 옥수수도 좋다. 이 외에도 장마철에는 녹두, 콩, 표주박, 오크라(아욱과에 속하는 속씨식물), 수세미, 토마토, 오이, 겨자, 사과, 바나나, 석류, 배, 블랙베리, 망고를 섭취한다. 장마철에는 망고와 우유가 특히 몸에 좋다. 망고는 잘 익고 달고 신선한 걸 고른다. 만약 익지 않고 맛이 시다면 오히려 몸에 해롭다. 잘 익은 망고를 먹은 뒤 우유를 섭취하면 유익하다. 망고와 우유의 궁합은 체력 보강과 신체 안정에 도움이 되기 때문에 식사 대용으로 섭취해도 좋다. 이 외에도 장마철 블랙베리를 꾸준히 섭취하면 종기, 여드름, 화끈거림 외 피부질환과 비뇨 질환이 개선된다. 마늘과 박하 쳐트니(양념), 오일과 정제버터(기이)가 첨가된 짭짤한 음식, 귀리, 야채수프, 아마 씨와 꿀을 첨가한 물 등을 섭취하면 장마철 건강에 도움이 된다.

장마철에 바타와 카파 도샤를 진정시키려면 쓰고, 시고, 짠맛의 속성을 지닌 식품을 식단에 포함시켜야 한다. 시고 짜고 기름진 음식은 바타를 진정시켜준다. 이러한 음식은 특히 강우량이 많고 바람이 많이 부는 선선한 시기에 더 효과가 좋다. 물은 반드시 정화된 물인지 확인하고 섭취한다. 제대로 된 시설을 갖추고 청결하게 저장된 '빗물'은 식수 중에서도 '가장 높은 순도'를 자랑하며 그만큼 건강에도 유익하다. 지하수는 제대로 끓여서 식힌 뒤 섭취해야 한다. 바질 잎과 아주 소량의 백반가루를 첨가하면 물이 정화된다. 오늘날에는 정수기나 역삼투압 시스템 등 기술이 발달해 깨끗한 물을 쉽게 마실 수 있다. 정수된 물에 꿀을 첨가해 섭취하면 더욱 몸에 좋다. 장마철에는 또한 오일 마사지와 약용허브 마사지(우바타나) 및 찜질이 좋다. 옷은 깨끗하고 가벼운 소재를 고르고 젖은 옷은 즉시 갈아입는다. 잠자리는 바람이나 비가 들지 않아야 한다. 식사는 배가 고플 때 식사시간에 맞춰 섭취한다. 저녁은 가급적 일찍 먹는 게 좋다. 집 주변으로는 모기장을 설치해 모기에 물리지 않도록 한다. 주변을 깨끗하게 청소하고 고인 물에는 모기나 벌레가 번식할 우려가 있기 때문에 모기 약을 뿌린다. 장마철에는 주변 환경을 청결하게 유지해야 한다.

(3) 부적절한 식습관 및 생활습관

장마철 차갑고 건조한 식품은 부적절하다. 장마철 건강에 유해한 식품으로는 흑녹두, 터키녹두, 렌틸콩, 벵갈녹두 등의 콩류와 좁쌀, 보리, 녹두나 보리 가루 등의 곡류, 감자, 잭푸르트(열대과일), 여주, 잎 채소, 콩, 마름 등이 있다. 장마철 강우량이 적은 시기에는 피타도샤가 악화된다. 이때는 신 음식과 튀김류, 뜨겁고 맵고 상한 음식 및 피타를 항진시키는 음식, 녹두가루로 만든 음식을 삼가야 한다. 인도 속담에 따르면 '7~8월의 우유', '8~9월의 버터밀크', '9~10월의 여주', '10~11월의 요거트' 섭취는 자제해야 한다. 장마철 부적절한 생활습관으로는 낮잠, 햇빛에 노출되는 야외취침, 자외선 노출, 과도한 성행위, 무리한 걷기 및 운동 등이 있다. 또한 너무 많은 음식 섭취, 빈번한 식사, 배고프지 않은 상태에서의 음식물 섭취 등도 자제해야 한다.

저녁에는 요커트와 버터밀크의 섭취를 아예 금해야 한다. 젖었거나 덜 마른 옷은 입지 말고, 습기가 많은 곳에서는 수면을 삼간다. 몸의 관절부위, 특히 무릎을 건조하게 하고 생식기 부위도 건조하게 관리한다. 채소나 과일을 먹기 전에 깨끗하게 씻는다. 강이나 연못의 정화되지 않는 물은 사용을 금하고 정화된 물만 섭취한다. 주행 속도를 항상 준수해 빗물에 미끄러지지 않도록 한다. 땀띠에는 얼음찜질을 하거나 약용 성분을 활용해 증상을 완화한다. 이와 같은 식습관과 생활습관을 유지하면 장마철을 편안하게 보낼 수 있다.

6) 사라드(가을): 식이요법 및 생활습관

'가을'은 아름다운 하늘 위로 맑고 깨끗한 구름이 떠있고, 달빛이 청명하고 밝아 저절로 만족감이 느껴지는 계절이다. 실제로 가을철 햇빛과 청명한 달빛은 강과 호수, 연못 물의 순도를 높여준다. 가을철 채소와 약용 허브는 신맛이 강한 게 특징이다.

(1) 몸에 미치는 영향

장마기간 동안 우리 몸은 한층 시원해진 계절적 영향과 날씨에 적응 과정을 거친다. 그러나 장마가 끝나면 햇빛은 다시 강도가 강해져 장마기간 동안 체내에 축적됐던 피타도샤가 손상되고 이로 인해 혈액도 손상된다. 그 결과 발열, 종기, 여드름, 발진, 연주창, 가려움증 등과 같은 피타 질환과 혈액질환이 나타날 가능성이 더욱 커진다. 이렇게 장마가 끝나고 찾아오는 '가을'은 '흡수(비사그라)' 기간의 중반기로서, 이 때 우리 몸의 체력은 너무 강하지도 약하지도 않은 '중간 수준'에 머문다.

사라드(가을)

지배적인 라사(맛)	-짠맛
지배적인 원소	-물(잘라)원소 + 불(아그니)원소
도샤의 상태	-피타도샤의 손상, 바타도샤의 진정
아그니(소화의 불)의 활동	-증가
체력	-보통
정화 요법	- 손상된 피타를 완화하기 위한 배출(비레카나)요법 및 라크타(사혈)요법

(2) 적절한 식습관 및 생활습관

장마철 손상된 피타를 진정시키는 데는 정제버터(기이)와 쓴맛을 지닌 식품을 섭취하는 게 좋다. 이 외에도 속성이 가볍고 시원한 식품과 달고 쓴맛을 지닌 소화가 잘 되는 식품이 권장된다. '가을철'에는 끓인 우유, 요거트, 버터, 정제버터(기이), 크림 등의 유제품이 좋으며, 현미, 밀, 보리 등의 곡물과, 붉은 잎 시금치와 콩, 녹두, 메주콩, 과일 및 말린 석류, 마름, 구스베리, 건포도, 연꽃 씨를 섭취한다. 이때, 구스베리는 설탕과 함께 섭취하는 게 유익하다. 쓴맛이 나는 재료는 정제버터를 넣고 조리한다. 물은 낮 동안 햇빛을 받고 밤 동안에는 달빛을 받은 물을 사용한다. '카노포스(용골자리의 일등성)' 별자리의 영향으로 이 시기의 물은 '신의 음료'라 불릴 정도로 불순물 없이 가장 깨끗한 상태를 자랑한다. 가을철 물은 식수로 사용하기에 더할 나위 없이 좋다. 이 외에도 이런 물에서 수영을 하거나 목욕을 하는 것도 건강에 좋다. 아유르베다 전통의학에서는 이처럼 순도가 뛰어난 물을 '함소다카'라고 부른다.

'정화(완화제 사용) 요법'과 '사혈 요법'을 활용하면 손상환 혈액과 피타를 진정시킬 수 있다. 이러한 요법은 또한 도샤 질환을 예방한다. 가을철에는 주변에 피는 꽃과 장신구를 활용해 몸을 치장하는 게 좋다. 이 시기에는 달빛을 받으며 걷거나 잠을 자거나 휴식을 취하면 건강에 유익하다.

(3) 부적절한 식습관 및 생활습관

가을철에는 기름진 음식과 겨자 오일의 섭취를 제한한다. 버터밀크, 요거트와 같은 유제품을 피하고, 회향 씨, 아위, 검은후추, 필발 등의 향신료와 마늘, 여주 등의 채소, 흑 녹두로 만든 무거운 속성의 음식, 신 음식, 알칼리 성분 및 높은 도수의 알코올이 첨가된 음식, 짠 음식 등은 식단에서 제외시킨다. 배가 고프지 않은 상태에서 섭취하는 음식은 건강에 해롭다. 가을철에도 자외선이나 이슬, 서풍을 피해야 한다. 가을철 무리한 운동과 성생활 또한 건강에 해롭다.

7) 계절별 궁합이 좋은 식품

봄   알싸한 맛, 쓴맛, 떫은맛을 지닌 식품, 건조하고 뜨거운 음식과 음료.

여름   단맛을 지닌 식품, 기름지고 시원한 음식과 음료.

장마철   단맛, 신맛, 짠맛을 지닌 식품, 기름지고 뜨거운 음식.

가을   단맛, 알싸한 맛, 짠맛을 지닌 식품, 건조하고 시원한 음식과 음료.

초겨울   단맛, 신맛, 짠맛을 지닌 식품, 기름지고 뜨거운 식품.

늦겨울   단맛, 신맛, 짠맛을 지닌 식품, 기름지고 뜨거운 식품.

4계절 내내 '여섯 가지 맛'을 모두 골고루 섭취해야 하지만, 계절에 맞춰 위에 언급된 지배적인 맛을 지닌 식품의 섭취를 늘려주면 건강에 더욱 유익한 작용을 한다.

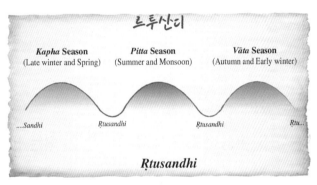

'르투산디'는 계절 간의 '전환기'를 의미한다. 지나간 계절의 마지막 주와 시작되는 계절의 첫 번째 주가 '르투산디'에 포함된다. 이 시기에는 계절이 전환되는 시기이므로 식습관과 생활습관을 급하게 바꾸지 않는 게 좋다. 그렇지 않으면 몸속에 불균형이 발생하고 신체조화가 깨져 질병이 발생한다. 계절이 전환되는 '르투산디' 시기에는 식습관과 생활습관의 변화를 서두르지 않고 점진적으로 바꿔나가야 한다.

'아사리(고대 고승들)'에 따르면, 계절의 전환기 중에서 10월의 마지막 주와 11월의 첫째 주는 '야마담스트라'라고 한다. 이 시기에는 특히 계절별 권장되는 습관을 엄격하게 준수해야 한다. 이때의 계절 변화는 피타를 악화시켜 발열과 계절질환을 유발하기 때문이다. 게다가 엎친 데 덮친 격으로 이 시기에는 전형적으로 감기와 독감이 유행한다. 따라서 계절의 전환기에는 체질에 따른 건강법을 엄격히 준수해야 한다.

계절의 '전환기'에는 내외적으로 환경에 지속적인 변화가 발생한다. 지난 계절 동안 축적된 도샤와 도샤가 조절했던 체내 환경 및 외부 환경은 계절이 변함에 따라 계속해서 변화를 맞는다. 따라서 이 시기에는 식습관, 생활습관, 요가 수행에 특별히 더 많은 신경을 기울여야 한다. '계절의 변화를 고려한 행동습관'이 바로 계절의 변화에 현명하게 대응하고 이와 관련한 질병을 예방하는 방법이기 때문이다. 아유르베다 전통의학에서 권장하는 계절별 행동지침은 인체의 자연적 본능을 깨우고 자연과 조화를 이루는 또 한가지 방법이다.

5. 본능적 욕구 억제: 참으면 안 되는 생리현상

배가 고픈 상태에서 식사를 거르면 나타나는 에너지의 급격한 감소는 누구나 한 번쯤은 체험해 봤을 것이다. 이와 같은 원리로 만약 갈증을 제때 해소하지 않으면, 체내에 피로가 쌓이고 생기를 잃는다. 갈증이 계속되면 어지럼증과 실신을 유발한다. 소변이나 대변이 급한 상태인데 이를 해소하지 않으면, 방광에 통증이 발생하고 장에 가스가 차는 등 여러 가지 증상이 나타난다. 허기나 갈증, 노폐물 배출 욕구 등 우리 몸의 다양한 '욕구'는 자연적으로 일어나는 몸의 자연스러운 '생리현상'이다. 의식을 지닌 사람이라면 누구나 이러한 생리현상을 느낀다. 생리현상의 때맞춘 해소는 신체 건강에 있어 무엇보다 중요하다. 자연스러운 신체적 생리현상이 억제되면 바타가 자극을 받는다. 즉, 생리현상을 미루거나 생략하면 다양한 질환이 발생할 수밖에 없다. 다음은 아유르베다 전통의학에서 선정한 13가지 중요한 생리현상이다.

1. 배뇨 욕구
2. 배변 욕구
3. 정액 사정 욕구
4. 방귀 배출 욕구
5. 구토 욕구
6. 재채기 욕구
7. 트림 욕구
8. 하품 욕구
9. 배고픔 해소 욕구
10. 갈증 해소 욕구
11. 눈물 욕구(울음)
12. 빠른 호흡 및 과호흡 욕구
13. 수면 욕구

몇몇 아유르베다 전통의학 문헌에서는 13가지 생리현상에 대한 상반된 견해를 보인다. 즉, 일부 문헌에서는 '배변 욕구'와 '배뇨 욕구'를 함께 묶어서 하나로 구분한다. 그리고 배뇨욕구 대신 해당 목록에 '기침 욕구'을 추가해 총 13가지 생리현상으로 정의한다. 그러나 억제해선 안 되는 생리현상 목록 중 12번째는 신체활동을 통해 발생하는 '빠른 호흡 및 과 호흡 욕구'인데 이는 '기도'와 관련이 있다. 따라서 본문에서는 일부 아유르베다 전통의학 문헌과는 다르게 '기침 욕구'를 따로 분류하지 않고 '거친 숨과 과 호흡 욕구'에 포함시켜 구분한다.

대부분의 경우, 품행을 바르게 하고 매너와 에티켓을 지키기 위한 명목으로 일부 생리현상을 억지로 참아야 하는 상황이 발생한다. 그중에서도 특히 여러 사람들과 함께하는 자리에서는 재채기나 방귀를 가장 많이 참는다. 특히, 남성보다는 여성에게서 이러한 욕구를 억제하려는 경향이 두드러진다. 아유르베다 치료 요법은 이러한 생리현상을 억제하지 말고 반드시 제때 해소하도록 명확하게 지시한다. 방귀나 대변, 소변을 참으면 '우다바르타(복부 내 가스의 상향 순환)'라고 불리는 심각한 질병이 발생한다. 또한 생리현상을 참는 행동은 비단 '우다바르타' 발생에서 그치지 않고 다양한 질병을 불러일으킨다.

• 기침 욕구 억제

기침을 억지로 참으면, 기침이 더욱 심해질 뿐만 아니라 거친 호흡, 거식증, 심장 질환이 발생한다. 더 나아가 결핵, 체력소모, 딸꾹질이 나타날 수 있다. 기침을 제대로 억제하려면, 참지 말고 항 기침 요법을 활용한다.

• 욕구 억제 시 나타나는 치료 불가능한 증상

아유르베다 전통의학에 따르면, 약의 도움 없이 위에 언급된 생리현상을 계속 참았을 때, 다음과 같은 증상이 뚜렷이 나타나면 해당 증상은 치료가 불가능하다고 간주된다. 여기에 해당하는 증상은 다음과 같다.

1. 갈증과 통증 증가
2. 몸이 쇠약해짐
3. 독소가 포함된 음식물의 구토

이와 같은 증상은 모두 생리적인 욕구를 억지로 참는 데서 비롯된다. 그러나 반대로, 생리적인 욕구를 너무 강제로 해소하려 해도 오히려 질병을 키울 수 있다. 이러한 상황에서는 대부분의 질병이 바타의 악화로 발생된다. 따라서 바타를 진정시키려면 바타의 진정을 유도하는 성분, 식품, 음료, 약제를 활용해야 한다.

자연스런 생리 욕구를 억지로 참거나 제때에 해소하지 못하면 '해소불량'이 나타난다. 해소불량 증상은 다음과 같다.

• 욕구 해소불량

소변을 억지로 참으면 방광, 생식기, 하복부, 신장, 요도 및 비뇨기에 통증이 나타난다. 이는 배뇨장애, 두통, 헛배, 하복부의 팽창, 몸의 처짐 및 몸살, 결석증, 방광의 약화, 요로의 염증과 감염 등의 합병증을 유발한다.

치료법: 이러한 증상은 입욕, 복부 마사지, 녹인 정제버터(기이) 점비약을 활용하거나 관장 요법을 통해 치료한다. 이와 함께 요로의 염증을 없애주는 치료법과, 방광을 강화시키고 감염을 예방하는 치료 요법을 적용한다. 아유르베다 전통의학에 따르면 해당 증상에는 '아바피다카 그르타(정제버터 요법)'가 매우 유용하다. '아바피다카 그르타'는 식사 전에 적정량의 정제버터(기이)를 섭취하고 섭취한 음식이 소화되면 다시 적정량의 정제버터를 섭취하는 요법을 말한다.

• 배변욕구 해소불량

대변을 미루거나 억지로 참으면 찌르는 듯한 통증과 두통, 가스와 변의 막힘, 감기, 변비, 종아리 근육의 경련, 하복부 팽창, 심장박동 이상 및 독소 물질의 구토 증상이 유발된다.

치료법: 이러한 증상의 치료에는 찜질(스베다)요법, 마사지(아비앙가)요법, 입욕(아

바가하)요법, 좌약(바르티)요법, 관장(바스티카르마)요법을 적용한다. 파파야나 녹색 채소, 과일주스 등 배변을 돕는 식품이나 음료를 섭취하면 도움이 된다.

• 사정 욕구 해소불량

사정 욕구를 참으면 생식기 및 고환에 통증이 발생하고 염증, 발열, 천명, 심장부위 통증, 배뇨 장애 등이 발생한다. 또한 몸에 통증이 느껴지고, 계속해서 기지개를 켜게 되고 하품이 발생하며 수두, 결석, 발기부전 등이 나타날 수 있다.

치료법: 치료 요법으로는 마사지, 입욕, 오일-프리 관장 요법 등이 있다. 이 외에도 현미와 우유를 섭취해 증상을 완화시킨다. 우유는 납가새 등을 희석시킨 약제와 함께 끓여서 섭취하면 더욱 도움이 된다. 불필요한 사정을 예방하려면, 성행위를 자제하고 성욕을 자극하는 책이나 영화, 사진, 외설 등을 자제한다. 속성이 무겁거나 매운 식품의 섭취를 삼가고, 가공이 많이 되지 않은(사트비카) 식품을 섭취한다.

• 방귀욕구 해소불량

나오는 방귀를 억지로 참으면 바타도샤가 악화된다(배 속의 가스가 아래로 이동하는 걸 참으면 가스가 그곳에 축적된다). 그렇게 되면 소변, 대변, 방귀의 배출이 원활히 이뤄지지 않아 변비, 하복부 통증과 팽창, 피로감 및 여러 소화 질환이 발생된다. 그 밖에도 안과 질환이나 심장박동 이상이 발생하거나 소화의 불이 더뎌져 소화불량이 나타날 수 있다.

치료법: 치료를 위해서는 정제버터(기이)와 오일 등의 유분기가 포함된 성분으로 마사지를 하고 찜질, 좌약, 관장 요법을 적용한다. 또한 소화가 잘 되고 위장 내 가스를 배출시키는 식품을 섭취하고 방귀가 나올 때는 참지 않는다.

• 구토 욕구 해소불량

구토를 참으면 가려움증, 두드러기, 피부염, 거식증, 부종, 주근깨, 발열, 빈혈, 메스꺼움, 기침, 기관지 천식, 안과질환, 단독 및 기타 피부질환이 발생될 수 있다.

치료법: 치료에는 약제를 활용한 구토유발, 가글, 훈약, 단식, 사혈, 정화요법이 사용되며 이와 함께 운동과 건조식품을 섭취한다. 단독 증상은 소금이나 알칼리성 성분이 함유된 오일로 마사지하면 도움이 된다.

• 재채기 욕구 해소불량

재채기를 억지로 참으면 두통, 뇌졸증 또는 마비, 편두통, 감각기능 약화 및 경성 사경(경련성 기운 목)이 발생할 수 있다.

치료법: 치료를 위해서는 머리와 목 가운데 부위에 마사지와 찜질을 하고 훈약 요법과 점비액을 활용한다. 식후에 정제버터(기이)를 섭취하면 특히 좋다. 바타를 진정시키는 약제와 식품도 반드시 섭취해야 한다.

• 트림욕구 해소불량

트림을 참으면 딸꾹질, 호흡곤란, 미세한 떨림, 식욕부진, 심장과 폐의 기능이상, 헛배불음, 기침이 유발된다.

치료법: 치료를 위해서는 구풍제(위장 내 가스를 배출하는 성분) 허브, 정화요법 및 딸꾹질을 조절하는 여러 가지 요법을 사용한다.

• 하품 욕구 해소불량

하품을 참으면 경련, 진통, 자세불량, 감각마비 및 조직의 떨림이 발생할 수 있다.

치료법: 이와 같은 증상에는 바타를 완화시키는 약제와 성분을 사용해 치료한다.

• 배고픔 해소불량

배고픈데도 식사를 거르면 체중이 감소하고 몸이 약해지고 식욕부진, 어지럼증, 천명, 안색의 변화가 나타날 수 있다. 이 외에도 배고픔을 억지로 참으면 경련성 마비, 안면마비, 뇌졸증, 간질환 및 다양한 관련 질환이 발생한다.

치료법: 위의 증상을 치료하려면 배고플 때 끼니 시간에 맞춰 속성이 가볍고 기름진 식사를 섭취한다.

• 갈증 해소불량

갈증을 참으면 입과 목이 건조해지고, 귀먹음, 피로, 몸의 쇠약, 심장통증 및 현기증이 유발된다.

치료법: 시원하고 깨끗한 음료를 섭취해 증상을 해소한다. 단, 한번에 너무 많은 물을 마셔서는 안 된다. 증상이 나타난 당일 일정 간격을 두고 물을 섭취한다.

• 눈물 욕구 해소불량(울음)

눈물은 슬픔에 잠기거나 여러 가지 감정으로 마음의 동요가 나타나면 흘러나온다. 울음을 참으면 심리질환, 비염, 안과질환, 심장질환, 식욕부진 및 기타 합병증이 발생될 수 있다.

치료법: 질 높은 수면 및 기타 약제 사용, 즐겁고 활기찬 감정을 유지하고 많이 웃고 재미있는 이야기를 하면 증상이 해소된다.

• 신체 활동으로 인한 과호흡 욕구 해소불량

무리한 운동, 달리기 또는 기타 신체 활동은 심박동수와 호흡 속도를 증가시킨다. 그 결과로 호흡이 힘들거나 심장의 박동이 빨라지는데 이를 과호흡 상태라고 한다.

급격하게 빨라지는 호흡을 억지로 참으면 '프라나(목과 배꼽 사이 에너지)'와 '우다나 바유(목과 머리끝 사이의 에너지)'가 해를 입어 판막 손상으로 이어지고 응급 폐 질환 및 심장질환이 발생한다. 그렇게 되면 호흡이 막혀 실신에 이른다. 이 외에도 기타 심장 질환이나 환상종양이 발생할 수 있다.

치료법: 치료를 위해서는 휴식을 취하며 바타를 완화해주는 음식을 섭취하고 생활습관을 따른다.

• 수면 욕구 해소불량

잠을 자지 않고 억지로 참으면 하품, 피로, 무기력증, 불쾌감, 졸음, 두통, 눈꺼풀의 무거움, 눈 밑 다크서클, 어지럼증이 발생한다.

치료법: 증상 완화에는 충분한 수면과 철저한 휴식이 필요하다. 이 외에도 전신 마사지나 바타를 진정시키는 식사, 약물, 생활습관을 적용하면 도움이 된다.

이와 같은 자연스러운 생리현상에 대한 욕구 억제는 '바타'를 자극해 질병을 유발한다. 따라서 건강한 삶을 도모하려면, 이러한 생리현상은 그때그때 적절하게 해소해야 하며 억지로 참아서는 안 된다. 자연스러운 욕구가 발생할 때 이를 해소해주면 건강하게 생활할 수 있지만 반대로 이를 거스르고 억제하면 건강에 해가 될 뿐이다.

6. 다라니야 베가: 억압 가능한 욕구

앞서 언급한 '억제가 불가능한 욕구' 외에도, 인간이란 자연스레 자신에게 해가 되거나 사회에서 수용되지 않는 욕구를 마음속에 품는 경향이 있다. 그러한 욕구는 '참을 수 있는 욕구'들이다. 이런 류의 부정적인 욕구는 대부분 욕심, 두려움, 분노, 슬픔, 질투, 자만심, 적대감, 부끄러움 및 애착에서 비롯된다. 우리 몸은 이러한 욕구에 따라 반응하지만, 즐겁고 만족스러운 삶을 위해선 부정적인 욕구를 통제하고 욕구에 지배되지 않도록 스스로를 각인시키는 게 매우 중요하다.

• 참거나 미룰 수 있는 욕구

욕구 중에는 반드시 '억압'해야 하는 욕구나 충동이 있다. 이와 같은 욕구는 다음과 같이 3가지로 구분된다.

1. **정신적 욕구**: 욕심, 악의, 질투, 탐닉, 분노, 슬픔, 두려움, 자만, 증오, 뻔뻔함, 배신 등등.

2. **언어적 욕구**: 분노로 인한 품위 없고 비격식적인 언행, 불필요하고 과도한 수다, 험담, 같은 말 반복, 때에 맞지 않고 부적절하고 주제와 관계없는 언행. 이 모든 욕구는 말로써 비롯되며 모두 억압이 가능한 욕구이자 충동이다.

3. **신체적 욕구**: 폭력적 행동, 쓰레기를 아무 곳에나 버리거나 물건을 훔치거나 강간을 하는 등의 사회규범에 어긋나는 행동 등은 신체적 충동 또는 욕구로 간주된다. 이러한 충동을 억제하면 불법을 저지르지 않을 수 있다. 그뿐만 아니라 품위 손상, 사회규범 위반, 비도덕적 행동으로부터 스스로의 인격을 지킬 수 있다.

충동적인 욕구로 발생할 손실을 미리 예상할 수 있다면, 이러한 충동은 충분히 억제 가능하다. 그럼 자신뿐만 아니라 내 가족과 주의 사람들의 심적 평화가 지속된다. 자신의 행동과 부정적인 욕구를 통제할 줄 아는 사람은 스스로의 품위를 지키고 사회에서 존경받는다. 해서는 안 되는 충동을 마음속에 새기고 올바른 품행을 고수한다면 '다르마(종교 및 윤리적 원칙)', '아르타(물질적 풍요)', '카마(욕망)'와 연계된 '인간의 의무'를 다할 수 있다. 즉, 부정적인 충동을 억제하고 감정을 조절하면 '다르마와 아르타와 카마'의 목표를 삶 속에서 효율적으로 달성할 수 있다. 따라서 부정적 욕구의 억제는 스스로의 안녕을 위하는 방법이다.

식이요법
정보와 규칙

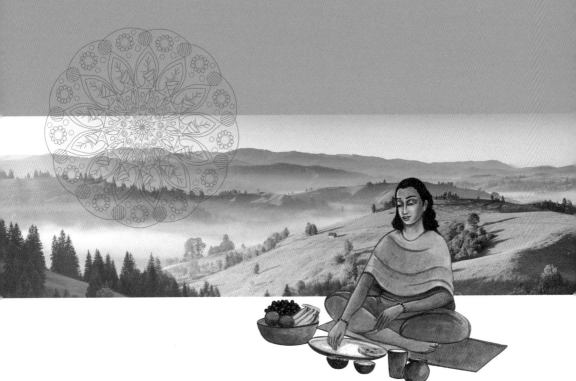

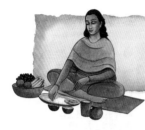

제6장

식이요법 정보와 규칙

음식이 건강에 얼마나 중요한 역할을 하는지는 누구나 알고 있는 사실이다. 여기서 중요한 것은 어떤 음식을 먹고, 언제 섭취하고, 어떻게 먹는지 아는 것이다. 그래야만 음식이 주는 혜택을 충분히 누릴 수 있다. 다음은 음식과 관련한 중요한 정보이다.

1. 식이요법 정보

1) 기름진 식품

우리가 섭취하는 음식에는 적정량의 정제버터(기이)나 기름 또는 기타 오일 성분이 포함되어야 한다. 그러나 오늘날의 식습관은 심장질환이나 고혈압, 비만에 대한 두려움으로 기름기가 없는 식사를 지향하거나 기름진 식품의 섭취를 자제한다. 오일류나 정제버터를 사용하면 입맛을 돋우고, 음식의 풍미가 한층 더해질 뿐만 아니라 음식 자체가 부드러워진다. 또한 해당 성분을 섭취하면 소화의 불이 활성화되어 소화가 촉진돼 몸이 튼튼해지고, 감각 기관과 운동 기관이 좀 더 안정되며, 안

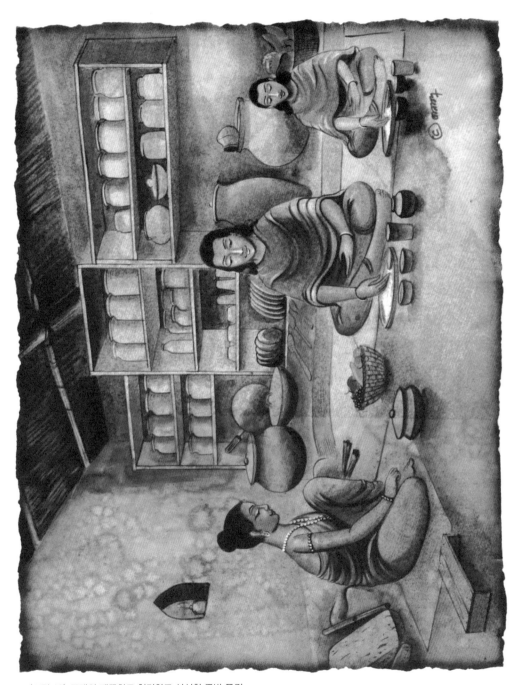

〈그림 19〉 고대의 깨끗하고 청결하고 신성한 주방 풍경

색이 밝게 개선되고, 체내 바타의 진정과 노폐물의 원활한 배출을 가능해진다. 따라서 버터나 오일의 섭취를 피할 게 아니라, 대신 게으름을 줄이고 규칙적인 운동과 신체를 움직이는 습관을 길러 기름진 식품을 부담 없이 섭취해 그만의 영양적 혜택을 제대로 누려야 한다.

2) 신선하게 갓 조리된 식품

음식은 항상 신선하게 갓 조리된 따뜻한 상태로 섭취한다. 갓 조리된 음식은 맛이 가장 훌륭할 뿐만 아니라 영양도 풍부하고 소화도 잘 되기 때문에 소화의 불이 강화되고 소화력이 증가해 바타가 진정된다. 아유르베다 전통의학에서는 냉동 식품 섭취를 권장하지 않는다. 이 외에도 캔에 든 통조림이나 캔 또는 병에 담긴 주스 및 기타 음료, 보존제가 포함된 즉석식품, 오늘날 즐겨 먹는 케이크나 빵류 등도 권하지 않는다. 맛이 좋아 사람들이 즐겨 먹는 포장 식품이나 패스트푸드는 비만을 유발한다. 오늘날 비만은 전 세계에 전염병처럼 만연하다. 그 이유는 통조림 식품이나 보존식품, 과자 및 기타 고열량 식품의 섭취에 있다. 대부분의 경우 질병이 발생되는 주요 원인은 잘못된 식습관과 부적절한 식품 섭취 및 생활습관에서 찾을 수 있다. 건강에 해로운 식습관은 배제해야 한다. 음료는 신선한 천연 주스를 섭취하고 대량 생산되는 가공식품은 안 먹는 게 좋다.

3) 음식의 모양과 상차림

음식의 다채로운 색감, 냄새, 질감 및 맛은 음식을 더욱 돋보이게 하고 구미를 당겨 소화액의 분비를 촉진시킨다. 따라서 입맛을 돋우려면 음식을 보기 좋게 담는 것이 중요하다. 더불어 깨끗하고 멋스러운 그릇을 사용하고 식탁 주변 환경을 유쾌하게 조성하면 식사가 더없이 즐거워진다. 특히 일반적으로 단조롭거나 간소하게 제한된 식사를 하는 환자의 경우는 입맛이 크게 저하되는 경우가 많다. 그럼 식욕부진이 발생할 가능성이 커 이런 환경의 조성이 더욱 필요하다.

4) 화기애애한 식사환경

음식은 보기 좋고 먹기 좋게 차리고, 식사를 하는 주변환경은 깨끗하게 관리하고, 식사 분위기는 화기애애하고 평화로워야 한다. 가능하다면 음식은 다 함께 모여 즐기는 게 좋다. 모두 함께 모인 자리에서 음식은 각자 개인 그릇에 덜어 섭취한다. 깨끗하고 아늑하며 멋스러운 장소에서 식사를 하면 마음이 평화로워진다. 반면 비위생적이고 산만한 공간에서의 식사는 마음을 불편하게 만들기 때문에 식욕이 감퇴되고 소화기능에 부정적인 영향을 미친다. 식사는 '경건한 행위'이다. 따라서 음식은 진지하게 집중해서 섭취해야 한다. TV를 시청하거나 전화통화를 하거나 다른 일을 할 때는 식사를 병행해선 안 된다. 아유르베다 전통의학에서는 신발을 신고 식사하는 행동을 권장하지 않는다. 신발을 신으면 발에서 열기가 발생하기 때문에 신발을 착용한 상태에서 식사를 하면 소화의 불이 더뎌져 다양한 질환이 발생할 수 있다. 이러한 이유로 아유르베다 전통의학에서는 손과 발을 깨끗이 씻고 닦은 후에 앉아서 식사를 하도록 권장한다. 음식은 절대 서서 먹지 않는다. 식사를 시작하기 전에는 기도를 올리며 '음식의 형태'로 끝없는 '선물'을 제공하는 자연에 감사하고, 자신을 존중하듯 자연을 존중하는 마음을 새긴다. 식사 전에 물을 두 세 모금 마셔 목을 미리 축이면 소화의 불이 활발해지고, 카파가 축적돼 있던 식도가 열린다. 기도를 올리고 목을 축인 뒤에는 본격적으로 식사를 평화롭게 즐긴다. 수저 대신 손으로 식사를 하면 음식의 자연적 촉감을 느낄 수 있다. 음식의 온도가 뜨겁거나 차갑거나 상관없이 손을 사용하면 음식에 대한 흥미가 더욱 증가해 더욱 맛있게 식사를 할 수 있다. 만약 인도 사람들처럼 바닥에 앉아 식사를 하기가 어렵다면 식탁에 앉아서 식사를 하는 게 좋다. 그러나 서있는 상태에서는 음식 섭취를 절대로 삼가야 한다.

5) 마음가짐

부정적인 감정은 소화에 악영향을 준다. 음식은 마음이 즐겁고 평안한 상태에서 섭취한다. 마음이 어지러운 상태에서는 음식의 맛을 제대로 느끼지 못한다. 또한 소화액의 분비도 제한돼 음식물 소화에 영향을 준다. 따라서 음식 섭취는 마음이 편안한 상태에서 이뤄져야 하고, 식사시간에는 유쾌하지 않은 논쟁을 하거나, TV를 시청하거나, 책을 읽거나, 다른 생각을 하지 않는다.

6) 적절한 식사시간

산스크리트어로 '칼라보자남-아로기아 카라남(인도 고대 의서 『차라카 삼히타』 발췌, 25:40)'는 '건강 또는 질병 없는 삶을 위한 최고의 치료법은 제때 하는 식사'라는 의미를 담고 있다. 이와 같이 음식물을 제대로 완전히 소화하려면, 끼니에 맞춰 '정시'에 이뤄지는 식사가 무엇보다 중요하다. 내게 맞는 적당한 식사 시간을 결정할 때는 몇 가지 염두 해야 할 사항이 있다. 음식은 다음과 같은 상황이 조성됐을 때에 한해 섭취 가능하다.

· 배고픔이 느껴질 때.
· 이 전에 섭취한 식사가 모두 소화된 뒤. 전에 섭취한 음식이 소화되지 않은 채 식사를 하면 소화되지 않은 라사(맛)가 새롭게 섭취한 라사와 섞여 모든 도샤를 악화시키고 그로 인해 다양한 질병에 노출된다.
· 이전 식사를 마친 뒤 트림이 나오지 않았을 때.

·심장 또는 복부에 묵직한 느낌이 없을 때.

·노폐물(소변, 대변)을 배출한 뒤.

피타가 항진되는 시간(오전 12~오후 2시)에 맞춰 식사를 하면 음식이 빨리 소화되어 영양 공급이 최대로 이뤄지고 체력이 더욱 증진된다. 식사를 해야하는 시간인데도 불구하고 배고픔을 참으면 편두통, 쇠약증, 피로, 몸살, 무기력증, 식욕부진, 피부 톤 변화, 시력약화 등이 발생한다.

배고픔은 정해진 식사시간 때에 자연스럽게 느껴지는 것이 일반적이다. 소화액의 분비가 충분하게 이뤄질 때는 반드시 음식을 섭취해줘야 한다. 이때 아무것도 먹지 않으면 체내 분비물이 피타를 악화시켜 몸이 손상된다. 때가 지난 뒤 뒤늦게 음식을 섭취하면 끼니때가 지난 후 악화된 바타의 영향으로 소화 효소의 활동이 감소해 음식물이 제대로 소화되지 않는다.

7) 적당량의 식사

음식은 '적량'을 섭취해야 체내에서 영양소를 최대로 흡수할 수 있다. 그렇기 때문에, 원만한 소화를 위해 식후에는 위의 1/3에서 1/4을 비워 두는 습관이 좋다. 이는 소화액과 카파가 음식물과 제대로 섞이도록 하기 위해 꼭 필요한 습관으로, 이렇게 하면 음식물이 부드러워져 영양소의 적절한 흡수가 용이해지고 소화기 내 바타의 활동 또한 조절된다. '균형 잡힌 상태'에서 '적정량'의 음식을 섭취했을 때 몸에서 나타나는 '신호'는 다음과 같다.

·식사 후 허기와 갈증이 사라진 상태.

·위의 묵직함과 압박감이 사라진 상태.

·흉부의 묵직함과 답답함이 사라진 상태.

·서있기, 앉기, 수면, 걷기, 웃기, 숨쉬기, 말하기 등의 다양한 활동에 불편함이
  느껴지지 않는 상태.

·기존 식사가 완벽히 소화된 상태.

·바타가 진정된 상태.

·도샤, 다투, 말라의 교란이 완전히 사라진 상태.

음식의 '적절한 섭취량'을 판단할 때는 체질, 연령, 소화능력, 음식의 가벼운 속
성정도, 소화의 불의 강도, 음식 고유의 소화흡수율을 감안해야 한다. 소화력이 뛰
어난 사람은 과식을 하거나 소화가 어려운 음식을 섭취해도 크게 영향을 받지 않
지만, 소화력이 약한 사람은 조금만 과식하거나 소화가 잘 안 되는 식품을 섭취하
면 큰 불편을 겪는다. 현미나 녹두 같은 성질이 가벼운 식품은 많이 섭취해도 소화
가 잘 된다. 그러나 이도 너무 많은 양을 섭취하면 성질이 무거운 식품과 마찬가지
로 소화에 오랜 시간이 소요된다. 비슷한 원리로, 흑 녹두처럼 무거운 식품은 조금
씩만 섭취하면 소화가 잘 된다. 여기에 아위나 카롬 씨, 생강 같은 향신료를 첨가하
면 소화와 흡수에 더욱 도움이 된다. 간략하게 정리하자면, '불충분한 식품섭취'는
몸을 만족시키지 못하고 완전한 에너지를 이끌어내지 못한다. 반대로 '과식'은 무기
력증, 육중함, 비만, 소화불량을 유발한다. 따라서 음식은 배가 고플 때 자신의 소
화능력에 따라 너무 적지도 많지도 않은 적절한 양을 섭취해야 한다.

8) 음식물 씹기의 중요성

소화과정의 첫 단계는 입안의 음식물을 침으로 부드럽게 만드는 과정이다. 음식
물은 제대로 꼭꼭 씹어줘야 한다. 음식물은 많이 씹으면 씹을수록 부드럽게 액상

	균형		악화	
	음식 맛	음식 속성	음식 맛	음식 속성
바타	단맛	무거움	알싸한 맛	가벼움
	신맛	기름짐	쓴맛	건조함
	짠맛	뜨거움	떫은맛	차가움
피타	단맛	차가움	알싸한 맛	뜨거움
	쓴맛	무거움	신맛	가벼움
	떫은맛	건조함	짠맛	기름짐
카파	알싸한 맛	가벼움	단맛	무거움
	쓴맛	건조함	신맛	기름짐
	떫은맛	뜨거움	짠맛	차가움

화되어 소화가 잘 된다. 반대로 입안의 음식을 제대로 씹지 않으면, 예민한 소화기관이 음식물을 흡수하기 전, 여전히 고체 상태인 음식물을 다시 분해해야 하는 여분의 노력을 들여야 한다. 그렇게 되면 소화 시스템이 약해진다. 그뿐만 아니라, 음식물을 제대로 연화되지 않으면 영양분이 제대로 흡수되지 않아 체내 산도가 증가하고 변비, 소화불량, 부글거림 및 기타 여러 질환이 발생한다. 그렇기 때문에, 음식은 '충분히' 씹은 뒤 삼켜야 한다. 인도에서는 '고체 음식은 마시고, 액체 음식은 씹어라'라는 말이 있다. 이는 단단한 음식은 꼭꼭 씹어 부드럽게 액상화시켜 목 넘김이 쉽게 만들고, 음료는 벌컥벌컥 마시지 말고 음식을 씹어 넘기듯이 조금씩 나눠 마시라는 의미를 담고 있다.

9) 음식 궁합

궁합이 맞는 음식은 '건강에 유익하고 도움이 되는 음식'을 뜻한다. 내 체질에 맞고 건강을 개선해주는 음식이 바로 '유익한 음식' 또는 '적합한 음식'이다. 어떤 사람에게는 적합한 음식이 다른 사람에게는 부적합할 수 있다. 그렇기 때문에 자신의 체질과 타고난 기질을 올바른 식습관에 대입해보고 적합한 음식을 신중하게 선택해야 한다.

자신에게 맞는 음식은 오직 먹어보고 경험해봐야 알 수 있다. 체질과 궁합에 맞는 적합한 식품을 섭취하면 해당 음식물이 보유한 영양 혜택을 최대한 누릴 수 있다. 그러나 궁합이 나쁘고 부적합한 식품섭취는 몸에 유해한 작용만 할 뿐이다. 음식의 '적합성'은 다음과 같은 요소에 좌우된다.

- **신체**: 체질별로 지배적인 도샤가 무엇이냐에 따라 궁합이 맞는 적합한 음식이 다르다. 예를 들어 카파 체질은 뜨겁고 가벼운 속성의 식품을 섭취해야 한다.
- **지역**: 지리학적 위치에 따라 궁합이 맞는 음식이 다르다. 예를 들어 쌀은 인도의 서부지역인 벵갈, 캐시미어 거주민에 좋다.
- **계절**: 계절에 따라서도 궁합이 맞는 음식이 달라진다. 예를 들어 뜨겁고 기름진 음식은 겨울에 섭취하면 좋고, 시원한 음식은 여름에 섭취하는 게 유익하다.
- **질환**: 음식을 선택할 때는 반드시 본인이 앓고 있는 질환의 속성을 감안해야 한다. 병에 따른 음식 선택은 빠른 회복을 도모할 뿐만 아니라 건강을 회복하는 데 도움을 준다. 예를 들어 일반 감기에는 생강주스와 꿀을 마시고 설사에는 귀리죽(오트밀)을 섭취하는 게 좋다.

이 같은 요건을 감안하여 음식 섭취를 하면, 건강을 유지하고 질병 없는 삶을 살 수 있다. 이러한 식습관과 섭취 방법을 준수해야만, 음식물 속의 영양소를 최대한 흡수할 수 있으며 도샤와 다투의 건강 유지와 노폐물의 원활한 배출에 도움이 된다. 이 모든 방법이 바로 '아하라 삼히타(식이 정보)'다. '먹는 행위'는 진지하고 개인적인 활동으로 간주되어야 한다. 바쁘더라도 규칙적인 식사를 걸러서는 안 되며, '식사 행위'는 진지한 자세로 임해야 한다.

적절하고 궁합이 맞는 음식을 섭취하는 사람은 일반적으로 병에 걸리지 않는다. 그러나 어떤 연유에서든 병에 노출이 된다 하더라도, 식습관을 통제하고 조절하면 약의 도움 없이도 신속하게 회복할 수 있다. 반면 효과가 좋은 약을 복용해도, 궁합이 맞는 음식섭취를 무시한다면 회복이 더뎌질 수 있다. 부적절한 식습관과 생활습관은 질병을 악화시키고 약의 효능을 무력화시킬 뿐이다. 원인을 치료하지 않으면 병을 고칠 수 없기 때문이다. 따라서 병을 이기고 건강을 회복하려면, 약 복용과 함께 적합한 식사를 병행해야 한다. 이와 관련해서는, "적합한 식사를 하는 사람은 어떠한 약도 필요치 않고, 부적합한 식사를 하는 사람은 모든 약이 효험이 없다."라는 표현도 있다. 해당 문구는 또는 다른 말로, "약이 없어도 제대로 된 음식을 섭취하면 질병을 치료할 수 있으나, 적절한 음식을 섭취하지 않으면 치료가 가능한 약이 없다."라고 표현되기도 한다.

2. 궁합이 어울리는 음식

우리는 좋은 식습관을 따르는 동시에, 섭취하는 음식이 체질에 맞고 건강에 유익한지를 항상 확인해야 한다.

신체의 모든 다투에 영양을 공급하고 균형 상태를 유지시켜주는 식품이 궁합이 맞고 몸에 유익한 음식이다. 궁합이 맞는 음식은 또한 다투의 균형이 무너진 상태에선 이들의 균형을 회복시키고 인체 연결통로를 막지 않으며 심리적 만족감을 준다.

인체의 연결통로(스로타)를 막는 음식은 다투의 균형을 깨고 건강에 유해하며 심리적 만족감을 주지 않는 궁합이 안 맞는 '해로운 음식'이다. 궁합이 맞는 유익한 식생활과 생활습관은 건강한 삶에 있어 매우 중요한 요소가 아닐 수 없다. 섭취하는 음식이 내게 적합한지 아닌지를 판별하는 기준은 사람마다 다르다. 음식과의 궁합은 나이, 체질, 타고난 성향, 계절, 거주지역, 음식 속 특정 성분의 비율과 해당 성분이 다른 성분에 어떻게 작용하는지에 따라 달라진다. 성격이 다혈질인 사람은 시원한 속성을 지닌 성분과 궁합이 맞지만 냉정한 사람에게는 시원한 속성이 맞지 않는다. 설사 증상에는 우유가 안 맞는 반면 요거트는 도움이 된다. 반대로 변비에는 우유가 좋고 요거트가 해롭다.

일부 음식/성분은 인체에 '적합'하거나 '부적합'하게 타고났다. 현미, 보리, 녹두, 바다소금, 구스베리, 건포도, 우유, 정제버터(기이), 꿀, 빗물은 고유의 타고난 속성이 '유익'하다. 반대로 덜 익은 과일, 붉은고추와 같은 쓴 음식, 건조 망고 분말 같은 신 음식, 오래 저장되거나 보존된 음식은 고유의 타고난 속성이 '유해'하다. 반면, 나와 궁합이 맞는 음식이더라도 적정량을 섭취하지 않고 음식의 속성에 맞춰 섭취하지 않으면 부적절한 음식과 같은 작용을 할 뿐이다. 따라서 내게 맞는 음식은 적량에 맞춰 연령, 지역, 계절, 질환을 고려해 선정해야 한다. 음식은 몸을 구성하는 요소이기 때문에 꼼꼼하게 따져봐야 한다. 식탐을 내고 음식의 속성을 무시한 채 음식을 섭취하는 행동은 삼가야 한다. 이를 조절해야 다양한 질환을 유발하는 체내 불균형을 예방할 수 있다. 음식의 종류에 상관없이, 섭취한 음식은 모두 '일곱 가지 다투(조직)'의 구성성분이 되어 평생 신체의 일부로 남는다. 따라서 해로운 음식은 아예 섭취하지 않는 게 현명하다. 이와 유사한 원리로, 무엇이든 마음속에 품은 '생각'은 '신경화학물질'로 뇌에 전달되어 음식과 마찬가지로 신체의 일부로 남는다. 우리가 섭취하는 음식(알코올, 담배, 우유, 채소, 씨리얼, 과일 등등)과 우리가 머릿속에 품는 부정적이거나 긍정적인 생각(통증, 스트레스, 불행, 불만, 욕망, 분노, 두려움, 행복, 만족감을 일으키는 생각)은 우리의 DNA에서부터 전신의 구조와 성격에 이르기까지 깊은 영향을 준다. 그러므로 행복하고 건강한 삶에 다다르려면 가능한 한 잘못된 식습관과 사고과정에 빠지지 않아야 한다.

3. 부적절한 음식궁합

앞서 내용에서는 적합한 식품이 인간의 건강과 도샤의 상태를 어떻게 조화롭게 지속시키고, 같은 원리로 부적절한 식품이 건강과 도샤에 어떻게 부정적으로 작용하는지 짚어봤다. 부적절한 식품에는 여러 종류가 있다. 어떤 음식은 본질적으로 부적절해 섭취 시 문제만 양산한다. 고유의 속성이 무겁고 도샤를 악화해 질병을 유발시키기 때문이다. 어떤 음식은 단독으로 섭취하면 건강에 굉장히 유익하지만, 다른 음식과 함께 섭취하거나 혹은 계절 또는 때에 맞지 않게 섭취하거나 특정 용기에 담아 조리해 섭취하면 오히려 건강을 악화시키고 다양한 질병을 유발하기도 한다. 고유의 속성이 서로 어우러지지 못하는 '상반된 음식의 성분조합'도 '부적절한 식품'에 포함된다. 이러한 음식 조합은 다투의 손상과 도샤의 악화를 유발해 우리 몸에 유익하게 작용하는 체내 분비물 구성성분을 '교란'시킨다. 궁합이 안 맞는 식품을 섭취하면 노폐물이 원활하게 배출되지 않아 건강을 위협하는 심각한 합병증이 발생하고 이로 인해 소화과정에도 문제가 생긴다. 궁합이 상반되는 식품을 오랫동안 섭취하면 인체 조직과 그 기능이 그만큼 오랜 기간 방해를 받아 점진적으로 건강에 이상이 생기고 다양한 질환이 발생한다. 이와 같은 부적절한 식품 조합은 매우 다양하다.

1. **특정한 장소에서의 부적절한 식습관**: 습한 장소에서 속성이 차가운 수분이 많은 음식과 기름기가 많은 음식 섭취.

2. **특정 계절에 한한 부적절한 식습관**: 겨울철 차갑고 속성이 가벼운 음식 섭취.

3. **소화능력을 고려치 않은 부적절한 식습관**: 소화력이 약한 사람이 속성이 무겁고 기름기가 많고 차고 단 음식 섭취.

4. **적량을 사용하지 않은 부적절한 식습관**: 정제버터(기이)와 꿀은 동량을 함께 사용하면 독과 같다. 그러나 소량씩 다른 비율로 함께 사용하면 건강에 매우 이롭다.

5. **개인의 식습관에 상반되는 부적절한 식습관**: 끼니마다 쌀밥을 먹는 사람이 밀이나 보리 섭취.

6. **도샤에 상반되는 부적절한 식습관**: 바타 체질인 사람이 바타를 악화시키는 식품 섭취 및 카파 체질인 사람이 카파를 자극하는 식품 섭취.

7. **조리방법 및 전통에 의한 부적절한 식습관**: 신맛을 지닌 식품을 구리나 놋쇠 용기에 조리.

8. **속성에 어긋나는 부적절한 식습관**: 뜨거운 속성과 차가운 속성의 음식을 함께 섭취. 예를 들어 오렌지나 라임, 파인애플을 우유나 요거트 또는 버터밀크와 함께 섭취하는 행동.

9. **배변습관에 상반된 부적절한 식습관**: 위장관의 연동운동(장운동)이 느린 사람은 자연적으로 배변에 어려움을 겪는다. 이는 바타가 항진된 탓으로 변비가 계속되고 딱딱한 변을 배출한다. 같은 원리로, 카파 체질은 '보통 수준'의 대변활동을 한다. 즉, 이런 체질은 배변 활동이 무난하지만 배변 시 힘을 줘야 한다. 이와 같은 바타와 카파 체질은 바타 및 카파를 자극하는 성분을 섭취하면 좋지 않다. 반면, 피타 체질은 변이 부드러워 배변 활동이 원활하다. 이런 체질은

배변 활동에 어려움이 없기 때문에 오히려 알싸하고 떫은맛의 속성을 지닌 성분이나 배변작용을 촉진하는 성분이 부적절하다.

10. **몸 상태에 상반되는 부적절한 식습관:** 비만인 사람이 속성이 무겁고 기름진 식품 섭취, 마르고 저체중인 사람이 속성이 가볍고 건조한 식품 섭취.

11. **시기와 일과에 어긋나는 부적절한 식습관:** 아침에 일어나자마자 바로 음식 섭취, 배고프지 않은 상태에서 음식 섭취, 배고픈 상태에서 식사 거르기 등등.

12. **건강한 식생활 원칙에 상반되는 부적절한 식습관:** 건강한 식습관에 어긋난 음식 섭취. 특정 성분의 나쁜 작용을 막기 위해 해당 음식을 섭취 후 다른 음식을 섭취해준다. 예를 들어, 정제버터(기이 섭취 후에는 따뜻한 물을 섭취해야 한다)를 먹고 난 후에는 찬물을 마시지 않는다. 식사 후 바로 운동하지 않는다. 밀이나 보리가 함유된 식품 섭취 후에는 찬물을 섭취하지 않는다.

13. **조리법에 상반되는 부적절한 식습관:** 조리되지 않은 날 것, 완전히 익지 않은 식품, 너무 많이 조리하고 탄 식품 섭취. 잘못된 방법으로 조리되거나 나쁜 물질을 발생시키는 화기(불)로 조리된 음식.

14. **상극인 성질을 조합한 부적절한 식습관:** 신 성분과 우유, 멜론이나 수박이나 짠 음식을 우유와 함께 섭취하는 잘못된 음식 조합.

15. **맛을 기준으로 한 부적절한 식습관:** 좋아하지 않는 음식을 억지로 섭취하는 식습관.

16. **성분의 속성에 반하는 부적절한 식습관:** 맛이 안 느껴지는 식품이나 맛없는 식품 또는 맛이 변한 식품 섭취.

17. **전통 의학서적에 반하는 부적절한 식습관:** 아카라 삼히타(식이정보)에 반하는 음식 섭취.

1) 궁합이 상반되는 음식조합

· 우유: 요거트, 소금, 무 청, 녹색 샐러드, 닭다리, 타마린드(열대식물 열매), 멜론, 벨나무열매(모과과), 스폰디아스 몸빈(인도자두), 레몬, 크렌베리, 스타푸르트(굉이밥나무열매), 블랙베리, 사과, 석류, 구스베리, 수세미, 야자 즙 조당, 참깨 빵, 흑 녹두, 터키녹두, 수수, 보리와 녹두의 거친 곡물가루, 오일, 어류, 신맛이 나는 과일과 식품. 이 외에도 우유와 와인과 귀리죽은 궁합이 안 맞는다.

· 요거트: 라이스 푸딩(쌀, 우유, 설탕으로 만든 디저트) 우유, 코티지 치즈, 뜨거운 음식 및 뜨거운 성분, 오이, 멜론, 공작야자 과일.

· 라이스 푸딩: 잭푸르트(열대과일), 신 음식(요거트, 레몬, 타마린드 등), 보리와 녹두의 거친 곡물가루, 알코올.

· 쌀: 식초.

· 꿀: 까마종이(가지 속), 정제버터(동량 사용 시 해로움), 빗물, 오일, 지방, 포도, 연꽃 씨, 무, 아주 뜨거운 물, 뜨거운 우유 및 기타 뜨거운 성분(꿀은 고온에서 영양소 파괴됨), 잇꽃 잎, 설탕(설탕 시럽이 첨가된 샤베트 포함), 대추 와인. 따뜻한 꿀은 삼간다.

· 찬물: 정제버터(기이), 오일, 따뜻한 우유 및 뜨거운 성분, 멜론, 구아바, 오이, 땅콩, 잣.

· 뜨거운 물 또는 기타 뜨거운 음료: 꿀, 아이스크림 및 기타 속성이 차가운 식품.

· 정제버터(기이): 동량의 꿀, 찬물.

· 정제버터(기이): 놋쇠 그릇에 10일 이상 보관된 정제버터.

· 머스크 멜론: 마늘, 요거트, 우유, 무 청, 물.

· 수박: 찬물, 박하.

· 참깨소스: 조리된 '말라바(인도 남서안) 시금치.'

· 소금: 과도한 사용 및 지속적인 섭취.

· 겨자오일: 버섯.

· 새싹콩류 및 발아곡물: 연잎 줄기, 이 외에 조리된 식품과 함께 섭취하는 새싹 콩류.

· 까마종이: 필발, 검은후추, 야자 즙 조당, 꿀. 이 외에 하룻밤 묵힌 까마종이 및 생선을 조리했던 용기에 조리한 까마종이.

· 흑 녹두: 무.

· 바나나: 버터밀크.

· 무: 우유, 바나나, 건포도.

· 망고: 오이, 치즈, 요거트.

2) 부적절한 비채식주의* 조합

· 생선: 우유.

· 튀긴 생선: 필발.

· 생선기름으로 조리한 식품: 필발.

· 겨자 오일에 조리한 비둘기 고기: 꿀과 우유.

· 생선: 꿀, 참깨, 우유, 무.

· 앵무새 고기: 겨자 오일과 꿀, 강황을 바른 나무에 조리.

· 두루미 고기: 알코올, 구운 돼지비계.

· 양고기: 석탄에 조리.

· 돼지고기: 뜨거운 식품.

· 계란: 우유, 육류, 멜론, 치즈, 바나나, 생선.

---

* 아유르베다 전통의학에서는 채식주의 식단에 포함되지 않는 모든 식품을 '타마시카'라고 분류한다. 타마시카 식품은 게으름과 분노의 감정을 증가시키고 사람의 천성을 잔인하고 난폭하게 만든다. 그러나 타마시카 식품은 여전히 중요한 영양적 가치를 포함하고 있다.

4. 부적절한 식품과 생활습관으로 인한 질병과 치료법

위에 언급된 부적절한 음식과 상반된 궁합의 음식을 계속 섭취하면 모든 도샤와 다투와 말라가 손상된다. 그렇게 되면 식중독, 대장염, 스푸르(구강염과 설사를 일으키는 열대 지방의 병)증후군 및 바타질환, 복부질환, 복부팽창, 부글거림, 복부팽만, 알라사카(완전히 소화되지 않은 음식물이 복부에 머무는 형상), 콜레라, 신물, 소화불량, 식욕부진, 몸의 쇠약, 결핵, 피부 윤기 감소, 에너지 감소, 치질, 프라메하(비뇨기 이상), 축농증, 감기, 발열, 인두염이 유발된다. 이 외에도 시력감소, 어지럼증, 실신, 정신이상, 기억력감퇴, 의식불명, 두뇌 회전력 및 지능 쇠퇴, 중독, 감각장기 및 운동 장기 손상, 피부질환, 어루러기, 나병, 단독, 복수, 종기 또는 발진, 누관(질병으로 인체에 생기는 질병), 농양, 출혈, 결석, 부종, 발기불능, 불임, 생식기 이상(유산, 출생 직후 태아 사망, 기형아 출산)이 발생되고 인체가 서서히 중독되어 사망에 이르게 된다.

1) 치료법

부적절한 식습관과 유해한 식품 조합으로 발생하는 질병은 다음의 방법으로 치료 가능하다.

1. 이런 종류의 질환은 구토나 변통 같은 해독 또는 정화 요법으로 치료 가능하다. 단, 구토 요법의 효과는 도샤의 균형을 되찾는 데 그친다. 정화 요법은 복부 전체를 해독시켜 질환의 완전한 치료가 가능하다.
2. 문제를 일으킨 부적절한 식품과 반대되는 속성의 식품을 섭취한다.
3. 생리학과 체질에 근거한 적절한 식품과 부적절한 식품을 유념하고 음식을 섭

취한다. 또한 내게 맞는 적절한 음식을 신중히 선택해 질환의 싹을 아예 근절시켜 향후 발생할 수 있는 질환을 사전에 막는다.

2) 부적절한 식습관에 영향을 받지 않는 사람

1. 규칙적으로 운동하는 사람. 규칙적인 운동은 면역력을 증가시킨다.
2. 규칙적으로 우유, 정제버터(기이) 등의 기름기가 있고 부드러운 성분을 섭취하는 사람.
3. 강한 소화의 불을 지닌 사람.
4. 부적절한 식습관을 가졌음에도 신체가 매우 건강한 사람. 이러한 식품이 체질에 맞게 적절한 음식으로 바뀐 사람.
5. 부적절한 식품을 소량만 섭취하는 사람은 큰 영향을 받지 않으며 실제로 부정적인 영향을 받더라도 그 정도가 미미하다.

'바그바타'의 '아쉬탕가 상그라하(아유르베다 문헌)'에는 '우유'와 '요거트'의 속성이 '도샤, 두샤, 시간, 체력'에 상반되지만 이 두 성분을 함께 사용하면 오히려 유해한 작용이 사라진다고 기록되어 있다. 우유와 요거트를 함께 사용하면 '도샤, 두샤, 시간, 체력'관련 질환이 진정된다. 해당 서적은 식품 속 특정 요소의 조합이 부적절한 식품궁합으로 작용하거나 또 그 반대가 될 수도 있음을 설명한다. 비슷한 원리로, 다양한 종류의 식품조합 속에서, '부적절한 성분'은 고유의 속성을 유지하지 못하고 '무력'해질 수 있다. 평소의 식습관과 경험을 살펴봤을 때, '부적절한 식품의 조합'을 섭취하는 습관이 있다면, 오히려 그 부적절한 성분이 몸에 맞게 작용하고 신체에 영양분이 된 경우에 해당될 수도 있다. 그러나 현재까지는 아무런 이상이 없었다 하더라도, 여전히 그러한 부적절한 성분들이 미래에 건강에 어떤 악영향을 줄지는 알 수가 없는 일이다. 그렇기 때문에 부적절하고 궁합이 맞지 않는 식품의 조합을 멀리하고, 자신에게 맞고 건강에 유익한 식품을 선택해야 한다.

<표 20> 과식의 부정적인 영향 및 치료법

음식	과식의 영향	치료법
동물성 식품		
계란	익히지 않고 섭취하면 카파 및 피타 자극	검은 사리풀, 고수, 강황, 양파
생선	피타 자극	코코넛, 석회석, 레몬
붉은 고기	소화가 힘듦	붉은고추와 정향
유제품		
사워크림	카파 자극	고수 또는 카다멈
요거트	카파 자극	커민 또는 생강
코티지 치즈	피타와 카파 자극	검은후추, 붉은고추
쿨피*(아이스크림)	카파 자극	정향 또는 카다멈
곡류		
귀리	카파 자극	강황, 겨자씨, 커민
밀	카파 자극	생강
쌀	카파 자극	검은후추 또는 정향
팝콘	건조함 유발 및 바타 자극	정제버터(기이) 첨가
채소		
콩과 식물	바타 자극 빛 부글거림 유발	마늘, 정향, 검은후추, 붉은고추, 생강, 바다소금
양배추	카파와 바타 자극	해바라기씨유에 강황과 겨자씨를 넣고 조리한 양배추
마늘	피타 자극	강판에 간 코코넛과 레몬
녹색채소	바타 자극	레몬즙을 섞은 올리브 오일

---

* 쿨피: 쿨피는 끓여서 농축시킨 우유를 얼려 견과류와 카다멈 씨앗을 뿌려 먹는 인도의 디저트이다.

양파	바타 자극	조리하거나 소금, 레몬, 요거트, 겨자씨 첨가
감자	바타 자극	검은후추를 넣은 정제버터(기이)
토마토	카파 자극	레몬 및 커민

과일

아보카도, 배	카파 자극	강황, 레몬, 마늘, 검은후추
바나나	카파 자극	카다멈
망고	설사 유발	정제버터(기이)와 카다멈
멜론	체내 수분유지	강판에 간 코코넛 및 고수
수박	체내 수분 유지	소금 및 붉은고추

건조 과일 및 견과류

건과일	건조함 유발 및 바카 자극 가능	입욕 이후 섭취
땅콩	바타와 피타 자극	밤새 물에 불려서 섭취, 조리해서 섭취
피넛버터	무거운 속성, 피타 자극 및 두통 유발	생강 또는 볶은 커민 분말

흥분제 및 억제제

다양한 알코올 음료	흥분제, 억제제	커민 씨 1/4티스푼 또는 1/2카다멈 씨를 씹어서 섭취
홍차	흥분제, 억제제	생강
커피	흥분제, 억제제	육두구 분말과 카다멈
초콜릿	흥분제	카다멈 또는 커민
담배	피타와 바타 자극, 흥분제, 억제제	카롬 씨 또는 히솝풀과 석창포 뿌리

5. 궁합이 맞는 식품조합

궁합이 서로 상반되는 식품을 섭취하면 악영향이 발생해 다양한 질환이 나타나는 원리처럼, 일부 식품은 함께 섭취하면 서로의 유익한 성분을 더욱 강화시켜 건강에 더욱 유익한 작용을 한다. 궁합이 잘 맞는 식품은 음식물의 소화를 더욱 원활하게 돕는다. 음식 맛에 매료되어 자칫 과식을 하면 소화불량이나 소화관련에 문제가 생긴다. 이런 경우 해당 음식과 '궁합이 맞는 음식'을 섭취하면, 과식으로 인한 소화관련 질환을 무마시킬 수 있다.

· 궁합이 좋은 식품의 예

음식 성분	유익한 궁합(소화작용을 개선)
흑 녹두	버터밀크 및 조당
벵갈녹두	무
녹두	구스베리
나무콩	소화가 잘 되는 발효된 전채 음식
밀	뱀 오이
옥수수	카롬 씨
귀리죽	암염
우유	녹두 수프
정제버터(기이)	레몬 주스
코코넛	쌀
망고	우유
바나나	정제버터(기이)
오렌지	야자즙 조당(인도산 흑설탕)
레몬	소금
자몽, 건포도, 피스타치오, 호두, 아몬드	정향
감자	쌀음료
참마	야자즙 조당(인도산 흑설탕)

소금	미음
결정당	말린 생강
야자즙 조당(인도산 흑설탕)	말린 생강 및 향부자
사탕수수	생강

중요한 액상식품의
특징과 그 보조성분

아누파나

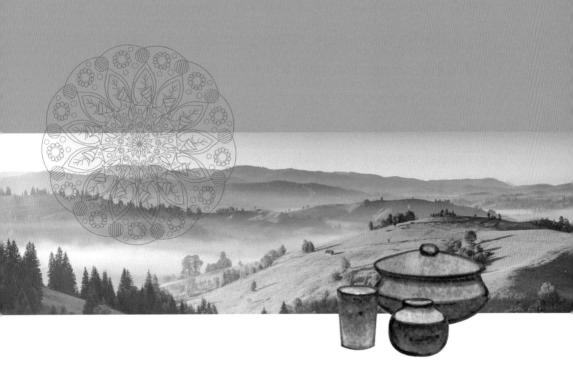

제7장

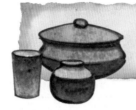

중요한 액상식품의 특징과 그 보조성분(아누파나)

　'~이후'라는 뜻을 지닌 '아누'와 '성분의 섭취'라는 뜻을 지닌 '파나'가 합쳐진 '아누파나(아루+파나)'는 식후 또는 약을 복용 후, 섭취해야 하는 액체나 음식성분을 뜻한다. 아누파나(보조제)는 크게 두 종류가 있다. 버터밀크나 우유, 주스 등 식후 곧바로 섭취하는 목적의 '음료(음식물 소화 보조 기능)'가 있고, 물이나 꿀처럼 약과 함께 복용하는 목적의 '보조성분(약물 보조 기능)'이 있다. 아누파나는 약물을 좀 더 편하게 복용할 수 있도록 도움을 주는 기능과 약물 속 주요 성분의 작용을 증강시키는 기능을 담당하는 매개체이다. 이처럼, 아누파나는 '음식과 약물'의 '운반'을 담당한다. 주 약제에 맞춰 추가적으로 보충하는 매개체 역할을 하는 아누파나는 약제의 역한 냄새를 줄이거나 고유의 속성을 증가시키거나 또는 보완하는 보조적인 역할을 담당한다. 아유르베다 전통의학에서는 아누파나를 매우 중요한 물질로 간주한다. 아누파나는 '맛'의 속성을 강화시킨다. 아누파나를 잘만 섭취하면 에너지와 체력이 강해지고 정력이 증가한다. 또한 몸이 개운해지고 기분이 좋아지며 마음이 부드러워진다. 아누파나는 소화의 불을 가동해 안색을 개선하고 심신의 피로를 덜어주는 역할을 한다. 아누파나가 몸에 잘 맞으면 도샤가 진정될 뿐만 아니라 체내 주요 조직 내 도샤의 축적이 예방된다.

아누파나에 사용되는 가장 중요한 성분으로는 물(온수 또는 냉수), 약용 성분의 발효된 허브 탕약, 수프, 신 과일주스, 곡물 또는 신맛 성분으로 만든 발효 음료, 식초, 우유, 과일주스 및 약용 허브 추출물과 탕약 등이 있다. 아누파나는 각 성분의 속성과, 개인의 체질, 도샤의 패턴, 환자의 질병 상태, 섭취 시기 및 연령을 고려해 선택해야 한다. 아누파나는 반드시 적정량을 복용해야만, 의약품과 식품의 빠르고 원활한 소화가 보장된다. 권장량보다 많이 복용하면, 오히려 몸이 무거워지고 도샤가 악화된다. 반면, 적정량보다 적게 섭취하거나 섭취하지 않으면 음식의 연화작용에 문제가 생겨 소화에 차질이 발생한다. 그러면 오히려 질병을 키우는 셈이 된다.

특정한 상황에서는, 적정량의 아누파나도 자제해야 할 때가 있다. 예를 들어 감기, 기관지 천식, 흉부 부상, 지나친 타액분비, 머리 및 목 질환과 인후염에는 식사 후 물이나 다른 아누파나(보조 음료)를 섭취하면 건강에 해롭다. 아유르베다 전통의학에서는 음식과 질환에 따라 아누파나를 다르게 사용하도록 권장한다.

〈표 21〉 아누파나(보조제)의 종류

질환/성분	아누파나(보조제)
생리학적 질환 – 카파 손상 – 바타 손상 – 피타 손상 – 출혈/체내 출혈 – 중독 / 독소	– 뜨겁고 건조한 성분 – 뜨겁고 기름진 성분 – 달고 시원한 성분 – 우유/사탕수수 주스 – 가자(미로발란 자두)
신체적 질환 – 단식, 신체활동, 피로, 무리한 걷기나 성생활로 인한 쇠약 – 알코올, 체중감소, 불면증, 비만, 피로, 게으름, 어지럼증으로 인한 체력 약화 – 차고 무거운 속성의 식품과 궁합이 안 맞는 식품 섭취, 과식	– 우유 또는 정제버터(기이) 또는 꿀을 섞은 우유 – 미지근한 물에 꿀과 레몬 첨가 – 따뜻한 우유(생강가루 첨가)

음식 성분	
– 기름진 성분(정제버터, 오일, 버터)	– 따뜻한 물
– 꿀	– 물
– 쌀, 녹두 및 쌀과 녹두가 포함된 음식	– 우유
– 흑 녹두	– 요거트, 유장, 소화가 잘 되는 발효된 전채음식 (애피타이저)
– 콩류를 으깨 만든 음식	– 오일, 수프, 소화가 잘 되는 발효된 전채음식 (애피타이저)
– 요거트, 라이스 푸딩, 견과류를 으깨 만든 음식	– 차거나 실온의 물

물은 가장 많이 사용되고 주변에서 가장 쉽게 구할 수 있는 대표적인 아누파나(보조제)이다. 따라서 가장 먼저 물에 관한 정보를 살펴보도록 하겠다.

1. 물

'순수한 물'은 신의 음료로 간주된다. '물'은 생명유지에 반드시 필요한 '필수 액체'로써 물이 없으면 사망에 이를 수도 있다. 깨끗한 물은 피타를 완화시키고 독소의 작용을 최소화하며 어지럼증, 화끈거림, 소화불량, 피로, 실신, 중독 및 구토 증상을 개선한다. 아유르베다 전통의학 문헌 속에는 물의 속성이 다양하게 기록되어 있다. 물은 끓이거나, 식히거나, 끓이고 식히거나, 데우거나, 차갑게 저장하거나 어떤 상태인지에 따라 그 속성이 변한다. 물을 사용할 때는 반드시 이러한 속성을 명심해야 한다.

1) 식수로 사용 가능한 순수한 물

'땅에 닿지 않은 빗물'은 순수하다. 따라서 제대로만 저장한다면 '최상의 물'이 아닐 수 없다. 장마철, 두 번째 내리는 비를 저장한 물은 일반 빗물보다 좀 더 높은 순도를 자랑한다. 그 전에 내린 장마비가 대기중의 모든 불순물을 씻어 내린 후에 받은 깨끗한 물이기 때문이다. 빗물은 지표면에 떨어지는 동시에 불순물과 섞여 순도가 변한다. 빗물은 떨어진 장소(강, 호수 등등)의 속성과 불순물을 그대로 받아들인다. 빗물 다음으로 순도가 높은 물은 '샘물(용수)'이다. 그러나 샘물은 주변에서 쉽게 찾아볼 수 없다. 그 다음으로는 '오염되지 않는 폭포수'가 자연을 담은 순수한 물이다. 사실, 모든 사람들이 순수한 물을 자연 그대로의 상태로 구할 수는 없는 일이다. 따라서 일반 수돗물을 정화해 끓인 뒤 식혀서 사용해도 무방하다. 그러면 자연 그대로의 순수한 물만큼 먹기 좋은 물이 된다. 정화된 물을 끓이면 속성이 가벼워져 소화의 불이 고조된다. 즉, 깨끗한 물을 끓이면 손상된 도샤를 진정시키는 효과가 생겨 소화에 도움이 되는 '매개체'가 된다.

2) 물 섭취 시간, 섭취량, 섭취방법

물은 '올바른 시간'에 '올바른 방법'으로 '적정량'을 섭취하는 게 중요하다. 지나친 물 섭취는 소화능력을 약화해 소화불량을 유발한다. 반대로 물을 너무 적게 마시거나 아예 물을 마시지 않아도 소화에 지장이 생긴다. 그럼 배뇨 및 배변 활동이 줄어들어 체내에 독소가 축적되고 다양한 질환이 나타난다. 아유르베다 전통의학에서는 한번에 많은 물을 섭취하기 보단 일정한 간격으로 소량의 물을 자주 섭취하길 권장한다. 그래야만 체내에 필요한 수분공급이 제대로 이뤄져 소화능력이 향상된다. 소화불량에는 물이 '약'과 같은 작용을 한다.

섭취한 음식이 소화된 뒤에 물을 마시면 체력이 좋아진다. 식전에 물을 마시면 소화력이 떨어져 몸이 약해진다. 식사를 하며 한두 모금 정도 목을 축이면 소화가 잘 돼 수명이 증가한다. 식후 한 시간 뒤 섭취하는 물은 체력을 보강하고 체중을 증가시킨다. 최소 식사 30분 전에는 물 섭취를 자제한다. 비만인 사람은 식사 사이사이 물을 섭취해야 하고 저체중인 사람은 식후에(최소 1시간 이후) 물을 섭취해야 한다. 이 외에는 식사 1시간 후에 물을 섭취한다. 체중이 많이 나가고 체력이 강한 사람들은 식후 바로 물을 마시면 해롭다. 그러나 식사 중간에 물을 마시면 도움이 된다. 점심식사 직후 버터밀크를 섭취하면 건강에 크게 도움이 된다.

물 섭취는 누구에게나 이로울 수밖에 없다. 그러나 식욕부진, 과도한 타액분비, 당뇨병, 더딘 소화, 만성복부질환(복수 등), 부종, 신부전증, 만성감기, 결핵, 안과질환 및 나병이나 피부상처 같은 피부질환 등의 특정한 상황에서는 섭취량을 줄여야 한다. 물을 잘 섭취하지 않아도 다양한 질병이 발생한다. 그렇기 때문에 신체 상태에 따라 물 섭취량을 조절하면 물 섭취는 더없이 이롭다. 바타와 카파 질환과 비만에는 '따뜻한 물'이 좋고, 피타 손상에는 '시원한 물'이 효과가 있다. 특정 상황에 따라 미지근한 물이나 뜨거운 물, 또는 찬물을 마셔야 효과가 있고 몸에 유익한 작용을 한다. 찬물은 속을 부드럽게 하고 소화력을 강화시키기 때문에 소화불량이나 속 쓰림에 도움이 된다. 그러나 기관지 천식이나 감기, 기침에는 역효과가 나고 증상이 악화될 뿐이다. 그렇기 때문에 물이 지닌 다양한 종류의 특성과 효과를 이해하고 물을 섭취하는 게 무엇보다 중요하다.

3) 식사 직후 물 섭취 금지

식사 직후에는 물 섭취를 삼가야 한다. 이때 섭취한 물은 영양소의 동화과정을 방해해 신체 조직의 영양소 흡수를 방해한다. 게다가 바타, 딸꾹질, 감기, 기관지 천식, 결핵의 증상을 악화시키기 때문에 머리와 관련된 질환이 있다면 특히 더 삼가야 한다. 머리질환이 있는데 식후에 물을 섭취하면 바타가 더욱 악화될 뿐이다. 보통, 음식물 속 기름기는 바타를 진정시키는 작용을 한다. 그런데 이때 속성이 차가운 물이 들어가면 기름기가 씻겨나가 바타가 손상을 입는다.

가수, 연설자, 교사, 학생 등 성대를 관리해야 하는 사람들은 음식물 속 중요한 기름기를 앗아가는 식후 물 섭취를 삼가야 한다. 음식물 속 유분이 목을 부드럽게 만드는 작용을 하기 때문에 물을 섭취해 유분기를 없애면 되려 목이 건조해져 인후염이 발생한다.

4) 찬물

실신, 어지럼증, 피로, 호흡곤란, 피타 악화, 화끈거림, 혈액 오염, 중독, 독소축적, 구토, 코피 등의 증상은 '찬물 섭취'로 효과를 볼 수 있다. '냉수'는 또한 소화력을 강화한다. 그러나 식욕부진, 복부팽창, 부글거림, 스프루 증후군, 감기, 인후염, 체증, 기관지 천식, 기침, 딸꾹질, 갈비뼈 통증, 백내장 같은 질환에는 찬물 섭취가 증상을 오히려 악화시킬 뿐이며, 기름진 식사(정제버터, 오일, 버터 및 기타 식품)를 한 뒤에도 냉수를 섭취하면 건강에 해가 된다.

5) 뜨거운 물

'뜨거운 물'은 속성이 가볍다. 뜨거운 물을 섭취하면 소화력이 증가하고 소화질환이 진정된다. 또한 만성 감기, 딸꾹질, 복부팽창, 부글거림 및 바타 손상 질병이 완화된다. 끓인 물은 순도가 높고 질병 유발인자가 없다. 처음 질량의 3/4 정도로 줄어들 때까지 물을 끓이면, 물 속에 바타를 진정시키는 속성이 생겨 바타 질환을 박멸시키는 작용을 한다. 아유르베다 전통의학에서는 처음 질량의 절반이 되도록 끓인 물을 '우스나(뜨거운 물)'라고 부른다. 이 물은 의심할 여지없이 건강에 유익하다. '우스나'는 트리도샤(바타, 피타, 카파)를 개선하고 트리도샤와 관련한 모든 질병을 완화시키는 속성이 있다. 더불어 소변을 정화하고 기관지 천식, 기침, 발염, 소화질환에도 효과가 뛰어나다. 밤에 뜨거운 물을 섭취하면 축적된 카파가 용해되고 바타 질환 및 배설 문제 완화에 도움이 된다.

처음 양의 1/4이 될 때까지 끓인 물은 '아로기암부'라고 한다. 이 물은 건강에 더없이 유익한데, 속성이 가볍고 흡수가 매우 용이해 소화의 불을 강화시키는 작용을 한다. 뜨거운 상태로 섭취하면 변비, 복부팽창, 부글거림이 완화되고 심각한 복통, 식욕부진, 찌르는 듯한 통증, 치핵, 복부의 붓기, 구토, 대장염, 설사, 이질, 발열, 부종, 늑골통증, 기관지 천식, 기침, 딸꾹질, 심한 갈증 및 바타와 카파 손상이 완화되며 소변이 정화된다.

끓여서 식힌 물은 산스크리트어로 '스르타시타'라고 부른다. 이 물은 설사, 화끈거림, 피타 오염, 혈액오염, 비타 질환, 알코올 섭취로 발생한 문제 및 모든 도샤의 동시 악화 증상에 효과를 볼 수 있다. 끓인 물은 뚜껑을 덮어서 식혀야 한다. 그렇게 식힌 물은 속성이 매우 가볍다. 덕분에 인체 연결통로를 막지 않고 모든 도샤의 항진을 진정시키고, 기생충 감염이나 과도한 갈증증상 및 발열을 완화시킨다. 끓여서 다른 용기로 옮겨 담아 식힌 물은 '다라시타'라고 한다. 이 물은 옮기는 과정에 공기가 포함되어 속성이 무겁다. 이러한 물은 소화에 시간이 오래 걸리고 변비를 유발하기도 한다. 끓인 물을 12시간 이상 보관하면 속성이 무겁게 변하고 쉽게 흡수되지 않는다. 이런 물을 섭취하면 트리도샤가 모두 손상을 입는다.

6) 함소다카 또는 암수다카 물(햇빛 및 달빛 아래 보관한 물)

낮 동안 햇빛을 받고 밤 동안 달빛을 받은 물을 '함소다카' 또는 '암수다카'라고 부른다. 이 물은 마치 신의 음료처럼 유익한 작용을 한다. '함소다카 또는 암수다카'는 속성이 부드럽고 유분이 포함돼 있어 모든 도샤를 진정시키는 효과를 지닌다. 또한 물 본연의 온도가 시원하고, 소화가 잘 되며 에너지와 지능을 높여주는 속성이 있다. 이 외에도 원기회복제와 같은 작용을 하며 체내 연결통로의 유동액을 방해하지 않는다. 함소다카 또는 암수다카는 트리도샤 모두에 어떠한 유해도 가하지 않는 본연의 속성이 유익한 물이다.

7) 우사파나(아침에 물 섭취)

아침 공복에 물을 섭취하면 인후염을 예방할 수 있고 감기, 기관지천식, 변비, 부종을 완화하고 주름이나 흰머리까지도 사전에 예방할 수 있다.

8) 계절별 물 섭취

여름 및 가을: '아로기암부' – 처음 양의 1/4까지 줄어들 정도로 끓인 물 섭취.
겨울, 장마철, 봄: '우스나' – 처음 양의 1/2까지 줄어들 정도로 끓인 물 섭취.

9) 물이 몸에 흡수되는 시간

끓이지 않은 물은 흡수되기까지 3시간이 소요되고, 끓여서 식힌 물은 1시간 반이 소요되며, 끓인 물을 따뜻할 때 마시면 몸에서 완전히 흡수되기까지 45분이 소요된다. 끓이지 않은 물의 속성이 가장 무겁고 따뜻한 물의 속성이 가장 가볍다. 이를 참고하여 자신의 소화능력에 따라 물을 선택적으로 섭취해야 한다.

10) 불순물이 섞인 물* 구별법

물은 다양한 질병을 실어 나르기 때문에 반드시 항상 깨끗하고 순수한 물을 섭취해야 한다. 눈으로 쉽게 식별이 가능한 오염된 물을 살펴보면 진흙, 슬러리, 조

---

* 여전히 오늘날까지도 깨끗하고 신선한 물을 쉽게 공급받지 못하는 나라에 거주하는 수백만 사람들에게는 이러한 물의 구분이 적용되지 않는다.

류, 나뭇잎, 짚, 곤충, 모기, 파리, 곤충의 유충과 알, 다양한 독성 오염 물질 및 산업폐기물 등의 외부 물질을 찾을 수 있다. 더러운 물은 유쾌하지 않은 냄새를 풍기고 빛깔도 뿌옇고 그 맛도 순수함과는 거리가 멀다. 이 외에도 햇빛이나 달빛을 받지 않은 물도 아유르베다 전통의학에서 오염된 물로 간주된다. 갑자기 내리는 소나기나, 계절에 안 맞는 비 또는 비가 내리는 즉시 땅에서 받은 빗물 또한 깨끗하지 않은 오염된 물이다. 이러한 물은 식수로 적합하지 않을 뿐만 아니라 목욕물로도 사용해선 안 된다. 오염된 물과 물 속의 불순물은 다음과 같이 다양하게 분류된다.

1. **접촉성 불순물(스파르사):** 마실 때 거칠고 딱딱하고(불순물 첨가로 인해), 뜨겁고 끈적임이 느껴지는 물.

2. **시각적 불순물(루파):** 나뭇잎, 짚, 먼지 및 기타 오염물질 등의 외부 입자가 포함된 물과 변색된 물.

3. **미각적 불순물(라사):** 소금물처럼 맛의 차이가 뚜렷하게 나타나는 물.

4. **후각적 불순물(간다):** 좋지 않은 냄새가 나는 물.

5. **효능적 불순물(비리아):** 흡수에 시간이 걸리고 섭취 뒤에도 갈증이 일어나며 몸이 무거워지고 타액이 분비되는 물.

이 같은 불순물이 함유된 물을 섭취하면 다양한 외부 질환(종기, 여드름, 가려움증, 건조하고 갈라진 피부 및 기타 피부질환)과 내부 질환(소화불량, 변비, 설사, 구토, 속쓰림 등)이 발생한다.

깨끗하고 순수한 물을 구할 수 없어서 불순물 섞인 물을 섭취해야 한다면 반드시 물을 정화해서 사용해야 한다. 정화 방법에는 여러 가지가 있다. 햇볕을 받게 하거나 달군 금, 은, 보석을 불순한 물에 넣어 열기를 빼는 과정을 7회 반복하거나 깨끗하고 두꺼운 옷이나 필터를 사용해 물을 걸러 정화한다. 이 과정을 거치면 불순한 물이 사용 가능한 물로 정화된다.

11) 그 외 유익한 액체 성분

우리는 물 외에도 다양한 음료를 섭취한다. 그러나 섭취하는 음료의 특성이나 영향 또는 효능은 모른 채 그저 기호에 따라 섭취할 뿐이다. 그럼 지금부터 다양한 음료(액체성분)의 특성과 이러한 성분들을 언제 어떻게 어떠한 방식으로 보충해야 하는지 알아보자. 그래야만 그 중에서도 내 체질에 맞는 성분만을 구분할 수 있고 내게 맞지 않는 성분은 피할 수 있으며 더 나아가 향후 몸에 유해한 성분을 어떻게 내 몸에 맞게 변화시킬 수 있는지를 알 수 있다.

2. 코코넛 워터

신비로운 자연은 부드러운 코코넛 속에 '물'을 담아 우리에게 제공한다. 자연에서 얻는 '코코넛 워터'는 부드럽고 달콤하고 영양이 풍부하고 시원할 뿐만 아니라 우리의 체력을 증진시키는 작용을 하고 소화 또한 잘 된다. 또한 심한 갈증 증상과 피타 및 바타를 진정시킨다. 이 외에도 간의 열기를 해소해주고 소화의 불을 강화하고 비뇨기의 독소를 제거해준다. 4계절 내내, 그 중에서도 특히 여름철 음료 대용으로 코코넛 워터를 마시면 건강에 매우 유익하다.

물 외에도 규칙적으로 섭취되는 액상식품으로는 우유, 요거트, 정제버터(기이), 오일 등 다양한 종류가 있다. 이러한 식품의 속성과 작용을 이해하지 못하면 자칫 내게 맞지 않은 액상식품을 잘못 섭취하는 오류를 범할 수 있다. 따라서 지금부터는 이와 같은 성분에 대한 간략한 설명을 살펴보자.

3. 우유

'우유'는 신의 음료나 다름없다. 인도에서는 '젖소'에서 얻은 우유를 가장 좋은 품질의 우유로 평가한다. 인도의 품종 가치에 따라 '젖소의 우유' 다음으로는 각각 '산양유'와 '버팔로 우유'가 좋은 우유다. 건강에 작용하는 원리로 따지면, 모든 도샤를 진정시키는 기능을 하는 우유는 산양유다. 반면, 이러한 기능이 가장 부족한 우유는 젖소의 우유이다. '낙타유'는 맛이 짜긴 하지만 건강을 증진시킨다. 일반적으로 모든 우유는 '맛(라사)'이 달고, '소화 후 작용(비파카)'은 달고, 기름지고 무거우며, '효능(비리야)'은 차갑다. 우유는 피타와 바타를 진정시키고 카파를 증가시킨다.

우유를 마시면 머리가 좋아진다. 또한 우유는 정력제이기 때문에 신체를 강화하고 영양을 공급하며 몸의 조직을 구성하고 원기를 촉진한다. 우유에는 '오자스(모든 장기의 정수)'의 모든 특성이 포함됐다. 우유는 필수 영양소이며 삶에 에너지를 공급한다. 또한 변비를 완화하고 지혈 작용을 하며 몸을 부드럽게 만든다. 이 외에도 착상과 상처 치유를 돕고 안색을 개선하고 성량을 강화하며 화끈거림을 진정시킨다. 우유는 결핵, 만성 발열, 위산과다, 식후 복통, 소화질환, 변비, 정력감소 및 허약체질에도 효과가 좋고 고령으로 몸이 약해지는 걸 방지한다. 우유와 정제버터(기이)를 규칙적으로 섭취하면 더욱 건강에 유익하다. 이 둘의 조합은 효과가 뛰어난 '원기회복제'나 다름없다. 여러 종류의 우유 중에서 가장 영양이 풍부한 우유는 '소의 젖'이고 가장 영양이 부족한 우유는 '양의 우유'로 간주된다.

1) 소의 우유

인도에서 기르는 소의 종류는 대략 50가지이다. 그중에서도 숲 속에서 마음껏 뛰놀며 다양한 종류의 풀과 약용 허브를 먹도록 방목한 소에서 얻은 우유는, 그 품질을 최상으로 여길 뿐만 아니라 신을 위한 천상의 음료로 간주한다.

속성

인도에서 소의 젖은 모든 우유 중에서 최고로 여겨진다. 소에서 얻은 우유는 속성이 달고 기름지고 무겁고 시원하고 영양이 풍부하고 바타와 피타도샤를 진정시킨다. 소에서 얻은 우유의 속성은 암소의 색깔과 자궁의 상태에 따라 각각 다르다(다양한 소의 종류에 따라 달라짐). 어린 소에서 얻은 우유는 속성이 달고 원기를 회복시키고 영양이 풍부한 동시에 모든 도샤를 진정시킨다. 늙은 소의 우유는 영양소가 결핍됐다. 검은 젖소에서 얻은 우유는 바타도샤를 진정시킨다. 또한 바타와 피타도샤를 모두 진정시키는 노란 젖소나 흰색 젖소에서 얻은 우유보다 품질이 뛰어나다.

장점

젖소의 우유는 체력과 지능을 높여주고 모유의 양을 늘려주며(수유중인 여성), 생명력을 강화한다. 게다가 인체 연결통로를 방해하지도 않으며, 완화제 및 원기회복제와 같은 작용을 한다. 또한 고령으로 인한 체력손실을 최소화하고 질병이나 부상에서 회복중인 사람들에게 특히 효과가 좋다.

증상

우유는 기침, 흉부 부상, 과도한 갈증, 만성 발열, 배뇨장애 및 체내 출혈 증상에 효과가 좋다.

2) 버팔로 우유

버팔로 우유는 색이 유난히 하얗고 질감이 매우 부드럽다. 우유에 비해 총 고형지방 함량이 높기 때문에 좀 더 부드럽고 걸쭉하다.

속성

버팔로 우유는 소의 우유와 비교해 속성이 굉장히 차갑고 무겁고 걸쭉하다.

장점

우유는 날카롭거나 '타는듯한' 소화의 불을 지닌 사람에게 특히 좋다. 버팔로 우유는 불면증을 겪는 사람에게 가장 좋은 진정제로 간주된다. 소의 우유와 비교해 버팔로 우유는 상당히 많은 양의 정제버터(기이)를 함유하고 있다. 단, 품질은 소의 우유 속에 함유된 정제버터(기이)를 더 높게 평가한다.

단점

버팔로 우유는 바타를 증가시키고 인체 연결통로에 축적되어 막힘을 유발한다.

3) 산양유

인도에서는 산양유를 젖소의 우유나 버팔로 우유만큼 많이 마시지 않는다. 그러나 속성이 가볍고 소화가 잘 되기 때문에 약용으로 많이 이용된다. 산양유는 영유아 및 환자에게 매우 유익하다.

속성

산양유는 떫은맛과 함께 단맛을 지닌다. 속성은 시원하고 가볍다. 산양유는 지사제로, 장 속 수분을 흡수한다.

장점

소화의 불과 식욕을 강화해 소화능력을 보강한다.

증상

산양유는 다양한 약용 성분을 함유하고 있다. 결핵, 발열, 기관지 천식, 체내 출혈, 기침, 수척 증상 및 중독 증상에 유익하다.

일반적으로 가열하지 않은 차가운 우유는 신체 연결통로에 축적되는 경향이 있으며 속성이 무겁다. 반면, 가열로 점도가 높아진 우유는 속성이 가볍고 연결통로에 축적되지 않는다. 대체로 젖소의 우유는 막 짜낸 따뜻하고 신선한 상태, 버팔로 우유는 짜낸 뒤 식힌 상태, 산양유는 끓여서 식힌 상태를 최고의 우유로 간주한다. 그러나 오늘날에는 신선하게 짜낸 우유를 구하기가 힘들뿐만 아니라 환경 속 존재하는 미생물 때문에라도 가열한 우유를 섭취하길 권장한다(저온 살균되어 미생물로부터 안전해진다). 그러나 아유르베다 전통의학에 따르면 오래 저장된 우유는 사용하기에 적합하지 않고 저온 살균 후 일정 시간이 지나면 외부 환경의 미생물이 다시 우유의 품질을 저해할 수 있기 때문에 매우 위험하다.

낮에 추출한 우유는 밤에 추출한 우유보다 속성이 더 무겁고 차갑다. 밤에 추출한 우유는 화상이나 피부자극 외에도 낮 동안 섭취한 음식 때문에 신물이 올라올 때 효과가 좋다.

주의사항

· 물을 넣지 않고 우유를 가열하면 속성이 무겁고 기름지게 변한다. 물을 첨가할 경우엔 물이 증발할 때까지 가열시킨다. 그럼 속성이 가벼워진다.

· 우유가 끓을 때 필발, 건조생강, 강황, 감초와 같은 향신료를 첨가하면 카파를 악화시키는 속성이 감소된다.

· 하루의 시작으로 물 한잔을 섭취하고, 점심 이후에는 희석시킨 요거트나 버터밀크를 섭취하고, 자기 전에는 우유 한잔을 마시면 항상 건강하게 질병 없이 지낼 수 있다는 말이 있다.

· 우유의 맛, 색, 냄새가 변하고 우유가 발효됐다면 마시지 않는다.

· 우유에는 짜거나 신 식품을 첨가하지 않는다. 이는 우유의 속성과 반대되는 상극의 조합으로 피부염과 같은 피부 질환이 발생할 수 있다.

· 우유의 크림은 유분이 풍부해 바타와 피타를 진정시키고 정력을 강화한다(정자 증가).

· 새끼를 낳은 지 얼마 안된 젖소의 우유는 속성이 무겁고 걸쭉하며 단백질이 풍

부하다. 카파를 악화시킨다. 또한 인체 연결통로에 축적되는 경향이 있다.

·코야(반 탈지 우유)는 속성이 무겁고 기름지며 정력을 강화한다(정액 증가).

·코티지 치즈와 응유는 신체에 힘을 길러주는 반면 코야 보다는 속성이 가볍다.

·유장은 영양소가 풍부하고 체력을 보강한다. 소화력이 약한 사람에게 유익하다.

4. 요거트

'요거트'는 일상생활 속에서 흔히 먹는 식품이다. 아유르베다 전통의학에는 요거트가 가장 유익한 식품 중 하나로 기록되어 있다. 요거트는 소화를 돕는 속성으로 익히 알려졌다. 요거트는 소화관 내 세균의 균형을 바로잡는다. 이 외에도 요거트 속에는 사람들에게 잘 알려지지 않은 유익한 기능이 많이 포함되어 있다.

속성

·요거트의 속성은 무겁고 기름지다. 맛(라사)과 소화 후 작용(비파카)은 시고, 효능(비리아)이 뜨겁다.

·요거트는 신체 연결통로에 축적되어 통로를 막는다.

·요거트는 지사제로 장 내 수분을 흡수한다.

·바타를 완화하고 카파와 피타를 증가시킨다.

장점

·요거트는 헤모글로빈, 체력, 소화능력을 증가시킨다. 또한 영양이 풍부하고 식욕을 개선시킨다.

·요거트는 정력제로써 정자의 질과 개수를 증가시킨다.

단점

요거트를 과도하게 많이 섭취하거나 잘못된 방법으로 섭취하면 부종, 혈액질환, 발열, 체내 출혈, 황달이 발생한다. 도샤로 인해 혈액이 손상되는 질환을 앓는 경우에는 요거트 섭취를 자제해야 한다.

증상

요거트는 복부질환, 만성감기, 말라리아, 몸의 쇠약, 배뇨장애 및 독감에 좋다.

요거트: 주의사항

· 밤에는 요거트를 섭취하지 않는다.

· 정제버터(기이), 꿀, 설탕, 조리된 녹두, 구스베리 분말, 볶은 커민 가루, 암염 등의 첨가물 없이는 요거트를 섭취하지 않는다.

· 불에 조리하거나 태양열에 노출하여 뜨겁게 만들지 않는다.

· 요거트는 카파와 피타를 자극하기 때문에 여름, 봄, 가을철 섭취는 권장되지 않는다.

· 요거트 섭취가 유익한 계절은 장마철과 겨울이다.

· 달콤한 버터밀크(라씨), 잘게 썬 과일 또는 야채를 넣고 첨가물을 넣은 요거트(라야타), 물에 희석한 요거트로 만든 녹두 가루+요거트 카레는 계절에 상관없이 언제든 먹어도 좋다.

· 요거트는 잘 발효되거나 완전히 응고된 것만 사용한다.

· **요거트 크림**: 체력을 보충하고 정자를 증가시키며(정력제) 치질에 효과가 좋다.

· **요거트 물(유장)**: 유장은 속성이 가볍다. 소화력을 증가시키고 변비를 개선하며 체내 연결통로의 독소를 해독하고 바타와 기타 노폐물을 진정시킨다.

· **유분이 없는 요거트**: 유분이 없는 요거트는 건조하고, 부글거림과 변비를 유발하고 바타를 증가시킨다. 그러나 대장염이나 스프루 증후군에는 효과가 좋다.

· **제대로 발효되지 않은 요거트**: 굳지 않은 요거트는 차단하는 성질이 있기 때문에 인체 연결통로를 막는다. 따라서 매우 유해한 식품으로 간주된다.

5. 버터밀크

'버터밀크'는 요거트를 희석하거나 요거트를 물 없이 계속 휘저어 만든 식품이다. 사용하는 요거트의 종류에 따라 버터밀크의 맛이 달거나 시거나 또는 시큼해진다. 버터밀크의 특성은 그 속에 함유된 물과 버터의 양에 좌우된다. 물을 넣지 않고 요거트를 휘저어 만든 버터밀크는 '골라'라고 부른다. 물의 함량이 1/4인 버터밀크는 '타크라'이고, 요거트와 물이 동량이면 '우다스비타'라고 부른다. 물을 넣지 않고 휘저어 버터를 추출한 버터밀크는 '챠챠'라고 부른다. 챠챠는 속성이 가볍고 차갑다. 또한 바타와 피타를 완화하는 반면 카파를 악화시킨다. 소금과 함께 섭취하면 소화능력이 좋아진다. 버터 성분이 함유되지 않은 타크라는 속성이 매우 가볍고 몸에도 유익하다. 버터성분을 추출하지 않고 만든 버터밀크는 속성이 매우 무겁다. 그렇기 때문에 체력을 강화시키는 반면 카파를 손상시킨다.

버터밀크의 속성
· 버터밀크(타크라)는 속성이 가볍고 달고 시고 떫으며 소화 후 작용(비파카)은 단맛이다. 타크라는 카파와 바타를 진정시킨다.
· 버터밀크는 식욕을 돋우고 심장 건강에 좋으며 소변량을 증가시킨다.
· 버터밀크는 지사제로써 장 속 수분을 흡수하고 변을 단단하게 한다.
· 버터밀크는 인체 연결통로를 자극하고 고르고 정화시킨다.

장점
버터밀크는 카파와 바타 질환의 가장 강력한 치료제이다. 버터밀크의 다른 형태는 이질, 대장염, 점액질, 만성 스프루 증후군 치료에 가장 적합하다.

단점

신선한 버터밀크(타크라 또는 챠챠)는 복부 장기 속 축적된 카파를 제거하지만 목에 가래를 형성한다. 만성 감기, 축농증, 기침, 기관지 천식 및 목 질환에는 신선한 버터밀크의 사용을 자제하는 대신 따뜻한 버터밀크를 섭취한다. 이러한 증상에 아주 신맛이 나는 버터밀크는 위험하다. 흉부 부상, 몸의 쇠약, 어지럼증, 실신, 화끈거림 및 체내 출혈에는 모든 종류의 버터밀크를 삼가야 한다. 또한 장마철 몸에 열기가 발생할 때도 버터밀크를 섭취해서는 안 된다.

증상

버터밀크는 복부질환, 스프루 증후군, 복부팽창, 황달, 비장질환, 비만, 배뇨장애, 부종, 중독 및 치질에 효과가 좋다. 또한 정제버터(기이)의 과도한 섭취로 발생한 비만과 같은 질병에도 도움이 된다. 현대 과학은 버터밀크가 비만 및 심장 문제를 앓고 있는 사람들에게 유익하다는 결론을 내렸다.

버터밀크의 효과는 첨가된 보조성분에 따라 달라진다.

· 신 버터밀크+건조 생강과 바다소금 　 – 바타 질환에 효과

· 단 버터밀크(신맛 없음)과 설탕 　 – 피타 질환에 효과

· 버터밀크+트리카투(말린 생강, 검은후추, 필발)와 보리소금 – 카파 질환에 효과

· 버터밀크+아위+커민 씨+바다소금 　 – 바타 진정, 치핵, 설사, 대장염, 방광 통증에 효과가 있으며 소화력 개선.

· 버터밀크+ 야자즙조당(인도산 흑설탕) – 배뇨장애 및 기타 방관 질환에 효과

· 버터밀크+갯질경이 　 – 황달에 효과

6. 버터

'버터'는 1. 요거트를 주 재료로 만든 버터, 2. 우유를 주 재료로 만든 버터, 두
종류로 구분된다.

속성

·요거트로 만든 버터는 신성한 상태일 때 달고 떫은맛을 지니며, 소화 후 작용
(비파카)은 달고 가볍고 기름진 맛을 띠고 속성(비리아)은 차갑다. 요거트 버터
는 바타와 피타를 진정시키고 소화의 불을 개선하며 안색을 좋게 만들고 지사
제(항 설사제, 묽은 변을 응축) 역할을 하며 강장제 기능이 있어 정가의 수를 증
가시킨다.

·우유로 만든 버터는 속성이 매우 차갑다. 지혈 작용을 하고 지사제(항 설사제,
묽은 변을 응축) 역할을 한다.

장점

·요거트로 만든 버터는 기억력과 지능을 향상시키고 심장을 강화한다.

·우유로 만든 버터는 눈 건강에 좋다.

증상

·요거트로 만든 버터는 결핵, 신체 여윔, 기침, 치핵, 마비 증상에 좋다.

·우유로 만든 버터는 마비 증상에 매우 효과적인 약제이다.

7. 기이(정제버터)

　버터를 가열해 버터 속 수분을 분리하고 남은 응집된 성분으로 만든 물질이 '기이' 또는 '정제버터'이다. 정제버터는 허브 약제의 효능을 증가시키는 유일무이한 속성을 지닌 덕분에 오일 성분 중에서 그 품질을 최고로 여긴다. 다른 오일 성분 중에는 이와 같은 속성을 찾아볼 수 없다. 모든 종류의 정제버터 중에서도 젖소의 우유로 만든 정제버터가 최상의 정제버터로 간주된다.

속성
　정제버터는 속성이 무겁고 기름지며 소화 후 작용(비파카)은 단맛을 지닌다. 정제버터의 효능은 차갑다. 인체 연결 통로 내 도샤를 밀어내는 기능으로 연결통로를 정화하고 부드럽게 만들며 바타를 진정시킨다.

장점
　정제버터는 지능과 기억력을 향상시키고 두뇌를 명석하게 만든다. 이 외에도 체력을 보강하고 수명을 연장하며, 정자, 시력, 생식력, 윤기, 유연성, 성량을 개선한다. 영양이 풍부해 몸에 안전성을 제공하고 소화력을 증가시킨다. 또한 심장을 강화시키며 고령의 심장에도 영양을 공급한다. 정제버터는 훌륭한 원기회복제이다.

증상
　정제버터의 약용 성분과 영양성분은 심리적 동요, 심리적 불균형, 발열, 화상, 염증, 정신병, 결핵, 몸의 쇠약, 상처, 부상 등에 효과가 있다.
　정제버터의 쓰임은 다양하다. 식사 재료, 약재, 마사지, 관장, 점비약 등으로 사용된다. 출혈에는 흡입 요법으로 이용되고, 오래된 정제버터를 이용한 마사지는 갈비뼈 통증, 바타의 상향 순환, 신체 여윔, 몸의 쇠약, 기침, 낙태, 시력감소, 만성 발열 치료에 활용된다. 꾸준한 우유와 정제버터 섭취는 영양공급과 원기회복을 위한 최고의 식품궁합이다.

아유르베다 문헌에서는, 10년 묵힌 정제버터를 '푸라나'라고 부르고 100년 동안 저장한 정제버터는 '쿰바그르타', 100년 이상 저장한 정제버터는 '마하그르타'라고 불렸다. 비록 냄새가 역하기는 하지만 오래 묵힌 정제버터는 간질, 중독, 실신, 말라리아 및 시력의 감소를 완벽하게 치료한다. 또한 상처를 소독해 아물게 하고, 머리질환, 귀질환, 안과질환 및 여성의 생식기질환을 치료한다. 오래 저장된 정제버터는 항생제 및 항바이러스제 기능을 한다. 더불어 카파를 진정시키는 동시에 폐렴에 효과가 매우 뛰어나다.

8. 오일

정제버터 다음으로 건강에 유익한 기름기 성분은 '오일'이다. 전통적으로 오일이라는 단어는 참기름을 지칭한 말이었으나, 오늘날에는 넓은 의미에서 사용되며 모든 기름기 성분을 가리킨다.

속성

· 일반적으로 오일의 속성은 달고 떫으며 뜨거운 효능을 지닌다.

· 오일은 독특한 특성이 있다. 마른 사람에게는 체중 증가에 도움이 되는 동시에 비만인 사람에게는 지방 감소에 도움을 준다. 오일은 액상이기 때문에 신체 연결통로를 쉽게 통과한다. 마른 사람의 인체연결 통로는 수축되거나 쭈글쭈글한 형상을 띤다. 이때 오일이 가진 '고르는 속성'과 '자극적인 속성'이 연결통로를 타고 지나가며 연결통로를 활짝 펴준다. 이렇게 연결통로가 팽창되면 전신에

영양을 풍부하게 공급할 수 있어 자연스레 체중도 정상으로 돌아온다. 반대로, 오일의 '미세한 속성'은 비만인 사람의 신체 연결통로를 투과해 연결통로 내부와 주변에 쌓인 지방을 없앤다. 현대 의학적 측면에서, 오일 속 '불포화지방산'은 비만이나 당뇨병이나 심장병에 어떠한 경우로도 해를 가하지 않는다.

· 오일에는 이 외에도 특별한 속성이 있다. 대변을 단단하게 만들기도 하고, 변비를 완화시키기도 한다. 오일은 변을 응집하고 배출하는 기능과, 반대로 변을 묽게 만드는 기능을 모두 함유하고 있다.

· 오일은 오래될수록 좋다. 정제버터의 영양성분은 1년이 지나면 감소하지만 오일은 오래 저장된 오일일수록 그만의 유익한 속성 또한 증가한다.

장점

· 오일은 소화되기 전에 전신에 퍼지지만 카파를 악화시키진 않는다.

· 피타와 체력을 증진하고 피부에 영양을 공급하며 근육에 체력, 안전성, 영양을 전달한다.

· 지능과 소화능력을 증진시키고 대변을 응축시키며 잦은 배뇨증상을 감소시키고 정액이 이동하기 용이하도록 질의 통로를 정화한다.

· 오일은 바타를 진정시키는 성분들 중 그 효능이 가장 강하다고 간주된다. 다양한 오일을 활용한 전신 마사지는 바타의 악화를 완화하고 피로를 덜어주며 노화의 징후를 개선한다. 또한 시력을 맑게 하고 피부를 밝고 부드럽고 윤기 있게 가꾸며 주름을 방지하고 체력을 도모하며 숙면을 유도한다.

· 오일을 허브와 함께 가공하면 오일 속에 허브의 약용 성분이 스며든다. 따라서 오일은 효과가 매우 뛰어난 약용 성분이자 치료 성분이다.

· 모발에 오일을 바르면 두통이 완화되고 대머리, 새치, 탈모가 예방된다.

다양한 식품에서 추출하는 오일은 해당 식품의 속성을 그대로 간직한다. 그중에서도 참깨, 겨자, 코코넛, 땅콩, 아마씨에서 추출한 오일은 주변에서 가장 흔하게 사용되는 오일이다. 다음은 이러한 오일에 대한 간략한 설명이다.

1) 참기름

오일 중에서 가장 좋은 오일이 바로 참기름이다. 참기름은 피부 마사지용도로도 사용되고 유익한 식품으로도 섭취된다. 또한 조리용 기름으로도 활용된다.

속성

· 참기름은 체내에 쉽게 침투하고 전신에 퍼진다. 참기름 무거운 속성과 뜨거운 효능을 지니지만, 촉감은 차갑고 영양이 풍부하다.

· 참기름은 묽은 변을 결집시키며 불필요한 성분을 골라내는 기능도 한다.

· 참기름은 기름기가 주 성분이지만 카파를 항진시키지는 않는다. 참기름은 또한 바타를 진정시키고, 마사지 용도로 활용 시에는 피타도 진정시킨다.

장점

참기름은 체력 및 신체의 안정감을 더해주고 피부를 밝게 만들며 소화력과 지능을 강화하고 자궁을 정화한다.

증상

참기름은 상처, 배뇨장애, 잦은 소변, 배뇨 이상, 두통, 귀 질환을 치료한다. 참기름을 섭취할 경우에는 피부, 모발, 심장, 눈 건강에 큰 효과가 없지만, 몸에 바르면 (마사지 용도) 효과가 뛰어나다. 참기름은 이 외에도 발목을 삐거나, 부상, 화상, 골절 치료에 사용된다. 또한 비강 흡입제, 찜질약, 마사지, 귀에 넣는 물약으로도 사용된다.

2) 겨자 오일

북인도에서는 겨자오일을 요리에 다양하게 활용한다. 겨자오일은 다른 오일과 비교해 포화지방이 상대적으로 적다.

속성

알싸하고 가벼운 속성과 뜨거운 효능을 지녔으며 신체 연결통로를 투과한다. 겨자오일은 카파와 바타를 완화하는 반면 정자를 파괴하고 피타와 혈액을 약화시킨다. 그러나 소화를 개선하며, 몸을 자극하고 불필요한 성분을 골라내는 작용을 한다.

장점

겨자오일은 신체의 해독을 돕고 면역력을 강화하며 소화기능, 순환기능, 배설기관을 자극한다. 또한 겨울철 전신 마사지에 활용하면 체온을 따뜻하게 유지시킨다.

증상

겨자오일을 사용하면 관동맥성심장병 예방에 도움이 되고, 발진 및 기타 피부질환과 머리 및 귀질환을 치료하고 기생충을 없앤다. 겨자오일은 특히 비장 확대 증상을 앓고 있는 사람에게 효과가 좋다.

3) 땅콩 오일

땅콩오일은 땅콩 기름으로 불리기도 한다. 맛이 부드러워 오늘날 조리용 오일로 널리 사용되고 있다.

속성

땅콩오일의 속성은 매우 뜨겁고 무겁고 기름지다. 카파와 바타를 완화하는 대신 피타와 화상 증상을 악화한다. 땅콩오일은 마사지 오일로 사용할 경우 피부에 유분기를 제공하는 기능이 전혀 없어 되려 건조함을 유발한다.

4) 코코넛 오일

코코넛 오일은 서인도에서 정제버터 대용으로 사용하는 식용 오일이다.

속성

코코넛 오일은 속성은 매우 무겁고 차갑다. 바타와 피타를 완화하는 반면 카파를 악화시킨다.

장점

코코넛 오일은 모발에 좋다. 천연 모발 영양제로써 모발용 오일로는 품질이 최고다. 그 외 건성 피부용 마사지 오일로도 효과가 뛰어나다. 코코넛 오일로 마사지하면 주름과 피부 처짐이 예방된다. 부드럽게 전신을 마사지하면 코코넛 오일의 진정 성분이 스트레스를 해소시킨다. 여름철 코코넛 오일로 머리를 마사지하면 쿨링 효과가 있다.

증상

코코넛 오일은 건선, 피부염, 습진 및 기타 피부 감염 치료에 도움이 된다. 이 외에도 당뇨병 관리와 신장결석 용해에 효과가 좋다.

5) 아마씨 오일

아마씨 오일은 투명하거나 약간 노란 빛을 띠는 오일로 속성이 건조하다.

속성

아마씨 오일은 속성이 달고 시고 뜨겁다. 소화 후 작용(비파카)은 알싸한 맛이다. 카파와 피타 및 혈액을 손상시키고 바타를 완화하며 피부질환을 유발한다.

증상

아마씨 오일은 관절염증, 관절염, 통풍, 동통을 감소시키고 심장질환을 예방하며 콜레스테롤을 낮추고 고혈압을 조절한다. 또한 변비, 치질, 담석증에 효과가 좋다.

9. 꿀

'꿀'은 달콤한 점성 유체로 벌이나 기타 곤충이 꽃에서 채취하는 성분이다. 꿀에는 다양한 종류가 있다. 색깔 또한 일반적으로 갈색을 띠지만, 그 밖에도 노르스름한 빛깔부터 붉은 색, 심지어 검은색까지 여러 종류가 있다. 아유르베다 전통의학에서는 꿀이 신체의 세 가지 근원 물질인 바타, 피타, 카파의 모든 불균형에 유익한 작용을 한다고 간주한다. '수스루타'와 같이 학식이 풍부한 의학자들은 꿀 속에 모든 도샤의 진정 기능이 포함됐다고 믿었다.

속성

· 끝 맛이 떫은 단맛이며 시원하고 건조하고 무거운 속성을 지닌다.

· 항균 기능으로 다양한 질환 치료에 활용된다.

· 항산화제 기능으로 면역력을 강화한다.

· 흡습성이 강해 수분을 흡수하며 피부에 수분을 공급하고 손상된 피부를 부드럽고 탄력 있고 젊게 복원한다.

· 배출 기능으로, 기침을 감소시키고, 찐득찐득한 체내 점액과 카타르를 효과적으로 배출시킨다. 또한 꿀은 진정작용이 있어 인후염 및 기침에 효과가 좋다.

· 응집 기능으로, 깊은 상처 또는 부상 부위를 결속시키고 상처를 소독 및 치료한다.

· 트리도샤(바타, 카파, 피타)를 진정시킨다.

· 천연 해독제 기능이 있다.

· 효과가 바로 나타나는 에너지 보충제이다.

· 식욕을 돋우고 소화의 불을 향상시킨다.

·안색을 개선한다.

·눈 건강과 시력에 유익하다.

·심장 건강에 좋다.

·갈증을 해소하고 딸꾹질을 멈춘다.

증상

금방 채취한 꿀은 영양이 풍부해 체중 및 체력을 향상시킨다. 또한 순한 완화제 기능으로 변비를 해소시킨다. 금방 채취한 꿀을 소량 섭취 하면 기침이 감소한다. 반대로, "오래 묵힌 꿀"은 속성이 매우 자극적이며 체내에 불필요한 성분을 골라 내는 기능을 가지고 있다. 이와 함께 변비를 해소하고 지방의 대사를 도와 지방과 콜레스테롤을 감소시키고 소화에 유익한 작용을 한다. 아유르베다 문헌에서는 꿀의 또 다른 특징을 '요가바히'라고 명시했는데, 이는 '훌륭한 전달체'라는 뜻을 가지고 있다. 산스크리트어로 '요가바히'는 가장 깊은 조직까지 통과하는 성분을 일 컫는다. 다른 약용허브와 꿀을 함께 사용하면, 꿀이 약용성분을 흡수하고 그 효능을 강화시켜 조직 깊숙이까지 약용성분이 도달하도록 도움을 주는 작용을 한다. 이처럼 꿀은 훌륭한 전달체로써 아유르베다 약제의 보조성분(아누파나)으로 자주 활용된다.

꿀은 체내출혈, 비뇨질환, 비뇨기 이상, 피부질환, 기관지 천식 및 폐 또는 호흡기 이상, 기침, 설사, 구토, 중독 및 기생충감염에 매우 효과가 뛰어난 성분이다.

중요한 정보

· 꿀과 열은 상극이다.

· 꿀을 따뜻하게 섭취하는 것은 권장되지 않는다. 따라서 꿀은 뜨거운 성분과 함께 섭취하거나,
여름철 또는 열로 인한 질환에는 사용하지 않는다.

· 따뜻한 꿀이 권장되는 단 하나의 예외사항은 구토를 통한 정화요법에 사용되는 경우다. 따뜻
한 꿀은 구토와 동시에 몸 밖으로 배출되기 때문에 이때 사용되는 꿀은 인체에 어떠한 독성
작용도 가하지 않는다.

· 동량의 꿀과 정제버터 사용은 권장되지 않는다. 그러나 소량씩 다른 비율로 섞어 섭취하면
건강에 매우 유익하다.

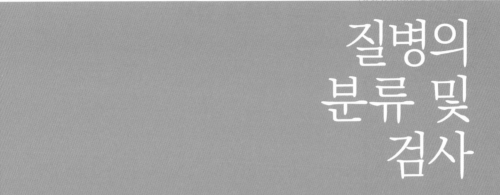

제8장

질병의
분류 및
검사

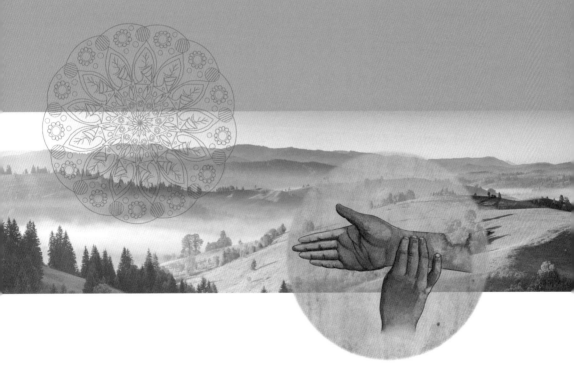

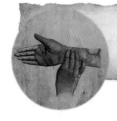

제8장

질병의 분류 및 검사

건강이 '질서'라면 질병은 '무질서'다. 체내에서는 질서와 무질서가 끊임없이 상호작용한다. 아유르베다 전통의학에 따르면 건강의 개념은 질병의 근본적인 이해에서 비롯된다. 질병은 한자로 병 '질' 자에 병들 '병'을 사용한다. 따라서 질병에 대해 살펴보기 전에 우리는 병이 없는 안락한 상태나 건강의 의미를 짚어봐야 한다. 건강은 소화의 불(아그니)이 균형 잡힌 상태이고, 신체 기질(바타, 피타, 카파)이 평행을 유지하고, 3가지 노폐물(소변, 대변, 땀)이 조화롭고 정상적으로 배출되고, 감각 기능이 정상적으로 작동하고, 심신과 의식이 조화롭게 하나로 작용하는 상태를 의미한다. 그러나 이 중 하나의 균형이라도 무너지면 질병의 순환이 시작된다. 따라서 심신의 불균형은 육체적 및 정신적 고통과 불행의 원인이다.

1. 질병의 분류

아유르베다 전통의학에서는 질병을 그 근본적 기원, 즉 '생리학적', '영적' 또는 '정신적' 기원에 따라 분류한다. 또한 심장, 폐, 간 등등 '발병 부위'에 따라서도 분류되며, '발생 원인'과 '바타, 피타, 카파 도샤'에 따라서도 분류된다. 이러한 분류에 따라 의사는 그에 맞는 처방을 내린다. 다음은 다양한 질병 분류 유형에 대한 설명이다.

1) 도샤와 카르마에 근거한 분류

(1) 도샤자 라가

부적합한 식습관과 생활방식은 바타, 피타, 카파 도샤(항진 또는 저하)에 해를 끼치며, 각각 바타, 피타, 카파 관련 질환을 유발한다. 이 같은 분류법으로 분류된 질환에는 두 가지의 '도샤자 질환'이 있다.

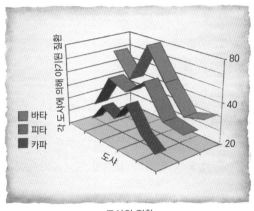

도샤와 질환

1. 사마니아자 로가: 도샤의 악화로 발생한 질병을 '사마니아자 로가'라고 부른다. 이러한 질환에는 발열, 설사, 복부팽창 등이 있다.

2. 나나트마자 로가: 특정 도샤에서 발생하는 질병을 '나나트마자 로가'라고 부른다. 여기에는 특정 도샤가 외의 나머지 도샤나 다른 도샤와의 조합으로 발생하는 질병은 포함되지 않는다. 아직까지 완벽한 질병의 수를 확인하지는 못했지만, 아유르베다 문헌에서는 바타 질병은 80가지, 피타 질병은 40가지, 카파 질병은 20가지라고 설명되어 있다.

(2) 카마자 로가*

'카마자 로가'는 전생의 죄로 인해 비롯된 질병 또는 고의로 혹은 무의식적으로 현생에서 행한 잘못된 행동으로 발생한 질병을 의미하며 '아드르스타 카르마자'라고도 부른다. 이런 종류의 질병에는 특정한 도샤의 손상이나, 이렇다 할 명백한 증상이 나타나지 않는다. 그렇기 때문에 질병 치료가 어려워 고생을 한다. 이러한 질병은 갑자기 발병하며 다양한 치료법을 적용해도 치료가 쉽지 않다. 질병으로 인한 고통은 고귀한 행동으로 악행을 잠식해야 완치된다. 자비나 연민을 품고 신(종교), 불우이웃, 장애인에게 봉사를 하고 기도하고 명상하며 선행을 쌓으면 질병이 완화된다.

(3) 도샤-카르마자 로가

잘못된 현생의 식이요법 및 생활습관과 전생의 잘못으로 도샤와 카르마(업)가 결합되어 발생한 질병이 '도샤-카프마자 로가'다. 때문에 원인이 경미하더라도 만성

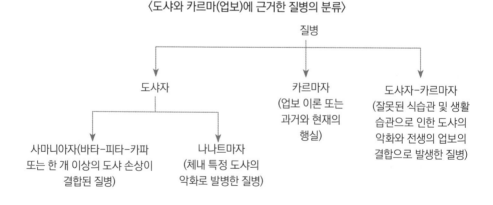

〈도샤와 카르마(업보)에 근거한 질병의 분류〉

---

* 아유르베다 전통의학에서는 슬픔 또는 기쁨, 질병 또는 건강의 형태로 덕의 결실과 죄악의 결과를 받는 환생이론과 인과응보(카르마, 업보)의 법칙을 적용한다. 따라서 아유르베다 문헌 속에서 건강과 행복에 가장 필수적인 접근법은 선행, 윤리, 경건한 생활습관, 올바른 행동 및 덕행으로 간주된다.

질병으로 이어질 수 있으며, 정상적인 도샤의 수치가 아주 조금만 상승해도 심각한 질병이 나타날 수 있다. 치료는 질병의 기원에 맞춰 이뤄진다. 이러한 질병을 앓는 환자는 이전 삶에서의 악행이 업보가 되어 발생하는 고통을 감수해야 한다. 치료와 함께 선행을 베풀면 질병을 완화하는 데 도움이 된다.

2) 치료법에 근거한 분류

(1) 완치 가능한 질병

치료 가능한 질병은 도샤의 손상과 함께 병의 전조 징후 및 주요 증상이 느리게 발현되며 나타난다. 질병에 관련된 조직이 손상된 도샤와 속성이 비슷하지 않거나, 환자의 기본 도샤 체질이 손상된 도샤와 다르거나(예를 들어 바타 체질이 바타 질환을 앓지 않을 때), 손상된 도샤가 계절이나 특정 장소의 영향을 받지 않을 때, 질환이 국소부위에서 발생해 단일 통로에서만 순환할 때, 합병증 없이 처음 발병한 질환일 때, 신체가 모든 치료 요법을 견딜 수 있을 때(구토, 정화요법 등등), 환자의 소화능력과 대사능력이 뛰어날 때, 치료의 4가지(의사, 환자, 약물, 간호인)가 훌륭하게 잘 맞을 때, 질병은 완치 가능하다. 완치 가능한 질병은 좀 더 세분화되어 2가지로 분류된다.

1. 간단한 완치: 위에 언급된 상황에서는 질병 치료가 쉽다.
2. 어려운 완치: 질병의 원인과 전조증상 및 주요 증상이 보통의 속도로 발현될 때, 계절에 영향을 주는 도샤와 체질 및 조직의 지배적인 도샤가 손상된 도샤와 같을 때, 환자가 산모, 아이 또는 고령일 때, 질환의 합병증이 동반될 때, 질병이 신체 주요 부위, 관절 또는 민감한 부위에 발생했을 때, 치료의 4가지가 맞지 않을 때, 질병이 악화되어 다른 부위로 이동할 때, 질병이

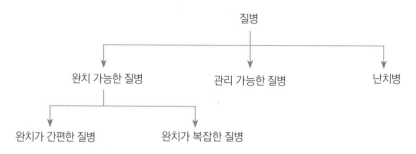

〈치료법에 근거한 질병의 분류〉

질병

완치 가능한 질병　　　　관리 가능한 질병　　　　난치병

완치가 간편한 질병　　　　완치가 복잡한 질병

만성질병으로 전환될 때에는 질병의 완치가 까다로워진다.

(2) 관리 가능한 질병

호의적인 조건에서도 악화되는 질병은 치료 가능한 질병이 아닌 관리 가능한 질병으로 분류된다. 몇몇 질병은 약을 사용하면 증상이 완화되거나 가라앉거나 강도가 줄어들지만, 환자가 약을 중단하거나, 상태가 나빠지거나 안 맞는 식품을 섭취하면 증상이 다시 악화된다. 이러한 질환이 바로 완치가 아닌 '관리가 가능'한 질환이다. 일부 질병은 평생토록 관리를 해야 하지만 환자를 죽음에 이르게 하진 않는다. 메다, 아스티 및 기타 조직과 연결됐거나 신체의 중요한 장기나 관절에서 발생하거나, 만성 질병이거나 1년 이상 된 질병이거나 신체에 영구적으로 존재하거나, 2가지 도샤의 악화로 발생한 질병은 관리가 가능한 질병으로 분류된다.

(3) 난치병

어떠한 치료법에도 불구하고 치료가 어려운 질병이 '난치병'이다. 이와 같은 질병은 관리 가능한 질병과 증상이 비슷하며 모든 도샤(트리도샤자)의 악화가 동반된다. 난치병에는 효과가 뛰어난 치료법이 없다. 난치병은 전신에 퍼져있고 매우 복잡한 구조를 띠며 만성적이고 속성이 악하다. 환자의 소화력과 의지가 저하되어 고통을 받고, 몸이 약해지고 쇠퇴하고, 천성적으로 불안해하고, 마음속에 부정적인 생각이 만연하고, 상태가 치명적인 경우 난치병으로 분류된다.

여기서 알 수 있는 사실은 난치병이 항상 치료가 불가능한 것은 아니라는 점이다. 정확한 진단과 혁신적인 치료법이 병행되면 치료가 가능하다. 예를 들어, 과거에는 결핵과 샅굴탈장이 난치병이었으나 오늘날 이러한 질병은 약물 및 수술요법으로 성공적으로 완치되고, '난치병'이 아닌 '완치 가능한 질병'으로 분류된다. 이와 유사하게, 아유르베다 치료법에는 현대 의학에서 난치병으로 분류되는 질환의 치료를 돕는 다양한 치료법이 존재한다. 질병은 마치 적군이나, 독약 또는 횃불과 같이 위험하기 때문에 경미하거나 일반적인 질환이라 할지라도 그냥 넘겨서는 안된다. 제때에 적절한 약으로 치료하지 않으면 아무리 일반적이고 경미한 완치 가능한 질병이라도 강력하고 질긴 난치병이 될 수 있다. 예를 들어 일반 감기나 기침은 경미하고 일반적인 질환이지만 오랫동안 치료 없이 방치하면 만성 기관지염, 기관지 천식으로 악화되거나 폐렴 발병의 원인이 될 수 있다.

3) 주요 질환과 동반되는 합병증

많은 질병이 도샤, 다투, 말라스에 국한되지 않고 독립적으로 발병한다. 또한 앓고 있는 주요 질병으로 인해 새로운 질병이 나타나기도 하고, 그렇지 않으면 해당 질병과 연계된 질병이 나타나기도 한다. 이렇게 발생한 새로운 질병은 그 원인을 치료하면 회복된다. 따라서 의사는 질병 치료 시 이 점을 유념해야 한다. 발병 초기부터 그 근원이 있고, 다른 질병의 징후나 합병증이 아닌 질병을 '일차질환' 또는 '원발 질환'이라고 부른다.

4) 신체적 및 심리적(심신) 질병

아유르베다 전통의학에 따르면 모든 질병이 발생하는 특정 부위는 '몸' 아니면 '뇌'다. 보통, 질병 중 일부는 신체에서 발병되고 나머지 일부는 마음에서 발병된다. 그 밖의 질병은 심신 모두에서 발생한다. 신체적 질병과 심리적 질병은 서로 연결되어 있으며, 발병의 근원지로부터 병을 분리해내야 치료가 가능하다. 몸에 병이 나면 마음에도 그 영향을 받고, 마음에 병이 나면 똑같이 몸에도 그 영향을 받는다. 신체와 정신 질환간의 유일한 차이점은 처음 발병 시 나타나는 첫 통증의 징후이다. 즉, 신체 질병과 정신적 질병은, 신체와 마음이 질병으로 변형되는 모습이 각기 다르듯이 증상이 발생하는 특정부위의 모습이 다르다. 이들 질병은 각각 신체적 질병 및 심리적 질병으로 분류된다. 이 외에도 간질이나 정신병 같은 질병은 몸과 마음이 모두 발병의 원인이기 때문에 '우바야스리타라'고 부른다. 신체 질환과 정신 질환이 만성 질환으로 이어지면, 그 둘이 완전히 합쳐진 상태의 '심신질환'이 된다.

신체적 질병은 우선 바타, 피타, 카파 및 혈액을 손상시키고 이후 마음의 혼란을 초래한다. 이러한 상황에서는 도샤를 진정시킨 뒤에 치료를 시작해야 한다. 발열이나 설사 등은 신체적 질병으로 분류된다. 정신적 질병의 첫 치료 단계는 라자스(행동, 감정, 감정변화)와 타마스(정체성)로 발생된 질병의 주요 근원을 제거하는 것이다. 욕망, 분노, 두려움, 흥분 및 기타 욕망 등과 같은 정신적 혼란과 정서적 불균형은 심리적 질병에 해당된다.

5) 내인성 질환과 외인성 질환

위에서 언급된 신체적 질환과 정신적 질환은 다시 '내인성 질환'과 '외인성 질환'으로 구분된다. 일부 질환은 수면방해, 갈증 또는 도샤의 항진이나 저하 또는 기타 내적 원인으로 인해 자연스럽게 발병된다. 이와 같은 질병이 내인성 질환이다. 반대로 외부 부상, 트라우마, 야생동물 습격(야생동물의 발톱이나 이빨로 난 상처) 등으로 발생한 질환은 외인성 질환이다. 내인성 질환과 외인성 질환은 서로 상화작용을 한다. 이미 악화된 내인성 질환은 외부 요인(박테리아 또는 기타 미생물 및 기생충)에 의해 더욱 악화되기 때문이다. 동시에, 외인성 질환으로 인한 도샤의 손상은, 향후 도샤를 다시 자극해 내인성 질환을 유발한다. 따라서 치료 중에는 반드시 도샤를 균형 잡힌 상태로 유지해야 한다. 물론, 치료에 있어서는 그 무엇보다 실제 질병의 유발 원인에 가장 큰 초점을 맞춰야 한다.

앞서 언급한 바와 같이 '도샤의 손상'은 곧 질병의 '발병원인'이다. 손상된 도샤는 조직과 노폐물을 약화시키고 해친다. 이 외에도 세 개의 도샤 중 하나라도 악화되면(항진 또는 저하), 그에 상응하는 나머지 도샤가 영향을 받는다는 것을 반드시 명심해야 한다.

6) 고통에 근거한 질병의 분류

질병은 통증에 따라 '아디아트미카', '아디바우티카', '아디다이비카' 3종류로 분류된다.

(1) 심신의 고통으로 발생한 질병(아디아트미카 로가)

이와 같은 질병은 몸속 정신적 및 신체적 기질로 인해 발생한 질병이다. 해당 질병은 좀 더 세밀하게 3가지로 구분된다.

 (i) 유전 질환(아디발라 또는 밤사자): 수정이 이뤄질 때 정자나 난자 속 도샤가 손상되어 발생한 질병을 유전질환으로 분류한다. 지중해빈혈(유전성 용혈성빈혈)이나 기관지 천식 등이 모두 유전 질환에 해당한다. 유전 질환은 다시 2가지로 분류된다.

a) 모계 유전질환(마트르자): 부모 중 모체에서 근원이 된 질병.

b) 부계 유전질환(피드르자): 부모 중 부체에서 근원이 된 질병.

(ii) 선천적 질환(잔마발라자 또는 잔마자타): 이러한 질병은 임신 중 부적절한 식습관, 생활습관, 부주의로 발생된다. 예로는 실명, 근골격계 기형 및 발육 장애 등이 있다.

(iii) 도샤의 강도로 발생된 질환(도샤발라자): 이와 같은 질병은 부적절한 식습관, 생활습관 및 부주의로 인해 바타 및 기타 도샤가 손상되어 발병한다. 해당 질환은 더 세부적으로 2가지로 구분된다.

a) 복부 부위 발생 질환(아마사요타): 해당 질병은 위에서 소장의 상위부위(십이지장)에 해당하는 복부에서 발생하며 예로는 감기, 기관지 천식 및 간 질환 등이 있다.

b) 대장 발생 질환(파크바사요타): 대장에서 시작되는 질병이 여기에 해당되며 예로는 변비, 부글거림, 복부팽창 등이 있다.

(2) 신체적 고통으로 발생한 질병(아디바우티카 로가)

트라우마 및 기타 외부 부상 또는 적대관계의 사람, 소, 새, 뱀, 기타 동물 등의 공격으로 발생한 상처와 통증이 여기에 해당한다. 이러한 질병은 '외인성 질병' 또는 '적대적 공격으로 발생된 질병'으로 분류되기도 한다. 해당 질병 또한 2종류로 구분된다.

(i) 동물 습격에 의한 질환(비알라자): 야생 동물에 공격 당하거나 물려서 생긴 질환을 '비알라자'라고 부른다. 야생동물의 공격, 야생동물의 발톱, 뿔, 이빨로 인한 부상, 전갈의 독침, 뱀 독 및 기타 동물의 독, 동물에 의한 세균 및 바이러스 질병이 여기에 해당한다.

(ii) 흉기로 발생한 질환(사스트라자): 흉기, 무기, 폭탄, 폭발, 총격, 외상으로 인한 상처가 여기에 해당한다.

(3) 자연적으로 발생한 질병(아디다이비카 로가)

해당 질병은 자연적인 원인으로 발생한 질병으로 다음과 같이 3종류로 분류된다.

(i) 계절에 관련된 질환(칼라발라자 또는 르투자): 계절성 질환은 거센 비, 고온이나 저온 노출, 모기, 계절에 따라 주위 환경에 서식하는 미생물에 의해 발생된 질병이다. 이와 같은 질병은 대기로 전염되거나 열사병으로 발병한다. 계절성 질환은 다시 2가지로 나뉜다.

(a) 기온 변화 질환(바야판나르투 로가): 이상 기후(특정 계절에 예상과 달리 온도가 너무 높게 오르거나 낮게 내려갈 때)로 발생한 질병은 기온 변화 질환에 해당한다.

(b) 정상적인 기후 조건 질환(아바야판나르투 로가): 정상적인 기후 조건 하에서 발병되는 질환을 정상적인 기후조건 질환(계절질환)이라고 한다. 온도의 변화로 질병이 발생하면 우선 그에 맞는 약을 복용하고, 만약 차도가 없으면 다른 치료법을 적용한다. 계절 변화에 따른 질환은 해당 계절에 적합한 약을 활용해 치료한다.

(ii) 초자연적 현상으로 발병한 질병(다이바발라자 로가): 아유르베다 전통의학에서는 초자연적 현상으로 발병한 질병은 자연적으로 발생한 질병의 또다른 종류로 간주한다. 초자연적 현상으로 인한 질병은 불, 공기, 공간, 지구, 물 요소의 파괴 및 폭발에서 비롯되는 신적인 또는 초자연적인 요인으로 발생한다. 자연 재해로 발생한 질병은 신성한 힘에 의한 격동의 폐해에서 비롯되는 것으로 외상 후 스트레스 장애와 마찬가지로 이 범주에 속한

다. 초자연적 현상으로 발병한 질병은 다시 두 종류로 구분된다.

(a) 뇌우 및 화재로 인한 질병(아그니자): 해당 질병은 천둥 및 화재와 관련된 천재지변으로 발생한 질환으로, 여기에는 감전사가 포함된다.

(b) 전염병 확산 질병(피사카자): 환경 속에 존재하는 미생물에 의한 전염병이 여기에 해당한다. 전염병 확산 질병은 다시 2가지로 분류된다.

1. 전염병(삼사르가자): 직접적인 접촉으로 옮는 질병.

2. 대기 감염 질병(아카스미카): 환경 속 미생물의 확산으로 갑자기 발생하는 질병.

(iii) 자연적 욕구에 의한 질병(스바바바발라 로가): 이와 같은 질병은 자연적으로 발생하는 질병의 세 번째 종류에 해당하며, 배고픔, 갈증, 욕망, 분노, 수면 등과 같이 신체적 요구에서 비롯된 질병이다.

일부 논문과 학자들의 견해에 따르면, 질병의 종류는 심신질환, 신체적 질환, 초자연적 질환, 세 가지로 구분되며 여기서 좀 더 세분화하여 7가지로 다시 분류된다. 1. 유전 질병, 2. 출생관련 질병, 3. 도샤 관련 질병, 4. 적대적 공격 질병, 5. 계절적 질병, 6. 초자연적 현상으로 발생하는 질병, 7. 신체의 자연적 욕구로 인한 질병으로 구분된다.

7) 의존성에 근거한 질병의 분류

앞서 '언급된 원인(하나 또는 그 이상의 도샤의 악화)으로 발생되는 질병'을 포함해 '도샤가 악화됐다는 뚜렷한 증상을 동반하는 질병'과 '도샤를 진정시키는 치료법으로 증상이 완화되는 질병'은 '독립적인 질병(스바탄트라 로가)'이다. 반대로, 독립적으로 발생하지는 않지만 다른 질병과 연관되어 발생하고 질병의 원인을 치료하면

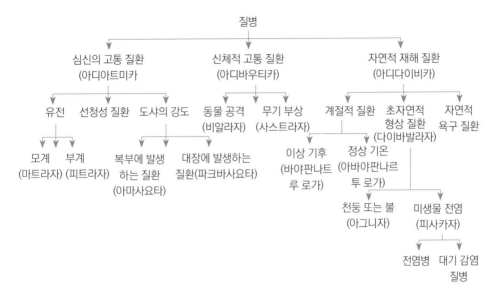

〈고통에 근거한 질병의 분류〉

같이 치료되며 뚜렷하거나 명확한 증상이 동반되지 않는 병을 '의존적 질병(파라탄
트라 로가)'이라고 한다. 의존적 질병은 다음과 같이 2가지로 분류된다.

1. 전조 증상(푸르바루파)

2. 합병증(우파드라바)

실제 질병이 발현되기 전에 발생하는 경미한 징후가 '전조증상'이다. '의존적 질
병'이 '독립적 질병'의 치료로도 사라지지 않는다면, 의존적 질병 치료를 위한 치료
법을 적용해야 한다. 만약 합병증이 더욱 악화된다면 근본 질환을 치료하기 전, 합
병증부터 우선 치료해야 한다.

이 모든 질병은 다양한 질병 그룹으로 더 상세히 분류된다. 질병 그룹은 '로가니
카'라고 불린다. 질병 그룹의 자세한 설명은 다음과 같다.

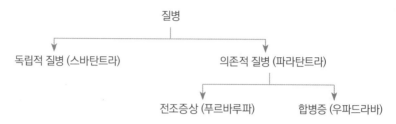

〈의존성에 근거한 질병의 분류〉

질병

독립적 질병 (스바탄트라)　　　　의존적 질병 (파라탄트라)

전조증상 (푸르바루파)　　　합병증 (우파드라바)

1. 효과에 근거한 분류(프라바바)

    (a) 완치 가능 질병: 간단히 치료되는 질병.

    (b) 난치병: 치료가 불가능한 질병.

2. 강도에 근거한 분류(발라)

    (a) 온화한 질병(프르두): 치료가 쉽고, 덜 공격적인 질병.

    (b) 사나운 질병(다루나): 쉽게 치료되지 않고 다양한 합병증을 동반하는 공
      격적인 질병.

3. 위치에 근거한 분류(아디스타나)

    (a) 신경학적 또는 정신적 질병(마노디스타나): 마음에서 발생한 질병.

    (b) 신체적 또는 육체적 질병(사리라디스타나): 몸에서 발생한 질병.

4. 원인이 되는 요인에 근거한 분류

    (a) 내부적 원인 질환(스바다투 바이삼 니미타자): 도샤, 다투, 우파타두, 말
      라의 손상, 악화, 고갈로 발생하는 내인성 질환은 내부적 원인 질병에 해
      당한다.

    (b) 외부적 원인 질환(아간투니미다자): 부상, 기생충감염 및 기타 외부 요인으
      로 발생한 외인성 질환은 외부적 원인 질병에 해당한다.

5. 위치에 근거한 분류

    (a) 발생한 질환과 복부 내 피타 및 카파의 불균형으로 기원한 질환은 복부 부위 질환이다.

    (b) 대장 질환(파크바사야 사무타야): 대장에서 발생한 질환과 대장 내 바타 의 불균형으로 기원한 질환은 대장질환이다.

  환자 및 질병을 진찰하기 전, 특정한 치료법을 처방하기 전, 의사는 모든 종류의 질병에 대한 충분한 지식을 갖춰야 한다.

2. 치료의 4대 지지대(질병 치료에 중요한 4가지 요인)

  아유르베다 전통의학에서는 모든 질병의 완전하고, 체계적이고, 성공적인 치료를 위해서는 다음과 같이 '4가지 필수 구성요소'가 뒷받침되어야 한다고 보고 있다.

1) 의학적 지식이 뛰어난 의사
2) 약물 및 의약품
3) 간호인을 포함한 간호
4) 환자

  위의 '4가지 구성요소'가 바로 '치료의 4대 지지대'이다. 지지대는 중심이 되어 휘거나 꺾이지 않도록 받쳐주는 역할을 한다. 지지대 없이 서 있는 사람은 위태로울 수밖에 없다. 치료에도 같은 원리가 적용된다. 4대 지지대 중 하나라도 부재하거나

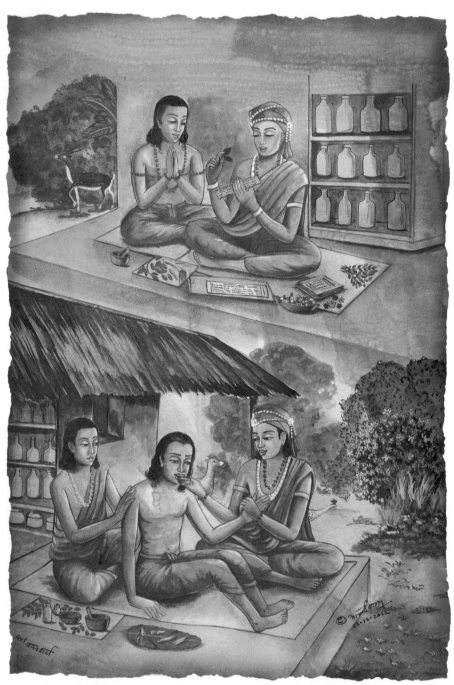

〈그림 20〉 치료의 4대 지지대(질병 치료의 중요한 4대 요인)

단 하나라도 그 자질이 부족하면 성공적인 치료는 불가능하다. '4가지 구성요소'에는 각각 '4가지 자격'이 요구된다.

1) 의사의 자격

의사는 환자 또는 질병을 치료한다. 훌륭한 의사는 반드시 4가지 자격조건을 충족해야 한다. 이는 아유르베다 의학 지식을 바탕으로 한 '전문지식'과 '실습 경력', '정직함' 및 '헌신(경건한 몸과 마음)'이다. 즉, 훌륭한 의사는 의학적 지식과 경험이 풍부하고 마음이 순수하고 자애로워야 한다. 이것이 자질을 갖춘 의사의 4가지 자격요건이다. 좋은 의사란 사심 없이 환자의 안녕을 최우선 목표로 삼는 의사다.

고대의 성현, '수스루타'는 이 외에도 좋은 의사가 되기 위한 몇 가지 다른 자질을 언급했다. 그러한 자질로는 경험, 의술을 능숙하고 정확하게 다루는 능력, 용기, 모든 약물과 장비를 갖춘 능력, 지성, 정확한 때에 옳은 판단을 내리는 능력, 수고를 마다하지 않고 진취적인 태도, 진실과 덕행의 길을 따르는 행동을 꼽았다. 의외로, 의사로서의 적절한 의학적 자질을 갖추지 않은 채 의술을 행하는 사례를 꽤 많이 접한다. 순진한 환자들이 이들을 찾아간다면, 그 결과는 꽤 참담하다. 환자는 자질이 부족한 의사를 조심해야 한다.

『챠라카 삼히타』 경전에는 다음과 같은 3종류의 의사에 대한 언급을 찾아볼 수 있다.

(1) 사이비 의사: 의사 자격을 제대로 갖추지 않고 체계적인 의학적 지식이 없으나 의학서적 및 학습을 통해 약물 사용과 의술을 배워 의사 행세를 하는 사람. 이런 사람들은 스스로를 경력이 풍부하고 탁월한 실력을 갖춘 의사라고 광고하지만, 실상은 숙련되지 않은 사기꾼일 뿐이다.

(2) 가짜 의사: 이들은 부유하고 명성이 높고 의학 지식이 뛰어난 의사와 밀접한 관련이 있거나 자신의 가족 중에 이미 평판이 좋고 숙련된 전문의가 있어 이러한 가족적 지위 및 명성을 이용한다. 뛰어난 의사와의 가까운 관계를 이용하여 의학적 지식을 습득해 의사로서 개업하고 스스로를 숙련된 의사라고 광고하지만, 실제로 이들은 진정한 의사가 아니다. 이런 류의 의사는 가짜 의사이다. 이와 같은 사이비 의사와 가짜 의사의 치료를 피할 수 있도록 환자의 주의가 요구된다.

(3) 진정한 의사: 경험이 풍부하고 숙련된 의사는 다양한 질병을 앓고 있는 수많은 환자의 생명을 구하고 환자에게 새 삶을 찾아준다. 이와 같은 의사는 의학적 학식이 깊고 다양한 치료 시스템을 숙지하며, 의학 분야에서 성공을 이루어 환자에게 안도감을 준다. 요약하자면, 진정한 의사는 질병의 근본이나 병인학, 징후 및 증상에 대한 충분한 지식을 갖추고 더불어 그에 대한 치료법과 재발 예방법을 잘 알고 있다. 숙련되고 박식한 의사는 학업을 성실히 이수하고, 영혼과 마음이 경건하고, 자제력 있는 삶을 살며, 사회 문제에 박식하고, 의료인으로서의 전문성과 치료를 위한 충분한 장비를 갖추고, 강하고 건강한 감각기관을 지니고, 증상을 통한 질병의 원인을 파악하는 능력을 지니고, 수술에 능숙하며, 환자에게 올바른 의약품 사용 방법을 제시하고, 환자가 고통받는 순간에 신속하고 정확한 판단을 내리는 의사이다. 이와 같은 훌륭한 의사는 환자에게 새 삶을 열어주고 질병으로부터 환자를 해방시킨다. 이 같은 의사들은 해부학, 생리학, 발생학에 대한 학식이 뛰어나다. 경험 또한 풍부해 질병의 원인, 전조증상, 주요 증상과 그 특성을 쉽게 진단하며, 해당 질병이 완치 가능한 질병인지 아닌지 분별한다. 질병과 관련한 특정 치료법을 처방하는 과정에 있어서도 이들은 스스로의 판단에 자신감이 있으며 확신이 있

고 어떠한 의심의 여지도 남기지 않는다.

2) 의약품 충족요건

의약품은 구하기 쉽고 다양한 형태(액상약제, 탕약, 정제, 분말 등)로 제공되어야 하며, 복합적인 속성으로 다양한 질병 치료에 이용 가능해야 한다. 의약품은 '라사-구나-비리아-비파카'의 속성을 충족하고, 환자에게 적합하며 효능을 갖춰야 한다. 이것이 우수한 의약품으로 분류되기 위한 충족요건이다. 약품 선택과 용량 처방은 오직 의사만이 결정할 수 있는 영역이다. 따라서 아유르베다 전통의학에서는, 치료 방법과 함께 의약품의 성분적 속성과 의약품이 생산되는 과정을 의사가 모두 숙지하고 있는지 여부를 매우 중요하게 여긴다.

3) 간호인 자격

간호인은 환자를 보살피기 위한 충분한 교육을 받아야 하며, 또 그래야만 환자의 빠른 쾌유를 도울 수 있다. 간호인은 다음과 같은 4가지 요건을 충족해야 한다. 환자를 아끼고 이해하고, 청결하고 마음가짐이 차분하고, 간호 업무에 능숙하고(때에 맞춰 정확한 약물을 제공할 수 있도록), 간호에 대한 해박한 지식으로 환자가 악화되지 않도록 제때에 올바른 판단을 내릴 수 있는 명석함과 현명함을 갖춰야 한다.

4) 환자의 자격

빠르고 성공적인 치료를 위해 환자는 의사의 지시를 잘 따르는 동시에, 자신에게 나타나는 증상을 설명할 수 있어야 하고, 회복의 의지를 굳게 다지고, 질병의 고통과 약의 작용을 이겨낼 수 있도록 인내심을 가져야 한다. 그 밖에 환자가 젊고 용감하며 식욕을 잃지 않고 마음을 잘 다스리고, 금전적 여유가 있고 치료법을 잘 알고 있으면 치료가 훨씬 쉬워진다.

성공적인 치료에는 위의 '4가지 지지대'의 훌륭한 상호작용이 반드시 뒷받침되어야 한다. 그러나 그중에서도 가장 중요한 지지대는 바로 의사다. 예를 들어 조리 도구와 음식 재료가 모두 준비되었음에도 정작 음식을 만들 훌륭한 요리사가 없다면 음식 조리는 힘들 수밖에 없다. 같은 원리로, 훌륭한 간호인과 환자, 의약품이 갖췄음에도 훌륭한 의사가 부재한 경우, 치료는 불가능할 수밖에 없다.

3. 질병의 원인 검진 방법

아유르베다 치료법을 적용하기 전, 의사는 가장 먼저 앞서 언급됐던 병의 '근원'을 염두하며 질병을 진단해야 한다. 다음은 질병 진단에 도움을 주는 아유르베다 질병 진단법이다.

1) 프라마나: 활용 가능한 정보를 이용한 검진

'프라마나'는 경험 또는 실습 및 진정한 배움의 습득을 의미한다. 환자 또는 질병의 검진에는 이와 같은 깨달음 또는 프라마나가 활용된다. 아유르베다 문헌에 따르면 다음 4개의 프라마나는 검진에 있어 매우 유익한 요소이다.

(1) 아프토파데사(권위자의 판단)

(2) 프라비아크사(지각 또는 직접적인 관찰)

(3) 아누마나(가설 및 유추)

(4) 유크티(판단, 추론)

(1) 아프토파데사(권위자의 판단)

의심이나 적대감, 두려움, 거만함, 치욕감, 이기심, 무지함이 없고 자신의 분야에 확실하고 완전하고 실용적인 지식을 습득한 사람을 권위자라고 하며, 산스크리트어로 '아프타' 또는 '시스타'라고 한다. '챠라카' 선현은 "라자스와 타마스('라자스'는 애착과 혐오의 근원이며 '타마스'는 무지이다. 이러한 결점이 있으면 권위자가 되기에 부적합하다)로부터 자유로운 사람과 고행의 결실과 지식의 힘을 이해하고, 정확한 지식을 갖추고, 항시 모순되지 않은 사람을 '아프타'(지식을 갖춘 사람) 또는 '시스타'(학문의 전문가)라고 규정했다. 이와 같은 권위자는 마음에 '라자스'나 '타마스'가 없기 때문에 불확실함이나 의심으로부터 진정 자유로울 수밖에 없다. '시스타'는 '전통적 지식' 외에도 '고귀한 품행'이라는 의미가 있다. 따라서 '아프타' 또는 '시스타'로 불리는 인물은 신뢰할 수 있는 사람으로 의심, 사심, 편애, 혐오감이 배제된 사람이다. 배움을 통해 남다른 식견을 갖춘 사람들에게서 전해 듣는 교훈적 또는 증언적 담론은 '완전한 지식을 얻는 사람들의 권위 있는 진술'이라 간주된다. 이것을 산스크리트어로 '아프토데사' 또는 '사브다프라마나'라고 한다. 일반적으로 검진의 가장 첫 단계는 각각의 분야별로 의학적 지식을 습득한 권위자의 진단이며, 이렇게 내려진 진단은 직접적인 진찰과 유추를 통해 더욱 세밀히 검증된다.

아유르베다 전통의학에서는, '아프토데사(권위자의 판단)'로 진단을 내리지 않은 상태에서는 진찰이나 유추로 질병을 진단할 수 없다고 규정한다.

아유르베다 전통의학에서 의사는『챠라카 삼히타』,『수스루타 삼히타』,『아쉬탕가 흐르다야』및 기타 의학적 문헌에 근거하여 '권위자'로써 환자를 검진한다. 즉, 의사는 이과 같은 전문서를 바탕으로 특정질환과 질병의 원인 및 도샤의 불균형과 손상된 조직, 질병의 형태와 종류(신체적, 정신적 질병, 내인적 요인, 외부 부상 등등), 질병의 발병 위치, 확산되는 경로, 전조 증상, 일반적인 증상, 관찰된 증상, 질병의 분류(완치 가능한 질병, 난치병 또는 재발), 합병증, 병명, 필요한 치료 과정, 환자에게 적합한 식품과 부적합한 식품 등에 관련한 정보를 얻는다.

'아프토파데사(권위자의 판단)' 없이는 이 같은 정확한 지식과 다양한 정보를 얻기 불가능하다. 따라서 '아프토파데사'는 검진의 매우 중요한 수단이다.

(2) 프라티아크사(지각 또는 직접적인 관찰)

지각은 감각기관(눈, 귀 등등)이 그 주체에 보내는 신호를 통해 얻는 정보이다. 자신(영혼)과 정신과 감각기관의 상호 작용을 통해 인지되는 명백한 정보를 '지각' 또는 '관찰' 혹은 산스크리트어로 '프라티아크사'라고 한다. 쉽게 말해 '프라티아크사'는 주체가 되는 감각기관의 작용과 이에 대한 뇌의 인지작용을 통해 얻은 정보, 즉 의사가 자신의 감각기관을 활용해 환자를 직접 관찰하여 검진하는 방법이다.

의사의 지각작용으로 수집하는 환자의 최종 정보는 의사 스스로의 '영혼과의 상호적 연계'를 통해 습득되며, 여기에는 정확한 순차적인 체계가 요구된다. 즉, 영혼과 마음 사이에 형성된 연결통로로 마음과 감각기관의 상호작용을 감지하고, 감각기관은 외부 환경에서 받은 자극을 통해 그 주체를 인지하는 과정이 필요하다(의사는 감각기관을 이용해 환자를 진찰하며 감각 기관에서 얻은 정보는 마음을 통해 영혼과의 상호작용으로 습득된다).

감각 기관을 활용한 검진에 있어 의사는 질병 관찰과 함께, 혀를 제외한 나머지 '감각 기관' 및 '감각 기관과 연계된 활동(시각, 청각, 후각, 촉각)'을 인지하는 것이 매우 중요하다. 이와 같은 검진은 시각적인 지각을 이용해 환자의 피부색, 몸의 형상, 치수 및 신체의 구성 상태를 관찰하고, 피부의 윤기와 눈의 상태를 판단하고, 신체의 자연스런 움직임 또는 비정상적인 움직임과 상처의 빛깔 및 염증의 종류를 구분하고, 배설물, 혈액, 구토물의 성분, 생리혈, 상처로 인한 고름 분비 등을 관찰한다.

청각적 지각능력을 활용하면 복부 및 장에서 발생하는 소리, 무릎 및 손가락과 관절의 부서지는 소리, 심장박동 및 폐 또는 기타 장기의 소리, 그 외 환자의 목소리를 통해 질병을 진단하는 데 도움이 된다. 후각적 지각능력으로는 환자의 체취, 대변이나 소변 또는 가래, 혈액, 땀 및 상처의 냄새를 맡아 질병을 진단할 수 있다. 발열, 부종, 체온, 종기나 상처부위의 열, 냉기, 부드러움, 단단함, 거칢, 건조함, 맥박 감지 등은 촉감을 이용한 검진이다.

이와 같은 모든 감각적 분석은 '지각 또는 직접관찰(프라티아크사)'에 해당한다.

오늘날에는 심박동수을 잴 수 있는 청진기, 체온을 재는 체온계, 혈압을 재는 혈압계 등 다양한 장비와 기술이 보급되어 있다. 현대 의학에서 질병 진단에 활용하는 다양한 장비의 활용은, 혈액 측정기, 초음파, X-레이, CT 스캔, MRI, 혈관조영술 및 내시경 등 장비 종류를 막론하고 모두 직접 관찰 및 지각적 검진에 해당한다.

(3) 아누마나(유추 및 가설)

산스크리트어 '아누마나'는 아누 + 마나가 합쳐진 단어로 시각화해 판단한 질병의 증상으로 실질적인 정보를 도출한다는 의미를 지닌, '유추 및 가설'을 뜻한다. 유추는 질병의 징후를 확인한 뒤 이를 기반으로 내리는 질병에 대한 판단이다. 즉, 증상을 우선 감지하고 난 뒤, 이후 증상(질병)에 관련된 지식을 상기해 병을 진단하는 것이다. 마치 연기를 보면 어딘가에 불이 나고 있다는 사실을 유추하고, 이후 그 사실을 확인하게 되는 것처럼 말이다. 다시 말해 질병 진단에 있어 '유추'나 '가설'은 하늘에서 연기가 나면 이를 통해 어딘가 가까이에 불이 난다는 것을 유추하는 것과 같은 원리이다. 이것이 바로 '아누마나'다. 아유르베다 의학자 '챠라크'는 '아누마나'를 '관찰한 사실을 가지고 유추하여 얻는 실질 정보'라고 설명했다. 즉, '아누마나'는 두 가지 또는 그 이상의 질병 원인 요소를 바탕으로, 아직 확인되지 않은 질병의 실체나 그 증상을 알고자 하는 행위다.

지각적 검진만으로 모든 질병과 그 증상을 진단하기란 불가능하다. 따라서, 질병의 진단에는 유추 및 가설적 검진이 요구된다. 지각적 지식만으로 환자에게서 지배적인 맛(라사)의 속성을 살펴보는 것은 불가능하기 때문에, 이를 위해서는 유추 검진이 요구된다. 예를 들어, 유추 검진을 활용하면 음식의 소화작용과 대사작용을 토대로 환자의 몸속 소화의 불의 강도와 그 작용을 '분석(유추)'할 수 있으며, 환자의 운동능력을 토대로 환자의 체력과 효능을 '분석(유추)'할 수 있다.

자가면역질환에 대한 정보는 오로지 유추 및 가설적 검진으로만 얻을 수 있다. 그러나 이 외에도 직접 관찰이나 권위자의 판단으로 질병을 진단하기 어려울 때가 있다. 이런 경우에는 유추 및 가설적 검진이 질병 진단에 꽤 유용하다.

(4) 유크티(추론, 판단)

'유크티'는 무언가에 대한 지식과 이해를 의미한다. 즉, 의사가 증상을 확인하고 경험을 바탕으로 병에 대한 진단을 내리는 것이 '유크티'이다. 또한 과거 현재 미래의 다양한 원인 인자가 조합하면 어떠한 현상이 발생할 것인지 지각하고 이해함을 의미한다.

그 밖에도 유크티는 삶의 3가지 목표(덕, 부, 욕망)를 달성하는 데 도움을 주는 요소이다. 농작물의 성장을 좌우하는 다양한 요인으로는 물, 밭 갈기, 씨앗, 계절 등이 있듯, 병을 진단할 때 모든 구성 요인의 조합이 얼마나 합리적이고 유용한가에 따라 의사의 추론 또는 판단이 달라진다. 유크티를 중심으로 앞서 언급한 3가지 프라마나(이용 가능한 정보)를 합리적으로 결합하면 질병 완화에 큰 도움이 된다. 4가지 프라마나 중 성공적인 질병 치료의 가장 필수적인 요소는 '유크티'이다.

2) 질의 검진

의사가 추론을 통해 정확한 정보를 얻지 못한 경우엔 환자와의 질의응답을 통해 병에 대한 정보를 수집하는데, 이를 '질의검진'이라고 부른다. 환자가 즐겨먹는 식품과 꺼리는 식품, 선호하는 음식의 맛, 꿈의 종류, 수면의 질, 배변 운동(좋음, 중간, 변이 딱딱함), 질병의 원인, 통증 부위, 질병 강도의 증가 및 저하 시기, 호전 상태 및 악화 상태, 대변, 소변, 방귀 배출과 관련한 정보, 환자의 연령 및 고향 등이 질문을 통해 얻는 정보이다.

의사는 '프라마나(이용 가능한 정보)'에 근거해 환자를 이성적으로 진찰한다. 그러나 의사가 환자를 올바르게 진찰하지 못하거나, 의사의 감각 기관이 지각적 정보를 수집할 수 없거나, 잘못된 질의응답으로 환자에게서 잘못된 대답을 듣게 되면 결과적으로 '부적절한 판단'을 할 수밖에 없으며 결국 의사는 합리적으로 질병을 진단할 수 없다. 이 모든 과정으로도 의사가 질병의 본질을 정의 내리지 못할 때, 의사는 혼란에 빠질 수밖에 없다. 그러면 잘못된 검진으로, 치료법을 제시하지 못하거나 잘못된 치료법이 처방될 염려가 있다. 지각검진이나 추론검진 등의 질병 분류법은 다음과 같이 6가지 방법으로 좀 더 세밀하게 구분된다.

1. 청각을 이용한 청진 검진(청각 작용): 청진기를 이용한 장의 소리 및 심박동수 확인.
2. 피부를 이용한 촉각 검진(촉각 작용): 촉각을 이용해 냉기, 온기, 단단함을 확인하고 상처와 여드름, 맥박을 감지해 질병의 정보를 수집한다.
3. 시각을 이용한 시각적 검진(시각 작용): 눈으로 환자의 피부색, 안색, 영양상태, 결점 또는 쇠약한 정도를 진찰한다.
4. 혀를 이용한 미각 검진(미각 작용): 유추 및 판단을 통해 맛을 진찰한다.

5. 코를 이용한 후각 검진(후각 작용): 몸과 각각의 장기, 상처 또는 고름의 냄새를 맡아 진찰한다. 예를 들어 체취나 땀에서 나는 자극적인 냄새는 질병을 진단하는 데 도움이 된다.

6. 질의 검진: 환자나 가족에게 질문을 하거나 환자의 과거 병력을 살펴 병을 진찰한다.

'프라마나(이용 가능한 정보)'에 근거해 질병을 진단하면, 의사는 병을 완벽하게 진찰하고 진단할 수 있으며 효과적인 치료법을 처방함으로써 성공적으로 본연의 업무를 다할 수 있다.

4. 다양한 질병 검진 방법

프라마나에 따른 질병 질단 외에도, 아유르베다 전통의학에서는 다음과 같이 정확하고 적절한 검진법을 제시한다.

1) 니다나 판카차(진단의 5가지 징후): 여기에는 병인론, 전조증상, 발현증상, 예비치료(질병의 상태를 알아보기 위한) 및 발병기전이 포함된다.

2) 사트크리야칼라(질병 발현의 6단계): 전 세계의 계절과 기후조건이 다양한 까닭에 이에 대한 영향으로 도샤가 손상되면 질병이 발생한다. '질병 주기'의 정확한 진단과 올바른 처방을 위해서는 질병의 발현 단계에 따른 정확한 이해가 요구된다. 질병의 발현은 '6단계'로 나타나며 여기에는 도샤의 축적, 악화, 병의 보급과 특정 부위 증상 발현, 구체적인 증상발현 및 증상의 구분과 질병

의 만성화가 있으며 이 모든 단계에서 각각 구체적진 질병의 치료가 요구된다.

3) 아스타비다 파리크샤(8가지 아유르베다식 질병 검진): '아스타비다 파리크샤'는 도샤에 근거한 질병의 진단과, 완치 가능한 질병인지 난치병인지 판가름하는 질병의 본질 확인 및 맥박 검사 및 기타 검진을 포함한다.

다음은 이와 관련한 좀 더 자세한 설명이다.

1) 니다냐 판카챠: 질병의 5가지 징후

의사는 '프라마나'에 근거해 환자를 검진하며 병의 본질과 관련한 정보를 수집한다. 병의 본질과 종류, 발병 원인 또는 병의 기원인자(도샤, 조직, 노폐물, 인체 연결통로, 소화의 불)를 정확하게 밝혀낸다면, 그것만으로 충분히 아유르베다 전통의학에 근거한 치료법을 찾을 수 있다. 그 다음으로 의사는 해당 정보를 기반으로 다음의 요소들을 관찰해야 한다.

1. 병인론(질병의 원인)
2. 전조증상(발병 전 나타나는 증상)
3. 증상 발현(실질적인 병의 증상 발현)
4. 적합성 검사(질병과 상반되거나 원인과 반대되는 약물사용 또는 식습관 및 생활습관 개선)
5. 발병기전(병의 발현)

위의 5가지가 '니다나 판카챠' 또는 질병 검진 시 살펴보는 '질병의 5가지 징후'이다.

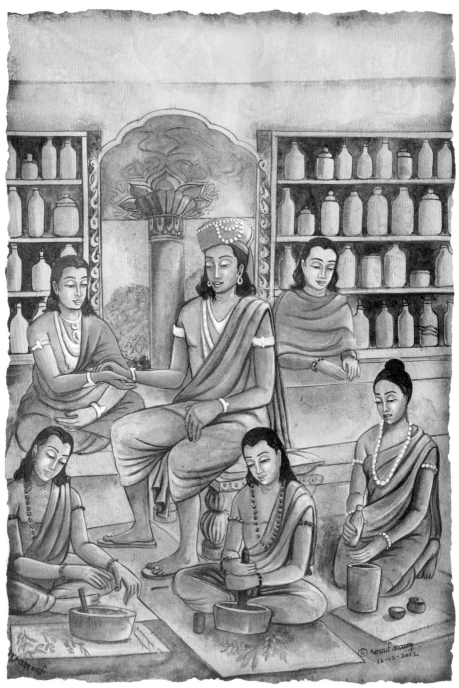

〈그림 21〉 숙련된 의사의 질병 진단 및 치료

병의 잠복기에는 뚜렷한 증상이 없다. 발병은 우리 몸이 발병 원인과 깊은 관계에 있어야 가능한 일이다. 그럼 시간이 지남에 따라 몇몇 전조증상이나 몸의 변화가 감지된다. 이때 숙련된 의사는 구체적으로 발병되는 병명을 '유추'할 수 있다. 이후 점진적으로 구체적인 병의 증상이 다양하게 발현된다. 이 단계에서 병은 다양한 방법으로 전신에 퍼진다. 그러면 의사는 이를 통해 질병에 대한 정확한 정보를 수집한다. 이와 관련한 간략한 설명은 다음과 같다.

(1) 병인론(질병의 원인)

아유르베다 문헌에서는 헤투, 니미타, 카르타, 카라나, 요니, 무라 등의 다양한 단어를 '니다나(병인론)'의 동의어로 대체해 사용하기도 한다. 부적절한 식습관, 생활습관 및 도샤(바타, 피타, 카파), 다투(혈장, 혈액 등등의 신체조직), 말라스(대변, 소변 및 기타 노폐물)의 불균형(항진 또는 저하)을 초래하는 기타 외부 요인과 라자스(행동 또는 열정) 및 타자스(무지)와 같은 감정의 부조화를 일으키는 내부적 원인은 내인성 질병을 유발한다. 반면 독, 무기, 불, 미생물, 외상 등의 외부 원인(도샤나 다투를 손상하지 않는 질병 유발인자)은 외인성 질병으로 나타난다. 이와 같은 병의 원인(병인론)을 산스크리트어로 '니다나'라고 한다. 병인론은 4가지로 분류된다.

> (a) 산니크르스타 카라나(촉발적 원인): 도샤가 축적되지 않았는데도 불구하고 갑자기 악화되는 요인이 바로 촉발적 원인이다. 촉발적 원인은 또한 질병의 '진화'를 촉진한다. 예를 들어 추위 노출로 인한 독감 발생이 있다.
>
> (b) 프라크르스타 카라나(장기적이고 괴리적인 원인): 오랜 시간 체내에 도샤가 축적되면 향후 질병이 발생한다. 이와 같은 경우 당장 병이 나타났다 하더라도 그 증상이 발현되기까지의 과정이 상당히 길다. 예를 들어 잦은 출

장이나 불규칙적인 습관 및 추위노출은 모두 오랜 시간에 걸쳐 바타를 악화하는 요인이다.

(c) **비아비카리카라나(경미한 원인):** 경미한 원인은 직접적으로 병을 유발하진 않지만 병을 옮기는 역할을 한다. 즉, 병이 발현하기에 적합한 환경이 조성될 때, 병을 유발시킨다. 경미한 원인은 말 그대로 '임팩트'가 없기 때문에 단독으로 병을 즉시 유발할 만한 힘은 없지만 스트레스나 부적절한 식습관 또는 도샤를 손상시키는 생활습관 등 면역력이 저하되는 상황에 노출되면 병이 급격히 확산된다.

(d) **프라다니카카라나(폭발적 원인):** 즉각적으로 작용하여 신속히 병을 유발하는 원인이 폭발적 원인이다. 예를 들어 독소, 독, 사고 등이 있다. 폭발적 원인은 다음 2가지 요인으로 좀 더 명확하게 구분된다.

- 외인성 요인: 여기에는 부적절한 식습관과 생활습관 및 계절적 변화가 포함된다.
- 내인성 요인: 도샤와 다투를 자극해 불균형이 초래되어 발병하는 질병이 여기에 해당된다.

병인론 또는 질병의 특정 원인은 또한 다음을 포함한다.

(a) **지능 모독(프라즈냐파라다):** 의도적으로 사회종교적 규범을 위반하는 행위이다. 이와 같은 행동은 지성 또는 정신활동, 인내력, 기억력을 오용하거나 또는, 불편한 감정이나 감정의 손상을 초래할 수 있으며 옳지 못한 행동으로 스트레스를 받아 우울증이나 기타 스트레스와 연관된 심신장애가 발생할 수 있다. 이와 같은 행동을 하면 스스로 지능 모독의 희생자가 된다. 지능 모독은

모든 도샤를 악화시킨다.

(b) 감각 기관과의 부조화: 감각 기관과의 부조화는 감각 기능이 원치 않는 부적합한 대상과 연계될 때 발생한다. 즉, 듣기 싫은 소리를 계속 듣거나, 혐오스러운 물건을 만지거나, 보기 싫은 광경을 보는 것이다. 여기에는 눈을 포함한 다른 감각 기관의 과도한 사용, 불충분한 사용 또는 잘못된 사용이 포함된다.

(c) 불리한 계절 및 시기: 특정 계절에 악영향을 주는 기후조건이 조성되면 해당 계절은 불리한 계절로 간주된다. 예를 들어 여름철 찌는 듯한 무더위나 겨울철 살을 에는 추위 및 장마철 홍수 등이 계절적 악영향이다. 해당 계절에 이와 같은 악영향의 발생이 적으면 '적당한 계절'로 간주된다. 반대로 계절과 상반되는 기후 환경이 발생하면(겨울 장마, 여름 추위) 이는 '계절의 변경상태'라고 부른다. 불리한 계절 및 혹독한 기후조건에 노출되면 다양한 질병을 앓을 수 있다.

(2) 전조징후 및 전조증상

축적된 도샤가 다양한 이유로 악화되면, 다투(조직), 아그니(소화의 불), 스로타스(연결 통로)의 손상으로 이어져 자연적으로 질병이 발생한다. 실질적인 발병이 이뤄지기 전, 도샤는 여러 단계를 거치게 된다(질병의 발현 단계에서 추가설명).

이 단계에서, 축적되고 악화된 도샤는 전신에 퍼진 뒤, 궁극적으로 한 부위에 집중적으로 자리잡는다. 특정 부위에 축적되는 동안 일부 전조증상이 발현된다. 이때 의사는 이러한 전조증상을 근거로 발병될 수 있는 병을 예측한다. 예를 들어 열병의 전조증상은 피로, 불편함, 피부톤 및 안색 변화, 눈물분비, 몸살, 하품, 식욕부진, 감기, 눈앞의 캄캄함, 미각상실 등이 있다. 이들 증상은 모두 급성 열병을 암시한다. 전조증상은 다음과 같이 2가지로 분류된다.

(a) **일반적인 전조증상**: 병의 일반적인 특징만을 알려주는 전조증상을 일반적인 전조증상이라고 한다. 예를 들어 피로는 열병의 일반적인 전조증상이다.

(b) **특정 전조증상**: 병의 뚜렷하고 정확한 특징과 정보를 알려주는 전조증상을 특정 전조증상이라고 한다.

(3) 병의 징후 및 증상 발현

실질적인 병의 발현과정을 암시하는 증상과 질병의 특징을 암시하는 증상 및 악화된 도샤와 그 상태를 암시하는 증상이 '루파(병의 징후 및 증상발현)'이다. 아유르베다 전통의학에서는 '루파'라는 단어 대신 '링가', '신하', '라크사나' 등을 사용하기도 한다. 병이 좀 더 확연해지고 그 세력이 절정에 이르면, 아주 뚜렷하고 명확한 증상이 발생한다. 예를 들어 열병의 명확한 증상은 고열이며 설사는 묽은 변, 천식은 기침증상이 나타난다.

(4) 예비치료 또는 치료 적합성 검사

예비치료 또는 치료 적합성 검사는 다양한 치료 체계를 통해 질병을 진단하는 방법이다. 전조증상이나 구체적인 증상을 확인한 뒤에도 병의 진단이 어려울 때, 의사는 '예비치료' 또는 '치료 적합성 검사'를 적용한다. 확진을 내리기 위해서는 '치료적 병리검사'가 진행된다. 여기에는 병의 원인과 반대되는 속성을 지니거나 직간접적으로 질병이나 유발인자에 반대되는 작용을 하는 '약물', '식사' 및 '식이요법'에 대한 '적합성 검사'가 포함된다.

치료적 병리검사는 2가지로 구분되며 총 18가지 방법이 있다.

a) **비파리타**: 병의 원인(헤투) 또는 병(비아디) 혹은 둘 모두에 완전한 반대 작용을

하는 약물, 식사, 식이요법을 이용한 임상실험이다.

b) 비파리타르다카리: 병의 원인(헤투) 또는 병(비아디) 혹은 둘 모두에 완전한 반대작용은 아니지만 일부분 반대 작용을 하는 약물, 식사, 식이요법을 이용한 임상실험이다.

위의 두 가지 임상실험은 다시 18가지로 분류된다.

1. 원인과 반대 성분의 약물
2. 원인과 반대 성분의 식품
3. 원인과 반대 성분의 식이요법
4. 질병과 반대 성분의 약
5. 질병과 반대 성분의 식품
6. 질병과 반대 성분의 식이요법
7. 원인-질병과 반대 성분의 약
8. 원인-질병과 반대 성분의 식품
9. 원인-질병과 반대 성분의 식이요법

10. 원인과 어느 정도 반대되는 성분의 약물
11. 원인과 어느 정도 반대되는 성분의 식품
12. 원인과 어느 정도 반대되는 성분의 식이요법
13. 질병과 어느 정도 반대되는 성분의 약
14. 질병과 어느 정도 반대되는 성분의 식품
15. 질병과 어느 정도 반대되는 성분의 식이요법
16. 원인-질병과 어느 정도 반대되는 성분의 약
17. 원인-질병과 어느 정도 반대되는 성분의 식품
18. 원인-질병과 어느 정도 반대되는 성분의 식이요법

(5) 병의 발현

병이 발생하는 마지막 단계를 '병의 발현'이라고 한다. 병은 하나 또는 둘 이상의 축적된 도샤가 악화되고, 전신에 퍼진 뒤(도샤의 전신 순환 또는 췌장, 복부, 간, 비장, 자궁 등 특정 부위에서의 순환), 특정 장소에 쌓이는 과정이 발생하고(악화된 도샤와 조직의 결합), 이 모든 과정이 나타난 후 최종적으로 발현된다(발병기전). 이는 전신을 순환하는 도샤의 악화로 병이 발생되는 과정을 보여준다. '발병기전'은 '6단계'

로 구성된다. 아유르베다 전통의학에서는 발병기전 또는 '삼프라프티'를 '자티' 또는 '아가티'로 표시하기도 한다. 산스크리트어로 '자티'는 병의 기원 또는 병의 탄생을 의미하며 '아가티'는 빠른 속도로 병이 퍼지는 것을 의미한다. 발병기전을 통해 의사는 질병 진단을 위한 정확한 정보를 수집한다.

질병은 주로 2가지 종류로 구분된다(내인성 질병 및 외인성 질병).

a) **내인성 질병**: 질병의 원인 인자에 영향을 받아 몸의 면역력이 약해지면 내인성 질병이 발생한다. 소화되지 않은 음식물(아마)이 인체연결통로(스로타)를 막으면 도샤가 자극을 받는다. 이처럼 모든 내인성 질병은 소화되지 않은 음식물과 자극 받은 도샤의 조합이 연결통로와 신체조직(다투)의 기형을 유발하는 원인 인자가 되어 발생된다.

b) **외인성 질병**: 질병의 외부적 원인인자(외상, 모기 물림, 뱀 또는 전의 독, 기타 야생동물의 습격 등)가 부상이나 상처 또는 중독으로 통증을 유발하고, 이와 같은 외부 원인인자에 체내의 도샤 또한 영향을 받는다.

2) 사트크리야칼라: 질병 발현의 6단계

계속되는 계절의 변화에 순응함에 따라 모든 도샤(바타, 피타, 카파)는 끊임없이 자극을 받으며 자연적으로 손상을 입는다. 이러한 예로, 바타는 여름에 축적되고 장마철에 악화되며, 가을에는 다시 균형을 회복한다. 피타는 장마철에 축적되고 가을에 자극을 받으며 겨우내 균형을 회복한다. 비슷한 원리로, 카파는 겨울에 축적되고 봄에 악화되며 여름에 다시 정상적인 상태로 회복된다.

국가별로 계절적 조건은 상이하다. 그렇기 때문에 거주 국가별로 도샤가 축적되고 악화되고 회복(다시 조화를 이루는 상태)되는 시기와 과정이 모두 다르다. 이와 같은 도샤의 불균형이 제한적으로 발생한다면, 신체는 면역력만으로도 충분히 불균형에 대응하고 질병을 예방할 수 있다. 그러나 도샤의 축적 및 자극이 한계를 넘으면, 면역력이 이에 대응하지 못해 질병이 발생한다.

계절의 변화 외에도, 부적절한 식품섭취 및 생활습관 등의 다양한 원인으로 도샤가 악화되어 질병이 발생한다. 질병이 발현되기까지의 과정 속에서 도샤는 몇 가지 단계를 거치게 된다. 아유르베다 전통의학에서는 이 단계를 '크리야말라(질병의 발현 단계)'라고 부른다. 발현단계는 6가지로 구성된다. 만약 도샤의 불균형이 최초 단계에서 회복되면, 다음 단계는 발생하지 않으며 덕분에 질병이 발생할 염려도 없다. 그러나 최초 단계에서 도샤의 불균형이 회복시키지 않고 상태가 지속된다면, 초기 단계로 넘어간 뒤에야 질병을 진단하게 된다. 그러나 다행히, 이때는 질병을 간단하고 쉽게 치료할 수 있다. 초기 단계 진단은 오로지 '아유르베다 전통의학' 지식에 근거해 진단할 때만 가능하다. 따라서 전세계적으로 질병으로부터 자유롭기 위해서는 모두가 기본적인 아유르베다 의학적 지식을 알아둘 필요가 있다. 그러면 질병이 발생하기 전에 먼저, 병마의 맹습을 통제할 수 있다.

질병 발현의 6단계는 (1) 축적, (2) 악화, (3) 전파, (4) 국소화, (5) 증상발현, (6) 질병의 차별화 및 만성화로 구분된다.

(1) 축적

섭취한 식품과 생활방식 및 계절적 변화가 도샤의 부정적인 활동, 속성, 영향과 일치하면 해당 도샤가 체내의 특정 부위에서 증가하기 시작한다. 이렇게 특정부위에 축적된 도샤는 전신을 순환하지 못한다. 이 단계가 바로 질병의 기원이 시작되는 '축적' 단계다. '축적 기간'은 초기치료가 가능한 치료의 최적기이다. 이 단계에서는 축적된 도샤를 해소하기만 하면, 질병이 다음 단계로 진화하지도 않을 뿐만 아니라 아예 근절된다.

(2) 악화(자극)

축적 단계에서 도샤의 축적을 해소하지 않으면, '악화' 단계로 넘어간다. 약간의 온기만으로도 버터가 녹듯이, 이 단계에선 질병이 악화될 수 있는 식습관이나 생활습관만으로도 축적된 도샤의 악화가 진행된다. 바타도샤가 악화되면 복부 통증과 부글거림이 발생한다. 피타도샤의 자극은 속쓰림, 신물, 갈증 증가 및 화끈거림으로 나타난다. 카파 도샤가 자극받으면, 식욕부진, 메스꺼움 및 기타 증상이 동반된다. 악화단계는 질병 발현의 2번째 단계로 완치 가능한 단계이다.

(3) 전파(확산)

악화 단계에서 치료가 이뤄지지 않으면, 다음 단계인 '전파 또는 확산' 단계가 시작된다. 고온에 노출된 버터가 녹아서 넓게 퍼지며 끓어오르듯, 부적절한 식습관이나 생활습관 또는 계절의 영향은 악화된 상태로 한 곳에 도샤를 체내 다른 장기로 빠르게 퍼트리고 확산시킨다. 피타와 카파는 활동력이 없지만 바타의 도움으로 빠르게 확산된다. 이처럼 악화된 도샤가 바타에 실려 다른 장기로 전파되면, 전파된 장기에서 질병이 발생한다. 그렇기 때문에, 질병은 전신에서 발생할 수도 있고, 특정한 장기에 한해 발생할 수도 있으며 또는 해당 장기의 특정 부위에서만 발생할 수도 있다. 악화된 도샤는 림프관을 통해 순환한다. 이중 크게 손상을 받지 않은 도샤는 별다른 치료 없이도 인체연결통로(스로타)에서 자연적으로 진압된다.

(4) 국소화(발현 부위)

전파 단계에서 도샤를 치료하지 않으면, '국소화' 단계가 진행된다. 이 단계에서

도샤는 림프관을 타고 전파되다 신체 연결통로가 막히면 특정 장소에 머무르며 한 곳에 국소화된다. 전신으로 확산되던 도샤는 면역력이 약하거나 기능이 떨어진 장기에 정체하는데 그런 곳이 바로 이리저리 확산되던 도샤가 자리를 잡고 머무르기에 좋은 환경을 제공한다.

국소화된 도샤는 하나 또는 그 이상의 조직(혈장, 혈액 및 기타 조직)과 노폐물(대변, 소변, 땀)을 특정 부위 또는 조직 내에서 오염시키고 해당 부위에 질병을 발생시킨다. 도샤와 두샤(신체조직과 노폐물)가 결합되어 작용하는 단계가 바로 국소화 단계이다. 이 단계에서 전조 징후 및 전조증상이 나타난다. 예를 들어 폐의 조직이나 기관지 근육계 또는 윤활막이 약한 사람에게서는 카파가 복부에서 확산되어 폐나 호흡기관에 축적된다. 그로 인해 기침, 감기, 재채기가 나타나며 이는 기관지 천식을 암시하는 전조증상으로 볼 수 있다. 비슷한 원리로, 바타도샤가 복부에 국소화되면 복부팽창, 복부 내 농양 및 복부팽만이 전조증상으로 나타나고, 전신에 걸쳐 축적되면 바타질환, 여윔, 빈혈 등과 관련된 정조징후 및 전조증상이 발생한다. 회복을 위해서는 해당 단계에 맞는 치료가 적용되어야 한다.

(5) 증상발현

네 번째 단계에서 치료가 이뤄지지 않으면, 결국 뚜렷하고 차별화된 질병의 세부적인 증상이 '발현'된다. 이 단계가 바로 증상이 발현되는 다섯 번째 단계이다. 예를 들어 열병을 앓는 동안 고온이 발현되고, 설사를 앓는 동안은 묽은 대변활동이 잦아진다. 그외 기관지 천식을 앓는 동안은 호흡이 어려워지고, 황달을 앓는 동안에는 노란 피부 빛을 띠고, 콜레라에는 따끔한 복부 통증 등이 발현된다. 반드시 증상에 맞는 치료를 적용해 병을 회복해야 한다.

(6) 질병의 차별화 및 만성화

질병의 차별화 및 만성화는 질병 주기의 마지막 단계이다. 증상이 계속되면, 질병이 치료되지 않았음을 의미할 뿐만 아니라 열병, 설사 및 기타 발현증상이 악화되어 만성화 단계에 이르게 된다. 부종 및 농양의 경우, 농약은 부풀어 올라 상처 또는 궤양이 된다. 이것이 바로 질병의 차별화 단계이다. 만약 이 단계에서 질병이 치료되지 않으면, 난치병으로 발전한다.

질병 발현의 6단계 중 마지막 단계를 제외한 5단계는 '발병기전(병의 발현)' 단계에 해당한다. 숙련된 의사는 질병 발현의 6단계를 명확히 인지해야 한다. 그래야만 도샤가 처음 축적되는 첫 번째 단계에서 치료가 이뤄져 아예 처음부터 병을 근절할 수 있기 때문이다.

3) 아스타비다 파리크샤: 8가지 아유르베다 질병 진단법

앞서 언급된 검진방법 외에도 8가지 종류의 검진법을 이용해 체질과 질병의 치료 가능성 및 치료 불가능성을 확인할 수 있다. 이와 같은 검진법을 산스크리트어로 '아스타비다 파리크샤'라고 한다. 8가지 검진법은 다음과 같다.

1. 나디 파리크샤(맥박 검사)
2. 무트라 파리크샤(소변 검사)
3. 말라 파리크샤(대변 검사)
4. 네트라 파리크샤(안과 검사)
5. 지바 파리크샤(혀 검사)
6. 스바라 파리크샤(목소리 검사)

7. 스파르사 파리크샤(촉감 검사)

8. 아크르티 파리크샤(일반적인 외관 및 성향 검사)

이와 같은 검사는 모두 아유르베다 의학의 근본원칙을 기반으로 삼고 있다. 명확히 말하자면, 아유르베다 전통의학의 맥박 검사(나디 파리크샤)는 현대 의학의 맥박 검사와는 확연히 다르다. 아유르베다 맥박 검사는 그 테크닉부터 현대의학의 맥박 검사와 차별화된다. 아유르베다 맥박 검사에서는 더 깊은 통찰력을 위해 의사의 순수한 마음을 매우 중요한 요소로 간주한다. 또한 맥박 검사를 전수받기 위해서는 숙련된 스승과 제자의 친밀도가 굉장히 중요하다. 따라서 아유르베다 맥박 검사는 뛰어난 지도자로부터 인정받은 제자만이 습득할 수 있는 의료기술이다. 맥박 검사 진단법을 전수받는다는 것은, 아유르베다 전통의학을 통달한 성현에게 받는 선물이자 축복 또는 신성한 가르침을 얻는 것과 같다. 다음은 앞서 언급된 8가지 검사에 대한 간략한 설명이다.

(1) 나디 파리크샤(맥박 검사)

맥박 검사는 환자의 상태와 질병의 성질을 가늠하는 중요한 검사 방법이다. 몸의 건강상태에 따라 심박동수와 심장의 고동이 영향을 받는다. 이에 따라 동맥의 맥박도 그 영향을 반영한다. 식후, 마사지 또는 운동 후에는 맥박이 불규칙하게 변동되기 때문에 맥박측정은 아침 공복에 하는 게 가장 정확하다. 따라서 식후, 마사지 또는 운동 후에는 정확한 맥박 검사 결과를 기대하기가 어렵다. 마찬가지로 환자가 배고픈 상태이거나 갈증을 느낄 때에도 맥박 검사 결과가 정확하게 나오지 않는다. 맥박은 엄지손가락이 위치한 손바닥 하단부에서 약 1.5cm 정도 아래에 위치한 요골동맥의 박동을 측정한다. 남성의 경우 오른쪽 손목을 측정하고 여성은 왼쪽 손목을

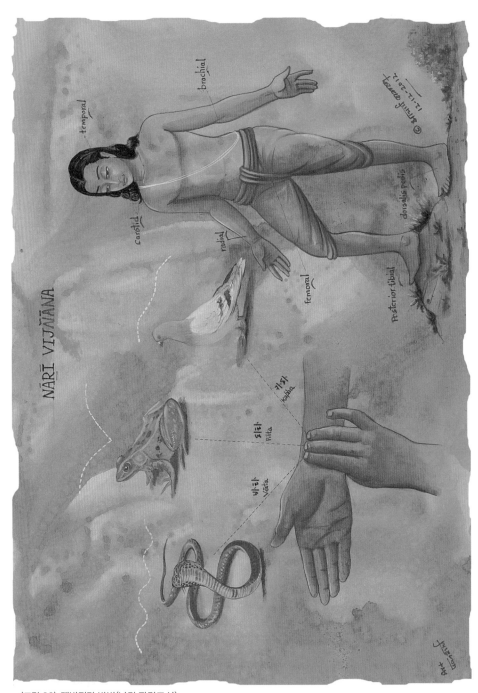

〈그림 22〉 맥박진단 방법(나리 파리크샤)

측정한다. 그러나 때로는 좀 더 정확한 측정을 위해 여성과 남성 모두 양쪽 손목을 측정하기도 한다. 환자는 팔을 편안히 뻗은 상태에서 힘을 빼고 맥박 검사에 응한다. 손가락과 손은 편안히 편 자세로 검사를 받는다. 의사는 오른손을 이용해 맥박을 검사한다. 맥박은 검지, 중지, 약지를 이용해 측정한다. 맥박 검사 시 중요한 점은 검지와 중지와 약지를 모두 요골동맥 부위에 정확히 위치시킨 뒤 측정하는 것이다. 이때 검지 손가락은 엄지손가락이 위치한 손바닥의 뿌리 부분을 짚는다. 세 손가락에 동일한 압력을 가해 부드럽게 눌러 맥박을 짚은 뒤, 압력을 반복해서 높이거나 줄여 정확하게 맥박을 측정하는 동시에 변화하는 맥박의 움직임을 감지한다. 이렇게 하면 각각의 손가락에 전해지는 압력을 통해 질병의 특징을 감별할 수 있다. 검지 손가락에 전해지는 압력은 바타의 맥박이고, 중지는 피타, 약지는 카파의 맥박을 알려준다.

맥박 확인

바타: 검지손가락에 감지되는 맥박은 바타 맥박이다. 바타의 맥박은 뱀의 움직임처럼 빠르고 미끄럽게 감지된다. 바타 맥박은 빠르고, 좁고 차갑고 불규칙하다.

피타: 중지에 감지되는 맥박은 피타 맥박이다. 피타 맥박은 개구리의 움직임과 비슷하며 활동적으로 뛴다. 또한 맥박이 활발하고 뚜렷하며 통통 튀어 오르고 뜨겁고 규칙적이다.

카파: 맥지에 감지되는 맥박은 카파 맥박이다. 카파 맥박은 날고 있는 새와 비슷하다. 맥박이 느리지만 강하고 안정적이고 부드럽고 넓으며 규칙적이고 따뜻하다.

질병의 정확한 특징을 간파하려면 의사는 맥박의 다양한 움직임을 이해해야 할 필요가 있다. 뱀의 움직임처럼 느껴지는 맥박은(파동 움직임) 바타도샤가 지배적임을 암시한다. 맥박이 개구리같이 뛴다면(튀어 오르듯 활동적이고 활발한 움직임) 피타도샤가 지배적임을 뜻한다. 맥박의 움직임이 비둘기(강하고 유동적인 움직임)같다면, 카파 도샤가 지배적임을 의미한다.

맥박이 정상속도로 30회 뛰면, 질병은 완치 가능하고 환자는 살 수 있다. 그러나 30회의 맥박동수를 감지하는 동안 규칙적이지 않은 변화를 감지했다면, 즉각적인 치료가 필요한 상황임을 의미한다. 그렇지 않을 경우 환자가 생명을 잃을 수도 있다. 열병의 경우, 맥박은 뜨겁게 감지되고 움직임 또한 점차 빨라진다. 같은 원리로, 욕망이나 분노를 품은 상태에서는 맥박이 빨라지며, 근심이나 두려운 상태에서는 맥박이 느려진다. 소화불량(약한 소화의 불)이나 조직 성분이 손실된 상태에서는 맥박이 매우 약하다. 또한 소화능력이 강한 사람의 맥박은 매우 가볍지만 그 움직임은 빠르고, 음식물이 체내에서 소화되지 않으면 맥박이 무겁게 느껴진다.

의사는 맥박 검사를 통해 도샤를 살피고 7가지 다투(조직), 13가지 아그니(13가지 신체의 불), 오자스(정수), 스로타(연결통로)의 상태를 관찰할 수 있다. 맥박 검사로 도샤의 상태를 검진하면 단순히 생리학적 질환 외에도 환자의 심리적 상태를 가늠하는 데 도움이 된다. 맥박은 3가지 도샤의 상태를 알려주는데, 도샤는 몸의 근본이기 때문에 완전한 신체의 생리학적 상태가 이 3가지 도샤를 통해 투영된다.

• 아유르베다 전통의학에 따른 치료가 불가능한 맥박

숙련된 의사는 맥박 검사를 통해 질병의 치료 가능성과 환자의 생존 여부를 진단한다. 다양한 움직임과 함께 느리고 약하고 안정되지 않고 막힌 듯하고 힘없는 맥박은 산스크리트어로 '산니파티카(모든 도샤가 악화된 상태)'라고 부른다. 이와 같은 상태의 질병은 치료가 불가능하고 궁극적으로 죽음을 초래한다.

맥박의 움직임이 각각 피타, 바타, 카파를 돌아가며 암시하고, 빠르게 움직이다 갑자기 정상적인 상태를 유지한 뒤 다시 느려지는 상태여도 치료가 불가능함을 암시한다. 맥박이 빠르면서도 감지하기가 미묘하고 차가운 상태도, 질병의 치료가 불가능하고 결국 사망에 이르게 됨을 암시한다.

• 건강한 맥박 또는 치료 가능한 맥박

환자의 얼굴에 생기가 있고 맥박의 움직임이 새와 같다면 환자의 몸 상태는 건강하다. 이처럼 아유르베다 전통의학에서는 맥박에 따라 환자의 몸 상태를 정확하게 설명한다. 이를 바탕으로 숙련된 의사는 맥박 검사 후 질병의 원인과 병명을 손쉽게 진단하고 더불어 치료 가능 여부 및 선천적인 요인인지 유전적 요인인지를 판별하고 그에 맞는 정확한 처방을 내린다.

(2) 무트라 파리크샤(소변 검사)

아유르베다 전통의학의 소변 검사는 가장 신성한 시간이라 여겨지는 아침, 기상 후 첫 소변을 수거해 검사한다. 소변은 깨끗한 유리병이나 투명한 용기에 채취한다. 소변이 처음 나올 때는 담지 않고, 중간에 나오는 소변을 채취한 뒤 용기를 닫는다. 직접적인 소변 검사는 해가 지고 난 뒤 시행한다.

소변의 색상에 따라 환자 특성과 앓고 있는 질환의 특성을 가늠할 수 있다. 소변이 연한 노란빛을 띠면 환자의 체질은 바타가 지배적이다. 소변이 희고 거품이 있으면 카파가 지배적이고, 노랗거나 주황빛 붉은색을 띠면 피타가 지배적이다. 같은 원리로 소변 색이 탁하고 온도가 미지근하면, 피타와 바타의 손상을 암시한다. 소변 빛이 하얗고 거품을 일으키면 바타와 카파가 지배적임을 나타낸다. 소변이 붉고 구름처럼 흐릿하면 카파와 피타의 악화를 의미한다. 만성 열병을 앓을 때는 소변이 피처럼 붉은 빛이 나는 노란색을 띤다. 만약 소변이 투명하면서 검은 빛을 띠면 환자의 몸속 모든 도샤가 자극받았음을 암시한다. 소변 검사도 맥박 검사와 마찬가지로 도샤 이론에 근거하여 판단된다.

(3) 말라 파리크샤(대변 검사)

아유르베다 전통의학에서는 질병을 이해하기 위한 수단으로 대변 검사를 진행한다. 대변의 색상을 확인하면 병의 특징을 유추하는 데 도움이 된다. 변이 굵고 푸르스름한 검은 색상을 띠면, 바타도샤가 지배적임을 의미한다. 이 상태에선 변이 딱딱하고 건조하다. 만약 환자가 변비를 앓고 있다면, 거칠고 작고 건조한 상태의 변이 알갱이처럼 나온다. 피타도샤가 과도한 상태일 땐 변이 액체처럼 묽고 초록빛이나 노란빛을 띤다. 별다른 색이 거의 없는 변은 카파 질환을 암시한다. 이러한 환자의 변은 차갑고 일반적으로 변의 모양과 양이 적당한 반면 변에 점액질이 포함돼 있다. 이때 변이 굵고 허연빛을 띠면서도 푸른 검은 빛이 동반되면 바타와 카파가 모두 지배적임을 의미한다. 변의 색이 노랗고 모양은 좋으나 소량씩 배출된다면 바타와 피타도샤가 모두 악화됐음을 알 수 있다.

체내 음식물의 흡수와 소화기능이 원활하면, 모양이 적당하고 물에 뜨는 변을 배출한다. 그러나 소화가 잘되지 않으면, 변 속에 소화되지 않은 음식물이 포함되어 변이 가라앉고 냄새가 심하고 끈적끈적하다. 이때는 소화기관 내 독소의 축적을 의심해봐야 한다. 변이 하얗고 심각한 악취가 풍기면 복수가 의심된다. 만약 변이 검거나 푸르스름한 검을 빛을 띠고 심각하게 자극적인 악취가 나온다면, 즉각적인 조치가 요구되며 그렇지 않으면 환자가 사망할 수 있다. 아유르베다 의사는 이와 같이 대변의 색과 형태와 색에 근거해 질병의 특징과 치료 가능성을 판단할 수 있다.

(4) 네트라 파리크샤(안과 검사)

의사는 환자의 눈을 검사해 질병의 특성을 유추할 수 있다. 바타가 지배적인 눈은 작고 탁하고 건조하며 퀭하고 늘어져있다. 또한 눈썹이 건조하고 숱이 적으며 눈동자가 불안정하고 눈에 화끈거리는 느낌이 나타난다.

피타도샤가 지배적인 눈은 보통 크기에 날카로운 모양을 띠며, 반짝거리고 빛에 민감하며(광선공포증) 타는 듯한 느낌을 받는다. 속눈썹은 숱이 적고 기름지고 홍채는 노랗거나 붉은 빛을 띤다. 아유르베다 전통의학에서는 눈의 에너지를 '근본적인 불 원소'에서 얻는다고 보고 있다. 그리고 그러한 이유로 망막 속에 '불의 성질을 지닌 에너지'가 있기 때문에 우리 눈이 빛에 민감하다고 판단한다. 피타 체질을 가진 사람들은 체내 불의 기운이 충만하기 때문에 눈이 빛에 크게 민감한 경우가 많다. 반면 카파 도샤가 지배적인 사람은 안구가 하얗다. 더불어 눈이 크고 생김새가 아름답고 촉촉하며 속눈썹은 길고 풍성하고 기름지다. 반면 눈에서 분비물이 많이 나오고 광택이 없고 눈꺼풀이 무거워 졸린듯한 인상을 풍기며 눈동자가 불안정하다. 두 개의 도샤가 자극을 받으면 환자의 눈에 결합된 증상이 반영된다. 안구가 푸르스름한 검은빛을 띠면 세 개의 도샤 모두가 한꺼번에 악화됨을 의미하며 시력은 안정적이지만 눈이 피로해 보인다. 만약 안구가 붉거나 검은빛이 돌고 두려운 듯 보인다면 환자의 병은 회복이 불가능한 병이다. 안과검사는 병의 원인과 회복 가능성 또는 불가능성을 판단하는 데 중요한 기능을 한다.

(5) 지바 파리크샤(혀 검사)

혀는 맛을 느끼고 언어를 구사하는 기관이다. 감각기관인 혀 검사는 질병 검사에 있어 빼놓을 수 없는 검사다. 혀 검사를 통해 의사는 환자의 상태를 진찰한다. 혀가 차갑고 감각이 없고 건조하고 거칠고 갈라져있으면, 바타도샤가 지배적임을 알 수 있다. 혀의 색이 붉거나 또는 반대로 푸른빛을 띠고 타는 듯한 느낌과 찌르는 듯한 통증이 발생하면 피타도샤가 지배적임을 암시한다. 카파 도샤가 손상된 경우 혀는 하얗고 축축하고 차갑고 칙칙하고 두껍게 백태가 덮인다. 세 개의 도샤 모두가 악화된 경우 혀는 검은빛을 띠며 건조하고 거칠고 갈라지고 환자는 입에서 쓴맛을 느끼며 타는 듯한 느낌과 찌르는 듯한 통증을 호소한다.

혀에 낀 백태는 복부, 소장 또는 대장의 독소를 반영한다. 백태가 혀의 뒷부분에만 나타나면 독소가 있는 위치는 대장이다. 혀의 중간에 낀 백태는 복부와 소장에 백태가 있음을 알려준다. 이 외에도 혀 검사는 환자의 발열 상태나 질병의 치료 가능성 여부를 판단하는 데 유용하다.

(6) 스바라 파리크샤(성대 검사)

목소리가 거칠고 갈라지면 바타도샤가 지배적이다. 목소리가 깨끗하고 크면 피타도샤가 지배적이며, 묵직하고 쉰 목소리는 카파 도샤가 지배적이다.

(7) 스파르사 파크리샤(촉감 검사)

바타가 악화되면 피부가 갈라지고 거칠고 건조해진다. 이때 기온이 평균기온 아래로 내려가면 환자는 시원함을 느낀다. 피타가 손상되면 피부가 뜨거워진다. 피부에 유분이 가득하고 차갑고 촉촉하면 카파 도샤가 지배적이다.

(8) 아크르티 파리크샤(일반적인 외관 및 성향 검사)

앞서 언급한 검사 외에도 질병의 특성 파악에 있어 '일반적인 외관 및 성향 검사'처럼 일부 유용한 검사가 몇 가지 더 있다.

· **바타가 악화된 사람**: 피부와 모발이 거칠고 건조하다. 피부가 갈라지고 모발의 끝도 갈라져있다. 성향이 원만하지 못하다. 인내심이 부족하고 기억력과 지능이 우수하지 못하다. 말이 많고 찬 걸 좋아하는 경향이 있다.

· **피타가 악화된 사람**: 피부 빛이 노랗고 뜨겁다. 손바닥, 발바닥, 발, 얼굴이 구리 빛을 띤다. 체모가 적은 편이며 금빛의 갈색을 띤다. 화를 잘 내고 자기중심적

인 성향이 강하다.

·**카파가 악화된 사람**: 피부가 하얗다. 관절, 뼈, 근육이 잘 형성됐다. 배고픔, 갈증, 욕심, 통증에 크게 영향을 받지 않는 성향을 띤다.

지금까지 살펴본 총 8가지 검사 외에도 일부 의사들은 구강검사나 손톱검사를 진행해 질병의 원인을 규명한다.

• 아시아(무크) 파리크샤(구강(입) 검사)

바타의 악화는 구강 내 단맛으로 감지된다. 피타의 악화는 쓴맛, 카파는 달고 신맛으로 확인된다. 이와 같은 맛이 복합적으로 느껴지면 모든 도샤가 악화됨을 암시한다. 소화불량은 입안에서 정제버터(기이)맛이 느껴지고 구강 내 유분이 많아져 끈적함이 느껴진다. 또한 구강 내 떫은맛은 체증(약한 소화의 불)을 반영한다.

• 나크 파리크샤(손톱 검사)

의사는 환자의 손톱상태를 보고도 질병의 특징을 파악한다. 바타가 악화되면 손톱이 푸른빛을 띤다. 피타가 항진되면 손톱 빛이 붉거나 노래진다. 흰 손톱은 카파 도샤가 지배적임을 말해준다. 손톱에 옅은 푸른 빛과 함께 노란색 또는 붉은빛으로 보이면 바타와 피타가 손상됨을 알 수 있다. 손톱이 하얗고 노란 빛을 보이면 카파와 피타도샤의 손상을 의미한다. 만약 모든 도샤가 악화된 증상이 나타나면, 손톱은 파랗고 노랗고 초록빛과 흰색 및 붉은 빛깔을 모두 반영한다. 이 상태는 질병이 치료될 수 없음을 의미하기도 한다. 손톱에 반영되는 복부질환의 증상은 손톱 내 뚜렷한 흰색 점과 약해진 손톱 주변의 피부이다. 이처럼 손톱검사를 통해 의사는 질병을 진단하고 확인할 수 있다.

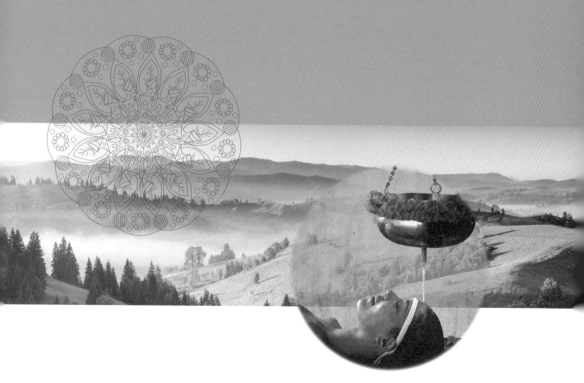

치료 요법

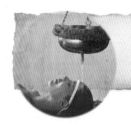

제9장

치료 요법

부적절한 식습관 및 생활습관은 신체 내 조직의 악화를 유발한다. 더불어 몇 가지 외부 요인, 외상, 부상, 세균 및 바이러스 감염으로도 인체에 질병이 발생한다. 이때는 질병 치료의 '4지지대(의사, 약물, 간호인, 환자의 이상적인 협력치료)'를 활용한 치료과정을 통해 악화된 조직과 망가진 신체기능을 회복하고 인체의 질서를 복원해 건강을 되찾아야 한다. 몸의 기능을 정상적으로 회복하는 과정이 '치료'이다. 즉, 치료는 '질환의 완화'를 의미한다. 아유르베다 전통의학에서는 3가지 방법으로 치료를 구분한다. 1. 유그티비아파스라야(합리적 치료), 2. 사트바바자야(정신적 치료), 3. 다이바비아파스라야(신적 또는 영적 치료).

1. **유그티비아파스라야(합리적 치료)**: 계획을 세워 올바른 식이요법과 약물을 이용하는 치료.
2. **사트바바자야(정신적 치료)**: 부정적 감정과 마음의 감정을 조절하는 치료.
3. **다이바비아파스라야(신적 또는 영적 치료)**: 성가, 허브, 보석, 제물의식, 단식 등을 이용한 치료.

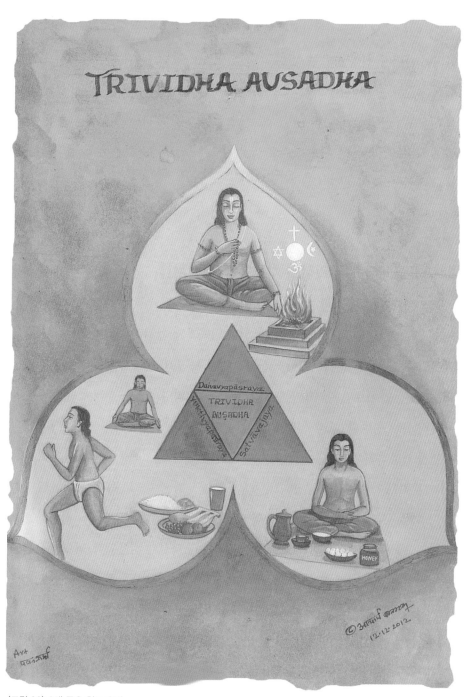

〈그림 23〉 3대 주요 치료 요법

3가지 치료 방법 중에서 '합리적 치료'와 '정신적 치료'는 심신질환의 치료에 적용되며 나머지 '신적 치료'는 두 개의 치료가 모두 실패했을 때 최후의 대안으로 행해지는 치료 요법이다. 3가지 치료 요법 중 가장 이성적인 치료 요법은 '합리적 치료법'으로 그만큼 가장 널리 적용되는 치료 요법이기도 하다. 일부 사람들은 몸과 마음 그리고 영혼의 상태에 따라 완벽한 치료를 위해 3가지 치료법을 동시에 진행하도록 권장하기도 한다.

1. 아유르베다 전통의학의 차별화된 질병치료

'아유르베다 전통의학'의 치료법은 현대 의학과는 완전히 다르다. 아유르베다의 치료법은 직접적인 질병 치료에 국한되지 않고 '전신의 정화'를 주목적으로 치료한다. 이와 같은 치료법은 악화된 도샤와 질병 및 질병의 원인을 뿌리째 근절하는 체내 환경을 조성한다. 따라서 건장하고 튼튼하고 비만인 사람에게 아유르베다식 치료법을 적용하면 체내에 축적된 도샤와 악화된 장기 및 노폐물이 쉽게 제거되어 몸이 가뿐하고 가벼워진다. 반면, 도샤와 다투의 영양부족으로 몸이 수척하고 약한 환자에게는 도샤와 다투에 에너지 및 영양을 공급하는 아유르베다식 치료법을 적용한다. 이처럼 아유르베다 치료법은 사람에 따라 다르게 적용된다. 과도한 유분과 카파도샤의 악화에는 건조함(건조 요법)을 유발하는 치료법을 처방한다. 반면 건조함이 심하거나 바타가 악화된 경우, 오일 요법을 권장한다. 이 같은 아유르베다 치료 요법에는 의사의 처방에 따라 다양한 약용성분을 지닌 약용 허브가 활용된다. 상기 모든 치료 요법은 크게 두 종류로 구분된다.

1. 산타르파나 시키트샤(강화 요법): '강화 요법'은 체중을 증가하는 약용허브와 약물을 사용하는 치료법이다. 이때 치료의 주목적은 체중증가다. 강화 요법은 신체에 영양을 더하고 체력을 보강하며 체형 증가를 보조한다. 해당 요법에 활용되는 약용허브, 음식물 및 기타 약제를 구성하는 성분의 지배적인 원소는 '지구원소'와 '물 원소'이다.

2. 아파타르파타 시키트샤(감량 요법): '감량 요법'은 몸을 가뿐하게 하고 체중을 감소하는 약용허브와 성분을 활용한다. 감량 요법에 사용되는 약용허브, 음식물 및 기타 약제를 구성하는 성분의 지배적인 원소는 '불 원소', '바람원소', '공간원소'이다.

5가지 기본 원소에는 신체를 강화하는 기능과 감량하는 기능이 모두 포함되어 있다. 그렇기 때문에 이들 원소의 조합으로 이뤄진 다양한 물질성분을 활용하면 우리 몸에 두 가지 효과를 모두 가져올 수 있는 것이다.

아유르베다 전통의학에서는 강화치료와 감량치료를 목적으로 다양한 치료법이 활용된다. 이와 같은 모든 치료법은 다음 6가지로 구분된다.

1. 랑가나 시키트샤(단식 요법)
2. 브르마나 시키트샤(영양 또는 복원 요법)
3. 루크사나 시키트샤(건조 요법)
4. 스네하나 시키트샤(오일 요법)
5. 스베다나 시키트샤(찜질 또는 발한 요법)
6. 스탐바나 시키트샤(지혈 또는 결합 요법)

1) 링가나 시키트샤(단식 요법)

신체를 가분하게 만드는 치료 요법을 단식 요법, '링가나 시키트샤'라고 한다. 단식 요법에는 2종류가 있다.

(1) 삼모다나 혹은 소다나 시키트샤(정화 또는 해독요법): 배출기관(항문, 요도, 피부, 코, 입 등)을 통해 체내에 악화된 도샤와 말라(노폐물)를 몸 밖으로 제거하는 요법이 '정화' 또는 '해독요법'이다. 정화 또는 해독요법은 5가지로 구분된다. '바마나(구토 요법)'는 구강 밖으로 구토를 유도해 병의 요인(손상된 도샤 또는 말라)을 제거한다. '비레카나(하제 요법)'는 항문 밖으로 변을 배출해 병의 요인을 제거한다. 이 외에도 관장 요법으로 '아루바사나 바스티(약용오일 또는 정제버터 또는 지방 성분을 활용한 관장 요법)', '니루하 바스티(탕약을 이용한 관장 요법)'가 있다. '나샤(비증증가요법 또는 흡입 요법)'는 코 속으로 약제를 주입해 콧구멍으로 병의 요인을 배출한다. 아유르베다 전통의학에서는 '정화요법'을 '판챠카르마 요법'의 일부로 간주하고, '오일 요법'과 '발한 요법'은 '판챠카르마의 푸르바카르마스(사전 처방법)'으로 구분한다.

(2) 삼마나 시키트샤(경감 및 완화 요법): '경감 및 완화요법'은 손상된 도샤나 노폐물을 몸 밖으로 배출하지 않는다. 대신 도샤와 노폐물의 손상을 완화하고 균형을 회복시키는 절차가 진행된다. 경감 및 완화 요법은 다음과 같다.

(a) 디파나 및 파카나(위와 소화 약제): '디파나'와 '파카나'는 위의 운동과 소화 작용을 개선하는 약제이며, 식욕을 개선하고 음식의 소화를 도모한다. 해당 약물은 도샤와 노폐물을 빠르게 완화한다.

(b) 크수트니그라하 또는 우파바사(단식): '단식'은 굶기 또는 제한된 소량의 음식만을 섭취하는 방법이다. 단식 요법을 적용하면 독소를 신속하게 배출

시킬 수 있다.

(c) 피파사니그라하(갈증): 갈증 상태를 유지하거나 갈증을 조절하면 체내 수분 유지 및 신장질환에 효과가 있다.

(d) 사리리카 비아야마(신체운동): 신체운동이나 요가 등은 비만을 해소하고 악화된 도샤의 균형을 바로 잡는 데 도움이 되고 체력과 면역력을 증진시킨다.

(e) 아타파 및 마루타(태양 및 바람): 햇빛을 보고 신선한 공기를 마시면 비만 및 피부관련질환에 효과가 있다.

체중감량을 목적으로 단식 요법을 적용할 때는 반드시 몸이 튼튼하고, 과체중으로 분류되고, 해당 요법을 견딜 수 있는 사람에 한해서 적용하도록 한다. 단식 요법은 이 외에도 바타 저하와 관련된 질환을 앓고 있는 환자 또는 카파 및 피타, 혈액 및 질병의 항진증상이 있는 경우 처방된다.

구토, 설사, 콜레라, 열병, 변비, 몸의 무거움, 트림, 어지럼증, 식욕부진 등은 카파 및 피타도샤와 관련된 질환이다. 만약 해당 질환이 일반적인 상태라면(너무 심하거나 너무 가볍지 않은 상태) '소화의 불'을 증강시키는 약물을 처방해 즉각적인 치료를 한다. 이때 증상이 가볍다면, 약물 대신 단식이나 갈증조절 요법을 적용한다.

건장한 사람이 경미하거나 일반적인 증상의 질환을 겪고 있다면, 운동요법과 더불어 햇빛 및 신선한 공기에 노출되는 치료 요법을 병행시킨다.

단식 요법에 사용되는 약용성분은 가볍고 뜨거운 속성과 함께 투과성을 포함하고 있다. 또한 끈적임이 없고 건조하고 거칠고 양이 적으며 액상이자 단단한 속성을 지닌다.

2) 브르마나 시키트샤(영양 또는 회복 요법)

바타 저하나 바타-피타 자극, 결핵, 신체 쇠약, 수척증상, 노화, 고령, 과도한 성생활, 중독, 여행 피로, 과도한 체력소모에는 '영양 요법'이 적합하다. '브르마나 시키트샤'는 체력을 증진하고 영양을 공급하는 치료 요법이다. 또한 여러모로 매우 유용하며 특히 여름에 그 필요성이 더욱 두드러진다.

'영양 및 회복 요법'은 일반적인 건강 관리체계를 준수하며 이와 함께 에너지와 영양을 공급하는 우유, 정제버터(기이), 코티지 치즈, 버터, 꿀 및 영양이 풍부하고 효과가 뛰어난 성분을 섭취하도록 권장한다. 해당 요법에는 속성이 무겁고 차갑고 느리고 두껍고 밀집되고 유분기가 있고 진정작용이 포함된 성분이 활용된다.

건강 관리체계로는 목욕, 숙면, 달고 기름진 성분을 활용한 관장 요법과 함께, 슬픔이나 불안 등과 관련된 감정을 멀리하는 방법이 권장된다.

3) 루크사나 시키트샤(건조 요법)

'건조 요법'은 인체연결통로가 막히거나, 바타 또는 다른 도샤가 지나치게 자극을 받았을 때 처방되는 치료 요법이다. 이 외에도 다리가 뻣뻣하거나 통풍 또는 만성 비뇨질환 등으로 주요 신체장기에 이상이 생긴 경우에도 뛰어난 효과를 볼 수 있다.

건조 요법에는 알싸하고 쓰고 떫은맛을 지닌 성분과, 참깨나 겨자씨 및 꿀로 만든 오일 반죽이 활용된다. 또한 해당 요법에는 속성이 거칠고 건조하고 가볍고 투과성이 있고 효능이 뜨거우며 끈적거리지 않는 강력한 약제가 사용된다.

4) 시키트샤(오일 요법)

신체의 부드러움, 유동성, 매끄러움, 수분을 증가시키는 데 처방되는 치료법이

'오일 요법'이다. 오일 요법에는 정제버터(기이), 오일, 지방, 및 기타 유분 성분이 활용된다. 이 중 가장 효과가 뛰어난 성분은 정제버터다. 아유르베다 전통의학에 따르면, 정제버터를 이용해 약제를 처리하면 약제의 수많은 유용한 성분이 정제버터에 흡수된다고 한다. 이를 활용하면 손상된 피타 및 바타도샤가 진정되고 라사(혈장) 및 수크라 다투(생식기 조직)에 영양이 공급된다. 그 밖에도 성대가 깨끗하게 정화되고 안색이 개선되며, 피부에도 유익한 작용을 한다. 약제 처리를 한 정제버터를 섭취하면 남성 및 여성의 생식기 관련 질환이 치료된다. 또한 체력과 성욕이 증진되고 외상, 골절, 자궁 탈출, 귀앓이, 두통 증상 개선에 도움을 준다.

오일 요법에서는 '골수'를 진정제로 사용하기도 한다. 골수는 체력 강화 작용을 하며 특히 뼈를 튼튼하게 만든다. 이 외에도 골수를 사용하면 수크라 다투(생식기 조직), 라사 다투(혈장), 메다 다투(지방조직), 마짜 다투(공수) 및 카파도샤가 증가한다.

피타도샤의 완화에 처방되는 성분 중에서는 정제버터가 가장 뛰어난 효과를 나타낸다. 다음으로는 골수, 지방, 오일 순이다. 반대로, 바타의 완화에는 오일이 가장 효과가 좋으며 그 다음으로 골수, 정제버터 순으로 효과가 조금씩 덜 하다.

5) 스베다나 시키트샤(찜질 또는 발한 요법)

'찜질' 또는 '발한 요법'은 뻣뻣함, 묵직함, 냉기를 치료하고 땀을 배출하는 데 처방되는 치료법이다. 아유르베다 전통의학에는 13가지 찜질 요법이 있다. 각각의 찜질 요법은 기능에 따라 그 치료과정과, 적합성 및 금기사항이 저마다 다르다. 찜질 요법은 감기, 기침, 딸꾹질, 기관지 천식, 몸의 묵직함, 몸살, 귀앓이, 목의 통증, 두통 및 편두통, 목소리 갈라짐, 인후염 및 성대의 경련성 막힘 증상, 출혈성 뇌졸중, 특정 장기마비 또는 전신이나 반신 마비, 과도한 하품, 진통, 오한, 몸의 떨림, 상지와 하지의 신경통 및 부종에 효과가 좋다. 이 외에도 복부팽창이나 부글거림, 변비,

복부 경련, 요도폐쇄, 배뇨장애, 고환비대증, 옆구리 통증, 요통, 좌골신경통, 다리와 정강이근육 및 무릎 관절의 통증 및 경련, 비정상적인 소화 및 대사활동으로 발생한 질환, 발목 관절 내 바타의 기형 및 전신에 영향을 주는 기타 바타 질환에도 찜질 및 발한 요법을 처방한다. '발한 요법' 재료에는 뜨겁고 투과성이 있고 부드럽고 건조하고 가볍고 안정적이고 기동성이 있는 액상의 무거운 속성을 지닌 성분이 사용된다.

6) 스탐바나 시키트샤(지혈 또는 결합 요법)

'지혈' 또는 '결합 요법'은 어떤 성분이든 그 흐름을 멎게 하는 치료 요법이다. 해당 치료 요법은 피타 악화, 화학물질 또는 불로 인한 화상, 설사, 구토, 중독 및 과도한 발한증세에 효과가 좋다. 지혈 또는 결합 요법을 적용한 뒤, 환자의 상태가 좋아지고 체력이 회복되면 치료가 성공적으로 이뤄져 효과가 나타났음을 의미한다. 지혈 및 결합 요법에 사용되는 성분은 액상의 끈적임이 없는 차가운 속성으로, 안정감이 있고 달고 쓰고 떫은맛을 지닌다.

앞서 언급된 치료 요법 중에서 '건조 요법', '단식 요법', '발한 요법'은 '감량 요법(아파타르파나 시키트샤)'에 해당하고, '오일 요법', '영양 요법', '지혈 요법'은 '회복 요법(산타르파나 시키트샤)'으로 구분된다.

2. 판챠카르마 치료법 소개

판챠카르마 치료법은 체내에 손상된 도샤와 말라(노폐물)를 배출하는 5가지 작용 또는 과정을 뜻한다. 아무리 다양한 약제를 사용해도 질병이 계속해서 악화되고 재발되는 경우를 흔하게 볼 수 있다. 그렇기 때문에 이를 예방하는 '판챠카르마' 치료법은 아유르베다 전통의학의 중요한 치료법 중 하나가 아닐 수 없다. 판챠카르마 치료법에는 질병 예방을 위한 '정화 및 해독 요법'과 악화된 도샤와 노폐물을 체외로 배출하는 '질병의 근절 과정'이 포함된다. 판챠카르마 치료는 직접적인 치료에 앞서 여러 가지 '사전 치료과정'이 선행되는 치료이다. 사전 치료과정으로는 완화 및 정화요법을 활용하며, 그 중에서도 특히 오일 요법과 찜질 요법을 이용한다. 이와 같은 5가지 기본 판챠카르마 치료법은 다음과 같다.

1. 바마나(구토 요법)
2. 비레카나(변통(하제) 요법)
3. 나샤(흡입 요법 또는 비즙증가제)
4. 아우바사나 바스티(관장 요법의 한 종류)
5. 니루하 바스티(관장 요법의 또 다른 종류)

고대의 고승, '수스르타'와 그 외 몇몇 아유르베다 전통의학 학자들은 '라크타 모크샤나(사혈 요법)'을 판챠카르마 치료법 중 '흡입 요법'과 함께 묶어 설명했다. 판챠카르마 치료법은 반드시 치료를 시작하기 전 환자가 치료를 견딜만한 체력과 정신력이 있는지 확인한다. 그 외 판챠카르마 치료를 진행하기에 앞서 시행되는 치료는 '사전치료과정'이며, 판챠카르마 치료 뒤 부수적으로 진행되는 식이요법과 주의사항을 '사후치료법'이라고 한다. 판챠카르마 치료는 환자의 상태와 질병에 맞춘 특화된 약제와 치료과정을 적용한다. 이와 같은 판챠카르마 치료법은 다음과 같이 적용된다.

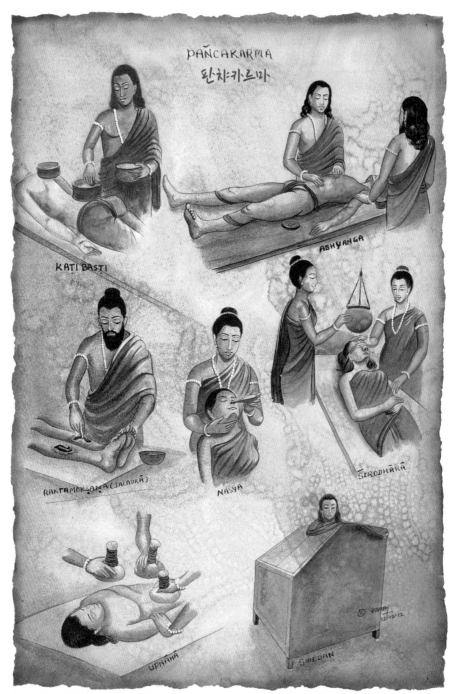

〈그림 24〉 다양한 판챠카르마 치료법

- 구토 요법은 카파 제거에 가장 효율적인 치료이다.

- 하제 요법은 피타 제거에 가장 효율적인 치료이다.

- 관장 요법은 바타 제거에 가장 효율적인 치료이다.

- 찜질 요법을 몸을 유연하게 하는데 가장 효율적인 치료이다.

1) 바마나(구토 요법)

구토제로 구토를 유발해 복부의 독소를 배출시키는 요법이 '구토 요법' 또는 '구토 치료'이다. 구토 요법은 연 중 내내 할 수 있으나 혹독한 겨울과 날씨가 무더운 여름날만은 삼가야 한다. 구토제는 체내의 독소 성분과 노폐물을 몸 밖으로 배출하는 기능을 한다.

• 치료 용도

구토 요법은 카파 및 피타 질환에 효과가 뛰어나다. 또한 구토 치료는 폐색성 폐질환, 기침, 기관지 천식, 카파 손상으로 인한 발열, 편도염, 감기, 코의 염증, 코, 입, 입술 고름, 이루 등의 증상에도 효과가 있다. 이 외에도 메스꺼움, 식욕부진, 소화불량, 스르푸 증후군, 설사, 지방축적 또는 비만질환, 빈혈, 중독, 신체의 하부 통로속 출혈, 피부염 및 기타 피부질환(가려움증, 단독 등), 부스럼, 선상기관 붓기, 부종, 비뇨질환, 과수면, 졸림, 고환류, 간질, 정신이상에 처방된다.

• 증상

구토 요법은 앞서 언급된 증상을 앓고 있는 환자 중, 구토를 해도 문제가 발생하지 않고 힘든 구토 과정을 견딜 수 있으며 시력이 좋은 사람에게 효과적으로 처방된다.

• 예외사항

구토 요법은 아동, 고령자, 몸이 수척하고 쇠약한 사람에게는 처방되지 않으며 또

배가 고픈 상태에서도 진행을 삼가야 한다. 이 외에도 심장병을 앓고 있거나 기흉, 상체 연결 통로의 출혈, 생리 중, 임신 중에는 피해야 하며, 슬픔에 빠졌거나 비만증세가 심하거나 병환 중이거나 술에 취했거나 구토에 거부반응이 있거나 구토를 힘들어하는 사람은 다른 치료방법을 찾아야 한다. 더불어 안과질환(백내장, 장님, 안구통증 등), 건조한 체질, 황달, 기생충 감염 및 바타 질환에도 구토 요법은 금지된다.

비록 구토 요법을 금지해야 하는 조건에 해당하더라도 카파악화, 소화불량, 중독 증상을 겪고 있다면 감초 달인 물을 활용한 아주 순한 구토 치료 요법이 처방될 수 있다. 그러나 아동 또는 몸이 약하고 겁이 많은 사람에게는 여전히 금기되는 치료법이다.

• 구토 요법 사전 치료

구토 요법은 시행에 앞서 반드시 사전 치료를 통해 환자의 카파 상태를 악화시켜놔야 한다. 이를 위해서는, 구토 치료 1~3일 전에 약용 오일을 처방받아 변에 기름이 섞여 나오고 메스꺼움이 느껴질 때까지 하루 2~3회 복용해야 한다. 구토 치료 전날에는 사전 치료로 '오일 요법(오일 마사지)'을 한 뒤 흉부와 등을 찜질해 카파를 액상화하는 과정을 거친다. 동시에 카파의 악화를 위해 귀리죽, 바스마티 쌀(낟알이 긴 쌀), 우유, 버터밀크 및 요거트, 충분한 소금 등 카파를 자극하는 식품을 섭취한다. 구토 치료는 반드시 '아침시간(카파가 활발한 시간)'에 진행한다.

• 구토제 성분

암염과 꿀은 구토제의 중요한 성분으로 활용된다. 란디아듀메토룸 외에도 구토제의 주요 성분으로는 감초, 인도먹구슬나무, 수세미, 호리병박, 필발, 협죽도, 카다멈이 있다. 카파가 자극된 경우 알싸하고 투과성을 지닌, 효능이 뜨거운 성분으로 구토제를 만든다. 바타와 카파가 모두 악화된 경우에는, 달고 짜고 시고 뜨거운 효능을 지닌 성분을 활용한다. 모든 구토제는 달인 탕약 형태로 제조되는데, 모든 약용 재료를 끓여 질량이 반 정도로 줄을 때까지 조려서 만든다(3ℓ 물에서 170g의 비율).

• 치료방법

구토 치료를 할 때는 의자에 편안히 앉아 다리를 구부리거나 또는 무릎 정도 높이의 의자에 앉아서 달인 구토제를 섭취한다. 이때 치료강도의 높음, 중간, 낮음에 따라 구토제의 용량을 7ℓ, 4.5ℓ, 1.5ℓ로 다르게 적용한다. 구토제을 복용하면 메스꺼움이 밀려는데, 중지나 검지 또는 부드럽고 매끄러운 나무의 잔가지를 이용해 목구멍 쪽 혀를 문질러 구토를 유도한다. 꾸준히 혀를 자극해 피타와 카파성분을 배출하고, 다음으로 복용한 약물을 모두 뱉고, 마지막으로 피타 성분을 토해낸다. 몸이 독소가 제거된 기분과 함께 심장, 목, 머리를 포함한 전신이 가벼워진 느낌이 든다면 구토 요법이 성공한 것이다. 구토 요법의 효과는 구토횟수에 따라 달라진다. 최대효과는 8회, 보통은 6회, 적은 효과는 4회 정도 구토가 발생한다.

• 구토 요법 사후 치료

구토 치료 후 허기가 느껴지면 야채 스프나 미음 또는 녹두죽을 섭취한다. 최소 하루 동안은 찬물이나 차가운 성분의 섭취와 운동 및 성생활을 자제하고 분노 등의 감정을 품지 않으며 정제버터 또는 오일 마사지를 삼간다.

• 치료 결과

치료 후 관찰되는 증상은 구토 요법이 얼마나 효과가 있었는지, 또는 효과가 너무 과하거나 약하지는 않았는지, 성공의 척도를 가늠하는 데 도움이 된다. 치료의 목적은 질병의 완화이다. 구토 요법으로 병이 완화되면 몸이 가볍고 상쾌하며 활기가 생기고 축적된 도샤가 몸 밖으로 배출된다. 복용한 구토제을 모두 토해내고 바타가 진정되면 만족스러운 성과라고 볼 수 있다.

• 저조한 효과

치료 전과 비교해 도샤의 손상이 더 크게 느껴지고 몸이 무겁고 나태해지며 몸에 유분이 생기고 메스껍고 가렵다면 도샤의 배출이 제대로 이뤄지지 않았다는 신호다. 즉, 구토 요법의 효과가 저조했음을 의미한다.

• 과도한 효과

효과가 저조했을 때와 반대로, 심한 건조함이 발생하는 동시에 실신, 통증, 몸의 약화, 식욕부진, 뻣뻣함, 지나친 갈등 및 과도한 도샤의 배출 증상이 발생하면 효과가 너무 지나침을 의미한다.

• 역 치료

아유르베다 의학경전에 따르면, '역 치료'는 눈으로 확인되는 증상에 한해 시행된다. 만약 치료 효과가 저조하다면, 구토 요법을 재시행한다. 그러나 치료효과가 과하다면 증상에 따라 '냉 요법', '온기 요법', '회복 요법' 또는 '단식 요법'을 처방한다.

2) 비레카나(변통(하제) 요법)

'변통(하제) 요법'은 약물을 이용해 장 속 노폐물을 항문 밖으로 배출하는 하제(설사)치료다. '하제 요법'의 주목적은 피타와 혈액 내 독소의 정화이다. 하제는 효과가 뛰어난 정화방법이다. 하제 요법은 일반적으로 가을에 권장되지만, 병증이 심각하다면 계절에 상관없이 처방된다.

• 치료 용도

하제 요법은 보통 몸의 정화를 목적으로 처방된다. 그 외에도 피타의 악화를 완화하고, 감각 기관과 운동 기관을 강화하고 두뇌를 개선하고, 소화의 불을 증강하고 조직을 안정화하며 체력을 도모하는 치료에 병행 사용된다.

• 증상

하제 요법은 아마(소화되지 않거나 절반만 소화된 음식물), 치질, 기생충, 부글거림 및 피부염과 같은 다양한 피부질환 치료 용도로 처방한다.

• 예외사항

아동, 고령, 몸이 약하고 성격이 부드러운 사람, 임산부 및 성격이 강한 사람은 하제 요법을 삼간다. 또한 중독, 열병의 첫 단계, 출산 후, 설사, 저조한 소화능력, 무기로 인한 상처, 건조한 체질, 구토 요법 직후, 궤양성 대장염, 탈항에도 하제 요법을 자제한다.

• 배변 운동의 특징

배변 운동은 사람에 따라 저마다 다르다. 배변 운동은 장의 연동운동에 따라 크게 3가지로 구분된다.

1. **부드러운 배변 운동**: 일부 사람들은 체내 피타의 증가로 배변 운동이 빠르게 진행된다. 이와 같은 사람들은 '부드러운 배변 운동'을 하는 경향이 있으며 이들에겐 우유, 물, 오일 또는 포도와 같은 순한 하제가 유익하다.

2. **보통 강도의 배변 운동**: 카파도샤가 지배적인 장은 보통 강도의(너무 강하지도 약하지도 않은 강도의 하제) 하제를 사용한다. 이런 류의 사람들은 장의 연동운동의 강도가 적당하기 때문에 할라파, 용담, 나도싸리 꼬투리로 만든 완하제를 사용한다.

3. **단단한 배변 운동**: 장 속 바타가 지배적이면 변이 단단하다. 이런 류의 사람들은 장의 연동운동이 원활하지 않기 때문에 하제 요법을 적용하는 데 어려움이 따른다. 따라서 남양유동 등의 강한 하제를 사용한다.

이처럼 하제 요법을 적용하기 전, 배변 운동의 특징을 살펴보면 사용할 약제의 강도를 판단하는 데 큰 도움이 된다.

3) 나샤(흡입 요법 또는 비즙증가제)

'흡입 요법' 또는 '비즙증가제'는 머리, 안과, 코, 목 부위의 질환 치료를 목적으로 비강에 약제를 취입하는 요법이다. 해당 요법은 산스크리트어로 '나샤' 또는 '시로비레카나'라고 하며, 때로는 '나바나'라고 부르기도 한다. 흡입 요법은 두 종류로 구분된다.

(1) 레카나 또는 카르사나 나샤(하제 흡입 요법)

이 요법은 머리 부위에 위치한 카파 및 다른 도샤를 배출한다. '하제 흡입 요법'에는 알싸하게 톡 쏘는 성분의 오일이나, 알싸한 속성의 약제로 달여 만든 추출물을 오일에 가공해 만든 약제가 사용된다. 이 외에도 알싸한 속성을 지닌 약제의 추출물이나 분말을 사용하기도 한다. 하제 흡입 요법은 카파 악화 질환(코, 귀, 목 또는 머리 질환), 두통, 목소리 갈라짐, 만성비염, 감기, 부종, 식욕부진, 간질, 피부염과 같은 피부질환의 치료에 처방된다.

(2) 스네하나 또는 브르마나 나샤(오일 또는 영양 흡입 요법)

'나샤 요법'은 머리, 코 등과 같은 몸의 상위 부위를 부드럽게 만들기 위해 처방된다. 치료를 위해 오일이나 정제버터 또는 단맛 속성의 약용 추출물, 탕약, 반죽 및 분말을 오일과 가공해 사용한다. 오일 또는 나샤 요법이 처방되는 증상으로는 머리와 코, 눈 관련 질환, 삼차신경통, 편두통, 두통, 부비강 건조, 새치, 탈모, 이명, 치과질환, 구강건조, 목과 어깨, 유두 부위의 뻣뻣함, 경부척추증, 체력저하, 바타 및 유전질환 등이 있다.

- **예외사항**

임신 중, 생리 중, 성생활 직후, 식사 또는 음주 중에는 해당 요법의 적용을 삼간다.

- **나샤 요법에 이용되는 성분**

'나샤 요법'에는 창포뿌리나 양파, 마늘, 생강, 검은후추 등의 달인 물, 추출물, 반죽 또는 분말을 정제버터(기이) 혹은 오일에 가공해 사용한다.

4) 아누바사나바스티(관장 요법의 한 종류)

아유르베다 전통의학의 '관장 요법'은 항문을 통한 노폐물 제거와 약물 치료를 뜻한다. 관장 요법은 바타 질환의 제거를 목적으로 오일 또는 오일 성분의 달인 약물을 직장으로 주입하여 장을 정화한다. 관장 요법 중에는 정제버터와 오일 및 기타 오일 성분을 직장으로 주입하거나 섭취하는 '오일 관장'이 있다. 오일 관장은 산스크리트어로 '아누바사나' 또는 '스네하나 바스티'라고 부른다. 또한 관장 시 오일 약제 투여량이 100ml 또는 50ml로 정확하게 정해졌기 때문에, 이를 인용해 오일 관장을 '마트라 바스티'라고 부르기도 한다.

- **치료 용도**

오일 관장은 복부를 해독하고 복부의 부드러움과 유연성을 회복시킨다. 또한 오일 관장을 하면 체중과 체력이 증가하고 건강이 개선되며 장수에 도움이 되고 안색이 환해진다.

- **증상**

신체의 건조함, 급성 상태의 소화의 불, 만성 변비 및 기타 바타질환에는 오일 관장 요법이 권장된다.

・예외사항

만 7세 미만 아동, 고령, 피부염, 비만, 당뇨, 복부 질환, 소화불량, 거식증, 심각한 빈혈, 기관지 천식, 기침, 결핵, 비뇨 질환, 지나친 갈증 및 정신이상 증상이 있거나 심적으로 슬픈 상태에서는 오일 관장 요법을 삼간다.

5) 니루하 바스티(관장 요법의 또 다른 종류)

허브 달인 물과 우유를 사용하는 관장 요법을 산스크리트어로 '니루하 바스티'라고 한다. 또한 해당 요법은 체내의 바타나 다른 도샤 및 조직을 보조하기 때문에 '아스타파탸 바스티'라고 부르기도 하며 때로는 관장의 속성에 따라 그 이름을 따서 붙이기도 한다. 이와 같은 다양한 관장 요법은 질병과 질병의 특성에 따라 선택적으로 적용된다.

・증상

'니루하 바스티'는 바타질환, 바타의 상향 이동, 통풍, 말라리아, 복부질환, 부글거림, 신물, 저하된 소화의 불, 변비, 심장병, 요로결석, 통증, 배뇨곤란, 배뇨이상 및 자궁출혈에 처방된다.

・예외사항

도샤가 자극받은 상태, 쇠약증, 구토증상, 딸꾹질, 기침, 기관지 천식, 직장 붓기, 치질, 설사, 이질 증상 및 피부염과 같은 피부질환과 임산부에는 해당 관장 요법을 처방하지 않는다.

・라크타모크사나(사혈): 혈액 정화 요법

산스크리트어로 '라크타'는 혈액을 의미하며 '모크사나'는 '완화' 또는 '배출'을 의미한다. 따라서 '라크타모크사나'는 산스크리트어로 '사혈 요법'을 지칭하는 말이다. '사혈 요법'은 '국소 치료 요법'이다. 구토 요법이나 하제 요법 같은 판챠카르마 치료 요법의 주목적은 손상된 도샤의 정화인 반면, 사혈 요법의 주목적은 혈액배출이다. 혈액은 중요한 신체조직이다. 혈액 손상은 다양한 질병을 유발한다. 혈액 손상으로 나타나는 질병의 개수는 셀 수 없이 많다. 이처럼 건강을 유지하고 질병을 예방하려면 손상된 혈액의 배출이 중요하지 않을 수 없다. 혈액은 피타도샤와 밀접한 관계에 있다. 피타도샤의 항진이 발생하면 혈액 내에 노폐물이 쌓인다. 이 외에도 다양한 피타 질환이 발생하면 혈류에 독소가 축적된다. 사혈 요법은 혈액 속 손상된 피타의 배출에도 도움이 된다. 그렇기 때문에 피타 질환에는 사혈 요법이 가장 최우선으로 적용된다. 사혈 요법은 즉각적으로 효과가 나타나는 치료법이다. 그러나 치료를 제대로 정확하게 하지 않으면 오히려 다양한 질병이 초래되는 위험이 따른다. 사혈 요법에는 2가지가 치료법이 있다.

(1) 사스트라 비스라바나(절개도구를 이용한 사혈 요법)

   (a) 프라챠나(침습 요법): 특정 부위의 절개를 통해 축적된 혈액을 배출하는 요법.

   (b) 시라 베다나(방혈 요법): 체내에 손상된 혈액이 순화할 때 정맥의 구멍을 통해 방혈하는 요법.

(2) 아누사스트라 비스라바나(절개도구를 사용하지 않는 사혈 요법)

   (a) 잘라우카(거머리 사혈 요법): 거머리를 이용하면 깊숙한 곳의 피를 뽑아낼 수 있다. 거머리 사혈 요법은 피타 악화에 권장되는 요법이다.

   (b) 가티 얀트라(부황 요법): 악화된 혈액이 피부의 여러 층에 걸쳐 축적된 경

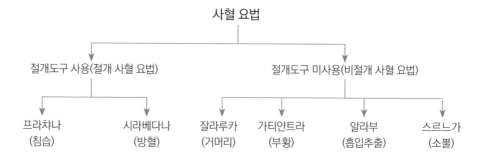

우 이를 방출하는 데 사용된다.

(c) 알라부(호리병박을 이용한 흡착 추출 요법): 카파 도샤로 악화된 혈액을 추출하기 위해 투과되는 성질과 뜨거운 속성을 지닌 호리병박을 사용한다.

(d) 스르느카(소의 뿔 적용 요법): 바타로 악화된 혈액을 추출하는 목적으로 사용된다.

사혈 요법은 도샤의 상태와 혈액의 악화 정도 및 환자의 통증에 따라 다른 사혈 방법을 적용한다.

- **도샤의 악화**: 바타, 피타, 카파도샤로 혈액이 손상된 경우 각각 소뿔, 거머리, 흡입 추출요법을 이용한 사혈을 진행한다.
- **혈액의 상태**: 사혈 요법은 도샤의 상태 외에도 혈액의 상태에 따라 사혈절차를 다르게 적용한다. 선천적인 혈액 증상에는 거머리 요법을 적용한다. 한 부위가 화농된 경우에는 침습 요법을 적용한다. 악화된 혈액이 전신에 퍼진 경우에는 혈액의 순환을 위해 방혈 요법을 시행한다.
- **환자의 상태**: 환자의 체력에 따라 적용되는 사혈 요법이 달라진다. 연약한 환자에게는 소뿔을 이용한 사혈 요법, 더욱 몸이 약하고 쇠약한 환자에게는 거머리

사혈 요법을 적용한다.

• 치료 용도

우리 몸을 포함한 모든 물질이 '5가지 기본원소'의 조합에서 비롯되었듯, '혈액'도 예외는 아니다. 혈액은 우리 몸에서 없어서는 안 되는 중요한 요소다. 신체를 형성하고 생명을 유지하는 데 도움을 주는 것이 바로 혈액이다. 따라서 체내에 일정한 혈액량을 유지하고 과도한 출혈을 예방하는 것은 무엇보다 중요하다. 그러나 이러한 중요성에도 불구하고 상황에 따라서는 혈액을 체외로 배출할 필요가 있다. 피부질환이나 종기 치료에 있어, 사혈 요법은 중요한 치료과정 중 하나로 손꼽힌다. 또한 혈액 내 독소가 증가하거나 혈액량이 증가하는 상황에서는 반드시 '거머리 사혈 요법'이나 '방혈 사혈 요법'을 적용해 오염된 피부를 몸 밖으로 배출해야 한다.

• 증상

종양 및 선상기관 확대, 화상, 체내 출혈, 상피병, 알코올 중독, 약물 중독, 혈액 오염, 정맥류성 정맥, 농양, 유방질환, 몸의 늘어짐 또는 묵직함, 졸림, 간 비장 질환 및 단독이나 습진, 헤르페스, 여드름, 백반, 두드러기, 옴, 백선, 가려움증, 발진, 알레르기, 옹, 궤양 등의 피부질환, 두통, 임질, 눈이나 귀 또는 입술, 코, 입의 화농, 겨드랑이 및 사타구니의 임파선염, 황달, 통풍, 치핵 등에 사혈 요법을 처방한다.

• 예외사항

신체의 쇠약증, 빈혈, 부종, 간경변 증상이 있거나 영유아 및 고령자, 임산부에겐 사혈 요법을 처방하지 않는다. 이 외에도 생리 중일 때는 사혈 요법을 삼가야 한다.

• 효과

사혈치료를 한 뒤 해당 증상이 완화되고, 통증과 질병이 감소하고, 몸이 가볍고 염증이 줄어들었으면 사혈 요법이 적절하게 처방됐음을 의미한다.

3. 라사야나 시키트샤 : 원기회복 요법

　의학 치료의 진화와 새로운 발견은 모두 좀 더 행복한 삶을 영위하고 인간의 편의를 더욱 개선하기 위한 삶의 복지를 주목적으로 한다. 이와 관련하여 전 세계의 수많은 과학자들과 의학자들은 의약품 개발에 전념하며, 다양한 질병으로부터 인류를 보호하고 인간이 앓는 모든 질병의 완전한 박멸을 위해 고군분투하고 있다. 그 덕분에 현대 의학은 진보하고 있으며 다양한 건강 개선 연구가 성과를 이루어, 인간의 평균 수명은 놀랄 만큼 늘어났다. 그리고 평균 예상 수명이 늘어남에 따라 다양한 정신적 사회적 문제 또한 하나 둘 불거지기 시작했다. 그 중에서도 특히 사회와 가정 속 고령자의 역할 문제와 고령자에 대한 방치가 주요 문제로 대두되고 있다.

　길어진 수명과 함께 사회와 환경 속에서는 다양한 문제가 발생하고 있다. 그리고 종종 고령자는, 더 이상 변화하는 사회의 흐름에 적응하지 못하고 어긋난다. 이 같은 세대적 격차는 정신적인 면에서 세대간의 상호적인 딜레마를 양산한다. 한편, 이러한 정신적인 혼란 외에도 노인들은 신체적으로도 감각 기능과 운동기능의 저하를 체감한다. 나이가 든 고령자는 신체적 능력이 크게 소멸되어 다른 사람의 도움을 필요로 하게 된다. 또한 고령자 스스로도 삶의 단조로움을 느끼고 의욕을 상실해 사회와 가정에 부담을 가중시킨다. 우리는 수명 증가와 함께 이와 같은 문제점을 해결할 방안을 반드시 모색해야 한다. 아유르베다 전통의학에서는 이 같은 문제에 대한 해결책으로 '원기회복(회춘) 요법'을 제시한다. 원기회복 요법은 약물이나 치료 시스템으로 노화와 노화관련 질환 및 기타 질환을 멀리하고 회춘을 실현하는 치료 요법이다.

1) 원기회복 치료 요법의 목적

원기회복 요법의 주요 목적은 노화로 인한 질병 및 장애를 예방하거나 늦추는 데 있다. 『챠라카 삼히타』 경전에는 원기회복 요법의 효과를 다음과 같이 설명했다. '원기회복 요법을 실행하는 사람은 수명이 길어지고, 오래도록 튼튼한 체력을 유지하며, 지능이 발달하고 건강이 향상된다. 이러한 사람은 젊음을 유지하고 노화현상을 겪지 않으며 안색이 밝다. 원기회복 요법은 또한 감각 기관과 운동기관을 튼튼하게 유지하는 데 도움을 주고 목소리의 힘과 피부의 윤기를 더해준다.' 이를 간략하게 정리하자면, 원기회복 요법의 주된 목표는 신체의 젊음 유지라고 볼 수 있다.

원기회복 요법은 사회를 젊게 유지하기 위한 노력의 일환이다. 또한 노화로 많은 것을 포기하는 대신, 고령에도 심신이 건강한 그런 사회의 구성을 목표로 한다.

2) 연령에 따른 삶의 3단계

아유르베다 전통의학에서는 인간의 평균 수명을 100년으로 본다. 이와 같은 평균수명은 다시 아동기, 중년기, 노년기의 3단계로 분류된다.

(1) 아동기: 태어나서 16세까지가 아동기 단계이다.

(2) 중년기: 16~65세까지를 중년기로 구분하며 해당 단계는 좀 더 상세히 4가지 단계로 구분된다.

    (a) 성장 및 발달기: 16~20세까지는 빠른 성장과 발달을 겪으며 신체조직 및 장기가 커진다.

    (b) 청년기: 21~30세까지를 청년 또는 젊은 성인이라고 부른다. 이 단계에는 모든 조직과 감각 기관 및 운동 기관이 완전히 성장하고 에너지가 특성화되며 활력 및 완전한 기능이 완성된다.

    (c) 성숙기(유지기): 31~40세까지는 성숙기 또는 유지기이다. 이 단계에는 신

체 조직과 장기의 성장 및 발달이 저하되지만, 에너지의 안전성과 체력은 유지된다.

(d) 감소기: 앞서 언급된 단계를 지나 65세까지가 감소기이다. 감소기에는 신체조직 및 감각기관과 운동기관의 기능이 서서히 감소하는 것을 체감하게 된다.

(3) 노년기: 65세 이후부터 70세까지 그리고 다시 100세까지가 노년기이다. 노년기는 쇠퇴와 퇴보의 단계다. 점진적으로 모든 조직 원소가 쇠퇴하고 감각기관과 운동기관이 이완되어 다양한 질병이 유발된다. 그리고 궁극적으로는 삶의 마지막을 향한다.

고대 성인들은 즐거운 삶과 건강을 위해 다음의 10가지 요소를 필수로 여겼다.

1. 아동기(순수함)는 부드러움, 행복, 순수하고 자연스럽고 사심 없는 마음으로 대변되는 어린 시절이다.

2. 성장은 신체의 성장과 발달을 의미한다.

3. 이미지는 얼굴 생김새의 화려함, 안색의 밝기 및 광택을 의미한다. 나이가 들면 신체에 그 영향이 반영되지만 에너지와 활기는 얼굴에 그대로 유지된다.

4. 지성은 지혜, 판단력, 인내심, 기억력, 유지력 및 아이디어 생성을 의미한다.

5. 피부는 부드러움, 광채, 윤기 및 건강한 피부와 주름이 없고 기미나 건조함이 없는 피부를 의미한다.

6. 시력은 사물을 볼 수 있는 능력과 우수한 업무능력을 의미한다.

7. 정액은 생명의 힘 또는 생명력을 의미한다. 신체의 그 어떤 일부도 변형되거나 기능을 못하거나 힘을 잃어서는 안 된다.

8. 용맹 또는 용기는 용감한 일을 수행하는 능력과 그에 따라 일을 진행하는 능

력을 의미한다.

9. 두뇌 또는 감각은 지식, 시각화, 사고능력 및 계획능력을 의미한다.

10. 운동기관(운동성)은 운동기관과 손, 발 및 기타 장기를 움직이는 힘과 움직일 수 있는 능력을 의미한다.

이와 같은 요소가 부족하거나 결핍되면 신체는 질병에 무력해지고, 일반적인 생활조차 수행하기 힘들어진다. 따라서 아유르베다 전통의학에서는 의식이 존재하는 한 삶의 모든 단계에서 몸을 건강하게 유지하도록 지도하며, 앞서 언급한 10가지 요소를 조명해 신체의 상태를 점검하도록 했다.

병이 악화되면 약물의 도움을 받아야 한다. 이때 숙련된 의사는 처방전을 내리기에 앞서 환자의 연령을 고려한다. 어린아이나 고령자의 치료에 있어서 의사는 뜸질, 알칼리 치료, 구토 요법 또는 하제 요법과 같은 강한 작용의 치료 요법을 적용하지 않도록 주의해야 한다. 대신 어린 아이나 고령자에게는 순하고 가벼운 치료를 시행한다. 만약 강한 치료법이 필요하다면, 반드시 약한 단계부터 시작해서 치료 강도나 약제 투여량을 천천히 조심스럽게 늘려야 한다.

체력이나 건강은 항상 일정한 상태를 유지하지 않는다. 특정 단계에 이르면 성장률과 신체의 발달이 매우 빨라지는 반면, 어떤 단계에선 느려지고 멈추기까지 한다. 때로는 신체가 발달을 하는 대신 오히려 쇠퇴하기도 한다. 연령의 다양한 단계에 따라 체력도 변화를 겪는다. 이를 기준으로 인간의 생애는 4단계로 구분된다.

1. 태어나서 20세까지는 신체 발달이 꾸준히 진행된다. 이 단계에서는 신체조직이 성장하며 빠르게 생성된다. 조직 내 세포에 있는 아그니 또는 효소는 신속하게 조직에 영양을 공급한다. 효소는 영양성분이 머물기에 알맞은 환경을 제

공한다. 따라서 효소 속에는 항시 충분한 영양분이 포함돼 있다. 이로써 조직의 빠른 성장을 촉진하고 조직의 형성을 가속화한다. 이와 같은 과정 덕분에 신체의 성장과 발달이 빠르게 진행된다.

2. 20~40세까지도 조직 내의 세포 수와 해당 속성은 증가하지만, 증가속도와 성장력은 20세까지 경험했던 것과는 다르다. 이 단계에서는 더 많은 지혜를 얻게 되고, 사람에 대한 경험이 생기고, 할 수 있는 일의 범위가 크게 넓어진다. 생애 초기에는 자기 자신을 제외한 모든 책임에서 자유롭다. 또한 주어진 일은 오직 지식을 쌓는 일에 한정된다. 20~24세가 지나면 학업을 마치고 삶을 계획하며 돈을 번다. 바로 이 삶의 단계가 자신의 진로를 심각하게 결정하는 단계다. 더불어 열정과 흥분의 감정을 느끼는 동시에 자아와 욕망이 자신을 지배하기 시작한다. 점점 건설적으로 발전하고 새로운 것을 소유하려는 욕심이 생기며 이로써 스트레스와 삶의 짐을 느낀다. 이 단계의 중요한 사건은 바로 결혼이며 그 결과로 배우자와 자녀에 대한 책임감이 생성된다. 결혼은 이제 살아가며 반드시 해야 하는 일로 자리잡았다. 그렇기 때문에 신중을 기울여 결정해야 한다. 또한 성욕을 충족하는 단계이기도 하다. 이 시기에는 체력과 건강, 에너지 및 오자스(정수)가 증가한다. 이 외에도 이 자신의 감정이나 남녀 간의 상호 관계, 가족, 사회, 국가에 대한 의무를 올바르게 이행하고 충족해야 한다. 이때가 바로 정자 또는 생식기관을 건강하게 유지해 건강을 도모해야 할 때이다. 이 시기의 단계에서는 스스로의 성적 탐닉을 항상 확인하고, 심신과 지능을 발달시켜 완전한 건강과 업무능력을 배양해야 한다.

3. 41~65세까지는 안정의 단계이다. 해당 연령대에는 성장과 발달이 일정하게 유지된다. 즉, 건강이 일정하게 유지됨을 의미한다. 그러나 이는 영양이 고루 갖춰진 균형 잡힌 식사를 하고, 정신적 스트레스와 불안을 멀리하고, 아유르

베다 전통의학에서 권장하는 일과와 계절적 행동양식 및 식습관과 생활방식을 준수하며, 몸에 맞는 음식을 섭취했을 때 가능하다. 그렇지 않으면 평균 수준의 건강도 유지하기 힘들어진다. 아주 사소한 부주의가 건강에 있어서는 커다란 악영향으로 작용할 수 있다. 일반적으로, 이 단계에서는 다양한 분야에 걸친 이데올로기와 생각을 품고 행동하게 된다. 또한 올바른 판단을 내리는 혜안이 절정에 달한다. 따라서 이상적인 길에서 벗어나거나 정신적으로 불안정한 생각 및 행동을 하게 되면 수면을 잘 이루지 못하게 되고 마음의 평화와 일에 대한 심적, 신체적, 정신적 의욕이 사라진다. 그렇기 때문에 이 단계에서는 신체적 활동과 성적 활동에 있어서 이성적으로 판단하고 항상 주의하고 스스로를 잘 통제해야 한다. 그렇지 않으면 체력이 저하되기 시작하며 얼굴에 주름, 흰머리, 대머리 등의 노화가 나타난다. 이 시기에는 상대적으로 식욕, 소화능력, 생식력이 저하된다. 이와 같은 변화를 염두하고 식습관을 잘 조절해야 한다. 계절적 질병에 크게 영향을 받기 때문에 혹독한 겨울, 여름, 비, 또는 계절적 변화에 노출되지 않도록 주의한다. 이 단계의 또 다른 특징은 신체 각 부위, 그중에서도 특히 복부, 가슴, 목, 얼굴, 허벅지, 엉덩이, 팔다리에 과도하게 축적되는 지방이다. 체내 신진대사 기능이 저하되었기 때문이다. 이 전 삶의 단계와 비교해 보면, 음식물을 섭취하고 소화와 대사과정을 거쳐 신체 조직에 적절한 영양을 공급하는 체내 기능이 하락되는 것을 알 수 있다. 따라서 65세까지 삶을 건강하게 유지하려면 식단 조절과 균형 있는 생활방식을 유지하는 것이 무엇보다 중요하다.

4. 65세 이후부터는 본격적인 신체의 노화가 진행된다. 그 어떠한 노력에도 불구하고, 몸이 늙어가고 쇠퇴해지는 징후를 하나 둘 체감하기 시작한다. 노화의 증상과 악영향은 점차 신체를 장악한다. 소화력과 대사능력이 현저히 저

하되며 노폐물의 생성이 증가하고 체내에 계속 축적된다. 이때는 아무리 영양을 보충하고 균형 잡힌 식사를 하고 또는 그 어떤 엄격한 생활습관이나 예방책을 따른다 하더라도, 체력이나 에너지를 보충할 수도 없거니와 몸이 약해지는 것을 막기에도 역부족이 된다. 뼈 조직에는 다양한 변화가 발생하고 뼈 속 칼슘의 축적량이 증가한다(석회화). 관절의 윤활유가 말라 없어지기 시작하며 관절 내 관성과 탄력이 사라져, 관절을 자유롭게 움직이거나 혼자서는 거동이 불편하게 된다. 때문에 이 연령대에는 류마티스, 관절염, 골관절염, 경부척추염 및 기타 뼈 질환이 발생한다. 느슨하고 약해진 신경기관은 제 기능을 다하지 못하고 기억력 감퇴도 나타난다. 시력이 쇠퇴하고 청력도 손상된다. 신경과 동맥은 탄력과 유연성을 상실한다. 심장, 신장, 간, 폐를 포함한 신체의 주요 장기가 본래의 기능과 효율성을 잃는다. 이러한 변화로 고혈압, 불면증, 전립선 비대증 및 다른 여러 문제가 발생한다. 췌장에서는 충분한 인슐린 분비가 이뤄지지 않아 당뇨의 발병률이 높아진다. 해당 연령대에는 뼈 조직의 재생이 힘들기 때문에 골절을 당하면 회복에 많은 시간이 소요된다. 백내장은 시력에 영향을 준다. 잇몸이 약해지고 헐거워져 치아가 빠진다. 정리하면, 이 단계에서는 심신이 계속해서 악화되기 때문에 가족과 사회의 보살핌이 필요하다. 따라서 사회와 가정에 짐이 되지 않고, 삶의 활기를 유지하기 위해서는 규칙적인 생활습관과 함께 고령의 나이에도 즐겁고 행복하게 지내기 위한 노력을 아끼지 말아야 한다.

3) 원기회복 요법의 중요성

고령의 관련 질환이나 장애 및 조직의 쇠퇴를 예방하거나 최대한 미루려면, 아유르베다 전통의학에서 권장하는 '원기회복 요법'이 매우 효과적일 뿐만 아니라 삶을 건강하게 영위하는 데도 더없이 유익하다. 아유르베다 원기회복 요법은 올바른 소화 및 대사작용 유지에 초점을 맞추고 있다. 소화와 대사작용은 조직을 강화하는 동시에 신체에 에너지를 전달하는 새로운 세포와 조직의 성장을 촉진한다. 원기회복 요법은 신경과 신경계 전체의 기능을 강화한다. 또한 관절과 신경계 및 신체조직에 유연함, 부드러움 및 탄력을 제공하며 심리적 균형과 신체의 조화를 유지해 심신의 기능이 강화되고 체내 상호작용이 올바르게 이뤄진다. 이 외에도 원기회복 요법은 고령 관련 질환이나 질병을 예방하고 시각 기능과 청각활동에 이상이 없도록 감각기관의 원활한 기능을 유지시킨다. 더불어 얼굴의 윤기가 되살아나고 안색이 밝게 개선되며, 부드러운 피부와 젊음의 광택이 유지된다. 이 모든 것이 아유르베다 원기회복 요법의 유익함을 보여준다. 또한 모든 사람들이 원기회복 요법을, 왜 반드시 실천해야 하는지를 설명해준다. 이 요법은 일상 생활 속에서 적용하며 생활방식의 일부로써 실천하는 치료 요법이다.

4) 올바른 원기회복 요법

원기회복 요법은 노화로 인한 질병 및 장애 예방을 주요 목표로 삼는 치료 요법이다. 그러나 이 요법을 고령에 시행한다면 그다지 큰 효과를 기대하지 못한다. 원기회복 요법은 노화가 시작되지 않은 청소년기나 성인기에 미리미리 노화문제를 예방하기 위한 수단으로써 적용해야 한다. 청소년기나 성인기에는 소화기능과 대사 활동이 정상적인 기능을 하기 때문에 해당 요법으로 큰 효과를 누릴 수 있다.

다음은 원기회복 요법을 진행하기 전 반드시 준수해야 하는 2가지 사항이다.

1. 신체 정화: 가장 우선적으로 진행해야 하는 일은 신체 정화다. 체내의 불필요한 성분과 독소성분, 특히 소화기 내의 독소성분을 제거해야 한다. 이를 위해

서는 구토 또는 하제 요법을 활용한다. 몸을 먼저 정화하지 않으면 원기회복 요법의 유익한 효능을 충분히 누릴 수 없다. 따라서 반드시 노폐물의 배출이 선행되어야 한다.

2. **긍정적인 사고와 행동**: 원기회복 요법을 실행하는 사람은 긍정적으로 사고하고, 말하고, 행동하도록 주의를 받는다. 이와 같은 자세는 긍정적이고 밝은 사회를 구축하는 데 일조할 뿐만 아니라 몸과 마음을 젊게 만든다. 또한 긍정적으로 사고하고 행동하는 습관만 기르면, 그 외의 별다른 약물이나 원기회복 요법을 굳이 사용하지 않아도 젊고 활기 넘치는 삶을 살 수 있다. 낙관적인 자세는 생기와 활기와 열정이 넘치는 젊은 삶을 유지하는 데 일조한다. 이런 이유로 아유르베다 전통의학에서는 이와 같은 유익한 자세를 매우 중요하게 강조한다.

• **증상**

도덕적으로 올바른 가치관이 형성된 사람은 원기회복 요법이 몸에 잘 받는다. 아유르베다 전통의학에서는, 특정 치료 요법 처방에 있어 개인의 성향을 중요하게 고려한다. 원기회복 요법이 적합한 효과를 낼 수 있는지 구분하기 위해, 치료 가능한 대상을 판단할 때는 개인의 다양한 성격적 특성을 감안해야 한다.

5) 치료 방법

아유르베다 문헌에서는 다음과 같은 2가지 방법으로 원기회복 요법을 적용한다.

1. **실내 또는 특정 장소에 기거**: 해당 요법은 일상생활이나 활동을 모두 접고 특정한 거주지에서 머무르며 치료하는 요법이다. 즉, 장소를 실내로 제한해 환자를 치료한다.

2. **실외 또는 거주제한 없음**: 일상생활을 그대로 누리며 적용할 수 있는 치료법이다. 실외 치료와 비슷하다고 볼 수 있다. 대부분의 사람들에게는 실내치료보다 해당 치료 요법이 더욱 적용하기 적합하고 편리하다.

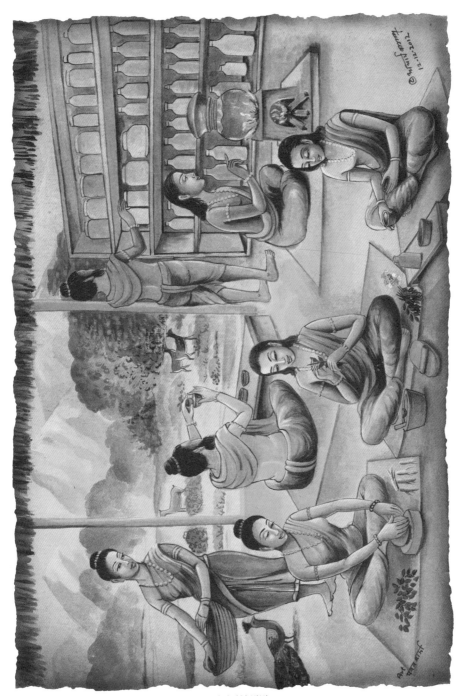

〈그림 25〉 고대 시대 허브 약제를 만들고 저장하는 실질적인 방법

6) 원기회복 요법에 부적절한 음식 및 습관

이 요법을 실천하는 사람은 짜고 시고 알싸한 맛을 지닌 음식과 기름지거나 오염되거나 남은 음식, 알코올, 수수, 야생 벼, 코티지 치즈, 요거트, 지방이 많은 음식, 육류, 와인 및 와인을 이용한 요리의 섭취를 삼가고, 성생활이나 늦게 자는 습관 및 불안함, 두려움, 걱정, 분노 등의 감정을 자제해야 한다.

7) 원기회복 약물

아유르베다 문헌에는 원기회복 요법에 잘 어울리는 다양한 허브가 기록되어 있다. 그중 가장 중요한 가치를 지닌 허브로는 인도 구스베리, 가자(미로발란 자두), 구두치, 감초, 메꽃, 돼지풀(호그위드), 후초나무, 피막이풀 및 활력을 증진하는 아쉬타바르가(활력) 허브 등이 있다. 허브 약제 외에도 훌륭한 원기회복제로 활용되는 약제는 다양하다. 식물 약제뿐만 아니라 순수한 역청이나 금으로 만든 미네랄 및 금속기반 약제가 있다. 이와 같은 미네랄 및 금속은 약제로 활용되기 전, 완전한 순도를 갖추고 혈액 및 기타 신체 유동액에 적합하게 작용하도록 처리과정을 거친다.

아유르베다 문헌에는 각각의 다양한 원기회복 성분의 사용시간과 사용방법, 용량, 처리과정과 더불어 적용 가능한 증상과 예외사항이 설명되어 있으며 원기회복제의 종류에 따라 이와 같은 사용방법이 모두 상이하다. 따라서 원기회복 요법은 반드시 아유르베다 전통의학에서 제시하는 과학적인 절차에 따라 숙련된 의사의 지도하에 이뤄져야 한다. 앞서 언급한 원기회복제 외에도, 다양한 허브와 강력한 회춘 속성을 지닌 약제를 결합하여 만든 다양한 원기회복제 종류가 있다. 이들 약제 모두 해당 요법에 활발하게 이용된다. 그중에서 가장 널리 사용되는 원기회복제는 '시아바나프라샤', '아말라키 라사야나', '브라흐미 라사야나', '프리팔라 라사야나'가 있으며 특히 '시아바나프라샤'가 가장 널리 애용된다.

4. 바지카라나: 남성과 여성의 불임 치료-건강한 생식 과학

아유르베다 전통의학에서는, '다르마(임무 또는 도덕적인 덕)', '아르타(부 또는 물질적인 혜택과 목적)', '카마(욕망 또는 정욕)', '모크사(구원 또는 해방)'가 함께 할 때, '푸르사르타 카투스타야(삶의 4가지 목적)'를 달성한다고 설명한다. 즉, 위의 4가지 요소는 인간 삶의 궁극적인 목표이며, 정도를 지켜 모든 궁극적인 목표를 성취하면 삶의 목표를 완수함을 의미한다. 인간 삶의 4가지 궁극적인 목표를 따르면 삶이 해방되어 자유로워진다. 이때 '푸루사르타 카투스타야'를 달성하기 위해서는 건강이 뒷받침되어야 한다. 그렇기 때문에 아유르베다 전통의학에서는 건강을 '다르마, 아르타, 카마, 모트사'의 근간이라 인식하며, 무엇보다도 건강 유지를 가장 중요하게 강조한다.

'다르마, 아르타, 카마' 중에서 가장 중요한 것은 '카마(욕망 또는 정욕)'다. 산스크리트어로 '아그니소마트마카'는 '이 세상'을 의미하는데 여기서 '아그니'는 '여성'을 뜻하고 '소마'는 '남성'을 뜻한다. 따라서 '아그니소마트마카'는 전 세계가 남성과 여성의 에너지의 결합으로 기원됐다는 단어로, 지속되는 인류의 삶은 이 철학에서 비롯된다는 걸 의미한다. 이것이 바로 일부 뛰어난 성현들이 결코 정욕의 중요성을 간과하지 않고, 오히려 정력제 또는 정력치료의 과학적 측면을 아유르베다의 8가지 근간 속 독자적인 한 분야로 설명한 이유이다.

다음은 지식이 뛰어난 고대의 성현들이 고전 문헌에 기록한 정력치료의 목적이다.

1. 뛰어난 자손 수정.
2. 성욕 증가 및 성적 활력 보조.
3. 정액 질환 개선과, 체력 및 에너지, 안색 향상.

4. 성욕, 애정, 애착이 충족되고 만족감과 체내 에너지를 향상시켜 업무 능력이 개선.

5. 심적인 불안함, 고통, 시련이 사라져 오랫동안 젊음 유지.

6. 남성 생식기와 관련한 질환 및 정액 질환 치료.

오늘날에는 예전과 비교해 생활방식과 식습관 및 수명이 혁신적으로 변화해 생식기나 임신과 관련한 다양한 합병증이 일상에서 흔히 진단된다. 이때에는 특화된 아유르베다 전통 치료 요법이 매우 유용하지 않을 수 없다. 이와 관련해서 현대 과학의 변수에 근거해 정력 치료 요법을 재활성화할 필요가 있다.

1) 정의

1. 정력치료 요법에는 성기능을 강화하는 약제, 식습관 및 생활습관이 포함되며 이를 통해 꾸준히 만족스러운 성생활을 하거나 성생활의 횟수를 증가할 수 있도록 한다.

    아유르베다 전통의학에서 '바지'는 성적 능력이자 성행위를 상징하는 '말'을 의미한다. '바지'는 또한 '힘'을 뜻하기도 한다. 정액을 강화하고 정액에 영양을 공급하여 성욕과 함께 생식능력을 높이는 치료 요법을 산스크리트어로 '바지카라나'라고 한다.

2. 에너지와 성욕, 안색, 오자스(정수), 번식력을 개선하는 올바른 생활습관과 최음제 성분을 포함한 식습관 및 약물을 올바르게 사용하면 건강하고 똑똑하고 현명한 자손을 볼 수 있다. 최음제 또는 정력제는 거의 대부분 남성에게만 처방된다.

2) 정력제 성분

정력 치료에는 약물, 식습관 및 생활습관의 개선이 포함된다. 정력 성분은 사용하는 방식에 따라 3가지로 구분된다.

(1) 수크라자나나(정자 분비 촉진)

이 성분은 정자의 생산을 개선하지만 정자 배출능력에는 아무런 효과가 없다.

· 정자분비 촉진 식습관: 정제버터(기이), 우유, 아몬드 등을 추가로 섭취한다.

· 정자분비 촉진 생활습관: 즐거운 일을 하며 숙면을 취한다.

· 정자분비 촉진 약제: 아스파라거스, 아욱, 아쉬타바르가 약제(활력촉진 약제) 등이 있다.

(2) 수크라프라바르타나(정자 배출)

이 성분은 정자의 배출을 돕는다. 그러나 정자의 분비에는 관여하지 않는다. 또한 성생활을 통해 받은 자극으로만 정자의 배출을 유도한다. 일반적으로 이러한 성분은 빠르게 흡수되거나 증발하고, 관절을 이완시키고 속성이 뜨거우며 침투 기능이 있고 유동성을 증가시키는 등 특정 기능을 포함하고 있다. 따라서 이 성분을 장기간에 걸쳐 사용해서는 안 된다.

· 수크라프라바르타나 식품: 검은 녹두 등.

· 수크라프라바르타나 생활습관: 여성과의 접촉 또는 여성에 대한 기억, 성욕을 자극하는 영화나 사진 감상을 통한 흥분유발.

· 수크라프라바르타나 약물: 펠리트륨, 열대산 여덟되 콩속의 덩굴풀 등과 같은 정자 배출에 도움이 되는 허브나 알코올 등.

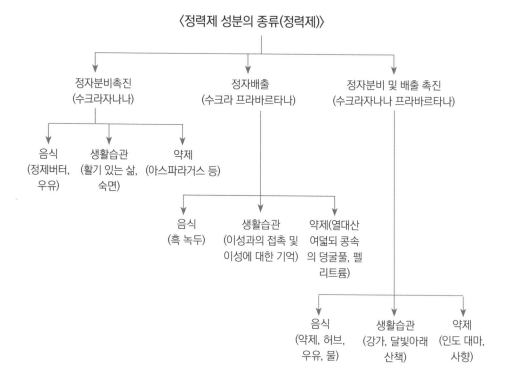

〈정력제 성분의 종류(정력제)〉

정자분비촉진
(수크라자나나)

- 음식
(정제버터,
우유)
- 생활습관
(활기 있는 삶,
숙면)
- 약제
(아스파라거스 등)

정자배출
(수크라 프라바르타나)

- 음식
(흑 녹두)
- 생활습관
(이성과의 접촉 및
이성에 대한 기억)
- 약제(열대산
여덟되 콩속
의 덩굴풀, 펠
리트륨)

정자분비 및 배출 촉진
(수크라자나나 프라바르타나)

- 음식
(약제, 허브,
우유, 물)
- 생활습관
(강가, 달빛아래
산책)
- 약제
(인도 대마,
사향)

(3) 수크라자나나 프라바르타나(정자분비 촉진과 배출을 함께 개선)

이 성분은 정자의 분비와 배출을 모두 개선한다. 즉, 성욕을 자극하는 속성이 포함되어 있다. 이러한 성분들은 거의 대부분 뜨거운 효능을 지니고, 속성이 가볍고, 이완성과 점성이 있으며 빠르게 흡수돼 확산되며 유동성이 있다.

· 수크라자나나 프라바르타카 식품: 꽈리와 같은 약용 허브로 처리한 우유, 쌀, 아로마 성분으로 조리한 라이스푸딩 등.

· 수크라자나나 프라바르타카 생활습관: 달빛 아래 또는 강가, 아름다운 꽃이 가득한 골짜기 또는 낭만적인 장소에서의 산책 또는 낭만적인 음악 감상 등 정액분비와 배출을 촉진하는 행위.

· 수크라자나나 프라바르타카 약제: 사향, 대마, 사문재, 야생란, 히말라야 습지대 난초 등 정액분비와 배출을 촉진하는 약제.

3) 정력 개선 치료가 부적합한 경우

(1) 연령에 따른 부적합한 정력개선

고대 고승, '챠라카'에 따르면 정력제는 특정 관련 질환이 없거나 미혼인 경우에는 사용을 금한다. 남성화는 16세 이후부터 70세까지 진행된다. 아동이나 청소년기에는 정력제의 사용을 피해야 한다. 연못에 물이 줄어들면 연못이 빨리 마르는 것과 같은 원리로, 어린 나이에 성을 탐닉하면 몸이 쇠약해진다.

(2) 기혼 여부에 따른 부적합한 정력개선

부부끼리의 성생활은 과하지 않고 조화를 이루면 얼마든지 허용된다. 사회 규범적으로 미혼인 남성의 성생활은 자연스러운 현상이 아니다. 따라서 아유르베다 전통의학에서는 미혼 남성은 정력제를 사용하기에 부적합한 대상으로 간주한다.

(3) 균형 및 조화에 따른 부적합한 정력개선

마음과 몸이 조화를 이루지 않고, 불안정한 생각과 감정을 품으며, 성에 과도하게 집착하고, 성욕이 강하고 성에 중독된 사람은 정력제를 삼가야 한다.

(4) 질환에 따른 부적합한 정력개선

임질, 매독, 에이즈 등의 성병을 앓고 있는 사람은 정력제의 사용이나 성적 탐닉을 자제해야 한다. 성병은 성적 접촉으로 다른 사람에게 옮겨가기 때문에 정력제는 완전한 회복이 이뤄진 뒤에 사용한다.

요가 요법과
아유르베다

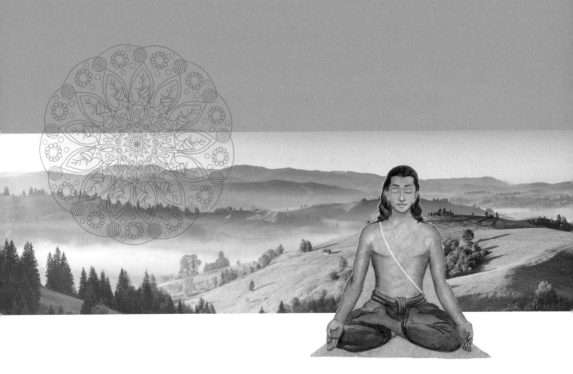

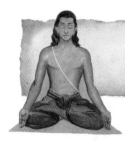

제10장

요가 요법과 아유르베다

'요가'와 '아유르베다 전통의학'은 베다 경전이 제시하는 기본 치료 요법이다. 인도 문화 속, 베다 경전은 『아파우루세야』로 알려져 있는데, 이는 '인간에게 유익한 베다 경전에 담긴 지식이 전능하신 신의 계시'라는 뜻이다. 베다 경전은 인간이 만들어낸 유물이 아니다. 요가와 아유르베다 전통의학은 인간의 문명만큼 오랜 시간을 거스르는 고대의 과학이다. 끝없는 고행과 연구 및 학습과 노력을 통해 고대의 성현들은 요가와 아유르베다 전통의학이 건강에 유익하고 삶에 혜택을 전하는 방법이라 조언했다. 베다 시대의 성현들은 훌륭한 요가 수행자로서 요가 수행을 통해 깨우친 지식으로 뛰어난 치료사의 역할도 함께 했으며, 자아를 성찰·자각하고 지식을 습득하고 현명한 길을 택함으로써 『요가사스트라』 경전에 언급된 자연과 우주의 기본 덕목을 깨우쳐 치유 속성에 대한 깊은 통찰력을 습득했다. 이러한 성현들은 서로의 지혜를 모아 허브와 약용식물에 대한 정보를 함께 공유했다.

아유르베다 전통의학 문헌 속에는 이와 같은 약용 성분에 대한 설명이 자세히 기록되어 있다. 사실 오늘날의 실질적인 연구로도 이처럼 각각의 식물과 약용 성분의 특성을 완전히 알아내는 것은 불가능하다. 그리고 이와 유사하게, 당시의 요가 성도들 또한 아유르베다 문헌 속의 지식을 이미 통찰하고 있었다. 오늘날까지 인도에서는 이와 같은 '아유르베다 전통의학과 요가의 양립'이라는 성스러운 전통이 목격된다. 다시 말해 아유르베다 전통의학과 요가는 서로 간의 상호작용을 주고받는 전통적인 치료 시스템이다.

아유르베다 경전에는 신체와 감각기관, 마음, 영혼 간의 상호 연계성에 대한 자세한 내용이 담겨있다. 즉, 영원한 축복과 해방을 성취한다는 철학과 함께 질병의 원인과 치료 적합성에 대한 지식을 습득해, 건강을 유지하며 삶을 연장하는 방법을 제시한다. 생명의 기원에서부터 시작해 궁극적으로 영혼의 해방을 추구하는 '요가'와 '아유르베다 전통의학'의 원리와 목적은 모두 같다. 따라서 요가사스트라 경전이 아유르베다 경전의 일부임은 자명한 사실이다. 요가는 아유르베다 경전에서 언급하는 정신적 측면과 영적 측면의 발달을 위해 만들어진, 아유르베다 전통의학의 '독립적인 분야'이다. 참고로, 가장 최초로 인정받고 있는 진정한 요가 문헌은 『파탄자리 요가 다르사나』이다.

1. 요가사스트라 경전과 아유르베다 전통의학의 이론적 공통점

아유르베다 경전에 따르면 사람이 느끼는 즐거움이나 고통과 같은 '감정'은 마음과 영혼, 감각기관 및 이를 주관하는 주체 사이의 상호적인 연결작용이 발생한 결과다. 영혼 속 마음의 상태가 안정되면, 심리적 문제로 불거지는 신체 기능이 활동할 필요가 없어져 즐거움이나 고통과 같은 감정으로부터 자유로워진다. 그리고 이 단계에 이르면 마음 속 욕망이 영혼의 지배하에 통제되는데, 이 단계가 요가 학자들이 말하는 '요가' 단계이다.

『요가수트라』 경전에서도 이와 유사하게 욕망의 억제를 '요가'라고 부른다. 요가 단계에 도달하면, 인간(시타)의 변화무쌍한 측면에 존재하는 모든 잘못된 개념(브르티스)이 사라진다. 그 이유는 잘못된 개념이 인간의 가변적인 측면과 밀접한 관계에 있기 때문이다. 인간은 스스로의 변화무쌍한 영적 관심만으로는 우주의 작용을 이해할 수 없기 때문에 살면서 행복이나 고통과 같은 감정을 겪을 수밖에 없다. 그러나 요가를 수행하면 잘못된 개념이 통제된다.

아유르베다 전통의학에는 친밀감(환자에게 친절한 태도), 인정(환자에 대한 애정과 관심), 무지 등 훌륭한 의사로써 갖춰야 할 4가지 자질을 묘사한다. 이와 유사하게 『요가 다르사나』 경전에서는 영원한 축복을 위해 우정, 애정, 활기 및 무지를 묘사한다. 『하타요가』 문헌에서는 신체 정화를 목적으로 사트카르마 과정을 적용한다. 사트카르마 과정은 아유르베다의 판챠카르마와 공통된 부분이 많다. 요가의' 야마스(윤리적 제제)'와 '니야마스(법칙준수)'는 아유르베다 전통의학에서 언급하는 규칙적인 생활방식(건강의 이해 - 건강한 삶으로의 아유르베다 전통의학 접근법)을 위한 올바른 습관 및 행동과 연결된다. 요가에서는 '아사나'라는 다양한 신체 이완자세를 조명하는데, 아유르베다 경전에도 아사나와 비슷한 다양한 신체 자세가 언급된다. 고대 의학서인 『챠라카 삼히타』에서는 훌륭한 의사가 되기 위해서 학습을 할 때나 학업에 매진할 때는 평면 위에 편안한 자세로 앉아야 한다고 명시되어 있다. 그리고 '요가사스트라'에서도 이와 똑같은 내용이 '스티라수카마사남'라고 산스크리트어로 언급되어 있다. 그 밖에도 요가에서 설명하는 다양한 신체적 자세가 아유르베다 경전 곳곳에서 똑같이 발견된다.

'프라나 바유'로 알려진 들숨과 날숨의 '호흡조절'을 요가에서는 '프라나야마(호흡법)'라고 부른다. 아유르베다 전통의학에서는 요가와 마찬가지로 호흡을 생명에 직접적인 작용을 하는 요소로 간주한다. 균형 잡힌 호흡은 신체와 건강에 매우 중요하다.

바타, 피타, 카파의 균형을 위한 아사나스
도샤와 체내 도샤의 위치

바타
(움직임을 관장)

피타
(열 발생 관장)

카파
(신체의 구조 관장)

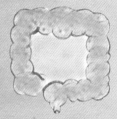

바타가 머무는 곳

췌장, 골반강, 대장, 위, 하복부 부위

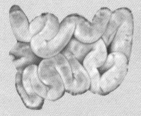

피타가 머무는 곳

소장, 위와 십이지장 교차부위

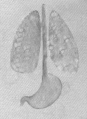

카파가 머무는 곳

흉부, 위, 혀, 머리, 관절

바타

건조, 차가움, 가벼움, 미묘함,
운동력, 투명함, 거칢

피타

유분기, 뜨거움, 날카로움, 유동체,
신맛, 자극적, 진동성

카파

무거움, 차가움, 부드러움,
매끄러움, 단맛, 끈적임, 꾸준함

도샤의 균형을 유지하는 요가사나스(요가동작) 및 프라나야마(호흡법)

바타

골반강과 췌장 부위에 압력을 주는 아사나스(요가동작). 요가 동작은 천천히 일정하게 소리 없이 숨을 쉬며 한다. 하복부에 압력을 주고 몸을 바닥과 일치시키는 명상과 비슷한 요가동작을 한다. 균형을 개선하는 요가동작은 집중력을 높여 호흡이 부드럽게 향상된다. 파다마사나(연꽃자세), 허리뒤로 굽히기, 파스시몰타나사나(머리 무릎까지 숙이기), 하타사나(쟁기자세), 살라바사나(연꽃 자세), 부장가사나(코브라 자세), 파바나무크타사나(천장으로 얼굴을 향하고 무릎을 가슴까지 끌어올리기),시르사나(손으로 서기), 사바사나(시체자세), 바스트리카 프라나야마, 카팔라바티 프라나야마, 아누로마비로마 프라나야마, 바유 무드라, 아파나 무드라, 아파나 바뷰 무드라, 프라나 무드라, 바르자 무드라

피타

배꼽 부위에 영향을 주는 요가동작과 위에 열을 증가시키는 요가동작 및 소화를 자극하는 요가동작은 간, 비장, 소장을 자극해주고 소화의 불을 강화시킨다. 파다마사나(연꽃자세), 다누라사나(고개 숙이기), 마트샤사나(물고기자세), 사르방가사나(어깨로 서기), 아르다챠크라사나(반원자세), 팔라바티 프라나야마, 아누로 마비로마 프라나야마, 시탈리 프라나야마, 갸나 무드라, 무냐 무드라

카파

흉부, 위, 머리부분에 영향을 주는 요가동작은 카파 에너지를 불러일으킨다. 힘을 증가시키는 요가동작은 유연성을 향상시키고 지방과 카파를 제거해준다. 아르다 마트시엔트라사나(척추 비틀기), 나우카사나(배 자세), 심마사(사자자세), 파스시몰 타나사나(머리 무릎까지 숙이기), 타다사나(손바닥 무릎에 닿기 자세), 아르다챠크라사나(반원자세), 바스트리카 프라나야마, 카팔라바티 프라나야마, 아누로마비로마 프라나야마, 우짜이 프라나야마, 수랴무드라, 링가무드라

앞서 언급된 공통점 외에도, 아유르베다 경전과 요가 경전 속에서 다루는 정신분석이나 자기해석, 사트비키브르티(마음의 평화), 푸루사(자의식), 카르마(업), 이론해석 등과 관련된 다양한 주제는 모두 동일한 철학적 관점에서 비롯된다. 따라서 아유르베다 전통의학과 요가는 다루는 주제 또한 밀접한 연관성을 가진다.

2. 아유르베다 치료에 있어 요가의 중요성

아유르베다 전통의학의 주요 목적은 건강한 사람의 질병 예방과 질병 완화이다. 아유르베다 경전에는 해당 목적을 달성하기 위한 약, 식습관, 생활방식으로 구성된 '삼차원 시스템'이 묘사되어 있다.

질병 치료는 약을 활용한 치료(드라바우사디)와 약을 사용하지 않는 치료(아드라비아우사디), 두 가지 방법으로 분류된다. 정제, 분말, 탕약 및 다양한 약용 반죽 등을 활용하는 치료법이 약용 치료법이다. 약제의 사용 없이 기도(만트라, 자파), 참회(타파), 단식(우파바사), 통찰, 과학, 인내, 기억, 삼마디(전체적인 조화), 아사나스(신체이완 요가자세) 및 프라나야마스(호흡법) 등을 통한 치료가 비 약용 치료이다.

요가사스트라 경전에 제시된 '아쉬탕가 요가' 수행으로도 건강을 지킬 수 있다. 아쉬탕가 요가는 비 약용 치료에 해당되며 그중에서도 아사나스(신체이완 요가자세), 프라나야마스(호흡법), 기도, 참회, 단식 등은 심신의 건강에 도움을 주어 완전한 신체의 단련을 가능하게 해 준다.

아유르베다 전통의학에서 묘사하는 음식의 궁합(적합성 또는 비적합성)과 식이요법 또한 요가의 한 부분이다. 야마스(도덕적 제제)와 니야마스(법칙준수)는 아유르베다 전통의학의 생활습관과 직접적인 연관이 있다. 이는 다시 한번 요가 시스템이

다양한 측면의 아유르베다 건강법을 지지함을 강조한다. 또한 건강을 '신체적, 정신적, 사회적, 영적 측면'에서 분석한다. 그리고 여기에 요가시스템을 도입시켜, 신체 건강은 '요가사나스(신체이완 요가자세)', '프라나야마스(호흡법)', '사트카르마(요가 정화법)'를 통해 달성한다. 정신과 영적 건강은 '프라티아하라(감각 제거)'와 '디아나(명상)'을 통해 달성하고, 사회적 건강은 '야마스(도덕적 제제)'와 '니야마스(법칙준수)'를 통해 달성한다.

다음 설명을 통해 아유르베다 치료의 일환으로 요가를 적용하는 이유를 알 수 있다.

1. 요가에서 언급하는 도덕적이고 윤리적인 행동(야마스)과 법칙을 준수(니야마스)하는 자세는 바른 삶을 살도록 우리를 이끌어준다. 이는 곧 아유르베다 전통의학에서 강조하는 '원기회복'으로 이어진다. 한편, '지능 모독(프라즈나파라다)'으로 발병하는 질환은 요가의 야마스(윤리적인 행동)나 니야마스(법칙준수) 또는 사다브르타(건강을 위한 올바른 습관)와는 아무런 관련이 없다.

2. 아사나스(신체이완 요가자세)를 연습하면 신체가 건강해지고 외형적으로 균형이 잡히고 체력이 증가한다. 다양한 아사나스는 내분비샘, 혈액순환, 신경계, 뼈, 관절, 대사 활동에 유익한 작용을 한다.

3. 프라나야마(호흡법)는 흉부 및 호흡기 질환, 심장 및 혈액순환에 유익하다.

4. 프라타야하라(감각제거), 다라나(집중), 디아나(명상)을 통해 외로움이나 우울증 같은 정신질환이 완화된다.

5. 요가사스트라에서 정의하는 사트카르마(요가 정화법)를 수행하면 체내의 독성 노폐물을 배출되고 몸이 정화되어 건강이 개선된다.

이처럼 '요가'가 아유르베다 치료 요법 적용에 있어 의학적 효과를 제공함은 부정할 수 없는 사실이다.

3. 요가를 통한 트리도샤와 질병 완화

아유르베다 전통의학은 건강한 신체를 유지하는 데 있어 신체운동을 아주 중요한 측면으로 손꼽는다. 그러나 실상, 아유르베다 경전에는 도샤의 균형유지를 위해 요가나 운동을 해야 한다는 구체적인 언급이 없다. 아유르베다 요법이나 약제 활용만으로도 충분히 악화된 도샤의 균형을 회복시킬 수 있기 때문이다. 반면 요가에서는 아유르베다 치료 요법과 같은 효과를 나타내는 시스템을 갖추고 있다. 악화된 도샤를 바로잡고 향후 도샤의 악화를 예방하는 '수리아 나마스카라', '아사나스', '프라나야마스' 등의 다양한 요가 요법이 있다. 따라서 아유르베다 학자들은 요가 수행도 아유르베다 전통의학과 마찬가지로 예방과 치료 효과가 있음을 간과해서는 안 된다.

건강 도모를 위한 수단으로 요가나 요가와 관련된 수행을 논할 때, 요가 요법에는 분명 '트리도샤(바타, 피타, 카파)'를 완화하는 기능이 있음에도 불구하고 요가와 도샤와의 상관관계는 거의 배제된다. 그러나 본문에서는 균형 잡힌 신체와 건강을 유지시켜주는 '아사나스', '프라나야마스', 운동 및 기타 요법에 대한 이해를 도모하기 위해 이와 관련한 간략한 설명을 추가로 담았다. 모드 내용은 '스와미 람데브' 요가 학자(지도자)가 수년간 진행해온 연구결과에 기반한다. 여기에 설명되는 호흡 운동은 연령에 상관없이 신체를 정화하고 해독하는 데 도움을 주며, 이 외에도 면역력을 높이고 트리도샤의 균형을 개선해준다. 이는 완전한 건강과 신체단련을 위한 통합적 구성이 아닐 수 없다.

4. 건강을 위한 효과적인 해법과 근원

『요가사스트라』 경전은 아유르베다 전통의학과 마찬가지로 다양한 측면과 방대한 문학을 바탕으로 삼는다. 따라서 요가의 완전한 지식과 전문성을 습득하기 위해서는 반드시 요가사스트라를 충분히 학습하고 요가 지도자의 지도에 따라 요가를 수행하며 전문성을 길러야 한다. '스와미 람데브' 요가 학자는 아사나스(신체이완 요가자세)와 프라나야마스(호흡법)를 활용해 다양한 질병을 근절하는 방법을 제시하며, 완벽한 건강과 신체단련에 있어 세계적으로 괄목할만한 기여를 했다. 이에 대한 전반적인 이해를 위해 본문에서는 존경 받는 '스와미 람데브' 요가 학자가 설계한 요가의 기능적인 측면과 실습적인 측면을 간략하게 소개한다. 물론 치료 목적에서 보면 다양한 요가사나스, 무드라스, 크리야스 또한 그 효과가 뛰어나지만, 수백만 사람들에게 적용해본 결과, 대부분의 질병 완화는 8가지 프라나야마스와 12가지 아사나스만으로도 충분하다는 결론에 도달했다. 이를 실천하면 의약품(대증요법)의 도움이나 수술 없이도 다양한 질병을 물리칠 수 있다. 이 중 몇몇의 특정 프라나야마스와 아사나스는 특별한 조건이 충족되어야 수행할 수 있다. 여기서부터는 트리도샤의 균형을 유지하고, 13가지 아그니를 조절하고, 7가지 다투(조직)와 오자스(정수)에 영양을 전달하고, 인체 연결통로와 감각기관을 정화하고 마음을 다스리고 자기실현을 이루게 하는 주요 수행 과정이 설명된다. 수행을 통해 성취하는 단계는 아유르베다 전통의학에서 언급하는 완전한 건강이다. 만성 호흡기 질환, 암, 관절염, 건선, 당뇨병, 비뇨기 이상 등 다양한 난치성 질환에 걸린 사람은 매일 최소 30분 이상 '카파라바티'와 '아누롬-비로마 프라나야마'를 수행하고 30분 이상 명상을 수행해야 한다. 또한 규칙적으로 스와미 람데브의 1시간 요가 요법 패키지를 실천한다. 해당 패키지는 신체를 단련하고 건강을 증진하도록 과학적으로 설계된 일반적인 요가요법이다. 여기에는 8가지 단계의 프라나야마(호흡기술) 패키지와 가벼운 운동 및 아사나(신체이완 요가동작) 포즈가 포함된다. 허리를 꼿꼿이 세우고 앉아 다음 설명에 따라 프로그램을 수행한다.

1. 옴카므(음절을 이용한 수행)'와 함께 시작한다. 완전하게 집중한 상태로 크게 3회 읊는다.
2. '만트라스 성가'를 부른다. 만트라스가 지닌 치료적인 울림이 깊숙이 심장까지 투과해 영혼을 살찌운다. 만트라스는 챠크라를 각성시킨다.

성가 가야트리 만트라스(활력과 지혜를 위한 성가)

"옴 부르 부바 스바! 타트사비투르 바레니암 바르고 데바샤 디마히!

디요 요 나 프라코다야트!"

해석: "오, 전능한 신이시여! 우리는 당신의 영광에 잠깁니다. 당신은 소중한 우리 생명의 숨결입니다. 사악한 의도와 신체적 고통이 우리에게서 멀어지도록 해주십시오. 당신의 순순한 시각이 우리의 마음속에 영원히 간직되게 해주십시오. 오, 신성하신 신이시여! 우리를 친절히 빛으로 인도해 주십시오. 당신의 영광이 우리의 마음을 올바른 길로 인도해 주시기 바랍니다. 우리가 신체적인 진보만이 아닌 궁극적인 해방을 함께 달성하게 해주십시오!"

마함르툰자야 만트라(대 죽음-정복 만트라)

"옴 트라얌바캄 야자마레 수간딤 푸으티바르다남!

우르바루카미바 반다난므르티오르무크시야 마, 므르타트!"

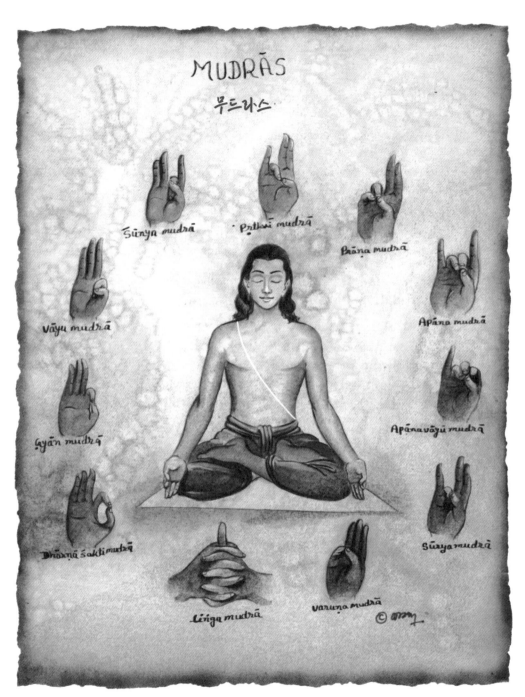

〈그림 26〉 정신건강과 축복을 위한 다양한 무드라스 및 디야나

해석: "옴! 우리는 세 개의 눈(시바 신)을 가진 당신을 숭배합니다. 향(영적 정수)에 깃든 당신은 모든 것을 풍부하게 합니다(건강, 부, 웰빙 증가). 오이(겉 면의 속박으로부터 차단됨)처럼 우리가 세속적인 삶(치명적인 생명을 앗아가는 질병과의 속박)의 속박을 차단하게 해주십시오. 우리가 불멸의 본질과 결코 분리되지 않았음을 깨닫게 하여 죽음의 공포로부터 해방되게 해주십시오."

프라르다나 만트라(평화의 찬가)

"옴 아사토 아드가마야! 타마소 마 죠티르가마야! 므르툐르마,

므르탐 가마야!" 옴 산티 산티 산티!

해석: "무지에서 진실로 이끌어주십시오! 어둠에서 빛으로 이끌어주십시오, 죽음에서 불멸을 실현하도록 이끌어주십시오!" 옴! 평화, 평화, 평화!

1) 주요 프라나야마스 및 아사나스

1. **바스트리카 프라나야마**: 깊게 숨을 들이신다. 횡경막이 꼭 찰 때까지 숨을 마신 뒤 힘있게 숨을 뱉어낸다. 개인별로 능력에 따라 세 가지 속도로, '천천히', '보통' 속도 또는 '빠르게' 호흡을 조절한다. 해당 호흡법은 최소 3분에서 최대 5분까지로 시간을 준수한다. 단, 여름에는 느린 속도로 짧게 끝낸다.

2. **카파라바티 프라나야마**: 이 호흡법은 숨을 강하게 내뱉는 데 중점을 둔다. 이때 숨은 힘을 들이지 않고 자연스럽게 들이신 뒤, 뱉어낼 때는 호흡을 아주 강하게 내뿜는다. 5분씩 총 3회 반복한다(총 15분).

3. **바햐 프라나야마**: 파드마사나(결과부좌-연꽃 형상의 좌법) 또는 싯다사나(달인좌) 자세로 앉아 한번에 완전히 강하게 숨을 뱉는다. 이후 물라반다(회음부조이기), 우디야나 반다(복부위로 조이기), 자란다라 반다(목 잠금 자세) 자세를 하

고 가능한 한 많은 숨을 뱉는다. 반다(조임)를 모두 풀고 천천히 평범하게 숨을 들이마신다. 이 과정을 3회에서 5회 반복한다. 모두 반복하면 '아그니사라 크리아'를 한다.

·아그니사라 크리야: 바햐 프라나야마처럼 한번에 완전히 숨을 강하게 뱉어내고 복부 근육을 수축시킨 후 다시 이완한다. 정상적으로 숨을 들이마시고 싶을 때 이 과정을 3회에서 5회 반복한다.

4. 우짜이 프라나야마: 해당 호흡요법을 수행하는 동안은 목과 들숨을 수축시킨다. 목을 수축하는 동안 코고는 소리가 발생한다. 이를 3회에서 5회 반복한다.

5. 아눌로마-빌로마 프라나야마: 오른손 엄지로 오른쪽 비강을 누르고 왼쪽 콧구멍으로 깊게 숨을 쉰다. 이후 반대로 왼쪽 비강을 누르고 오른쪽 콧구멍으로 깊게 숨을 쉰다. 다음으로는 왼쪽 비강을 눌러 오른쪽 콧구멍으로 숨을 들이마신 뒤 오른쪽 비강을 눌러 왼쪽 콧구멍으로 숨을 내뱉는다. 다시 반대로 왼쪽 콧구멍으로 숨을 깊게 마시고 오른쪽 콧구멍으로 마신 숨을 강하게 내뱉는다. 5분씩 3회 반복해 최대 15분 동안 한다.

6. 브라마리 프라나야마: 숨을 완전히 마시고 코의 뿌리 부분을 중지로 가볍게 누르고 눈썹 사이의 아즈나 챠크라에 집중한다. 중지를 그대로 둔 상태에서 양쪽 귀를 엄지로 막는다. 이제 벌처럼 허밍 소리를 내고 숨을 내뱉으며 "옴"하고 공명 소리를 낸다. 3회에서 7회 반복한다.

7. 우드지타 프라나야마: 호흡에 집중하고 리듬감 있게 숨을 들이신 뒤 체계적으로 완전히 집중하고 "옴"하고 숨을 뱉는다. 3회 반복한다.

8. 프라나바 프라나야마: 1분 동안 눈을 감고 조용히 앉아 자연스럽게 호흡하며 명상을 한다. 마음과 생각을 모두 신에게 집중시킨다. 원하는 경우 명상 시간을 늘린다.

·하시아사나(웃음)요법 이후 심마사나(사자 자세) 자세를 하는 과정을 3회 반복하고 양 손을 무릎에 두는 시탈리 프라나야마를 한다. 혀를 안으로 말고 입을 열어 폐에 공기가 가득 차도록 입으로 숨을 마신다. 잠시 호흡을 조절한 뒤 입을 닫고 양쪽 콧구멍으로 숨을 내뱉는다. 3회 반복한다. 단, 겨울에는 횟수를 적게 조절한다.

2) 프라나야마 이후 적용하는 중요한 아사나스

프라나야마를 마친 뒤에는 요가 조깅과 가벼운 운동으로 손, 다리, 손목, 팔꿈치, 어깨, 눈을 이완시킨다. 이와 같은 가벼운 운동은 프라나야마 순서 사이에 해줘도 좋다. 이 외에도 단다사나스(윗몸 일으키기)와 수리야 나마스카라(태양경배 3~5회)와 같은 인도 전통운동을 한다.

1. 앉은 자세의 아사나스: 만두카사나 1단계 및 2단계(개구리 자세), 사사카사나(토끼 자세), 고무카사나(소 얼굴 자세), 바크라사나(척추 비틀기).

2. 배를 대고 엎드린 자세의 아사나스: 마크라사나(악어 자세), 부장가사나 1단계, 2단계, 3단계(코브라 자세), 살라바사나 1단계 및 2단계(연꽃 자세).

3. 등을 대고 누운 자세의 아사나스: 마르가타사나 1단계, 2단계, 3단계(척추 비틀기), 파바나무크다사나 1단계 및 2단계(천장으로 얼굴을 향하고 무릎을 가슴까지 끌어올리기), 아르다할라사나(반쟁기자세), 파다브르타사나(다리 돌리기), 드비-챠크리카사나 1단계 및 2단계(무릎 돌리기), 사바사나 또는 요가니드라(시체자세).

4. 산티파타(평화, 조화, 행복을 위한 찬가): 산티파타 찬가는 몸과 마음에 긍정적인 기분과 파동을 주입한다. 산티파타 찬가는 주변 환경에 건강하고 평화로운 기

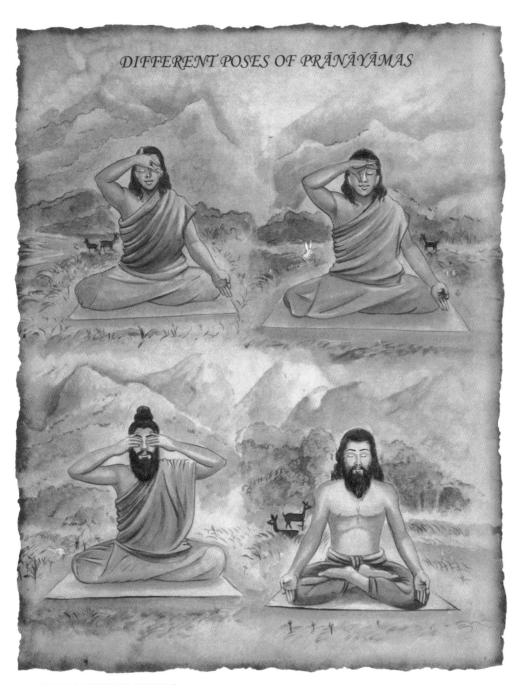

DIFFERENT POSES OF PRĀNĀYĀMAS

〈그림 27〉 다양한 프라나야마 자세

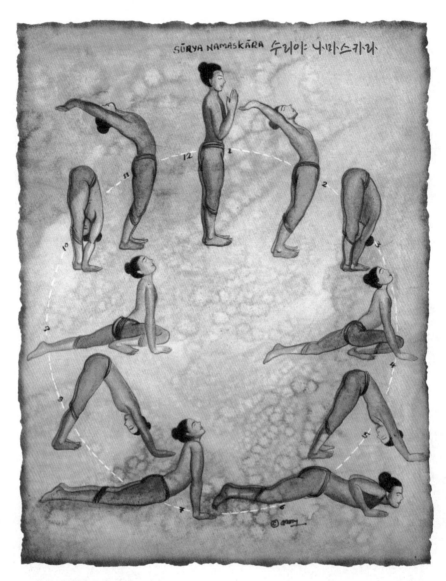

1. 기도 자세 (사마스티티)
3. 몸을 숙여 손발 닿기 자세 (우타나사나)
5. 산 자세 (아도무카 사바나사나)
7. 코브라 자세 (부장가사나)
9. 승마 자세 (아쉬와산카라나사나)
11. 야자나무 자세 (타다사나)

2. 야자나무 자세 (타다사나)
4. 승마 자세 (아쉬와산카라나사나)
6. 무릎 가슴 턱 자세 (아쉬탕가 나마스카)
8. 산 자세 (아도무카 스바나사나)
10. 몸을 숙여 손발 닿기 자세 (우타다사나)
12. 기도 자세 (사마스티티)

〈그림 28〉 수리야 나마스카라의 다양한 단계

분을 조성해 궁극적으로 우주 전체를 건강하고 평화롭게 만든다.

"옴 디아우 산다란다리크삼 산티 프르티비 산티라파 산티로사다야 산티!
바나스파타야 산티르비스베데바 산티르브라마 산티 사르밤 산티 산티레바
산티 사 마 산티레비!" 옴 산티, 산티, 산티!

해석: "천국이 평화롭고, 하늘이 평화롭고, 땅이 평화롭고, 물이 평화롭게 해주십시오. 허브와
나무에 평화가 내리고 모든 신이 평화롭게 해주십시오. 브라흐마 신이 평화롭고 모든 것이 평화
롭게 해주십시오. 그리고 우리가 그 평화를 깨닫게 해주십시오." 옴! 평화, 평화, 평화.

이 전체 모듈은 약 한 시간 정도 소요된다. 그러나 개인의 수용능력에 맞춰 선택
적으로 적용 가능하다. 신체 정화를 위해서는 이 외에도 네티, 도우티, 바마나, 산
카프라크사라나 등의 사티카르마 요법을 적용해도 좋다. 이 모든 요법은 반드시 요
가 지도자의 지도 하에 실행되어야 한다.

3) 중요한 참고사항

1. 요가 수행 모듈에서 운동과 아사나스는 변경 적용 가능하다. 겨울에는 운동과
   아사나스를 먼저 수행하고 다음으로 프라나야마를 한다. 여름에는 그 반대로
   프라나야마를 먼저 한 뒤 운동과 아사나스를 해도 상관 없다.
2. 모든 프라나야마는 개인의 체력적 능력에 맞춰 적당한 정도로 적용해야 한다.
   무리하지 않도록 주의한다.
3. 요가사나스와 프라나야마는 차분하고 평화로운 마음으로 깨끗하고 통풍이 잘
   되는 장소에서 수행해야 한다. 겨울에는 요가 수행에 불편함이 없도록 일정 실

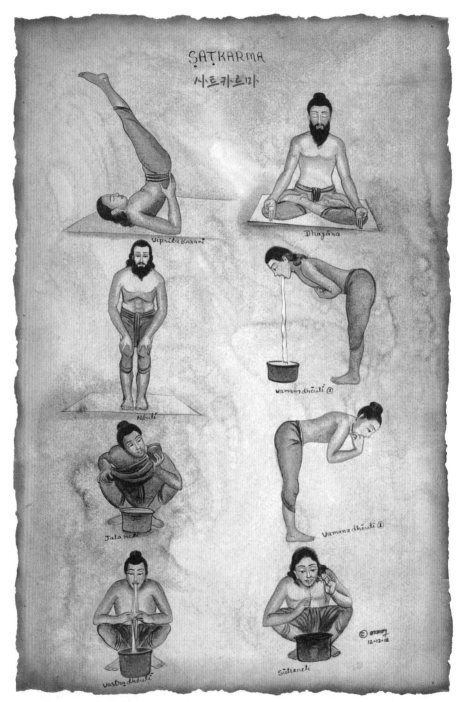

〈그림 29〉 판챠카르마의 다양한 절차: 신체 정화와 건강을 위한 고대의 유명한 건강기법

내 온도를 조절한다.

4. 운동과 아사나스를 수행하기에 가장 최적의 시간은 아침 공복이다. 저녁에 요가사나스를 수행하려면 식사 후 최소 4시간 정도 지난 뒤 시작한다.

5. 허리통증이 있거나 디스크를 앓고 있는 경우 무리해서 앞으로 숙이는 자세는 삼가야 한다.

6. 탈장, 흉복부 수술/부상, 심장질환, 궤양이나 몸이 안 좋은 상태에서는 뒤로 젖히는 자세를 피한다.

7. 아유르베다 전통의학에서 주장하는 병의 발병 원인은 트리도샤(바타, 피타, 카파)의 악화와 손상이다. 모든 도샤는 각각 신체의 다른 시스템에 영향을 행사하는데, 이러한 도샤의 생리학에 따라 기본 요가 요법을 선택적으로 적용할 수 있다. 요가와 프라나야마는 반드시 개인의 능력과 체질에 따라 적용해야 한다.

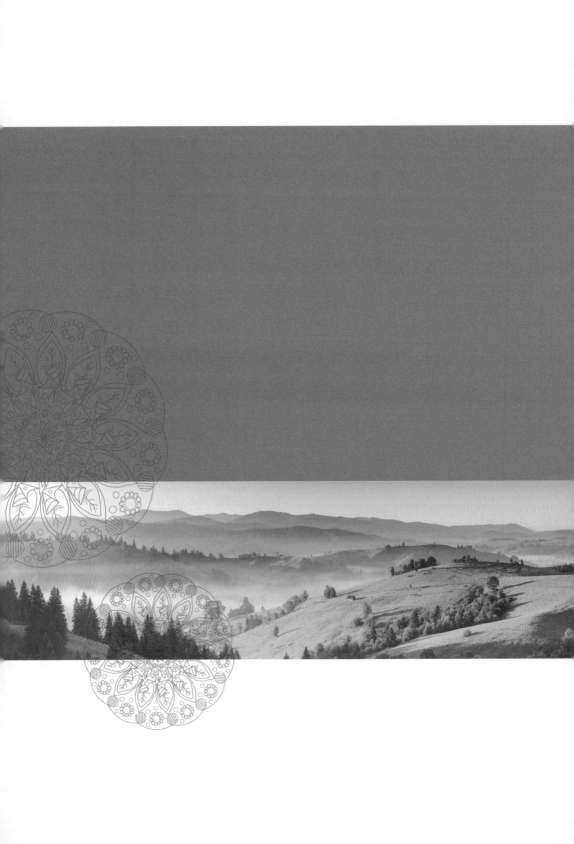

부록

건강정보
훌륭한 건강 유지를 위한 가이드

1. 일찍 자고, 적어도 동트기 30분 전에(신성한 시간) 일찍 일어나는 습관은 건강에 유익하다.

2. 건강은 단순히 신체적인 무결점을 의미하지 않는다. 건강은 마음과 두뇌의 활기와 침착함과 평화로운 상태를 포함한다.

3. 아침에 기상 후 10~15분 동안 명상하고 예배를 올리면 심적 평화와 행복한 마음으로 하루를 시작한다.

4. 건강을 유지하고 질병을 예방하려면, 궁합이 맞고 유익한 식사를 섭취한다. 자신에게 적합한 식사를 하는 사람은 약이 필요 없다.

5. 식사 시간 동안은 자신만을 위한 시간을 가져 마음의 평화와 활기를 유지한다.

6. 충분한 시간을 두고 식사시간을 가진다. 이전 식사가 소화되지 않은 채 다음 식사를 하면 건강에 유해하다. 아유르베다 전통의학에서는 오직 배가 고플 때만 식사를 하라고 규정한다. 또는 하루에 한 끼 정도는 단식을 해도 괜찮다.

7. 저녁 이후 요거트를 섭취하거나 낮에 청하는 낮잠(여름 제외)은 건강에 해롭다.

8. 운동은 건강에 유익하나, 능력 이상의 체력을 소모하는 과도한 운동은 매우 위험하다.

9. 비만과 저체중 모두 건강에 해롭다. 비만은 다양한 질병을 발병시키는 근원임을 명심해야 한다.

10. 어떤 질병도 가볍게 여겨서는 안 된다. 병을 외면한 대가가 엄청날 수 있다.

11. 식사는 계절, 환경, 신체적 요구에 맞춰 섭취해야 한다. 또한 건강을 위해 식사량을 줄여 배가 부를 때까지 먹지 않도록 한다.

12. 아침에 일어나면 미지근한 물 한잔을 섭취한다. 미지근한 물에 레몬즙과 꿀 한 티스푼을 섞어 섭취하면 소화기관 수분공급에 매우 효과가 좋다. 아침 일찍 공복에 차나 커피를 마시는 습관은 자제해야 한다.

13. 배변 활동을 하며 입을 다물면 치아손실을 예방하며 노년기에도 치아손실예방 효과를 볼 수 있다.

14. 아침에는 입안에 물을 머금고 찬물로 눈가를 적신다. 또한 엄지를 이용해 입천장을 세척해 눈, 귀, 코, 목 질환을 예방한다.

15. 목욕 전에 겨자 오일로 발을 마사지하면 노년에도 시력을 정산적으로 유지하는 데 도움이 된다. 아침 일찍 맨발로 푸른 잔디를 거닐면 시력향상에 유익하다. 주 1회 겨자오일을 이용해 발바닥과 엄지를 포함함 전신 마사지를 하면 혈액순환이 개선되고 바타의 항진이 완화된다.

16. 동이 틀 때 5분간 해를 바라보면 시력이 향상된다.

17. 식사 후 양치를 하고 취침 전에 양치를 하면 입안의 음식물이 제거된다. 그렇지 않으면 치아 사이에 음식물이 끼어 구취가 심해진다.

18. 욕조 물에 레몬즙을 첨가해 몸을 담그면 체취가 사라지고 상쾌해진다.

19. 아침에 배변 후 샤워를 마친 뒤 꾸준히 요가사나스와 프라나야마를 수행한다. 그럼 모든 질병을 멀리할 수 있다. 또한 마음의 평화를 얻을 뿐만 아니라 몸이 건강해지고 정신력이 강해진다.

20. 아침은 소화가 잘 되고 가볍고 섬유질이 풍부한 식품과, 새싹, 과일, 죽으로 구성되어야 한다. 음식을 먹을 때는 올바른 방법으로 음식물을 씹어 음식물이 잘 동화되게 한다.

21. 식후에는 최소 10분 동안 바즈라사나 자세로 앉아있는다. 또한 가능하다면 저녁 식사 후 산책을 한다.

22. 하루에 최소 8~12잔(총 3~4ℓ)의 물을 섭취한다.

23. 항상 반듯한 자세로 앉고, 바닥에 앉았다 일어설 때는 다른 곳에 몸을 의지하지 않는다.

24. 항상 손톱을 단정하고 깔끔하게 관리하고 물어뜯지 않는다.

25. 식사 중에 물을 섭취하지 않는다. 식사 30분 전이나 후에 물을 섭취한다. 한 번에 많은 물을 마시지 말고 조금씩 자주 섭취한다.

26. 항상 먹을 양식을 제공해준 신에게 감사하고 성찬을 먹듯 식사를 한다.

27. 가능한 한 음식이나 요리에 녹색 채소와 샐러드를 포함한다. 너무 뜨겁거나 차가운 음식은 소화에 악영향을 준다. 양념은 최소로 사용하고 매일 건강에 매우 유익한 제철과일을 섭취한다. 과일은 절대 식사 중에 섭취하지 말고 따로 식전에 섭취한다.

28. 대변, 소변, 하품 등과 같은 자연스러운 생리현상을 절대로 참지 않는다. 그렇지 않으면 다양한 질병이 유발될 수 있다.

29. 잘못된 언행이나 행동 생각을 다스리고 삶의 진전을 위해서는 매일 밤 눈을 감고 차분하고 평화롭게 스스로를 성찰한다. 아쉬탕가요가에 따라 행동한다. 잠을 잘 때는 입을 막지 않는다. 자는

동안 방안에 적당한 통풍이 이뤄지도록 한다. 좌측으로 몸을 높이고 자면 오른쪽 코로 숨쉬기가 편해져 음식물의 소화를 돕는다.

30. 배를 깔고 책을 읽거나 수면을 취하지 않는다.

31. 머리에 오일을 바르면 마음이 진정되고 숙면을 청할 수 있다.

32. 물이나 음료는 반드시 깨끗하고 신선해야 한다. 위생상태가 좋지 못한 음료는 다양한 질병을 초래한다.

33. 머리를 감은 후 곧바로 말려 축농증을 예방한다.

34. 코를 너무 세게 풀면 귀, 눈, 코가 손상될 수 있다.

35. 계속해서 코를 파고 엉덩이를 긁으면 체내 기생충이 있다는 신호일 수 있다.

36. 관절에서 소리가 나도록 꺾으면 바타의 교란이 발생해 부상을 당할 수 있다.

37. 생리 중에 성생활을 하면 바타의 교란이 발생해 위험하다.

38. 생리 중에는 요가나 달리기와 같은 신체 활동을 자제해야 한다.

39. 성생활 직후 캐슈넛과 설탕을 넣고 데운 우유를 마시면 체력이 증진되고 성욕이 유지된다.

다양한 성분의 속성 및 작용

다음 표에 기록된 내용은 '챠라카 삼히타,' '수스루타 삼히타,' '아쉬탕가 흐르다야,' '바브프라카사' 및 기타 아유르베다 '니간투스' 등 각각의 다양한 경전에 따라 언급된 성분의 라사, 비리아, 비파카, 속성 및 작용이 다를 수 있다. 이 표는 다양한 아유르베다 니간투스(고대 약리학 논문)에 근거한다.

성분	라사(맛)	비리아(효능)	비파카 (소화 후 효과)	속성 및 도샤에 대한 작용
동물성 식품				
닭고기	단맛, 떫은맛	뜨거운 효능	알싸한 맛	가볍고 기름지고 힘을 길러준다. 바타, 피타, 카파에 적당히 잘 맞는다.
달걀	단맛	뜨거운 효능	알싸한 맛	무겁고 기름지고 부드럽다. 피타와 카파를 증가시키고 바타를 감소시킨다.
생선(일반)	단맛	뜨거운 효능	단맛	무겁고 기름지고 부드럽다. 열을 발생시킨다. 피타와 카파를 증가시키고 바타를 감소시킨다.
돼지고기	단맛, 떫은맛	뜨거운 효능	단맛	무겁고 기름지고 부드러우며 식욕을 높인다. 땀 발생을 촉진한다. 바타, 피타, 카파를 증가시킨다.
유제품				
버터(무염)	단맛, 떫은맛	차가운 효능	단맛	기름지고 부드럽다. 치질을 완화하고 장내 흡수를 촉진한다. 카파를 증가시키고 바타와 피타를 감소시킨다.
치즈(무염)	단맛, 신맛	차가운 효능	단맛	무겁고 부드럽다. 피타와 파카를 증가시키고 바타를 감소시킨다.
젖소우유	단맛	차가운 효능	단맛	가볍고 기름지고 부드럽다. 카파를 증가시킨다. 바타와 피타를 감소시키고 모든 질환을 완화한다.
정제버터 (기이)	단맛	차가운 효능	단맛	가볍고 기름지고 부드럽고 힘을 길러주며 소화를 촉진한다. 과하게 섭취하면 카파가 증가한다. 적당히 섭취하면 바타, 피타, 카파에 모두 좋다.
사양유	단맛, 떫은맛	차가운 효능	단맛	가볍고 기침, 열, 설사를 완화한다. 바타를 증가시키고 피타와 카파를 감소시킨다.

모유	단맛	차가운 효능	단맛	가볍고 기름지고 부드럽다. 오자스(정수)를 향상시킨다. 바타, 피타, 카파의 균형을 유지시킨다.
요거트	신맛, 떫은맛	뜨거운 효능	신맛	부드럽고 기름지고 정력에 좋다. 힘을 길러준다. 소화, 설사, 통증이 동반된 배뇨증상에 좋다.

오일

피마자유	단맛, 쓴맛	뜨거운 효능	단맛	무겁고 날카롭고 기름지다. 류마티스성 열과 변비를 완화한다. 피타와 카파 및 효능을 증가시키고 바타를 감소시킨다.
코코넛 오일	단맛	차가운 효능	단맛	상대적으로 가볍고 기름지고 부드럽다. 카파를 증가시키고 바타와 피타를 완화한다.
옥수수 오일	단맛	뜨거운 효능	단맛	상대적으로 가볍고 기름지고 부드럽다. 피타를 증가시키고 바타와 카파에는 적당하다.
오일(일반)	단맛	뜨거운 효능	단맛	무겁고 기름지고 부드러우며 힘을 길러준다. 피타를 증가시키고 바타를 완화한다.
홍화유	신맛	뜨거운 효능	단맛	무겁고 날카롭고 기름지며 과하게 섭취하면 자극적이고 눈에 해롭다. 카파를 증가시킨다.
해바라기씨 오일	단맛	차가운 효능	단맛	무겁고 걸쭉하다. 피타와 카파를 증가시키고 바타를 감소시킨다.
겨자 오일	알싸한 맛	뜨거운 효능	알싸한 맛	가볍고 날카롭고 기름지며 소화가 잘 되고 위에 좋다. 피타를 증가시키고 바타와 카파를 감소시킨다.
참기름	단맛, 쓴맛 및 떫은맛	뜨거운 효능	단맛	무겁고 기름지고 부드러우며 기억력, 피부, 모발에 좋고 자궁을 정화시킨다. 피타를 증가시키고 바타를 감소시키지만 카파에는 적당하다.

감미료

자당	단맛	차가운 효능	단맛	무겁고 부드럽고 기름지다. 지방과 카파를 증가시키고 바타와 피타를 완화한다.

콩류

아프리카 녹두	단맛	차가운 효능	단맛	속성이 가볍고 열을 내린다. 바타를 증가시키고 피타와 카파를 감소시킨다.
흑녹두	단맛	뜨거운 효능	단맛	힘을 길러주고 정력에 좋다. 바타, 피타, 카파를 증가시킨다.
검은 렌틸콩	단맛	뜨거운 효능	단맛	힘을 길러준다. 바타를 증가시키고 피타와 카파를 감소시킨다.

벵갈녹두	떫은맛	차가운 효능	단맛	가볍고 건조하고 열을 내린다. 모든 도샤를 증가시킨다.
말콩	떫은맛	뜨거운 효능	알싸한 맛	열, 딸꾹질, 화상, 방귀를 감소시킨다. 피타를 증가시키고 카파를 감소시킨다.
강낭콩	단맛, 떫은맛	차가운 효능	단맛	무겁고 건조하고 거칠다. 완화제 기능이 있다. 바타와 카파를 증가시키고 피타를 감소시키다.
아마씨	단맛, 알싸한 맛	뜨거운 효능	알싸한 맛	속성이 무겁다. 모든 도샤를 완화시킨다.
녹두	단맛, 떫은맛	차가운 효능	단맛	가볍고 거칠다. 눈에 유익하고 열을 내린다. 바타를 증가시키고 피타와 카파를 감소시킨다.
나무콩 (피젼피)	단맛, 떫은맛	차가운 효능	단맛	가볍고 바타를 증가시키고 피타와 카파를 감소시킨다.
붉은 렌틸콩	단맛, 떫은맛	차가운 효능	단맛	소화가 잘된다. 피타를 증가시키고 바타와 카파를 완화시킨다.
대두	단맛, 떫은맛	차가운 효능	단맛	무겁고 기름지고 부드러우며 완하제 기능이 있다. 바타와 카파를 증가시키고 피타를 감소시킨다.

채소류

비트	단맛	뜨거운 효능	단맛	무겁고 부드럽다. 빈혈을 완화시킨다. 과식하면 피타와 카파가 증가할 수 있다. 바타를 감소시킨다.
브로콜리	단맛, 떫은맛	차가운 효능	알싸한 맛	거칠고 건조하다. 바타를 증가시키고 피타와 카파를 감소시킨다.
양배추	단맛, 떫은맛	차가운 효능	알싸한 맛	거칠고 건조하다. 바타를 증가시키고 피타와 카파를 감소시킨다.
당근	단맛, 쓴맛	차가운 효능	알싸한 맛	속성이 무겁고 치질을 완화한다. 과식하면 피타가 증가한다. 바타와 카파를 감소시킨다.
컬리플라워	떫은맛	차가운 효능	알싸한 맛	거칠고 건조하고 가볍다. 방귀를 촉진한다. 바타를 증가시키고 피타와 카파를 완화시킨다.
오이	단맛, 떫은맛	차가운 효능	알싸한 맛	무겁고 미각을 자극한다. 카파를 증가시키고 바타와 피타를 완화시킨다.
로마노 콩	단맛, 떫은맛	뜨거운 효능	신맛	무겁고 변비를 유발한다. 카파를 완화시킨다.
양상추	떫은맛	차가운 효능	단맛	가볍고 거칠고 수분이 많다. 소화가 잘 되고 몸을 가볍게 하지만 과식하면 방귀가 생성된다. 바타를 증가시키고 피타와 카파를 완화시킨다.
오크라	단맛, 떫은맛	차가운 효능	알싸한 맛	거칠고 끈적끈적하다. 바타, 피타, 카파에 적당하다.

양파(생)	알싸한 맛	뜨거운 효능	알싸한 맛	무겁다. 입맛을 돋우고 힘을 길러준다. 성욕을 자극하고 피부에 바르면 열이 해소된다. 바타와 피타를 증가시키고 카파를 완화시킨다.
완두콩	단맛	차가운 효능	단맛	가볍고 건조하다. 모든 도샤를 완화시킨다.
감자	단맛, 떫은맛	차가운 효능	단맛	가볍고 건조하고 거칠다. 바타를 증가시키고 피타와 카파를 감소시킨다.
무청	알싸한 맛	뜨거운 효능	알싸한 맛	복부 내 가스를 완화하고 소화를 촉진한다. 피타가 증가할 수도 있다. 바타와 카파를 감소시킨다.
시금치	떫은맛	차가운 효능	알싸한 맛	거칠고 건조하다. 바타와 피타를 증가시키고 카파를 감소시킨다.
새싹(일반)	순한 떫은맛	차가운 효능	단맛	소화가 용이한 가벼운 속성이다. 과식하면 바타가 악화될 수 있으나 피타와 카파에 좋다.
토마토	단맛, 신맛	뜨거운 효능	신맛	가볍고 촉촉하다. 바타, 피타, 카파를 증가시킨다.

과일

사과	단맛, 떫은맛	차가운 효능	단맛	무겁고 영양분이 풍부하고 미각을 촉진한다. 바타와 정자를 증가시키고 피타를 감소시킨다. 소량 섭취하면 카파에 적당하다.
바나나	단맛, 떫은맛	차가운 효능	단맛	무겁고 부드럽다. 과식하면 설사한다. 피타와 카파를 증가시키고 바타를 감소시킨다.
코코넛	단맛, 떫은맛	차가운 효능	단맛	기름지고 부드럽고 영양이 풍부하여 힘을 길러준다. 과식하면 카파가 증가된다. 바타와 피타를 완화시킨다.
무화과 (익은)	단맛 및 떫은맛	차가운 효능	단맛	무겁고 영양분이 풍부하다. 소화를 늦춘다. 카파를 증가시키고 바타와 피타를 완화시킨다.
포도(검은색)	단맛, 신맛 및 떫은맛	차가운 효능	단맛	부드럽고 수분이 많으며 힘을 길러주고 배변을 촉진한다. 카파를 증가시키고 피타와 바타를 감소시킨다.
메론(일반)	단맛	차가운 효능	단맛	무겁고 수분이 많다. 카파를 증사시키고 바타와 피타를 완화시킨다. 수박은 바타를 증가시킨다.
오렌지	단맛 및 신맛	뜨거운 효능	단맛	무겁고 식욕을 촉진한다. 피타와 카파를 증가시키고 바타를 감소시킨다.
복숭아	단맛 및 떫은맛	뜨거운 효능	단맛	무겁고 수분이 많다. 피타와 카파를 증가시키고 바타를 감소시킨다.
배	단맛 및 떫은맛	차가운 효능	단맛	가볍고 정력에 좋다. 모든 도샤를 완화시킨다.
자두 (단맛)	단맛 및 떫은맛	뜨거운 효능	단맛	무겁고 수분이 많다. 피타과 카파를 증가시키고 바타를 감소시킨다.

석류	단맛, 신맛 및 떫은맛	차가운 효능	단맛	부드럽고 기름지다. 소화를 촉진하고 빈혈 증상이 있는 경우 적혈구 생성에 도움을 준다. 바타를 증가시키고 피타와 카파를 감소시킨다.

향신료 및 양념

월계수잎	알싸한 맛, 쓴맛	뜨거운 효능	알싸한 맛	건조하다. 피타를 증가시키고 바타와 카파를 감소시키다.
검은후추	알싸한 맛	뜨거운 효능	알싸한 맛	가볍고 건조하고 거칠다. 소화를 촉진한다. 피타를 증가시키고 바타를 자극하며 카파를 완화시킨다.
카다멈	단맛 및 알싸한 맛	뜨거운 효능	단맛	소화를 촉진하고 심장에 좋다. 과식하면 피타가 자극 받을 수 있다. 바타와 카파를 완화시킨다.
계피	단맛, 쓴맛, 알싸한 맛	뜨거운 효능	단맛	갈증과 구강의 건조함을 완화한다. 타액 분비를 자극하고 카파를 자극한다. 바타와 피타를 감소시킨다.
정향	알싸한 맛	뜨거운 효능	알싸한 맛	소화를 촉진하고 미각을 향상시킨다. 피타를 증가시키고 바타와 카파를 감소시킨다.
고수 잎	단맛	차가운 효능	단맛	특히 피타를 감소시키는 작용이 강하다.
고수 씨	알싸한 맛, 떫은맛	차가운 효능	단맛	가볍고 기름지고 건조하다. 소변의 화끈거리는 느낌을 감소시킨다. 영양소 흡수에 좋다. 바타와 카파를 증가시키고 피타를 완화시킨다.
커민	쓴맛, 알싸한 맛, 떫은맛	뜨거운 효능	알싸한 맛	가볍고 기름지고 부드럽다. 소화를 촉진하고 설사를 완화한다. 피타를 자극하고 바타와 카파를 감소시킨다.
호로파씨	쓴맛, 떫은맛	뜨거운 효능	알싸한 맛	건조하다. 발열과 관절염에 좋다. 과식하면 바타와 피타가 증가한다. 카파를 감소시킨다.
마늘	알싸한 맛	뜨거운 효능	알싸한 맛	무겁고 기름지고 부드럽다. 항 류마티스 속성이 있다. 기침과 기생충감염에 좋다. 피타를 증가시키고 바타와 카파를 완화시킨다.
생강분말	알싸한 맛	뜨거운 효능	단맛	가볍고 건조하고 거칠다. 소화를 촉진하며 해독기능이 있다. 과하게 섭취하면 피타가 증가한다. 바타와 카파를 완화시킨다.
겨자씨	짠맛	뜨거운 효능	알싸한 맛	가볍고 기름지고 날카롭다. 근육통을 완화하고 피타를 증가시키며 바타와 카파를 감소시킨다.
샤프란	단맛, 떫은맛	차가운 효능	단맛	부드럽다. 치질과 구토증상을 완화하고 각혈을 멈추는 데 도움을 준다. 바타와 카파를 증가시키고 피타를 완화시킨다.
소금 (일반)	짠맛	뜨거운 효능	단맛	무겁고 거칠다. 소화를 촉진하고 수분을 유지하며 고혈압을 유발한다. 피타와 카파를 증가시키고 바타를 완화시킨다.

참깨 (씨)	단맛, 쓴맛, 떫은맛	뜨거운 효능	알싸한 맛	무겁고 기름지고 부드러우며 힘을 길러준다. 피타와 카파를 증가시키고 바타를 감소시킨다.
카롬 씨	쓴맛, 알싸한 맛	뜨거운 효능	알싸한 맛	가볍고 구충약 기능을 한다. 피타를 증가시키고 바타와 카파를 완화시킨다.
강황	쓴맛, 알싸한 맛, 떫은맛	뜨거운 효능	알싸한 맛	당뇨에 좋고 소화를 촉진한다. 과하게 섭취하면 바타와 피타가 증가한다. 카파를 완화시킨다.

곡류

보리	단맛, 떫은맛	차가운 효능	단맛	가벼우며 이뇨작용을 한다. 바타를 증가시키며 피타와 카파를 감소시킨다.
바스마 티 쌀	단맛	차가운 효능	단맛	가볍고 매끄럽고 부드럽고 영양이 풍부하다. 바타와 피타를 감소시키고 소량 섭취 시 카파에 적당하다.
흰쌀 (도정)	단맛	차가운 효능	단맛	가볍고 매끄럽고 부르럽다. 영양성분은 풍부하지 않다. 소량 섭취 시 카파에 적당하다. 바타와 피타를 감소 시킨다.
현미	단맛	뜨거운 효능	단맛	무겁다. 피타와 카파를 증가시키고 바타를 감소시킨다.
옥수수	단맛	뜨거운 효능	단맛	가볍고 건조하다. 바타와 피타를 증가시키고 카파를 감소시킨다.
귀리 (건조)	단맛	뜨거운 효능	단맛	무겁다. 건조 귀리는 바타와 피타를 증가시키고 카파를 감소시킨다. 조리된 귀리는 카파를 증가시키고 바타와 피타를 감소시킨다.
밀	단맛	차가운 효능	단맛	무겁다. 카파를 증가시키고 바타와 피타를 감소시킨다.

견과류

아몬드	단맛	뜨거운 효능	단맛	무겁고 기름지고 정력에 좋으며 힘을 길러주고 회춘에 좋다. 피타와 카파를 증가시키고 바타를 감소시킨다.
캐슈넛	단맛	뜨거운 효능	단맛	무겁고 기름지고 정력에 좋다. 피타와 카파를 증가시키고 바타를 감소시킨다.
땅콩	단맛, 떫은맛	뜨거운 효능	단맛	무겁고 기름지다. 피타와 카파를 증가시킨다. 제한된 양을 섭취하면 바타에 적당하다.
호두	단맛, 떫은맛	뜨거운 효능	단맛	무겁고 건조하다. 피타와 카파를 증가시키고 바타를 감소시킨다.

맛에 따른 작용

맛	속성	식품의 예	작용	질환
단맛 (지구원소+ 물원소)	차가운 속성	밀, 쌀, 우유, 사탕, 설탕, 대추, 감초, 페퍼민트	동화작용. 바타와 피타를 감소시키고 카파를 증가시킨다. 건강에 유익하며 맛, 수분, 오자스, 힘을 증가시킨다. 갈증을 해소하지만 화끈거림을 유발한다. 몸에 영양을 공급하고 부드럽게 만든다. 속성이 차갑고 무겁다.	비만 증가 및 과수면 촉진. 몸이 무겁고 나태해지고 식욕을 잃음. 기침, 당뇨병, 근육의 비정상적인 성장 발생.
신맛 (지구원소+ 불원소)	뜨거운 속성	요거트, 치즈, 청포도, 레몬, 타마린드	동화작용. 바타를 감소시키고 피타와 카파를 증가시킨다. 식용을 증가하고 마음을 선명하게 한다. 감각기관을 강화시킨다. 분비물과 타액분비를 유발한다. 속성이 가볍고 뜨겁고 매끈하다.	갈증을 증가시키고 치아를 민감하게 한다. 눈을 감기게 만들고, 카파를 액상화하며 혈액에 독소를 생성한다. 부종, 궤양, 속 쓰림, 신물을 유발한다.
짠맛 (물원소+ 불원소)	뜨거운 속성	바다소금, 암염	동화작용. 바타를 감소시키고 피타와 카파를 증가시킨다. 소화를 돕고 항 경련제 및 완화제 작용을 한다. 타액분비를 촉진하고 다른 맛을 못 느끼게 한다. 수분을 유지시킨다. 속성이 무겁고 거칠고 뜨겁다.	혈액에 영향을 준다. 몸에 열이 나게 하고 실신을 유발한다. 피부질환을 증가시키고 염증, 혈액질환, 소화성 궤양, 발진, 여드름, 고혈압을 유발한다.
알싸한 맛 (불원소+ 바람원소)	뜨거운 속성	양파, 무, 고추, 생강, 마늘, 후추, 아위	이화작용. 카파를 감소시키고 바타와 피타를 증가시킨다. 입안과 몸을 깨끗하게 유지시키고 음식물의 소화와 흡수를 촉진하며, 혈액을 정화하고 피부질환을 치료하며 혈전 제거에 유익하다. 속성이 가볍고 뜨겁고 매끄럽다.	열과 땀을 증가시킨다. 실신 및 목과 배와 심장에 화끈거리는 느낌을 유발한다. 소화성 궤양, 어지럼증, 의식불명을 유발할 수 있다.
쓴맛 (바람원소+ 공간원소)	차가운 속성	대황, 신선한 강황 뿌리, 호로파, 겐티아나 뿌리, 구두치	이화작용. 피타와 카파를 감소시키고 바타를 증가시킨다. 다른 맛을 강화시킨다. 항 독소제 및 살균제 역할을 한다. 실신을 막아준다. 속성이 가볍고 차다.	거칠, 쇠약, 건조함을 증가시킨다. 골수와 정액을 감소시키고 어지럼증을 유발할 수 있으며 실신에 이를 수 있다.
떫은맛 (바람원소+ 지구원소)	차가운 속성	안 익은 바나나, 미로발란 자두, 명반, 석류	이화작용. 피타와 카파를 감소시키고 바타를 증가시킨다. 진정작용이 있지만 변비를 유발한다. 혈관의 수축과 혈액 응고를 유발한다. 속성이 건조하고 거칠고 차갑다.	입안의 건조함, 팽창감, 변비를 증가시키며 말문이 막히게 한다. 떫은맛을 지닌 식품을 너무 많이 먹으면 심장에 영향이 간다.

아유르베다 용어 해설

아유르베다 용어	해설
아그니(*Agni* 소화의 불)	· 아그니의 종류는 크게 3가지다. 자타라그니(jatharagni), 판짜붓타그니 (pancabhutagni), 삽타다트바그니(saptadhatvagni).
아하라 (*Āhāra* 음식, 식품)	· 마시거나 식도로 삼키는 것을 '아하라'라고 부른다. · 음식은 희열과 만족감을 전달하고 신체를 지탱하고 즉각적인 힘을 길러주며 수명을 연장하고 얼굴에 윤기를 더하고 열정과 기억력 및 용기를 증가시키며 소화능력을 향상시킨다.
사트미아(*Sātmya* 건강에 좋은, 적합한)	· 사트미아는 건강에 유익함과 적합함을 뜻한다.
아사트미아(*Asātmya* 부적합함)	· 아사트미아는 몸에 안 맞고 부적합함을 뜻한다.
파티아(*Pathya* 건강에 유익하고 적합한 음식)	· 몸에 좋은 적합한 식사
아파티아(*Apathya* 부적합한 음식)	· 몸에 나쁜 부적합한 식사
아마(*Āma* 소화불량)	· 섭취한 음식을 제대로 소화시키지 못하는 약한 소화의 불, 제대로 소화 안된 음식물이 지닌 맛의 속성을 아마라고 부른다. · 약해진 아그니(약한 신진대사)로 라사다투(혈장조직)가 소화되지 않은 채 체내에 머무르다 복부에 축적되는 상태를 '아마'라고 부른다.
사마바스타 (*Sāmāvāsthā*)	· 아마(소화되지 않은 음식물에서 생성된 독소)에 영향 받은 도샤와 다투(혈장 등)의 상태를 '사마'라고 부른다. 이로 인해 발생하는 질병 또한 '아마'라고 부른다.
니라마바스타 (*Nirāmāvāsthā*)	· 아마가 전혀 없는 도샤와 다투. 정화 요법을 통해 사마 도샤(오염된 도샤)와 사마다투(오염된 조직)와 사마 말라(오염된 노폐물)가 사라진 상태를 '니라마'라 고 부른다.
아누파나(*Anupāna* 보조성분, 운반체)	· 식사 또는 고체 성분의 식품 섭취 후 마시는 버터밀크, 우유, 주스 등 액체를 의미한다. – 약을 복용한 뒤 바로 섭취하는 물질이 아누파나다. · 약 섭취 시 함께 섭취하는 액체성분이나 약 섭취 후 바로 섭취하는 유동물질을 아누파나라고 한다. 이것은 약제를 쉽게 넘길 수 있게 도와주고 약의 흡수와 빠른 작용을 보조한다.

아프타(Āpta 권위자)	· 라자스와 타마스로부터 자유롭고 참회와 지식적 능력이 타고난 사람. 뛰어난 지식을 갖추고 모순이 없으며 과거 현재 미래가 모두 진실한 사람을 '아프타(지식을 습득한 자)' 또는 '시스타(규율의 전문가),' '비붓다(개몽자)라고 부르며 이들은 라자스와 타마스가 없기 때문에 언행이 진실되고 의심의 여지가 없다. · 진실만을 말하고 실천하는 자.
아스토파데사(Āpto-padeśa 성스러운 증언)	· 권위자의 전문적인 판단이 '아스토파데사'이다. 또는 '사브다 프라마나(진실한 말)' 이라고 부른다.
아사나(Āsana)	· 몸을 이완시키는 요가 동작 및 포즈.
아트마(Ātmā 영혼, 진정한 자신, 자아)	· 환생 후 계속해서 다음 환생을 통해 새로운 몸을 얻는 것. 다음 생애와 계속되는 후생을 통해 새로운 몸으로 이동하는 영혼을 의미한다. · '아트마'는 근본적인 의식이다. · 회개, 행복, 불행, 결심, 욕망, 노력, 의식, 통제, 지성, 기억 및 자존심은 자아의 증표이다. 자아는 이러한 속성의 표출로 구분된다.
아유르베다(Āyurveda)	· 삶에 관련한 지식 제공이 '아유르베다'이다. · 아유르베다는 유익한 것과 해로운 것을 구분하고 즐거움과 슬픔의 이유와 성분의 적합성과 비적합성 및 성분의 속성과 작용을 가르쳐주며 생명의 특징과 수명을 알려주는 과학이다. · 아유르베다는 '삶의 지식'을 가르쳐주거나 '건강하고 장수하는 삶'을 달성하'는 과학이다. · 아유르베다는 학자들이 생명에 대한 적합성이나 비적합성, 질병의 생리학 및 치료법에 대해 연구한 경전이자 과학이다. 이을 통해 사람들은 건강을 도모하고 평생토록 건강하게 사는 방법을 깨닫게 된다. 따라서 고대 성인들은 해당 경전은 '아유르베다(삶의 과학)'라고 이름붙였다.
발라(Bala 힘)	· 자연 상태의 카파와 점액질은 힘을 형성한다. 그러나 손상된 카파는 노폐물을 형성한다.
베사자(Bheṣaja 의약품)	· 의약품의 사용 목적은 2가지다. 건강한 사람의 체력(면역력)증진과 질환의 완화 이다.
브라마카리아 (Brahmacarya 금욕)	· 금욕은 감각기관의 통제 또는 매일 정해진 양생법을 따르며 베다스를 학습하는 것을 뜻한다. · 구원을 위한 영적 행동과 종교적인 맹세를 금욕이라고도 하며, 금욕은 주로 생식기 및 기타 감각기관을 통제하는 것을 뜻한다.
붓디(Buddhi 지능)	· 특정 대상에 대한 이해 및 판단.
챠크라(Cakra)	· 인체 내 각각 다른 레벨을 관장하는 에너지의 중심이며, 챠크라는 체내의 신경총에 생리학적으로 부응한다.
차라카(Caraka)	· 아유르베다 고전 문헌 중 한권을 저술한 훌륭한 아유르베다 학자. 차라카 삼히타
시키트샤(Cikitsā 치료)	· 질병의 완화를 돕는 것이고 치료이다.

아가다탄트라 (*Agadatantra* 독성학)	· 뱀, 벌레, 거미, 쥐 등 독성을 지닌 동물에 물렸을때 치료법을 제시하는 아유르베다 전통의학의 한 분야이다. 다양한 독으로 유발되는 질병과 그 치료법이 있다.
부타 비디아(*Bhūta* *Vidyā* 정신과학 및 엑소시즘)	· 악령, 거인, 악마 등 영적으로 부정적인 것에 대응하는 아유르베다 전통의학의 한 분야이다. 제사의식, 제물, 악령 쫓기 등.
카우마라브르티아 탄트 라(*Kaumārabhṛtya* *tantra* 소아과)	· 아이를 잘 키우고, 모유를 정화하고, 손상된 모유 섭취로 발생하는 영유아의 질병과 치료법을 다룬 아유르베다 전통의학의 한 분야이다.
카야시키트샤 (*Kāyacikitsā* 내과)	· 발열, 혈액질환, 섭취, 정신이산, 간질, 나병, 당뇨병, 설사 등 전신에 관련된 질병을 치료하는 아유르베다 전통의학의 한 분야이다. 내과는 잘못된 소화활동으로 발생 하는 모든 질환에 대한 치료를 관장한다.
라사야나 탄트라 (*Rasāyana tantra* 원기회복 요법)	· 젊음을 되돌리고 수명과 지능, 체력을 늘리고 질병을 멀리하는 치료법과 관련한 아유르베다 전통의학의 한 분야이다.
살라키아 탄트라 (*Śālākya tantra* 안과학 및 이비인후과)	· 귀, 눈, 입, 코 등 몸의 어깨 부위 위로 발생하는 질병을 치료하는 아유르베다 전통 의학의 한 분야이다.
살리아 탄트라 (*Śalya tantra* 수술)	· 풀, 나무, 돌, 모래, 금속, 뼈, 모발, 궤양 등 다양한 외부 물질을 몸에서 제거하는 아유르베다 전통의학의 한 분야.
바지카라나 탄트라 (*Vājīkaraṇa tantra* 불임 및 정력 치료 요법)	· 손상되거나 줄어든 정액량을 늘리는 치료 요법 및 성적 만족감 저하 또는 몸의 성장과 관련한 문제를 치료하는 아유르베다 전통의학의 한 분야이다.
다투(*Dhātu*)	· 신체의 7가지 기본 구성요소. · 라사, 라크타, 맘사, 메다스, 아스티, 마짜, 수크라는 몸에 영양을 공급하며 몸을 지지하는 신체의 7가지 구성요소로 '다투'라고 부른다.
도샤(*Doṣa*)	· 다투(조직)을 손상시키는 것과 손상 가능한 것이다. · 인체의 세 가지 생물학적 에너지 지지대. 바타, 피타, 카파
바타(*Vāta*)	· 인체의 모든 움직임과 의식의 흐름을 관장하는 도샤이며 몸의 모든 활동을 조절한다. 몸의 필수 에너지이다.
아파나 바유 (*Apāna Vāyu*)	· 고환, 방광, 음경, 배꼽, 허벅지, 신장, 항문은 아파나 바유가 신체 내에 머무르는 부위이다. 결장에서 바유의 하강 운동을 보좌한다. 아파나 바유는 노폐물배출, 정액배출 및 모든 성적기능 및 월경을 관장한다.
프라나 바유 (*Prāṇa Vāyu*)	· 프라나 바유는 신체 부위 중 머리, 가슴, 목, 혀, 입, 코에 머무른다. 침뱉기, 재채기, 트림, 호흡, 소화 등을 관장한다.
사마나 바유 (*Samāna Vāyu*)	· 신체 부위 중 땀을 운반하는 신체 연결통로와, 도샤, 수분 및 위장관에 머문다. 아그니(소화의 불)에 힘을 제공하고 음식의 소화를 돕는다.

우다나 바유 (*Udāna Vāyu*)	· 배꼽, 흉부, 목 부위에 위치한다. 언어구사능력, 노력, 에너지, 체력, 피부의 안색을 조절한다.
비야나 바유 (*Vyāna Vāyu*)	· 빠르게 움직이는 성질로 몸 전체에 신속히 퍼진다. 움직임, 팽창, 수축, 깜빡임 등의 신체기능을 관장한다.
피타(*Pitta*)	· 생물학적 변환 및 신진대사를 관장하는 도샤이며 아그니의 형태로 체내에 열을 발생시킨다. 체온유지와 소화활동을 돕는다.
알로차카 피타 (*Alocaka Pitta*)	· 눈에 머무는 피타이며 시력을 관장한다.
브라자카 피타 (*Bhrājaka Pitta*)	· 피부에 머무는 피타이며 피부에 머물며 피부에 윤기를 더해주고 체온을 유지한다.
판차카 피타 (*Pācaka Pitta*)	· 대장과 위, 소장에 머무르며 음식물의 소화를 촉진한다.
란자카 피타 (*Rañjaka Pitta*)	· 간과 비장에 위치한다. 혈장이 붉은 빛을 띠게 만든다.
사다카 피타 (*Sādhaka Pitta*)	· 신장에 머문다. 지성(배움)과 같은 마음의 욕구를 충족시키는 기능을 한다.
카파(*Kapha*)	· 끈끈한 성질을 지녔다. 특유의 점액질 성질로 관절을 매끄럽게 하고 몸을 단단하게 한다. · 산스크리트어 '잘라'는 '카'와 '파'에서 파생되었으며 결과 또는 발생성분을 의미한다. 따라서 카파는 물에서 발생하는 물질을 뜻한다.
아발람바카 카파 (*Avalambaka Kapha*)	· 흉부에 위치한 점액질로 어깨와 목과 등 부위의 교차점에 영향을 주며 심장, 폐, 등 위쪽 부위 및 기타 카파부위의 윤활성분과 체액을 조절해 체내 다른 카파 부위에 영양을 공급한다. 따라서 아발람바카 카파는 지원물질로도 알려져있다.
보다카 카파 (*Bodhaka Kapha*)	· 혀에 위치하며 맛의 지각능력(미각)을 관장한다.
클레다카 카파 (*Kledaka Kapha*)	· 위에 위치한 점액질로 음식물의 연화작용을 돕는다.
슬레사카 카파 (*Śleṣaka Kapha*)	· 관절에 위치하며 관절의 윤활유 역할을 담당하는 기능을 관장한다.
타르파카 카파 (*Tarpaka Kapha*)	· 머리에 위치하며 감각기관에 영양을 공급한다.
드라비아 (*Dravya* 성분, 물질)	· 결합되거나 결합되지 않는 속성을 지닌 것을 말한다. · 규칙적으로 변형되는 것. · 드라비아(약물 포함)는 성분의 작용이자 속성이며 성분이 공존하는 원인인자다. · 고유의 타고난(분리될 수 없는) 기능과 특징을 지닌 것으로, 기능과 특징은 물질의 구성요소로 간주된다.

아카시야 드라비아 (**Ākāśīya dravya**)	· 미묘하고 미끄럽지 않으며 가벼운 속성과 청각을 지닌 성분. 공간 원소에서 파생된 성분.
아피아 드라비아 (**Apya dravya**)	· 차갑고, 무겁고, 부드럽고, 둔감한 속성을 지니고 윤활성, 배출 능력, 물기 등의 특징과 함께 결단력을 높이고 성취도 및 일관성을 부여하는 성분. 물 원소에서 파생된 성분.
아유드비다 드라비아 (**Audbhida dravya**)	· 지구원소에서 비롯된 성분. 예, 식물.
장가마 드라비아 (**Jāṅgama dravya**)	· 운동기능이 있는 생명이 있는 존재. 동물성 물질에서 파생된 성분.
파르티바 드라비아 (**Pārthiva dravya**)	· 무거움, 두꺼움, 안정감이 있고 냄새가 나는 성분. 광대함, 일관성, 확고함, 강렬함을 부여하는 성분. 지구 원소에서 파생된 성분.
타이자사 드라비아 (**Taijasa dravya**)	· 건조함, 예리함, 따뜻함, 가벼움 및 미끄럽지 않고 보기좋은 형태의 속성을 지닌 성분. 화끈거림, 광채, 색상발현을 발생시키고 소화를 촉진. 불 원소에서 파생된 성분.
바야비아 드라비아 (**Vāyavya dravya**)	· 건조하고 미끄럽지 않고 가볍고 촉감을 제공하는 속성을 지닌 성분. 건조함, 가벼움, 명확함, 활동력, 피로를 유발하는 성분. 공기 원소에서 파생된 성분.
간두사(**Gaṇḍūṣa** 가글)	· 약용 성분을 입안에 머금고 입안을 움직이지 않는 가글요법.
구나(**Guṇa** 속성)	· 구나는 타고난 속성이며, 움직임이 결여되어 있고 효과의 원인이다. · 성분의 속성. 성분의 근본적인 타고난 특성. 또한 세 가지 심리적 기질을 표현하는 데도 상용된다. 기질.
함소다카 (**Haṃsodaka**)	· 낮 동안 햇볕을 쐬고 밤 동안 달빛을 받아 카노푸스 별자리의 기운을 유도해 독소나 불순물을 제거한 순수한 물이다.
칼라(**Kāla**)	· 칼라는 영원한 움직임(시간)과 상태를 뜻한다. 조건적으로 질환에 관련된 것과 계절적 적합성에 관련된 것이다. · 세속적인 문제의 마모. · 죽음을 초래하는 것.
아다나 칼라 (**Ādāna kāla** 하지)	· 열이 지배적인 상태로 태양이 자연과 바람의 차분함을 흡수하는 시기. 여름. 낮이 가장 길고 밤이 가장 짧은 시기.
비사르가 칼라 (**Visarga kāla** 동지)	· 이 시기에는 달이 어떠한 방해도 받지 않아, 세상에 지속적으로 차가운 달빛을 밝히는 기간. 겨울. 낮이 가장 짧고 밤이 가장 긴 시기.
르투(**Rtu** 계절)	· 규칙적으로 되풀이되는 자연 현상에 따라 1년을 구분하는 것.
카르마(**Karma**)	· 모든 행동이 카르마(업)이다. · 노력으로 시작된 움직임, 의도한 행동. · 물질의 작용 및 물질 속에 포함된 결합성분 또는 분리성분의 원인인자를 의미한다.
카발라(**Kavala** 가글 및 물세척 요법)	· 카파의 완화를 위해 입안에 유동액을 머금고 유동액으로 입안을 세척하는 행동.
코스타 (**Koṣṭha** 복강, 위장관)	아유르베다에서는 복부 전체를 복강 또는 위장관이라고 간주한다

말라 (*Mala* 배출물질, 노폐물)	· 소변, 대변, 땀은 노폐물이다. 생체 내에서 생성된 필요없는 대사산물. · 몸에 독소를 생성하고 오염시키는 물질이 노폐물이다.
무트라(*Mūtra* 소변)	· 음식물의 소화 후 생성되는 액상의 노폐물.
푸리샤(*Purīṣa* 대변)	· 음식물을 소화한 후 생성되는 반고체의 배설물, 인체의 물질대사에 의하여 몸 밖으로 배설되는 물질(대변)
스베다(*Sveda* 땀)	· 땀은 피부의 노폐물이며 몸에서 나오는 액체이다.
마나(*Mana* 마음)	· 대상을 이해하도록 만드는 수단, 무언가를 이해하려는 수단이 '마나(마음)'이다. · 자신과 감각기관과 어떤 대상과의 결합은 지식의 인식 또는 불인식으로 나타나는 데 쉽게 말해 다른 사람이나 사물에 대하여 감정이나 의지, 생각 따위를 느끼거나 일으키는 작용은 마음이 가진 특별한 기능 중 하나이다.
무니(*Muni* 현자, 베다를 깨우친 사람)	· 스스로 지식을 얻기 위해 노력하는 사람들. 아유르베다 삼히타스 경전에 따르면 바라드바자, 아트레야, 푸나르바수, 카시얍, 챠라카, 수수타는 모두 아유르베다 현자들이다.
니다나 (*Nidāna* 병인론)	· 질병 유발요인(병인론). 니다나는 질병의 원인이자 질병에 대한 정보를 제공한다. · 병인론은 질병의 원인이다. · 특정 형태로 체내에 질병을 유지하는 것이 병인론이다. 쉽게 말해 질병을 유발하는 것이 병인론이다.
니드라 (*Nidrā* 수면)	· 카파도샤가 신체연결통로를 감싸면 감각기관이 이완돼 수면에 빠진다. · 체력을 회복하기 위해 외부 자극에대한 반응(자각)이 부분적으로 중지된 상태로 몸과 마음을 위한 자연스런 주기적 휴식.
오자스(*Ojas*)	· 신진대사의 가장 순수한 작용, 음식물의 올바른 소화 및 동화작용의 마지막 단계.
판챠카르마 (*Pañcakarma*)	· 정화요법, '판챠카르마'는 문자 그대로 5가지 작용을 의미한다.
판쨔마하부타 (*Pañcamahābhūta*)	· 우주를 관장하는 5가지 기본 원소(아카샤, 바유, 아그니, 잘라, 프르트비).
포울티스(*Poultice*)	· 몸에 수분과 열을 전달하기 위해 뜨거운 상태로 몸에 문지르는 부드럽고 촉촉한 성분.
프라바바(*Prabhāva*)	· 효능 또는 특정한 효능이 나타나는 상태. · 프라바바(특정 효능)로 나타나는 작용.(Ca.su. 26.27)
프라크르티(*Prakṛti*)	· 프라크르티는 식품 및 약물 성분의 자연적인 속성이다. 예를들어 검은 녹두의 프라크르티는 무겁고, 녹두는 가볍다. · 도샤에 지배되는 체질 또는 타고난 신체적 특징.
프라즈나 아파라다 (*Prajñā aparādha*)	· 지능의 착오. 지적능력의 오류.

프라나(*Prāṇa*)	· 몸과 마음을 움직이는 필수 에너지(생명력, 기). '프라나'는 대뇌 기능과 운동 및 감각활동을 관장한다. 머리에 위치한 '프라나'가 '필수 프라나'이며 우주적 공기에 존재하는 '프라나'는 '영양 프라나'이다. '필수 프라나'와 '영양 프라나'는 호흡을 통해 지속적으로 에너지를 교환한다.
프라나야마 (*Prāṇāyāma*)	· 호흡 조절을 포함한 일련의 호흡기 운동.
라자스(*Rajas*)	· 움직이려는 내면의 충동(활동성).
라크타 모크사나 (*Rakta Mokṣaṇa*)	· 사혈: 피타와 관련된 질병으로 악화된 혈액의 배출.
라사(*Rasa* 조직)	· 전신을 순환하는 물질(혈장)이자 몸의 첫 번째 조직이 '라사(혈장조직)'다.
라사(*Rasa*(*Pārada* 파라다))	· 모든 금속을 흡수하는 물질이 '라사(프라다)'다.
라사(*Rasa*(*Svarasa* 스바라사))	· 신선한 약 또는 약용 성분에서 추출한 즙이 '라사(스바라사)'다.
라사(*Rasa* 맛)	· 혀로 감지하는 맛이다.
사드라사(*Ṣaḍrasa*)	· 단맛, 신맛, 짠맛, 쓴말, 알싸한 맛, 떫은맛의 6가지 맛을 의미한다.
사마디(*Samādhi*)	· 조화를 이루고 최상의 행복과 축복을 달성한 상태이다.
사트카르마(*Saṭkarma*)	· 몸의 정화를 포함한 6가지 요가 수행이다.
사트바(*Sattva*)	· 청렴; 더욱 발전하려는 내면의 충동.
스로타(*Srota* 연결통로)	· 혈잘 및 기타 성분들이 한 곳에서 다른 곳으로 이동하는 경로를 '스로타(연결통로)' 라고 한다. · 혈장, 노폐물, 수분이 한 조직에서 다른 조직으로 흘러 들어가는 것을 의미한다.
수트라(*Sūtra*)	· '수트라'는 특정한 의미를 나타냄을 의미한다.
스바프나(*Svapna* 꿈)	· 감각기관과 주체(몸의주인)와의 연결은 끊겼지만 마음이 아직 주체와 결합된 단계를 의미한다. · 잠을 자는 동안 발생하는 마음과 주체의 결합을 의미한다. · 특정 수면 주기 동안 마음 속에 발생하는 다양한 일련의 생각, 행독, 이미지, 아이디어, 감정, 감각 및 기타 마음에 나타나는 상태.
스바스타르바 (*Svasthavṛtta*)	· 건강 유지를 위해 하는 규칙적인 활동. · 과학에서 말하는 건강하게 장수하는 삶을 살도록 지켜야하는 행동이며, 건강을 위한 지침 또는 건강한 삶으로의 아유르베다식 접근법이다.
디나카리아 (*Dinacaryā*)	· 아유르베다 전통의학에서 권장하는 지켜야할 일일 생활이다.

르투카리아(***Rtucaryā***)	· 아유르베다 전통의학에서 권장하는 계절별 지켜야할 습관이다.
타마스(***Tamas***)	· 무력 및 관성, 변하지 않으려는 내면의 충동이다.
타르파나 (***Tarpaṇa*** 영양)	· 영양을 공급하고 만족감을 주는 성분으로 예를 들어 물, 주스 등이 있다.
트리도샤(***Tridoṣa***)	· 트리도샤는 심신의 기능적 측면과 긴밀한 연관성이 있는 신체의 3가지 에너지 지지대이다. 에너지 지지대 3가지는 바타, 피타, 카파이다. · 아유르베다의 트리도샤는 바타, 피타, 카파 세 가지 도샤를 의미한다.
우파다투(***Upadhātu***)	· 우파다투는 부수조직 또는 이차조직으로 신체에 영양을 공급하고 신체를 지지하지만 조직에 영양을 공급하지는 않는다. (예, 라사 라크타)
비파카(***Vipāka***)	· 음식물이 소화 후 다양한 맛으로 바뀌는 것, 즉 비파카는 변형을 뜻한다. 예를들어 설탕은 단 맛을 지녔지만 소화 후 맛은 신맛이다. · 음식물이 소화과정을 거친 후의 맛을 비파카라고 한다.
비리아(***Vīrya***)	· 약물의 효능. 비리아는 약물의 작용을 결정하는 요인으로 특징이 구분된다.
시타 비리아 (***Śīta vīrya***)	· 잘라마하부타가 지배적인 약물 및 성분으로 차가운 효능이 있는 약물.
우스나 비리아 (***Uṣṇa vīrya***)	· 아그니마하부타가 지배적인 성분으로 뜨거운 효능이 있는 약물.
비아디(***Vyādhi*** 질병)	· 몸의 육체적, 심리적, 영적 기능 손상을 '비아디(질병)'이라고 한다. · 몸에 부적합하게 맞지 않아 발생하는 것이 '비아디(질병)'이다. 바카스파티는 다양한 통증과 고통을 초래하는 것을 질병이라 정의했다. · 고통과 신체의 결합이 질병이다. · 몸에 다양한 종류의 통증을 불러일으키는 것이 '비아디(질병)'이다
요가(***Yoga***)	· 요가는 정신적인 집중이다. 차라카 삼히타 성현은 이 세상 사람들과 다른 세상 사람들의 행동은 마음에 얼마만큼 집중하냐에 따라 좌우된다고 설명했다. · 순수한 의식과의 결합을 달성하기 위한 베다 지식.
요가바히(***Yogavāhī***)	· 다른 물질의 성분을 흡수하는 물질. 아유르베다에서는 꿀을 '요가바히'로 널리 애용한다.

아유르베다 용어	해설
아비스얀디(***Abhiṣyāndī***)	혈관과 정맥 속 혈장의 이동을 막고 몸을 무겁게 하는 성분.
앙가마르다프라자마나 (***Aṅgamardapraśamana***)	몸살(경미한 근육 경련 및 통증), 신체의 통증을 경감시키는 성분.
아누로마(***Anuloma*** 구풍제)	가스와 노폐물의 조밀한 구조를 무너뜨려 가스를 완화하고 노폐물을 아래로 밀어내는 성분.
아수카리(***Āśukārī***)	신체 연결통로에 아주 신속하게 퍼지는 성분
아유샤(***Āyuṣya***장수)	장수를 촉진하는 성분 예, 인도 구스베리, 우유.
발리아(***Balya*** 강장제)	체력을 보강하는 성분. 강장제.
베다나(***Bhedana*** 완화제)	뭉치고 딱딱한 대변을 이완시켜 항문 밖으로 배출시키는 성분.
브라하나(***Bṛṁhaṇa*** 보강제)	체력, 무거움 또는 비만을 유발하는 성분. 특히 신체의 근육 조직을 증가시킴. 지구 원소와 물 원소가 다량 함유된 성분.
챠르디니그라하나(***Chardini-grahaṇa*** 항 구토제)	구토를 멎게 하는 성분.
체다나(***Chedana*** 거담제)	위에 붙은 카파와 도샤를 강제로 떼어 몸 밖으로 배출시키는 성분. 예, 후추, 검은 역청 등.
디파나(***Dīpana*** 건위제)	아마(소화되지 않은 음식물)를 소화시키지는 않지만, 소화 능력을 향상시키는 성분. 예, 회향 씨
디파나 파카나(***Dīpana-pācana*** 건위제, 소화제)	소화되지 않은 음식물을 소화시키는 성분. 예, 흰갯질경이
간두사(***Gaṇḍūṣa*** 가글)	물이나 오일, 또는 정제버터와 같은 지방성분, 우유, 꿀을 입에 머금고 입안을 움직이지 않는 가글방법.
그라히(***Grāhī***)	아마(소화되지 않은 음식물)를 소화시키는 성분. 소화 후 발생하는 열로 인해 위산과 같은 역할을 하며 체액을 흡수하는 성분. 예, 커민.
지바니야(***Jīvanīya*** 활력개선)	활력을 증강하는 성분 또는 활력성분. 고대 고승, '챠라카'에 따르면 우유는 활련개선에 가장 좋은 식품이다.

카발라(*Kavala* 가글, 입 헹굼 요법)	물이나 오일 및 기타 성분을 입안에 머금고 흔들어 입안을 세척하는 요법. 가글.
레카나(*Lekhana* 치유 성분)	라사, 라크타 및 기타 다투와 말라의 즉각적인 건조를 유발해 감소시키는 약용성분. 예, 꿀, 따뜻한 물, 창포, 보리.
마다카리(*Madakārī* 취하는 성분)	지능을 파괴하는 성분 또는 알코올 성분.
메디아(*Medhya* 두뇌 영양제)	지능을 향상시키는 성분.
나바나 나샤(*Nāvana nasya* 비증증가제)	비강으로 오일 또는 기타 오일 성분을 투입하는 요법
프라마티(*Pramāthī* 배출요법)	인체연결통로에 머무는 손상된 노폐물 또는 질병인자를 귀, 입 또는 다른 신체 통로를 통해 배출시키는 약용성분. 예, 검은후추 및 창포.
라크소그나(*Rakṣoghna* 향균)	세균을 박멸하는 성분. 예, 흰색 및 노란색 겨자를 활용한 훈증소독.
라자야나(*Rasāyana* 원기회복 성분)	노화와 노화관련 질환을 예방하고 혈장, 혈액 및 기타 조직을 개선하는 회춘 성분. 예, 인도 구스베리, 미로발란 자두 등.
레카나(*Recana*)	소화된 음식물과 소화되지 않은 음식물을 모두 몸에서 액체 형태로 배출시키는 성분.
삼사마나(*Saṁśamana* 완화된, 균형잡힌 도샤)	정화요법으로 도샤를 제거하지 않고도 악화된 도샤의 균형을 회복시키는 성분.
삼소다나(*Saṁśodhana* 정화)	복부에 축적된 손상된 도샤를 위로 이동시키고, 장에 축적된 노폐물을 아래로 이동시켜 도샤를 완화하는 성분. 예, 수세미.
슬레스마푸티하라(*Śleṣmapūti-hara* 화농성 점액)	점액질 또는 카파의 화농성 냄새를 치료하는 성분.
스네하나(*Snehana* 기름기)	부드러움, 촉촉함, 매끈함을 유발하는 성분.
스함사나(*Sraṁśana* 팽창 완화제)	대장에 있는 딱딱한 변을 자극 없이 제거하는 데 도움을 주는 성분. 예. 나도싸리.
스탐바나(*Stambhana* 지혈성분)	건조하고 떫은 속성을 지니고 소화가 잘 되고 바타도샤를 증가시키는 성분. 스탐바나는 햐향 이동을 방해한다. 지혈 기능이 있다. 예, 명아주, 협죽도, 오록실룸.
스타니야로다카(*Stanyarodha-ka* 유즙분비억제제)	모유를 억제하는 유즙의 생성을 중단시키는 성분.
수크라라(*Śukrala* 정액)	정액 또는 정액생산을 증가시키는 성분. 예, 꽈리, 무슬리, 설망, 아스파라거스.

수크스마(***Sūkṣma*** 감지하기 힘든)	신체의 미세한 구멍을 통과하는, 감지하기 어려울 정도로 입자가 아주 작은 성분. 예, 암염, 인도 먹구슬나무 오일.
스바리아(***Svarya*** 성대 개선제)	성량과 목소리를 향상시키는 성분.
스베다나(***Svedana*** 발한, 찜질)	몸에 땀을 발산시키는 성분
프바크프라사다나 (***Tvakprasādana*** 안색 개선제)	안색을 밝게 개선시키는 성분.
우파나하스베다 (***Upanāhasveda*** 찜질 발한 요법)	찜질을 통한 땀 배출. 발한 요법의 일종.
바지카라나 (***Vājikaraṇa*** 정력제)	정액을 증가시키고 성욕을 높이는 성분.예, 베로니카 로리아, 열대산여덟되 콩속의 덩굴풀 씨앗.
바마나(***Vamana*** 구토성분)	소화되지 않은 음식물과 복부내 머무는 피타와 카파를 구강을 통해 몸 밖으로 배출시키는 약용성분.
바르니아(***Varṇya*** 안색제)	안색과 몸에서 자연적으로 나는 체취, 외형 및 피부결(특히 얼굴피부)을 개선시키는 성분.
비카시(***Vikāsī*** 완화성분)	오자스를 신체 조직에서 분리해 관절의 이완을 유발하는 성분. 예, 빈랑자, 참깨.
비레카나(***Virecaka*** 설사약)	말라(독소 노폐물)와 도샤를 하향 이동시키는 성분.
브라나로파나(***Vraṇaropaṇa*** 외상 치료성분)	새로 생긴 상처를 치료하는 성분.
비아바이 (***Vyavāyī*** 흡수가 빠른 성분)	전신으로 빠르게 흡수되어 세내에서 순환하며 소화되는 성분. 예, 대마초, 아편.

아유르베다 속성 용어 해설

속성	용어 해설
드라바(***Drava*** 액체)	용해하거나 액상화 시킬 수 있는 물질의 기능. 타액분비, 점착력 및 혼합력 증가.
구루(***Guru*** 무거움)	물질 속 중력이 존재하면 구루(무거움)가 느껴지며, 구루는 몸의 중량을 늘리거나 몸을 튼튼하게 만든다.
카티나(***Kaṭhina*** 단단함)	견고함과 힘을 증가시키는 물질의 기능, 단단한 성분.
카라(***Khara*** 거칢)	긁어내는 속성을 지닌 물질로써 체내 지방을 긁어내 체중을 감량 시키거나 몸을 쇠약하게 만든다.
라구(***Laghu*** 가벼움)	몸을 가볍게 만드는 물질의 기능.
만다(***Manda*** 느림, 둔함)	불균형한 도샤의 균형을 진정시키는 물질의 기능.
므르두(***Mṛdu*** 부드러움)	신체의 이완을 유발하는 물질의 기능.
피칠라(***Picchila*** 끈적끈적한, 점액질의, 불투명한)	응집력을 유발하는 물질의 겹합 기능.
루크사(***Rūkṣa*** 건조함)	건조함 및 거칢을 유발하는 물질의 기능.
산드라(***Sāndra*** 고체, 빽빽한)	두껍고 응집된 형태로 몸에 영양을 공급하고 힘을 증강시키는 속성을 지닌 물질.
사라 또는 카라(***Sara / Cala*** 유동성)	안정적이지 않고 움직임을 유발하는 물질.
시타(***Śīta*** 차가움)	뻣뻣함을 유발하는 물질의 기능을 차가운 속성이라고 일컬음.
슬라크사나(***Slakṣaṇa*** 부드러움)	상처를 치료하는 물질의 기능.
스니그다(***Snigdha*** 기름진, 유분기)	부드러움과 윤활성을 제공하는 물질의 기능.
스툴라(***Sthūla*** 부피가 큰, 비대함)	부피가 크거나 비대해 신체연결통로를 막아버리는 물질의 기능.
스티라(***Sthira*** 안정적, 고정된)	조직을 지탱하는 물질의 기능.
수크스마(***Sūkṣma*** 입자가 작은)	미세한 신체연결통로와 모세혈관을 투과하는 물질의 속성.
티크스나(***Tīkṣṇa*** 날카로운, 자극적인)	도샤를 투과하고 정화하는 물질의 기능.
우스나(***Uṣṇa*** 뜨거움)	땀을 유도하는 물질의 기능을 뜨거운 속성이라 일컬음.
비사다(***Viśada*** 끈적끈적하지 않은, 투명한)	끈적끈적함이나 늘어붙는 속성을 억제하는 물질의 기능.

아유르베다 질병 목록

질병	해설
여드름	일반적으로 얼굴, 목, 어깨에 나타나는 염증성 발진.
알레르기	물질에 대한 과민반응.
빈혈증	적혈구의 수치가 정상 범주보다 떨어지는 수준.
관절염	통증과 붓기가 나타나는 관절의 염증.
복수	복강 내 장액성 액체가 과도하게 축적되는 증상.
담즙	간에서 분비되어 소장으로 이동하는 즙. 쓸개에 저장됐다가 지방 분해를 도움. 쓸개즙.
기관지 천식	호흡곤란, 씨근거리는 소리, 기침(마른 기침, 가래가 동반된 기침)이 발생하는 호흡기 질환.
기관지염	폐 속 기관지 점막의 염증.
콜레스테롤	모든 동물성 지방과 오일, 우유, 달걀 노른자, 담즙, 혈액, 뇌 조직, 간, 신장, 땀샘에서 발견되는 결정화 된 형태의 지방 물질.
간경변	간 조직의 퇴행, 염증, 섬유화되어 굳는 증상이 발생하는 만성 간 질환.
대장염, 스프루	대장에서 점액이 과도하게 분비되고 점액과 세포막 조각이 대변을 통과하는 만성 질환.
결막염	눈꺼풀을 감싸는 결막의 염증.
피부염	붉은 발진과 통증, 가려움을 동반하는 피부의 염증.
당뇨	소변량과 혈당이 과도하게 증가한 임상 변리학적 증상.
설사	과도하게 빈번한 배변 증상.
탈색소	피부 색소 손상.
복부팽창	내부 압력으로 인한 복부의 팽창.
배뇨장애	배뇨곤란, 배뇨통증.
습진	급성 또는 만성 피부염증.
부종	신체 조직 내 체액량이 과도하게 증가해 붓기가 발생한 증상.
상피병	사상충이 혈액에 기생함으로써 생기는 병으로, 림프관이나 정맥의 국소성 만성정체로 주위의 결합조직이 증식되어 단단하고 두꺼운 코끼리의 피부와 같이 되는 병.

간질	경련 발작, 감각 장애, 비정상적인 행동, 의식 상실, 또는 이와 같은 증상이 모두 나타나는 신경성 질환.
단독	화농성 연쇄상구균 감염에 의한 접촉전염성의 피부 및 피하조직 질환. 상하좌우 방향으로 퍼지거나 농양 또는 부종처럼 퍼지는 병.
피로	운동이나 신체활동을 하지 않았는데도 몸이 피곤한 증상.
갑상선종	목이나 후두의 붓기를 유발하는 갑상선의 붓기 또는 비대해진 상태.
임질	비뇨 생식기에 영향을 주는 임균에 의해 발생하는 일반적인 성병.
통풍	급성 관절염과 관절의 염증으로 증상이 발현되는 대사성 질환.
치질	하부 직장 또는 항문의 혈관이 비대해져 대변에 혈액이 섞여 나오는 증상.
딸꾹질	무의식적으로 횡격막과 호흡기가 수축하며 성문(후두부의 발성장치)이 갑자기 닫히고 기침과 같은 소리가 여러 번 반복되는 증상.
두드러기	알레르기 물질이나 음식물로 인해 피부에 매우 가려운 반응이 나타남.
음낭수종	음경 밑에 위치한 음낭이 붓고 고환 주위로 막강 내에 무취의 담황색 액체가 고이는 질환.
황달	피부의 황변이 특징증상으로 나타나는 간 기능 이상 증세.
나병, 문둥병	만성 피부질환. 주로 외상 신경종의 말초 신경 및 점막의 육아종성 질환으로 피부 외상이 주요 외적 증상으로 발현된다. 더불어 피부염증, 신경손상, 근육 약화를 유발하며 시간이 지날수록 증상이 악화된다
어우러기, 백전풍, 백반증	국소 부위의 피부색소 감소.
백대하, 대하증	질과 자궁강에서 흰 점성의 분비물이 나오는 증상.
백혈병	악성 진행성 질환, 혈액암 또는 골수암의 한 종류.
개구장애	턱 근육의 경직이 나타나는 파상풍의 초기 징후. 박테리아 감염에 의한 중추 신경계의 급성 및 심각한 감염. 근육이 경직돼 턱이 굳게 닫혀있는 증상.
임파선염	림프선의 염증, 상처로인한 박테리아(미생물) 감염의 합병증.
자궁출혈	자궁의 출혈, 월경 이외의 자궁 출혈.
편두통	머리의 반쪽 부위에서 나타나는 통증 또는 쪼는 듯한 증상.
모반	피부에 만성 병변이 나타나는 피부질환.
골감소증	골밀도(BMD)가 정상범주보다 낮지만 골다공증으로 분류될만큼 낮은 수준은 아닌 단계.
골다공증	다공성 뼈. 뼈 속 단백질과 미네랄이 과도하게 손실 상태로 그 중에서도 특히 칼슘이 손실된 상태. 시간이 지날수록 뼈의 질량과 강도가 약해져 뼈가 약해지고 쉽게 부러진다.
프라메하 (Prameha)	비뇨기 이상. 산스크리트 의학용어로써 과도한 양의 소변과 소변횟수가 발생하는 증상. 약 20가지 종류의 증상을 동반.

건선	흔한 유전성 피부염.
정신과 신체, 심신	정신과 신체의 관계에 포함되는 것. 심리적 감정적 문제로 인한 신체 증상.
류머티즘	관절, 인대, 근육의 염증성 질환으로 해당부위의 통증 또는 움직이기가 곤란한 증상.
비염	코 점막의 염증 증상.
옴	가렵고 피부가 벗겨지는 전염성 피부질환.
좌골신경통	좌골신경 부위에서 다리까지 발생하는 열을 동반한 심한 통증.
연주창	선상 기관의 부어오름. 림프절결핵. 림프절중에서도 특히 목에 영향을 주는 결핵의 한 형태.
부비강	두개골 속 코 안쪽으로 이어지는 구멍.
척추증, 척추강직	척추 접합부가 뻣뻣해지는 척추 증상.
매독	성적 접촉으로 전염되는 성병.
이명	귀 자체에서 발생하는 소리(울리는 소리, 휙 하는 소리 등등 다양한 소리).
사경(마니아스 탐바)	기운목. 목 뒷부분 근육의 뻣뻣함.
담마진	피부의 혈액반응, 피부의 국한성 부종과 심한 가려움증을 특징으로 하는 알레르기성 피부 질환.
정맥류성정맥	하지정맥류. 다리 피부의 정맥이 확장되고 꼬불꼬불 비틀리면서 늘어나는 질환.

본문에 인용된 약용 식물의 학명

	식물명	힌디 / 산스크리트 명	식물학명
1	백부자	아티비사	*Aconitum heterophyllum* Wall. ex Royle 유의어. *A.petiolare* Royle ex Stapf
2	아프리카 녹두, 야생녹두	무드가파르니(무드가바나)	*Vigna trilobata* (Linn.) Verdcour 유의어. *Phaseolus trilobus* Ait.
3	아몬드	바다마	*Prunus dulcis* (Mill.) D.A. Webb 유의어. *P. amygdalus* Batsch
4	알로에베라	그바라파타(그르타구마리)	*Aloe vera* (Linn.) Burm. f. 유의어. *A. barbadensis* Mill.
5	수세미	토라이	*Luffa acutangula* (Linn.) Roxb. 유의어. *Cucumis acutangulah* Linn.
6	사과	세바(마하바다라)	*Malus sylvestris* (Linn.) Mill. 유의어. *Pyrus malus* Linn.
7	살구	쿰바니	*Prunus armeniaca* Linn.
8	아위	힝가, 힝구	*Ferula narthex* Boiss.
9	잿빛 개망초무리 의 식물	사하데비	*Vernonia cineria* (Linn.) Less. 유의어. *Conyza cinerea* Linn.
10	겨울멜론	쿠스만다(페타)	*Benincasa hispida* (Thunb.) Cogn. 유의어. *B. cerifera* Savi
11	아스파라거스	사타바리	*Asparagus racemosus* Willd. 유의어. *A. petitianus* A.Rich.
12	아보카도	마칸팔	*Persea americana* Mill.
13	대나무	밤사	*Bambusa bambos* (Linn.) Voss 유의어. *B. arundinacea* Willd.
14	바나나	켈라(카다)	*Musa paradisiaca* Linn. 유의어. *M. sapientum* Kuntze
15	보리	자우(야바)	*Hordeum vulgare* Linn. 유의어. *H. sativum* Pers.
16	비트뿌리	쿠칸다라	*Beta vulgaris* Linn.
17	가자나무와 같은 사 군자과의 낙엽교목	바헤라(비비타카)	*Terminalia bellirica* (Gaertn.) Roxb. 유의어. *Myrobalanus bellirica* Gaertn.
18	벵갈녹두	카나(카나카)	*Cicer arietinum* Linn. 유의어. *C. grossum* Salisb.

19	벨나무의 열매	벨라(빌바)	*Aegle marmelos* (Linn.) Correa
			유의어. *Crateva marmelos* Linn.
20	구장나뭇잎	파나(탐불라)	*Piper betel* Linn. 유의어. *Chavica betle* (Linn.) Miq.
21	빈랑나무 열매	수파리(푸가)	*Areca catechu* Linn. 유의어. *A. hortensis* Lour.
22	메꽃	산카푸스피	*Convolvulus pluricaulis* Choisy
			유의어. *C. microphyllus* Sieb.
23	여주	카레라	*Momordica charantia* Linn. 유의어. *M. indica* Linn.
24	협죽도,	쿠타자	*Holarrhena antidysenterica* (Roth) DC.
	협죽도 껍질		유의어. *Wrightia antidysenterica* J. Grah.
25	블랙베리	자무나(잠부)	*Syzygium cumini* (Linn.) Skeels
			유의어. *Eugenia jambolana* Lam.
26	흑녹두	우라다(마사)	*Phaseolus mungo* Linn.
			유의어. *Vigna mungo* (Linn.) Hepper
27	검은 사리풀	쿠라사니 아자바야나	*Hyoscyamus niger* Linn.
28	까마종이	마코야	*Solanum nigrum* Linn. 유의어. *S. americanum* Mill.
29	검은후추	마리카(칼리 마리카)	*Piper nigrum* Linn.
30	푸른색 수련	카말라-니로파라(우트팔라)	*Nymphaea stellata* Willd. 유의어. *N. nouchali* Burm. f.
31	블루위스	마사파르니	*Teramnus labialis* (Linn.) Spreng.
			유의어. *Glycine labialis* Linn.f.
32	호리병박	라우키	*Lageaneria sicerari*a (Molina) Standl.
			유의어. *L. vulgaris* Seringe
33	흰소귀나무	코키라크사(탈라마카나)	*Hygrophila spinosa* T. Anders.
			유의어. *H. auriculata* (K. Schum.)
34	가지	바임가나	*Solanum melongena* Linn. 유의어. *S. esculentum* Dunal
35	브로콜리	하리 풀라고비	*Brassica oleracea* var. *italica* Plenck
36	양배추	고비파트라(반다고비)	*Brassica oleracea* (Linn.) var. *capitata* Linn.
37	납가새, 남가새	고카루	*Tribulus terrestris* Linn. 유의어. *T. lanuginosus* Linn.
38	칼룸팡 나무	치라운지(프리야라)	*Buchanania lanzan* Spreng. 유의어. *B. latifolia* Roxb.
39	장뇌	카르푸라	*Cinnamomum camphora* (Linn.) Sieb.
			유의어. *C. officinarum* Nees
40	괭이밥 나무 열매	카마라카(카르마랑가)	*Averrhoa carambola* Linn. 유의어. *A. acutangula* Stokes

41	카다멈	이들라야씨 쵸티(엘라)	*Elettaria cardamomum* (Linn.) Maton 유의어. *Alpinia cardamomum* (Linn.) Roxb.
42	당근	가자라(그르느자나)	*Daucus carota* Linn. var. *sativa* DC.
43	캐슈 너트	카주	*Anacardium occidentale* Linn.
44	피마자	에란다	*Ricinus communis* Linn. 유의어. *R. africanus* Mill.
45	콜리플라워, 꽃양배추	(풀라 고비)	*Brassica oleracea* (Linn.) var. *botrytis* Linn. sub var. *cauliflora* DC.
46	아선나무	카리라(카디라)	*Acacia catechu* (Linn. f.) Willd. 유의어. *A.wallichiana* DC
47	셀러리	아자모다	*Apium graveolens* Linn.
48	명아주	바투아(바스투카)	(*Vāstūka*)*Chenopodium album* Linn. 유의어. *C.agreste* E.H.L.Krause
49	체리	엘라바루카	*Prunus cerasus* Linn.
50	고추	마리카 랄라	*Capsicum frutescens* Linn. 유의어. *C. minimum* Roxb.
51	천심련	시라야타(키라타티크타)	*Swertia chirayita* Roxb. 유의어. *Gentiana chirayita* Roxb.
52	계피	달라시니, 테자파타	*Cinnamomum zeylanicum* Breine
53	정향	라방가(라웅가)	*Syzygium aromaticum* (Linn.) Merr. & L.M. Perry. 유의어. *Eugenia aromatica* Kuntze
54	코브라 샤프론	나가케사라	*Mesua ferrea* Linn. 유의어. *M. roxburghii* Wight.
55	코코넛	나리야라(나리켈라)	*Cocos nucifera* Linn. 유의어. *C. indica* Royle
56	커피	캄피	*Coffea arabica* Linn. 유의어. *C. corymbulosa* Bertol.
57	콜로신스	인드라야나(인드라바루니)	*Citrullus colocynthis* (Linn.) Schrad. 유의어. *Cucumis colocynthis* Linn.
58	버베나	감바리	*Gmelina arborea* Roxb. 유의어. *G. sinuata* Link
59	고수	다니얌(다니아카)	*Coriandrum sativum* Linn. 유의어. *C. globosum* Salisb.
60	옥수수	마카	*Zea mays* Linn. 유의어. *Z. curagua* Molina
61	개밀	두바(두르바)	*Cynodon dactylon* (Linn.) Pers. 유의어. *Panicum dactylon* Linn.
62	아욱	발라	*Sida cordifolia* Linn. 유의어. *S. herbacea* Cav.
63	크랜베리	카라우다(카라마르다)	*Carissa congesta* Wight. 유의어. *C.carandas* Linn.
64	파두유 씨	드라반티, 자말라고타	*Croton tiglium* Linn. 유의어. *C.acutus* Thunb.

65	오이	키라(트라푸샤)	*Cucumis sativus* Linn. 유의어. *C.rumphii* Hassk.
66	커민	지라 스베타-스베타 지라카	*Cuminum cyminum* Linn. 유의어. *C .odorum* Salisb.
67	다브라	프르스니파르니	*Uraria picta* (Jacq.) Desv. ex DC. 유의어. *Hedysarum pictum* Jacq.
68	대추	카르주라	*Phoenix sylvestris* (Linn.) Roxb. 유의어. *Elate sylvestris* Linn.
69	차풀나무	사히자나(시그루)	*Moringa oleifera* Lam. 유의어. *M. pterygosperma* Gaertn.
70	침향나무	아가루	*Aquilaria malaccensis* Lam. 유의어. *A. agallocha* Roxb.
71	식용 잣	실라고자	*Pinus gerardiana* Wall. ex Lamb.
72	열대 덩굴식물	비다라	*Argyreia speciosa* Sweet 유의어. *A. nervosa* (Burm. f.) Bojer
73	유칼립투스	니라기리	*Eucalyptus globulus* Labill.
74	페루 후추	바야비당가	*Embelia ribes* Burm. f. 유의어. *Antidesma grossularia* Raeusch.
75	호로파	메티(메티카)	*Trigonella foenum-graecum* Linn.
76	회향	사움파	*Foeniculum vulgare* Mill. 유의어. *F. officinale* All.
77	무화과	안지라(팔구)	*Ficus carica* Linn. 유의어. *F. caprificus* Risso
78	섬잣나무	핏타파라 파르파타	*Fumaria indica* (Hassk.) Pugsley 유의어. *F. parviflora* Lam.
79	로마노콩	세마(니스파바)	*Dolichos lablab* Linn. 유의어. *Lablab purpureus* (Linn.) Sweet
80	미국 부용	수곤다발라(발라카)	*Pavonia odorata* Willd. 유의어. *Diplopenta odorata* Alef.
81	가르니시아	암라베타사	*Garcinia pedunculata* Roxb.
82	마늘	라수나(라소나)	*Allium sativum* Linn. 유의어. *A.pekinense* Prokh.
83	용담	쿠타키	*Picrorhiza kurrooa* Royle ex Benth.
84	참깨	코도(코드라바)	*Paspalum scrobiculatum* Linn. 유의어. *P. adelogaeum* Steud.
85	생강	솜타, 선티(아르드라카)	*Zingiber officinale* Rosc. 유의어. *Z. majus* Rumph.
86	글루 체리, 인도 체리 리소라		*Cordia dichotoma* Forst. f. 유의어. *C.indica* Lam.
87	포도	앙구라(드라크샤)	*Vitis vinifera* Linn. 유의어. *Cissus vinifera* (Linn.) Kuntze

88	녹두	뭄가(무드가)	*Vigna radiata* (Linn.) Wilczek var. *radiata* Verdcourt 유의어. *Phaseolus radiatus* Linn.
89	구아바 나무	아마루다(암르타팔라)	*Psidium guajava* Linn. 유의어. *Guajava pumila* (Vahl) Kuntze
90	아라비카 고무 나무	바불라(키카라)	*Acacia arabica* Willd. 유의어. *A. nilotica* ssp. *indica* (Benth.) Brenan
91	몰약	구굴루	*Commiphora mukul* (Hook. ex Stocks) Engl. 유의어. *C. wightii* (Arnott) Bhandari, *Balsamodendron mukul* Hook. ex Stocks
92	노랑장대속	쿰바칼라	*Sisymbrium irio* Linn. 유의어. *S. pinnatifidum* Forssk.
93	히말라야 습지 난초	살람마판자	*Orchis latifolia* Linn. 유의어. *Dactylorhiza hatagirea* (D.Don) Soo
94	히말라야 전나무	탈리사파트라	*Abies webbiana* Lindl. 유의어. *A. spectabilis* (D.Don) Spach.
95	돼지풀	푸나르나바	*Boerhaavia diffusa* Linn. 유의어. *B. repens* Linn.
96	홀리 바질	툴라시	*Ocimum sanctum* Linn. 유의어. *O. tenuiflorum* Linn.
97	버터나무	마후와	*Madhuca longifolia* Linn. 유의어. *Bassia longifolia* Linn.
98	말콩	쿨라티	*Dolichos biflorus* Linn. 유의어. *D. uniflorus* Lamk.
99	인도 바꽃	바트사나바(미타비사)	*Aconitum ferox* Wall. ex Ser. 유의어. *A. atrox* Walp.
100	인도 버베리	다루할디(다루하리드라)	*Berberis aristata* DC. 유의어. *B. macrophylla* K.Koch
101	금오모자	구라라(우둠바라)	*Ficus glomerata* Roxb. 유의어. *F. racemosa* Linn.
102	인도 개망초 무리 식물	라스나	*Pluchea lanceolata* (DC.) Clarke 유의어. *Berthelotia lanceolata* DC.
103	인도 구스베리	암발라(아마라키)	*Emblica officinalis* Gaertn. 유의어. *Phyllanthus emblica* Linn.
104	인도 대마, 마리화나	방가(방가)	*Cannabis sativa* Linn. 유의어. *C. indica* Lam.
105	인도 야생 자두	암마라(암라타카)	*Spondias mangifera* Willd. 유의어. *S. pinnata* (Linn. f.) Kurz
106	인도 할라파	트리브르타(니소타)	*Operculina turpethum* Linn. 유의어. *Merremia turpethum* (Linn.) Silva Manso
107	인도 대추나무	베라	*Ziziphus jujuba* Lam. 유의어. *Z. mauritiana* Lam.
108	인도 키노나무	비자야사라, 아사나	*Pterocarpus marsupium* Roxb. 유의어. *P. marsupium* f. *acuminata* (Prain) Prain
109	인도 칡	비다리칸다	*Pueraria tuberosa* (Roxb. ex Willd.) DC. 유의어. *Hedysarum tuberosum* Willd.
110	인도 나도싸리	아말라타사(아라그바다)	*Cassia fistula* Linn. 유의어. *C. excelsa* Kunth

111	어저귀	아티발라	*Abutilon indicum* (Linn.) Sw. 유의어. *A. indicum* G. Don
112	인도 수수	주르나	*Sorghum vulgare* (Linn.) Pers. 유의어. *S. bicolor* (Linn.) Moench
113	인도 가지속 식물	카테리 바리	*Solanum anguivi* Lam. 유의어. *S. indicum* Linn.
114	인도 쥐오줌풀	타가라, 수간다발라	*Valeriana wallichii* DC. 유의어. *V. jatamansi* Jones.
115	인도 피막이속	만두카파르니	*Centella asiatica* (Linn.) Urban 유의어. *Hydrocotyle asiatica* Linn.
116	인도 자단나무	시사마(심사파)	*Dalbergia sissoo* Roxb. ex DC. 유의어. *Amerimnon sissoo* (Roxb.) Kuntze
117	인도 감송	자타맘시	*Nardostachys jatamansi* DC. 유의어. *N. grandiflora* DC.
118	인도 등대풀속 나무, 투하라, 스누히, 세훈다		*Euphorbia neriifolia* Linn. 유의어. *E. ligularia* Roxb.
119	인도 능소화과	소나파타 (시오나카)	*Oroxylum indicum* (Linn.) Vent. 유의어. *Bignonia indica* Linn.
120	잭과일나무	카타할라(파나사)	*Artocarpus integrifolia* Linn. f. 유의어. *A. heterophyllus* Lam.
121	자스민	카멜리	*Jasminum officinale* Linn.
122	자바 긴 후추	카비아	*Piper chaba* Hunter 유의어. *P. retrofractum* Vahl
123	노간주나무	하푸사	*Juniperus communis* Linn.
124	코르산 가시나무	다마사	*Fagonia arabica* Linn. 유의어. *F. cretica* Linn.
125	강낭콩	라자마사(로비야)	*Vigna catjang* Walp. 유의어. *V. unguiculata* (L.) Walp. ssp. *cylindrica*
126	참둥굴레	마하메다	*Polygonatum cirrhifolium* (Wall.) Royle 유의어. Syn-*Convallaria cirrhifolia* Wall.
127	오크라	빈디	*Hibiscus esculentus* Linn. 유의어. *Abelmoschus esculentus* (Linn.) Moench.
128	자귀나무(과)	시리사(시라사)	*Albizia lebbeck* (Linn.) 유의어. Willd. *Acacia lebbek* (Linn.)Willd.
129	레몬	님부 잠비라	*Citrus limon* (Linn.) Burm. f. 유의어. *C. medica* Linn. var. *limonum*
130	렌틸콩	마수라	*Lens culinaris* Medik. 유의어. *Ervum lens* Wall.
131	협죽도(과)	지반티	*Leptadenia reticulata* (Retz.) W. & A. 유의어. *Gymnema aurantiacum* Wall. ex Hook. f.
132	양상추	카후	*Lactuca sativa* Linn.
133	아마씨	아타시	*Linum usitatissimum* Linn. 유의어. *L. humi* Mill.

134	감초	야스티마두, 물레티	*Glycyrrhiza glabra* Linn. 유의어. *G. brachycarpa* Boiss.
135	노랑새우풀	시바링기	*Bryonopsis laciniosa* Linn. 유의어. *Bryonia laciniosa* Linn.
136	필발	피팔리(피파라)	*Piper longum* Linn.
137	연꽃	카말라(푼다리카)	*Nelumbo nucifera* Gaertn. 유의어. *Nelumbium speciosum* Willd.
138	말라바 너트	바사(아두사)	*Adhatoda vasica* Nees 유의어. *A. zeylanica* Medik.
139	황궁채	포이	*Basella alba* var. *rubra* Linn.
140	말라시스	지바카	*Crepidium acuminatum* (D. Don) Szlach. 유의어. *Malaxis acuminata* D. Don
141	망고나무	아마(암라)	*Mangifera indica* Linn. 유의어. *M. austroyunnanensis* Hu
142	마조람	마루바카, 마루아	*Origanum majorana* Linn. 유의어. *Majorana hortensis* Moench
143	인도 먹구슬나무	니마(님바)	*Azadirachta indica* (Linn.) A. Juss. 유의어. *Melia azadirachta* Linn.
144	마킹 넛	빌라바(발라타카)	*Semecarpus anacardium* Linn. f.
145	맥시코 양귀비	스바나 스바르나크시리	*Argemone mexicana* Linn. 유의어. *A. vulgaris* Spach
146	민트, 박하	푸디나	*Mentha spicata* Linn. 유의어. *M. viridis* Linn.
147	멍키 잭 나무	라쿠카(바라하라)	*Artocarpus lakoocha* Roxb. 유의어. *A. ficifolius* W.T.Wang
148	무슬리	무살리 스베타	*Chlorophytum borivilianum* Santapau & Fernandes
149	버섯	챠트라카	*Psalliota campestris* (Linn.) Fries. 유의어. *Agaricus campestris* Linn.
150	머스크 메론	카라부자(Dasa△gula)	*Cucumis melo* Linn. 유의어. *C.acidus* Jacq.
151	겨자	사라솜(사르사파)	*Brassica campestris* Linn. var. *sarson* Prain
152	가자, 미로발란 자두	하라라(하리타키)	*Terminalia chebula* (Gaertn.) Retz.
153	방동사니속	나가라모타	*Cyperus rotundus* Linn. 유의어. *Pycreus rotundus* (Linn.) Hayek
154	육두구	자야팔라	*Myristica fragrans* Houtt. 유의어. *M. aromatica* Lam.
155	귀리	야바카	*Avena sativa* Linn. 유의어. *A. algeriensis* Trab.
156	올리브	자이투나	*Olea europaea* Linn.
157	양파	피아자(팔란두)	*Allium cepa* Linn. Syn- *A. angolense* Baker
158	아편	아피마(아히페나)	*Papaver somniferum* Linn. Syn-*P. setigerum* DC.
159	오렌지	나랑기	*Citrus reticulata* Blanco 유의어. *C. crenatifolia* Lush.
160	오레가노, 야생 마조람	장글리 마루아	*Origanum vulgare* Hirtum

161	파파야	파피타(에란다 카르카티)	*Carica papaya* Linn. 유의어. *C. citriformis* Jacq.
162	파슬리	아자모다	*Petroselinum crispum* (Mill.) Fuss 유의어. *Apium crispum* (Mill.)
163	완두콩	마타라	*Pisum sativum* Linn. 유의어. *P.vulgare* Judz.
164	복숭아	아두(아루카)	*Prunus persica* (Linn.) Batsch 유의어. *Persica vulgaris* Mill.
165	아가노스마 디쵸토마말라티		*Aganosma dichotoma* (Roth.) K. Schum. 유의어. *A. caryophyllata* (Roxb. ex Sim.) G. Don
166	땅콩	무가팔리(부-심비)	*Arachis hypogaea* Linn. 유의어. *A. nambyquara* Hoehne
167	배	나사파티(탄카)	*Pyrus communis* Linn.
168	수크령	바자라(브즈란나)	*Pennisetum typhoides* (Burm.) Stapf. & Hubbard 유의어. *P. glaucum* (L.) R.Br.
169	펠리트룸 뿌리	아카라카라	*Anacyclus pyrethrum* DC. 유의어. *A. officinarum* Heyne
170	팔사	팔라사	*Grewia asiatica* Linn. 유의어. *G. subinaequalis* DC.
171	나무콩	아라하라(아다키)	*Cajanus cajan* (Linn.) Mullsp. 유의어. *C.indicus* Spreng.
172	파인애플	아나나사	*Ananas comosus* (Linn.) Merr. 유의어. *A. sativus* Schult. f.
173	피스타치오	피스타	*Pistacia vera* Linn.
174	자두	알루카	*Prunus domestica* Linn.Var. *insitiatia* (Linn.)
175	조롱박	파라발라(파톨라)	*Trichosanthes dioica* Roxb.
176	석류	아나라(다리마)	*Punica granatum* Linn. 유의어. *P. spinosa* Lam.
177	감자	알루	*Solanum tuberosum* Linn. 유의어. *S. subandigena* Hawkes
178	가시 왕겨꽃	아파마르가 스베타	*Achyranthes aspera* Linn. 유의어. *A. sicula* Roth
179	호박	쿠스만다 피타(쿰하라)	*Cucurbita maxima* Duch. ex Lam. 유의어. *C. zapallito* Carriere
180	붉은 남양 유동	단티	*Baliospermum montanum* (Willd.) Muell. Arg. 유의어. *B. axillare* Blume
181	푸트라지바카	푸트라지바카	*Drypetes roxburghii* (Wall.) Hurus 유의어. *Putranjiva roxburghii* Wall.
182	무	물리(무라카)	*Raphanus sativus* Linn.
183	붉은 잎 시금치	카울라이 베다 (마리사 라크타)	*Amaranthus gangeticus* Linn. Syn-*A. tricolor* Linn.
184	대황	레반다치니	*Rheum emodi* Wall. ex Meissn. 유의어. *R. australe* D.Don
185	쌀	카발라(탄둘라, 사)	*Oryza sativa* Linn. 유의어. *O. montana* Lour.

186	로스코에아 푸르푸레아	카콜리	*Roscoea purpurea* Smith
187	장미	굴라바	*Rosa centifolia* Linn. 유의어. *R. gallica* var. *centifolia* Regel
188	잇꽃	쿠숨바(바르레)	*Carthamus tinctorius* Linn. 유의어. *C. glaber* Burm.f.
189	샤프란	케사라	*Crocus sativus* Linn.
190	샌들우드(백단유)	칸다나 스베트	*Santalum album* Linn.
191	스킨답서스	가자피팔리	*Scindapsus officinalis* (Roxb.) Schott
192	참깨	틸라	*Sesamum indicum* Linn. 유의어. *S. orientale* Linn.
193	세스반	자얀티	*Sesbania sesban* (Linn.) Merr. 유의어. *S. aegyptiaca* Poir.
194	돌부채	파사나 베다(파사르카타)	*Bergenia ligulata* (Walll.) Engl. 유의어. *B. ciliata* (Haw.) Sternb.
195	데리스 인디카	카란자	*Derris indica* (Lam.) Bennet. 유의어. *Pongamia pinnata* (Linn.) Merr.
196	뱀오이	카카리(에르바루)	*Cucumis utilissimus* Roxb. 유의어. *C. melo* Linn. var. *utilissimus* Duth. & Full.
197	사문재	쿠칼라 라타	*Strychnos colubrina* Linn.
198	대두	라자심비 물레티	*Glycine max* Merrill. 유의어. *G. hispida* Maxim.
199	시금치	팔라카(파라키아)	*Spinacia oleracea* Linn. 유의어. *S. spinosa* Moench
200	수세미오이	마하코사타키(담마르가바)	*Luffa aegyptiaca* Mill. ex Hook. f.
201	여우구슬, 진주초	부먀말라키(타말라키)	*Phyllanthus urinaria* Linn. 유의어. *Diasperus urinaria* (Linn.) Kuntze
202	해바라기	수리아무키	*Helianthus annuus* Linn.
203	사탕수수	이카	*Saccharum officinarum* Linn. 유의어. *S. occidentale* Sw.
204	애기똥풀	아르카 라크타	*Calotropis procera* (Ait.) R. Br. 유의어. *Asclepias procera* Ait.
205	창포	바카(고라 바카)	*Acorus calamus* Linn.
206	스위트마조람	마루바카	*Origanum jajorana* Linn.
207	당귤나무	마삼미	*Citrus sinensis* (Linn.) Osbeck.
208	고구마	시칼루카	*Ipomoea batatas* (Linn.) Lam.
209	타마린드	임마리(암리카)	*Tamarindus indica* Linn. 유의어. *T. officinalis* Hook.
210	홍차	카야	*Camellia sinensis* (Linn.) Kuntze 유의어. *C. thea* Link; *C. sinensis* (Sims) Kuntze

211	카롬 씨, 아조완	아자바야나(야바니)	*Trachyspermun ammi* (Linn.) Sprague 유의어. *Carum copticum* Benth. & Hook. f.
212	니가라나무	살라파르니	*Desmodium gangeticum* DC. 유의어. *Hedysarum gangeticum* Linn.
213	구두치	길로야, 구두치, 암르타	*Tinospora cordifolia* Miers 유의어. *Menisprmum cordifolium* Willd.
214	담배	탐바쿠	*Nicotiana tabacum* Linn. 유의어. *N. chinensis* Fisch. ex Lehm.
215	공작야자	탈라–타라	*Borassus flabellifer* Linn. 유의어. *B. flabelliformis* Murr.
216	토마토	탐마타라	*Lycopersicum esculentum* Mill. 유의어. *L. lycopersicum* (Linn.), *Solanum lycopersicum* Linn.
217	나방콩	모타(마쿠스타)	*Phaseolus aconitifolius* Jacq. 유의어. *Vigna aconitifolia* (Jacq.) Marec.
218	강황	할디(하리드라)	*Curcuma longa* Linn. 유의어. *C. domestica* Valeton.
219	순무	살라자마	*Brassica rapa* Linn.
220	열대산여덟되 콩속의 덩굴풀	켐브마카, 카브느카, 아트마구프타	*Mucuna pruriens* (Linn.) DC. 유의어. *M. prurita* Hook.
221	베로니카롤리아	나가발라	*Grewia hirsuta* Vahl. 유의어. *G. polygama* Mast.
222	베티베르풀	카샤(우시라)	*Vetiveria zizanioides* (Linn.) Nash 유의어. *Andropogon muricatus* Retz.
223	란디아 스피노사	마다나팔라(마이나팔라)	*Randia spinosa* Bl. 유의어. *R. dumetorum* Lam.
224	호두	아카로타(아크사타)	*Juglans regia* Linn. 유의어. *J. orientis* Dode
225	마름	심가라	*Trapa natans* Linn. var. *bispinosa* (Roxb.) Makino 유의어. *T.bispinosa* Roxb.
226	워터히솝	브라흐미 잘라니마	*Bacopa monnieri* (Linn.) Pennel 유의어. *Herpestis monniera* (L.)
227	수박	타라부자 카린다	*Citrullus vulgaris* Schrad. 유의어. *C. lanatus* (Thunb.) Mats. & Nakai
228	수련	카말라–쿠무다	*Nymphaea alba* Linn. 유의어. *N. occidentalis* Moss
229	밀	게훔(고두마)	*Triticum sativum* Lam. 유의어. *T. aestivum* Linn.
230	흰 기나나무	카다마(카담바)	*Anthocephalus cadamba* (Roxb.) Miq. 유의어. *Nauclea cadamba* Roxb., *Neolamarckia cadamba* (Roxb.) Bosser
231	흰 갯질경이	시트라카 스베타	*Plumbago zeylanica* Linn. 유의어. *P. scandens* Linn.
232	황정	메다	*Polygonatum verticillatum* (Linn.) Allioni 유의어. *Convallaria verticillata* Linn.

233	야생난	살라마미스리	*Eulophia dabia* (D. Don) Hochr. 유의어. *E. campestris* Wall. ex Lindl.
234	야생 벼	니바라	*Hygroryza aristata* Nees ex Wt. & Arn. 유의어. *Leersia aristata* (Retz.) Roxb.
235	꽈리	아스바간다	*Withania somnifera* (Linn.) Dunal 유의어. *Physalis flexuosa* Linn.
236	벨	카이타(카피샤)	*Feronia elephantum* Correa 유의어. *F. limonia* (Linn.) Swingle
237	띠	다르바	*Imperata cylindrica* Linn. 유의어. *I. arundinacea* Cirillo.
238	참마	수라나 칸다	*Amorphophallus campanulatus* (Roxb.) Bl. ex Decne. 유의어. *A. paeoniifolius* (Denst.) Nicols.
239	노란 열매 가지속 식물	*Kaṭerī Choṭī (Kaṇṭakārī)*	*Solanum surattense* Burm. f. 유의어. *S. xanthocarpum* Schrad. & Wendl.
240	노란 협죽도	카네라	*Thevetia peruviana* (Pers.) Schum. 유의어. *T.neriifolia* Juss
241	능소화과 나무	파탈라	*Stereospermum suaveolens* DC. 유의어. *S. chelonoides* (Linn. f.) DC.

아유르베다의 과학: 고대 인도 전통의학

ⓒ 글로벌콘텐츠, 2020

1판 1쇄 인쇄__2020년 05월 20일
1판 1쇄 발행__2020년 05월 30일

지은이__아차리아 발크리쉬나
옮긴이__김성희
펴낸이__홍정표

펴낸곳__글로벌콘텐츠
등록__제 25100-2008-24호

공급처__(주)글로벌콘텐츠출판그룹
대표__홍정표 이사__김미미 편집__김수아 이예진 권군오 홍명지 기획·마케팅__노경민 이종훈
주소__서울특별시 강동구 풍성로 87-6 전화__02-488-3280 팩스__02-488-3281
홈페이지__www.gcbook.co.kr

값 32,000원
ISBN 979-11-5852-278-0 03510

·이 책은 본사와 저자의 허락 없이는 내용의 일부 또는 전체를 무단 전재나 복제, 광전자 매체 수록 등을 금합니다.
·잘못된 책은 구입처에서 바꾸어 드립니다.